Springer-Lehrbuch

C000245112

Thomas Ziegenfuß

Notfallmedizin

7., überarbeitete Auflage

Mit 227 Abbildungen

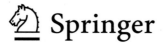 Springer

Dr. Thomas Ziegenfuß
St. Josef Krankenhaus
47445 Moers
Deutschland

ISBN 978-3-662-52774-0   978-3-662-52775-7 (eBook)
DOI 10.1007/978-3-662-52775-7

Die Deutsche Nationalbibliothek verzeichnet diese Publikation in der Deutschen Nationalbibliografie; detaillierte bibliografische Daten sind im Internet über http://dnb.d-nb.de abrufbar.

Springer

Umschlaggestaltung: deblik Berlin
Fotonachweis Umschlag: © barbol, fotolia.com

Gedruckt auf säurefreiem und chlorfrei gebleichtem Papier

Springer ist Teil von Springer Nature
Die eingetragene Gesellschaft ist Springer-Verlag GmbH Berlin Heidelberg

Vorwort

Notfallmedizinisch tätige Ärzte und Ärztinnen müssen über ein breites Wissen und besondere Fertigkeiten aus vielen medizinischen Disziplinen verfügen. Oft hängt der Erfolg der gesamten medizinischen Behandlung wesentlich von der Qualität der rettungsdienstlichen Versorgung ab.

Die vorliegende Darstellung der Notfallmedizin richtet sich an Studenten der Medizin, an Assistenzärzte für die Vorbereitung auf den Fachkundenachweis bzw. die Zusatzweiterbildung Rettungsdienst, an praktisch tätige Notärzte und an interessierte Rettungsassistenten. Dabei wird jedoch nicht nur auf die professionelle Notfallmedizin eingegangen, sondern auch auf die Basisversorgung Verletzter und Erkrankter ohne weitere Hilfsmittel sowie auf Empfehlungen für medizinische Laien (Erste Hilfe). Die Gründe dafür sind:

- Basismaßnahmen (die jedermann durchführen sollte) und erweiterte Maßnahmen gehören thematisch zusammen.
- Auch der professionelle Notarzt wird in seiner Freizeit gelegentlich mit Notfällen konfrontiert, ohne irgendwelches diagnostisches oder therapeutisches medizinisches Instrumentarium zur Hand zu haben.
- Die Unterrichtung von Laien in der Wiederbelebung und Ersten Hilfe sowie der Unterricht von Krankenpflegepersonal und Rettungssanitätern/-assistenten gehören zum Aufgabenbereich vieler Ärztinnen und Ärzte, Krankenschwestern und -pfleger, Rettungsassistenten und Notfallsanitätern, deshalb sollten sie die jeweils aktuellen Empfehlungen auch für die außerklinische Erste Hilfe kennen.

Für die vorliegende siebte Auflage wurde das gesamte Buch aktualisiert. Insbesondere wurden die neuen Leitlinien des European Resuscitation Council (ERC) aus dem Jahr 2015 berücksichtigt, die eine evidenzbasierte Darstellung nicht nur der Reanimation im engeren Sinne, sondern auch der Behandlung vieler spezieller lebensbedrohlicher Erkrankungen und Zustände beinhaltet. Auch andere Leitlinien nationaler und internationaler Fachgesellschaften aus den letzten Jahren wurden für die vorliegende Darstellung herangezogen, so neben den deutschen Leitlinien zur Polytraumaversorgung (2011) auch die NICE-Empfehlungen zu Versorgung eines schweren Traumas (2016).

Thomas Ziegenfuß
Moers, im Sommer 2016

Inhaltsverzeichnis

Praktisches Vorgehen

Algorithmen

Abkürzungen

AHA	American Heart Association
ACHE	Acetylcholinesterase
ACS	Akutes Koronarsyndrom
AED	Automatischer externer Defibrillator
AGE	Arterial Gas Embolism
ALS	Advanced Life Support; erweiterte Maßnahmen der Reanimation
AMI	Akuter Myokardinfarkt
AMV	Atemminutenvolumen
AP	Angina pectoris
ARDS	Acute Respiratory Distress Syndrome
ASS	Acetylsalicylsäure
AV-Knoten	Atrioventrikulärer Knoten
BLS	Basic Life Support; Basismaßnahmen der Reanimation
Chr.	Charierre
COX	Zyklooxygenase
COPD	Chronisch-obstruktive Lungenerkrankung
CPR	Kardiopulmonale Reanimation
DAS	Difficult Airway Society
DCI	Decompression Illness
DCS	Decompression Sickness
DGGG	Deutsche Gesellschaft für Gynäkologie und Geburtshilfe
DSG	Deutsche Sepsis Gesellschaft
eCPR	Extracorporale CPR (mittels transportabler Herzlungenmaschine)
EMD	Elektromechanische Dissoziation
ESC	European Society of Cardiology
ERC	European Resuscitation Council
FAST	Face-Arms-Speech-Test
FiO_2	Inspiratorische Sauerstofffraktion
GRC	German Resuscitation Council
GTÜM	Gesellschafft für Tauch- und Überdruckmedizin
HAES	Hydroxyaethylstärke
HBO	Hyperbare Oxygenierung; Sauerstoffüberdruckbehandlung
HDM	Herzdruckmassage = Thoraxkompressionen

HF	Herzfrequenz
HTCL	Head-tilt-and-Chin-lift; Reklination des Kopfes und Anheben des Unterkiefers

ICD	implantierbarer Kardiokonverter-Defibrillator
ILCOR	International Liaison Committee on Resuscitation
ILE	Intravenöse Lipid-Emulsions-Therapie
i.m.	intramuskulär
i.v.	intravenös
i.o.	intraossär

KKT	Körpertemperatur
KTW	Krankentransportwagen

LE	Lungenembolie
LSD	Lysergsäurediäthylamidtartrat

NAW	Notarztwagen
NEF	Notarzteinsatzfahrzeug
NFS	Notfallsanitäter
NotSanG	Notfallsanitätergesetz
NSAID	Nichtsteroidale antiinflammatorische Pharmaka
NSTEMI	Non-ST-Segment Elevation Myocardial Infarction (Myokardinfarkt ohne ST-Strecken-Hebung)

OGIB	Obere gastrointestinale Blutung

$paCO_2$	Kohlendioxidpartialdruck im arteriellen Blut
paO_2	Sauerstoffpartialdruck im arteriellen Blut
$pETCO_2$	Endexspiratorischer Kohlendioxidpartialdruck
PEEP	Positiver endexspiratorischer Druck
PEF	Peak Exspiratory Flow
p.i.	per inhalationem
p.o.	per os
$psaO_2$	Partielle arterielle Sauerstoffsättigung (z. B. bei Pulsoxymetrie)

RA	Rettungsassistent
RH	Rettungshelfer
RiLac	Ringer-Laktat = Hartmann-Lösung
RL	Ringerlösung
ROSC	Return of spontaneous circulation
RR	Blutdruck (Initialen von „Riva Rocchi")
RR_{diast}	Diastolischer Blutdruck
RR_{syst}	Systolischer Blutdruck
RS	Rettungssanitäter

RTH   Rettungshubschrauber
RTW   Rettungswagen

SAD   Supraglottic Airway Device
saO$_2$ Arterielle Sauerstoffsättigung
s.c.   subkutan
SEG   Schnelle Einsatzgruppe
SHT   Schädelhirntrauma
SIRS   Systemic Inflammatory Response Syndrome
s.l.   sublingual
sO$_2$ Sauerstoffsättigung
SSW   Schwangerschaftswoche
STEMI   ST-Segment Elevation Myocardial Infarction (Myokardinfarkt mit
        ST-Strecken-Hebung)

UGIB   Untere gastrointestinale Blutung

VF/pVT Ventrikuläres Flimmern (Kammerflimmern)/pulslose ventrikuläre
        Tachykardie

ZVD   Zentraler Venendruck

Basis der Notfallmedizin

T. Ziegenfuß

T. Ziegenfuß, *Notfallmedizin*,
DOI 10.1007/978-3-662-52775-7_1, © Springer-Verlag Berlin Heidelberg 2017

Eine notfallmedizinische Behandlung soll bei allen schweren Erkrankungen oder Verletzungen mit Störungen der Vitalfunktionen und/oder starken Schmerzen so schnell wie möglich nach dem Notfallereignis erfolgen. Die Behandlung kann präklinisch (Rettungsmedizin) oder auch innerklinisch stattfinden. In Deutschland erfolgt sie präklinisch durch entsprechend qualifizierte Notärzte und ausgebildetes nichtärztliches Rettungspersonal. Bei Großunfällen ist die Koordination der rettungsdienstlichen Tätigkeit durch einen leitenden Notarzt erforderlich. Für das Gelingen der Rettung ist das rasche und reibungslose Ineinandergreifen aus Meldung, lebensrettenden Sofortmaßnahmen (Laienhilfe), professionell-rettungsdienstlicher Behandlung und definitiver Versorgung in der Klinik entscheidend (Rettungskette). Grundsätzliches Ziel der notfallmedizinischen Versorgung ist die bestmögliche Stabilisierung des Patienten noch am Notfallort, ohne jedoch den Transport ins Krankenhaus (vor allem bei unstillbaren Blutungen) unnötig zu verzögern.

1.1   Definition, Ziel und Entwicklung

Definition Notfallmedizin bedeutet die medizinische Versorgung von Patienten mit schweren Erkrankungen oder Verletzungen so schnell wie möglich nach dem Notfallereignis.

Indikation Eine notfallmedizinische Versorgung ist erforderlich bei:
- manifesten oder drohenden Störungen der Vitalfunktionen Atmung, Kreislauf und Bewusstsein,
- manifesten oder drohenden Schädigungen wichtiger Körperteile oder Organsysteme,
- akuten, schweren Schmerz- oder Erregungszuständen.

Ziel Ziele der notfallmedizinischen Behandlung sind:
- die Stabilisierung der Vitalfunktionen,
- wenn möglich die kausale Therapie des Grundleidens,
- die Verhinderung weiteren Schadens,
- die Linderung des Leidens.

Meist lassen sich die Probleme nicht am Notfallort lösen, so dass sich nach der notfallmedizinischen Versorgung ein zügiger Transport ins nächstgelegene, geeignete Krankenhaus anschließen muss.
Charakteristische **Aspekte der Notfallmedizin** sind:
- Der **Arzt kommt zum Patienten** und nicht, wie sonst üblich, umgekehrt.
- Die diagnostischen, therapeutischen und personellen **Möglichkeiten sind begrenzt**.

- Die **Patienten** und ihre **Vorerkrankungen** sind dem Notarzt meist **völlig unbekannt.**
- Die **äußeren Bedingungen** erschweren häufig die Therapie (z. B. enge Treppenhäuser, dunkle Straßen, eingeklemmte Patienten).
- **Entscheidungen** über das therapeutische Vorgehen **müssen rasch getroffen werden.** Konsiliarische Beratungen, ausführliches Nachschlagen in der Fachliteratur oder Internetrecherchen sind aus Zeitmangel nicht durchführbar.
- Es ist häufig mit den verfügbaren diagnostischen Mitteln **nicht möglich, eine definitive korrekte Diagnose zu stellen.** Das ist auch meist gegenüber der Vitalfunktionsstabilisierung sekundär und kann der Klinik überlassen werden.

❯ Die Notfallmedizin ist eine vorgezogene Intensivmedizin mit einfacheren Mitteln.

Entwicklung der Notfallmedizin Die Notfallmedizin war lange Zeit überwiegend traumatologisch orientiert. Eine wichtige Wurzel der Notfallmedizin liegt historisch in dem Bemühen, verletzten Soldaten zu helfen (und diese möglichst rasch wieder einsatzfähig zu machen). Auch in der zivilen Notfallmedizin nach dem letzten Weltkrieg dominierten zunächst präklinische Behandlungen von Traumen – insbesondere nach Verkehrsunfällen. In den letzten Jahren hat sich jedoch ein klares Überwiegen nichttraumatologischer Einsatzindikationen herausgebildet, z. B. Myokardinfarkt, Lungenödem oder Schlaganfall. In den meisten Regionen beträgt heute das Verhältnis traumatologischer Notfälle zu nichttraumatologischen Notfällen etwa 30:70.

Präklinische und innerklinische Notfallmedizin Im engeren Sinne befasst sich die Notfallmedizin mit Notfällen außerhalb des Krankenhauses; man verwendet hierfür auch den Begriff **Rettungsmedizin.** Gesetzliche Grundlage sind in Deutschland die **Rettungsdienstgesetze der Länder,** die leider nicht einheitlich sind. Hierin sind die organisatorischen Vorgaben und personellen Anforderungen an das Rettungsdienstpersonal festgehalten. Daneben sind aber fast alle notfallmedizinischen Techniken auch innerhalb der Klinik zur Beherrschung akuter Vitalfunktionsbedrohungen erforderlich und somit integrale Bestandteile vieler Fächer wie Innere Medizin und Chirurgie, insbesondere jedoch der Intensivmedizin und Anästhesiologie, die zusammen mit der Notfallmedizin auch unter dem Begriff der **Akutmedizin** zusammengefasst werden. Die **innerklinische Notfallmedizin** ist in jedem Krankenhaus angepasst an die jeweiligen Gegebenheiten organisiert. Meist setzt sich hier das auf eine Alarmierung hin ausrückende **Reanimationsteam** aus dem Personal der Intensivstation zusammen. Die ERC betont in ihren Leitlinien von 2015 zudem die Notwendigkeit eines innerklinischen **Rapid Response**

Teams (RRT), das bereits bei sich verschlechternden Patienten auf einer Normal-station hinzugezogen wird, damit sich möglichst gar nicht erst ein Kreislaufstill-stand entwickelt.

1.2   Notarzt und Rettungspersonal

Notärzte müssen über besondere Kenntnisse in der Vitalfunktionssicherung und Intensivmedizin verfügen. Die Tätigkeit als Notarzt ist dabei nicht an eine be-stimmte Fachrichtung gebunden. Als Notärzte fungieren i. d. R. Krankenhausärzte der Disziplinen **Anästhesiologie, Innere Medizin** und **Chirurgie**, z. T. jedoch auch niedergelassene Ärzte. In einigen Gegenden Deutschlands sind hauptberufliche Notfallmediziner tätig (beispielsweise bei der Stadt oder beim Kreis angestellt). Nicht mit dem Notarztdienst zu verwechseln ist aber der »Ärztliche Bereitschafts-dienst« der Kassenärzte mit der bundesweit einheitlichen Rufnummer 116117. In den **Rettungsdienstgesetzen der Länder (RDG)** werden unterschiedliche formale Anforderungen an die Notärzte gestellt; meist wird eine der folgenden Voraussetzungen gefordert:

- Fachkundenachweis Rettungsdienst oder
- Zusatzweiterbildung Notfallmedizin.

Fachkundenachweises Rettungsdienst Voraussetzungen hierfür sind:

- mindestens 18-monatige klinische Tätigkeit, davon 3 Monate ganztägig auf einer Intensivstation oder in der klinischen Anästhesie;
- besondere Kenntnisse und Erfahrungen sowie bestimmte Einzelnachweise in wesentlichen notfallmedizinischen Techniken (v. a. Intubation, Venen-zugang);
- mindestens 10 Einsätze bei lebensbedrohlichen Erkrankungen unter unmittelbarer Leitung eines erfahrenen Notarztes;
- Teilnahme an einem zertifizierten »Notfallkurs« von 80 h Dauer.

Zusatzweiterbildung Notfallmedizin Diese geht in ihren Anforderungen über den Fachkundenachweis hinaus. Gefordert werden von der Bundesärztekammer:

- 24 Monate Weiterbildung in einem Gebiet der stationären Patientenversor-gung;
- 6 Monate Weiterbildung in Intensivmedizin, Anästhesiologie oder in der Notfallaufnahme unter Anleitung eines Weiterbildungsbefugten;
- 80 h Kurs über allgemeine und spezielle Notfallbehandlung;
- 50 Einsätze im Notarztwagen oder Rettungshubschrauber unter Anleitung eines verantwortlichen Notarztes.
Einen **Facharzt für Notfallmedizin** gibt es in Deutschland nicht.

Leitender Notarzt Normalerweise wird 1 Patient von 1 Notarzt und mehreren Helfern (meist 2 oder 3 Rettungsassistenten) versorgt. Bei Großunfällen mit mehreren Verletzten findet das Rettungsteam erheblich mehr Verletzte vor, als es versorgen kann. Eine sonst übliche »individualmedizinische Versorgung« ist zunächst nicht möglich; es besteht (zumindest initial) ein Missverhältnis zwischen Ärzten und Helfern auf der einen und verletzten Patienten auf der anderen Seite. In solchen Situationen ist zur ärztlichen Koordination der Rettungsmaßnahmen in den Rettungsdienstgesetzen der Bundesländer ein **Leitender Notarzt (LNA)** vorgesehen, der für diese Funktion besondere Qualifikationen und langjährige notfallmedizinische Erfahrungen nachweisen muss, vom Innenminister des jeweiligen Landes offiziell bestellt wird und dann über entsprechende Weisungsbefugnis zum Management eines Großschadensereignisses verfügt. Der LNA wird vor Ort i. d. R. nicht selbst notärztlich-therapeutisch tätig. Seine Aufgabe besteht in der Organisation der Struktur der notärztlichen und rettungsdienstlichen Versorgung am Schadensort, der Sichtung, der Nachforderung weiterer Rettungsmittel und des Abtransportes der Patienten. Er hat sich hierfür mit dem **Organisatorischen Leiter Rettungsdienst (OrgL)** abzusprechen, der für die technische Seite der Rettung bei Großschadensereignissen zuständig ist. Der diensthabende LNA und der OrgL sollen innerhalb von 20–30 min nach Alarmierung am Schadensort eintreffen. Für außergewöhnliche Großunfälle stehen vielerorts sog. **Schnelle Einsatzgruppen (SEGs)** zur Verfügung, die innerhalb von 30–60 min einfacher ausgerüstete Transportfahrzeuge, Zelte u. ä. zur Verfügung stellen können.

Ärztlicher Leiter Rettungsdienst Nach den Empfehlungen der Bundesärztekammer soll für jeden Rettungsbezirk ein Ärztlicher Leiter benannt sein, der auf regionaler oder überregionaler Ebene die medizinische Kontrolle über den Rettungsdienst wahrnimmt.

Nichtärztliches Rettungspersonal Angehörige des nichtärztlichen Rettungspersonals, der größten Personengruppe im Rettungsdienst, werden von Laien und der Presse oft undifferenziert als »Sanitäter« bezeichnet. Korrekt sind aber je nach Qualifikation unterschiedliche (Berufs-)Bezeichnungen:

- Rettungsassistent (RA): 2-jährige theoretische und praktische Ausbildung (bis Ende 2013 die höchste Qualifikationsstufe im Rettungsdienst)
- Notfallsanitäter (NFS): 3-jährige theoretische und praktische Ausbildung (seit 2014 die höchste Qualifikationsstufe im Rettungsdienst und Nachfolge des RA; siehe Notfallsanitätergesetz NotSanG)
- Rettungssanitäter (RS): 12-wöchige theoretische und praktische Ausbildung (in vielen Bundesländern landesrechtlich geregelt)
- Rettungshelfer (RH); 4-wöchiger Kurs (in einigen Bundesländern landesrechtlich geregelt)

Im Notarzteinsatz arbeitet das Rettungspersonal eng mit dem Notarzt zusammen, es ist gegenüber dem Notarzt in medizinischen Fragen weisungsgebunden. Bei weniger bedrohlichen Notfällen, die keiner ärztlichen Primärversorgung bedürfen, sowie im reinen Krankentransportwesen nimmt das nichtärztliche Rettungspersonal die präklinische Patientenversorgung selbstständig vor. Das Rettungspersonal stellt im bodengebundenen Rettungsdienst zudem die Fahrer der Einsatzfahrzeuge, auf Rettungswagen ist mindestens ein RA/NFS vorgeschrieben. Wenn in lebensbedrohlichen Situationen kein Arzt unmittelbar verfügbar ist, so dürfen auch vom nichtärztlichen Rettungspersonal im Rahmen der sog. **Notkompetenz** je nach Qualifikationsstand bestimmte vorher mit dem Einsatzleiter für den Rettungsdienst abgesprochene Maßnahmen durchgeführt werden, die ansonsten ärztliche Aufgaben sind (z. B. Defibrillation).

1.3   Organisationsformen der Notfallmedizin

Die präklinische Versorgung schwerkranker Patienten ist in vielen europäischen Ländern (z. B. Deutschland, Österreich, Schweiz, Frankreich, Belgien) überwiegend eine ärztliche Aufgabe. In anderen Ländern (z. B. USA, England) wird jedoch die notfallmedizinische Versorgung überwiegend von nichtärztlichem Personal, den **Paramedics** vorgenommen, das meist in enger Anbindung an eine Klinik nach festgeschriebenen Handlungsanweisungen oder ärztlichen Anweisungen über Funk arbeitet. Der Streit über die »effektivere« notfallmedizinische Organisationsform (Patientenbehandlung durch Paramedics oder Notärzte) ist international nach wie vor nicht entschieden. Finanzielle und standespolitische Argumente spielen in dieser Diskussion eine große Rolle.

1.4   Rettungsablauf

1.4.1   Rettungskette

Zur optimalen Bewältigung eines Notfalls müssen folgende Bedingungen erfüllt sein:

- Der Notfall muss rechtzeitig entdeckt werden.
- Er muss an die richtige Stelle korrekt gemeldet werden.
- Es muss eine angemessene »Erste Hilfe« geleistet werden (lebensrettende Sofortmaßnahmen).
- Die richtigen Rettungsmittel müssen zur Notfallstelle entsandt werden.
- Durch Notarzt und Rettungsdienst muss eine adäquate notfallmedizinische Versorgung erfolgen (**erweiterte lebensrettende Maßnahmen**).

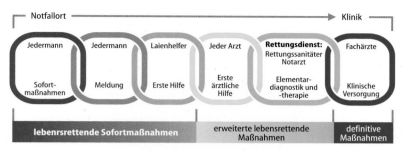

a

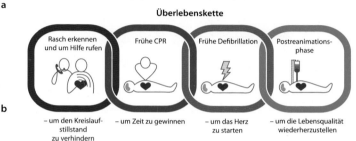

Überlebenskette

b

■ Abb. 1.1 a,b Rettungskette. **a** Rettungsketten-Konzept nach Ahnefeld; **b** Überlebens-kette (Chain of Survival) nach European Resuscitation Council (ERC) 2015. Gezeigt ist die Abfolge bei einer Reanimation: Meldung – externe Herzdruckmassage durch Ersthelfer – Frühdefibrillation – medizinische Versorgung in der Klinik nach der Reanimation

— Der Patient muss mit dem richtigen Transportmittel in ein geeignetes Krankenhaus gebracht werden.
— Das Krankenhaus muss für die Versorgung des Patienten bereit sein und die **definitiven Versorgungsmaßnahmen** durchführen können.

Wird einer dieser Punkte nicht oder unzureichend erfüllt, so ist der Erfolg der gesamten Versorgung in Frage gestellt. Daher wurden bereits Anfang der 60er Jahre des 20. Jahrhunderts von dem deutschen Anästhesisten und Notfallmediziner F. W. Ahnefeld der Begriff und das Konzept der **Rettungskette** geprägt: eine Kette ist immer nur so stark wie ihr schwächstes Glied (■ Abb. 1.1a). Mittlerweile ist dieses Konzept weltweit unter der Bezeichnung »**Chain of Survival**« oder »**Überlebenskette**« anerkannt (■ Abb. 1.1b). In Deutschland und den meisten Ländern Europas sind die organisatorischen Bedingungen für einen geordneten Rettungsablauf geschaffen worden. Dies kann aber natürlich nicht für jedes Glied der Rettungskette gelten: Die Entdeckung eines Notfalls hängt vom Zufall ab und

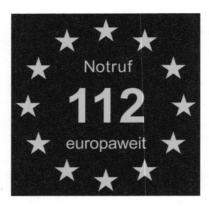

■ **Abb. 1.2** Euronotruf 112 – dies ist die Notrufnummer für den Rettungsdienst in Deutschland und ganz Europa

die korrekte Meldung sowie eine angemessene Erste Hilfe von der Vorbildung, der Besonnenheit und dem Engagement der anwesenden Personen.

1.4.2 Entdeckung und Meldung des Notfalls

Grundvoraussetzung für den Ablauf der Notfallrettung und den Beginn der notärztlichen Versorgung sind die möglichst rasche Entdeckung des Notfalls und die – normalerweise telefonische – Meldung an die richtige Stelle. Mit nahezu flächendeckender Verbreitung der Mobiltelefone ist für die Meldung von Not- oder Unfällen ein erheblicher Fortschritt erzielt worden. Als europaweit einheitliche – und kostenlose – Notrufnummer wurde vom EU-Ministerrat 1991 die Einführung der Nummer **112** beschlossen: der sog. **Euronotruf** (■ Abb. 1.2; es gibt sogar einen Europäischen Tag des Notrufs 112, der sinnigerweise jährlich am 11.2. begangen wird).

Weiterhin besteht in Bahnhöfen, an Autobahnen und an Bundesstraßen die Möglichkeit der Notfallmeldung über spezielle Notrufsäulen. Mit der Telefonnummer **19222** (plus entsprechende Ortsvorwahl) ist zudem jede Rettungsleitstelle in Deutschland direkt anwählbar; diese Nummer sollte jedoch nicht zur Notfallmeldung genutzt werden.

Die **Notfallmeldung** muss alle **relevanten Informationen** enthalten, vor allem die sog.»**3 Ws**« (■ Abb. 1.3):

— **Wo** ist der Notfallort? (Dies ist natürlich für die Entsendung eines Rettungsmittels die wichtigste Information überhaupt)

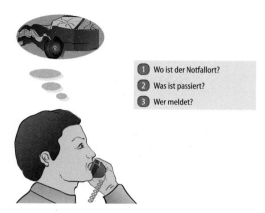

1. Wo ist der Notfallort?
2. Was ist passiert?
3. Wer meldet?

◘ **Abb. 1.3** Notfallmeldung mit den wichtigsten 3 Informationen an die Leitstelle

━ **Was** ist passiert? (Damit das richtige Rettungsmittel entsendet werden kann.)
━ **Wer** meldet? (Für Rückfragen)

Darüber hinaus sind weitere Angaben wichtig, z. B.:
━ **Wann** ist es passiert? (Zeitpunkt des Unfalls)
━ **Wie viele** Verletzte/Erkrankte? (Evtl. sind mehrere Rettungsmittel oder der Leitende Notarzt zu entsenden)
━ **Welche** Verletzungen/Erkrankungen sind zu erkennen?
━ **Weitere** Gefährdungen?

Daher wird oft auch von den »**7 Ws**« (oder noch mehr »Ws«) der korrekten Meldung gesprochen. Je mehr »Ws« allerdings gefordert werden, desto schwerer ist es für den Laien, sich zu merken, wofür all diese »Ws« stehen; es ist die Aufgabe des Leitstellendisponenten, den Anrufer strukturiert nach den wichtigen Informationen zu fragen.

1.4.3 Rettungsleitstelle

Für jeden Rettungsbezirk ist eine Rettungsleitstelle zuständig, die meist von einer der großen Rettungsorganisationen betrieben wird. Zum Teil handelt es sich um sog. **integrative Leitstellen**, die für Brandschutz, Rettungsdienst und ärztlichen Notdienst zuständig sind. In der Leistelle fungieren i. d. R. Rettungsassistenten als

Disponenten, die den Notruf entgegennehmen und je nach Inhalt der Notfallmeldung über die Entsendung der geeigneten Rettungsmittel entscheiden. Die Indikation zur Entsendung eines Notarztes wird vor allem dann gesehen, wenn aus der Meldung eine akute Vitalbedrohung oder starke Erregungs- oder Schmerzzustände hervorgehen. In ◘ Tab. 1.1 ist der von der Bundesärztekammer empfohlene Indikationskatalog für einen Notarzteinsatz wiedergegeben. Wie bereits im angloamerikanischen Raum üblich, soll auch hierzulande künftig die Rolle der Leitstellendisponenten über die Entsendung des richtigen Rettungsmittels hinausgehen; so sollen sie laut den aktuellen ERC-Leitlinien 2015 beim Verdacht auf einen Kreislaufstillstand eine telefonische Kurzanleitung zur Reanimation geben. wenn kein trainierter Ersthelfer vor Ort ist (**leitstellengestützte Telefonreanimation**; ► Kap. 7.2.3).

1.4.4 Rettungsmittel

Krankentransportwagen (KTW) Ein KTW wird nur zum Transport von Patienten ohne Vitalfunktionsstörungen eingesetzt. Eine Versorgung im Wagen ist aus Platz- und Ausstattungsgründen nur eingeschränkt möglich. KTWs sollten im Rettungsdienst nicht routinemäßig eingesetzt werden.

Der Begriff »**Krankenwagen**« bezeichnet im engeren Sinne einen KTW. Dieser wird im weiteren Sinne jedoch von Laien, der Presse und vielfach auch von Ärzten missverständlich als Oberbegriff für jedwedes bodengebundene Fahrzeug des Rettungsdienstes (KTWs, RTWs und NAWs) benutzt. Das führt gelegentlich zur Entsendung des falschen Fahrzeugs an den Notfallort (► »Aus der Notfallpraxis«). Der Begriff »Krankenwagen« sollte daher im professionellen Bereich am besten nicht verwendet werden.

Aus der Notfallpraxis

Ein praktischer Arzt ruft bei der Rettungsleitstelle an und fordert einen »Krankenwagen« an, um einen seiner Patienten aus der Praxis in die Klinik transportieren zu lassen. Die Leitstelle entsendet einen KTW. Den Rettungssanitätern des KTW wird ein kaltschweißiger Patient mit der Diagnose »Herzinfarkt« übergeben. Der Patient wird im KTW noch vor Abfahrt in Richtung Klinik plötzlich bewusstlos. Der Notarzt wird im NEF nachgefordert; er stellt eine ventrikuläre Tachykardie fest, die sich durch Defibrillation therapieren lässt. Der Patient erhält in der Klinik eine erfolgreiche Rekanalisationstherapie.

Rettungswagen (RTW) Ein RTW ist mit 2 Personen (davon mindestens einem RA/NFS) besetzt, von denen einer auch als Fahrer fungiert. Im Rettungswagen können alle notwendigen Maßnahmen zur Vitalfunktionssicherung und Notfallbehandlung durchgeführt werden. Der Innenraum ist größer als im KTW, der

□ Tab. 1.1 Indikationskatalog für den Notarzteinsatz (nach den Empfehlungen der Bundesärztekammer 2001)

Zustandsbezogene Indikationen: Vitalfunktionsstörungen

Funktionen	Zustand	Beispiel	Textverweis
Bewusstsein	Reagiert nicht auf Ansprechen und Rütteln	SHT, intrazerebrale Blutung Vergiftungen Koma	► Kap. 18.4.1 ► Kap. 20 ► Kap. 8.3.3
Atmung	Ausgeprägte oder zunehmende Atemnot Atemstillstand	Asthmaanfall Lungenödem Aspiration, Ersticken	► Kap. 11.5 ► Kap. 11.2 ► Kap. 7.3.10 ► Kap. 7
Herz/Kreislauf	Akuter Brust- schmerz Ausgeprägte oder zunehmende Kreis- laufinsuffizienz Kreislaufstillstand	Herzinfarkt, Angina pectoris Herzrhythmusstörungen Hypertensive Krise Schock	► Kap. 11.1 ► Kap. 10 ► Kap. 8.2.2 ► Kap. 9 ► Kap. 7
Sonstige Schädigungen	Schwere Verletzung, schwere Blutung Starke akute Schmerzen Plötzliche Lähmun- gen (halbseitig)	Thorax-/Bauchtrauma Schädel-Hirn-Trauma (SHT) Größere Amputationen Verbrennungen Frakturen mit deutlicher Fehlstellung Pfählungsverletzungen Vergiftungen Schlaganfall	► Kap. 18.6/18.7 ► Kap. 18.4.1 ► Kap. 18.3.3 ► Kap. 19.1.1 ► Kap. 18.3 ► Kap. 18.2 ► Kap. 20 ► Kap. 14.1

Notfallbezogene Indikationen
Schwerer Verkehrsunfall mit Hinweis auf Personenschaden
Unfall mit Kindern
Brände/Rauchgasentwicklung mit Hinweis auf Personenbeteiligung
Explosions-, thermische oder chemische Unfälle, Stromunfälle mit Hinweis auf Personenbeteiligung
Wasserunfälle, Ertrinkungsunfälle, Eiseinbruch
Maschinenunfall mit Einklemmung
Verschüttung
Drohender Suizid
Sturz aus großer Höhe ($\geq$ 3 m)
Schuss-/Stich-/Hiebverletzungen im Kopf-, Hals- oder Rumpfbereich
Geiselnahme und sonstige Verbrechen mit unmittelbarer Gefahr für Menschenleben
Unmittelbar einsetzende oder stattgefundene Geburt
Vergiftungen

Zugang zum Patienten ist von allen Seiten aus möglich. Das notwendige medikamentöse und nicht-medikamentöse Equipment muss im Wagen vorhanden sein. Es gibt eine entsprechende DIN (EN 1789 Typ C). Außerdem muss ein transportabler Notfallkoffer mit den wichtigsten Instrumentarien und Medikamenten vorhanden sein, der zur Versorgung außerhalb des Wagens mitgenommen werden kann.

Notarztwagen (NAW) Ein RTW, der zusätzlich mit einem Notarzt besetzt ist, wird als NAW bezeichnet. Ein entsprechend ausgerüstetes Fahrzeug kann sowohl mit Arzt als NAW als auch ohne Arzt als RTW eingesetzt werden.

Notarzteinsatzfahrzeug (NEF) In den meisten Rettungsbezirken wird der Notarzt nicht im NAW zur Notfallstelle befördert, sondern in einem PKW, der meist von einem Rettungsassistenten gefahren wird. Dieses NEF trifft sich mit dem RTW an der Notfallstelle (**Rendezvous**). Ein NEF operiert in Deutschland etwa innerhalb eines Radius von 15–20 km. Im NEF befinden sich Notfallkoffer und sonstiges Rettungsmaterial, um die Patienten ggf. schon vor Eintreffen des RTW versorgen zu können.

Rettungshubschrauber (RTH) Ein RTH ist prinzipiell ähnlich ausgerüstet wie ein NAW, wobei die Ausstattung an die räumlichen Gegebenheiten des jeweiligen Hubschraubermodells angepasst ist. Die Besatzung besteht normalerweise aus (je nach Modell) 1–2 Piloten, 1 Rettungsassistenten und 1 Notarzt. Ein RTH versorgt einen Radius von etwa 50 km (10–15 min Flugzeit) um den Standort herum.

In der Luftrettung werden zwei Einsatzarten unterschieden:

- Beim **Primäreinsatz** fliegt der RTH direkt zum Notfallort.
- Ein **Sekundäreinsatz** ist ein Verlegungsflug von Krankenhaus zu Krankenhaus (Interhospitaltransfer; ▶ Abschn. 1.4.9).

Die RTH-Stationen in Deutschland sind in erster Linie für die Primärrettung zuständig, können jedoch auch dringende Sekundärtransporte vornehmen (Sekundärtransporte mit Primäreinsatzcharakter). Diese Hubschrauber werden mit CHRISTOPH und einer stationsspezifischen Nummer bezeichnet (z. B. CHRISTOPH 16 = RTH aus Saarbrücken).

Weitere Rettungsmittel Sie werden in besonderen Situationen benötigt. Dazu gehören:

- **Löschfahrzeuge**, die bei Meldung eines Brandes zusammen mit den Rettungsmitteln zur Notfallstelle entsendet werden.
- **Rüstwagen** sind bei schweren Verkehrsunfällen mit eingeklemmten Personen notwendig, um mit hydraulischen Rettungsscheren oder Spreizern den Patienten aus dem Wrack zu befreien.

- Gelegentlich werden außerdem weitere Rettungsmittel wie **Drehleitern** oder **Spezialisten** wie Taucher benötigt.
- Für bestimmte Regionen sind besondere Rettungsmittel wie z. B. **Seenotrettungskreuzer** notwendig.

1.4.5 Patientenversorgung

Erst Hilfe Jedermann ist moralisch und nach § 323 c StGB auch gesetzlich verpflichtet, im Rahmen seiner Fähigkeiten im Notfall »zumutbare« Hilfe zu leisten. In vielen Fällen ist die entschlossene und angemessene Erste Hilfe durch Laien oder zufällig anwesende Ärzte entscheidend für das weitere Schicksal des Patienten. Meist trifft der Rettungsdienst 8–15 min nach Alarmierung ein. In dieser Zeit können bereits irreversible, prinzipiell vermeidbare (meist neurologische) Schäden entstanden sein.

> **Wichtige Beispiele für lebensrettende Maßnahmen, die vom Ersthelfer durchzuführen sind:**
> - Atem- und Kreislaufstillstand → Basismaßnahmen der Wiederbelebung,
> - Blutung aus großen Gefäßen → Kompression der Blutungsquelle.

Versäumnisse der Ersthelfer sind später oft nicht mehr wettzumachen, auch nicht durch große, kostenintensive therapeutische Bemühungen. Wenn zufällig ein Arzt zugegen ist, so muss er sich zu erkennen geben und die Erste-Hilfe-Maßnahmen leiten. Erstmaßnahmen durch Ärzte vor Eintreffen des Rettungsdienstes werden als **Erste ärztliche Hilfe** bezeichnet.

Rettungsdienst Nach Eintreffen des Notarztes bzw. des Rettungspersonals am Notfallort erfolgt zunächst die entsprechende Meldung an die Leitstelle (»Ankunft Einsatzstelle«). Der NAW/RTW ist so zu parken, dass ein sicherer Ein- und Ausstieg für die Retter möglich ist, dass der Verkehr dabei nicht mehr als nötig behindert wird, und dass die Zufahrt für evtl. erforderliche weitere Rettungskräfte nicht versperrt wird. Eine Unfallstelle ist, wenn noch nicht geschehen, ausreichend zu sichern. Notarzt und Rettungsassistenten verschaffen sich zunächst einen raschen Überblick über die Notfallsituation (Anzahl Erkrankter/Verletzter? Anhaltende Gefahr?). Dann beginnt die eigentliche Patientenbehandlung. Dies geschieht normalerweise zunächst direkt am Notfallort (auf der Straße, in der Wohnung). Die Behandlung wird danach so rasch wie möglich im Rettungs- bzw. Notarztwagen fortgesetzt, wo bessere notfallmedizinische Behandlungsmöglichkeiten gegeben sind. Bei der Versorgung im Notarztwagen ist eine initiale Versorgungsphase am oder in der Nähe des Notfallortes im stehenden Wagen (unter Mithilfe aller Rettungsassistenten) von der Behandlung auf dem Transport zu unterscheiden. Somit sind funktionell vor allem **zwei Phasen** der präklinischen Behandlung zu unterscheiden:

1. Die Versorgung des Patienten am Notfallort (direkt vor Ort oder im Notarztwagen) bis zum Beginn des Transports. Diese Versorgungsphase wird in der internationalen notfallmedizinischen Literatur als »**Time on Scene**« bezeichnet.
2. Die Versorgung des Patienten auf dem Transport im Notarztwagen oder im Rettungshubschrauber (»**en route**«). Dabei ist meist aufgrund von Bewegung und Lärm (im RTH auch aufgrund räumlicher Enge) nur eine eingeschränkte Diagnostik und Therapie möglich.

1.4.6 Notfallmedizinische Konzepte

Grundsätzlich gibt es – als Extremvarianten – zwei Konzepte für die Versorgung des Notfallpatienten:

- »**Stay and stabilize**«. Weitmöglichste Stabilisierung und Versorgung des Patienten noch am Notfallort und erst danach Beginn des Transports ins Krankenhaus (unter Inkaufnahme einer unter Umständen langen **Time on Scene**).
- »**Scoop and run**«. Möglichst rascher und zügiger Transport ins Krankenhaus. Lediglich unaufschiebbare Maßnahmen wie z. B. Reanimation oder Beatmung bei Atemstillstand werden vor und während des Transports durchgeführt (**Time on Scene** wird möglichst kurz gehalten).

Vor allem im angelsächsischen Raum, wo meist keine Notärzte, sondern Paramedics die Primärversorgung durchführen, finden sich viele Verfechter des letztgenannten Konzeptes. In Deutschland und einigen anderen europäischen Ländern – die über ein flächendeckendes Notarztsystem verfügen – wurde hingegen bis vor kurzem nahezu einhellig für die meisten Krankheitsbilder das erste Konzept propagiert. Zu den Stabilisierungsmaßnahmen am Notfallort zählen vor allem **Atemwegssicherung, Beatmung, Kreislauftherapie, Analgesie** und **Sedierung**. Während im Rahmen des »Scoop-and-run«-Konzeptes die Kürze der Verweildauer am Notfallort (**Time on Scene**) als wichtiges Qualitätsmerkmal der Rettung gilt, ist dies im Rahmen des Stabilisierungskonzeptes von geringerer Bedeutung. Mittlerweile hat sich jedoch auch bei vielen deutschen Notfallmedizinern die Ansicht durchgesetzt, dass zumindest einige Notfallpatienten (vor allem solche mit starken, unstillbaren Blutungen und penetrierenden Verletzungen von Thorax und Abdomen) von einer möglichst kurzen **Time on Scene** und einem raschen Transport in ein (geeignetes) Krankenhaus profitieren. Grundsätzlich gilt:

> ❯ Ziel der notfallmedizinischen Versorgung ist die weitmöglichste Stabilisierung des Patienten noch am Notfallort. Wenn jedoch notwendige therapeutische Maßnahmen (vor allem Blutstillung) vor Ort nicht durchgeführt oder

die Vitalfunktionen nicht stabilisiert werden können, so ist ein zügiger Transport ins Krankenhaus geboten. Unnötige Transportverzögerungen müssen vermieden werden.

1.4.7 Transport ins Krankenhaus

Der Transport von Patienten mit einer vitalen Bedrohung erfolgt üblicherweise im NAW, in besonderen Fällen auch im RTH. Besteht keine vitale Gefährdung mehr, kann der Patient in Begleitung der RA/NFS im RTW ins Krankenhaus gebracht werden. Der Notarzt ist für neue Einsätze abkömmlich. Gelegentlich ist kein Transport ins Krankenhaus erforderlich, wenn z. B. das Problem vor Ort gelöst oder in die Hände des Hausarztes übergeben werden kann.

❯ Es gibt keine Verpflichtung, jeden Patienten in die Klinik mitzunehmen! Allerdings muss jede Entscheidung gegen einen Transport gut begründet und ausreichend dokumentiert sein.

1.4.8 Notaufnahme im Krankenhaus

Im Krankenhaus wird der Patient an die diensthabenden Ärzte und das Pflegepersonal übergeben. Die Übergabe erfolgt meist in besonderen Aufnahmeräumen (**zentrale Notaufnahme, Schockraum, Reanimationsraum),** im Notfall-OP oder auf der Intensivstation. Entscheidend ist eine gute Kommunikation zwischen Notarzt und aufnehmenden Ärzten. Hierzu müssen die wichtigsten anamnestischen Angaben, Untersuchungsergebnisse und therapeutischen Maßnahmen auf dem Rettungsdienstprotokoll dokumentiert sein und strukturiert berichtet werden (empfohlen wird die Reihenfolge der ABCDE-Methode, ▶ Kap. 2.8). Mit der Übergabe endet der Verantwortungsbereich des Rettungsdienstes.

1.4.9 Sonderfall: Interhospitaltransfer

Sekundärtransport Neben der sog. Primärrettung – also der notfallmedizinischen Versorgung akut erkrankter Patienten außerhalb des Krankenhauses – gehört auch der Transport kritisch kranker Patienten zwischen zwei Krankenhäusern zum Aufgabenspektrum der Notärzte und des Rettungspersonals: der sog. Sekundärtransport. Meist werden dabei Patienten von einem Krankenhaus der Grund- und Regelversorgung in eine Krankenhaus der Schwerpunkt- oder Maximalversorgung transportiert, wo eine spezialisierte Therapie der zugrundeliegenden kritischen Erkrankung erfolgen kann. Typische Indikationen für eine solche Verlegung sind:

- Schädel-Hirn-Trauma mit intrakranieller Einblutung (► Kap. 18.4.1) in eine Krankenhaus mit neurochirurgischer Abteilung
- Subarachnoidalblutung (► Kap.14.1) in ein Krankenhaus mit neurochirurgischer Abteilung
- Myokardinfarkt (► Kap.11.1) in eine Krankenhaus mit Möglichkeit zur perkutanen Katheterintervention (PCI)
- Schlaganfall (► Kap.14.1) in eine Krankenhaus mit Möglichkeit zur neuroradiologischen Thrombektomie

In der Regel werden die Patienten für den Sekundärtransport aus der Notaufnahme/Schockraum oder von der Intensivstation des abgebenden Krankenhauses abgeholt und in den entsprechenden Aufnahmeeinrichtungen des Zielkrankenhauses abgegeben. Die Patienten sind bereits mit venösen und meist auch arteriellen Zugängen versorgt, oft liegt auch ein zentraler Venenkatheter, und häufig sind die Patienten intubiert und beatmet. Wichtig ist, dass auf dem Transport die Überwachung des Patienten und die im Krankenhaus bereits begonnene Vitalfunktionsstabilisierung lückenlos fortgesetzt wird. Die Verlegung kann, je nach Situation und Entfernung der Krankenhäuser, bodengebunden (mit RTW/NAW) oder luftgebunden (im RTH) durchgeführt werden. Als begleitender Arzt fungiert, ebenfalls situationsabhängig, entweder ein qualifizierter ärztlicher Mitarbeiter des verlegenden Krankenhauses, oder aber der zuständige Notarzt.

Intensivmobil Eine besondere Form des Interhospitaltransfers sind die sog. Intensivmobile: Einige Rettungsorganisationen halten große Rettungsfahrzeuge vor, die praktisch wie eine mobile Intensivstation ausgestattet sind. So können auch schwerstkranke, sonst kaum transportfähige Patienten unter kontinuierlicher Aufrechterhaltung einer intensivmedizinischen Umgebung der Maximalversorgung in eine spezialisiertes Krankenhaus verlegt werden, z. B. Patienten mit schwerstem Lungenversagen (ARDS) zur Therapie mittels extrakorporaler Membranoxygenierung. In einem solchen Fall ist das Intensivmobil mit einem intensivmedizinisch ausgebildeten pflegerischen und ärztlichen Team besetzt, das den Patienten aus seinem Primärkrankenhaus abholt.

1.5   Verschiedene Rettungssysteme

1.5.1   Luft- und bodengebundene Rettung

Der **Vorteil** des **RTH** ist in erster Linie seine Schnelligkeit. Der RTH wird entweder von der Leitstelle primär zum Notfallort entsandt oder der bodengebunden Rettungsdienst fordert den RTH nach. Für die Einsatzindikation spielt es keine Rolle, ob es sich um traumatologische oder nichttraumatologische Notfälle handelt. Die Versorgung der Patienten während des Transports ist im RTH schwerer möglich als im NAW. Im RTH ist es meist sehr beengt und während des Fluges auch sehr laut.

Der **Vorteil** des **NAW** besteht darin, dass – im Gegensatz zum RTH – der Transport jederzeit unterbrochen werden kann, damit wichtige Interventionen wie Intubation oder Thoraxdrainierung»in Ruhe« durchgeführt werden können. Solche Maßnahmen müssen daher vor dem Transport im RTH mit großzügiger Indikationsstellung erfolgen.

Da ein RTH beim Primäreinsatz grundsätzlich unter Sichtflugbedingungen fliegen muss, ist die Luftrettung tageslicht- und witterungsabhängig; demgegenüber wird die bodengebundene Rettung durch schlechte Sicht und schlechtes Wetter zwar erschwert, aber nicht unmöglich. Insofern ist die Luftrettung kein Ersatz für die bodengebundene Rettung, vielmehr ergänzen beide Rettungsformen einander.

1.5.2 Stations- und Rendezvoussystem

In Abhängigkeit von der Beförderung des Notarztes zur Einsatzstelle werden in der bodengebundenen Rettung zwei Systeme unterschieden:

- **Stationssystem**: Der Notarzt wird mit dem NAW zur Einsatzstelle gebracht. Der NAW ist zwar langsamer als ein NEF, wird dafür aber von anderen Verkehrsteilnehmern oft besser gesehen (möglicherweise geringere Unfallgefahr).
- **Rendezvoussystem**: Der Notarzt gelangt im NEF zur Einsatzstelle. Das Rendezvoussystem ist generell flexibler (aber auch teurer) als das Stationssystem. Der Notarzt kann einerseits, wenn er abkömmlich ist, im NEF von der Einsatzstelle direkt für einen neuen Einsatz abgerufen und andererseits vom RTW einfacher nachgefordert werden, wenn er unvorhergesehen benötigt wird. Dieses System hat sich heute weitgehend durchgesetzt.

1.6 Dokumentation

Eine ausreichende Dokumentation – am besten auf Vordrucken wie dem bundeseinheitlichen Notarztprotokoll (◼ Abb. 1.4) – ist unbedingt notwendig.

Die Dokumentation dient:

- der Information der weiterbehandelnden Ärzte (Klinik- oder Hausärzte),
- der finanziellen Abrechnung des Einsatzes mit der Krankenkasse,
- als Gedächtnisstütze für spätere Nachfragen (von Versicherungen o. ä.),

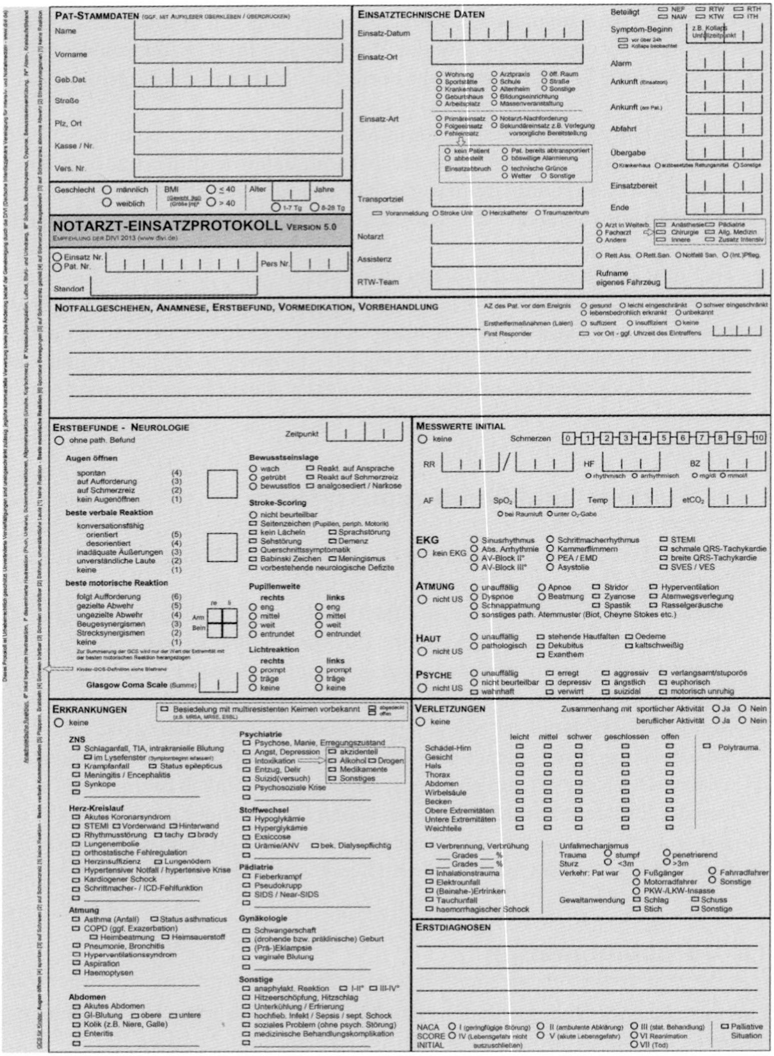

PAT-STAMMDATEN (GGF. MIT AUFKLEBER ÜBERKLEBEN / ÜBERDRUCKEN)
Name
Vorname
Geb.Dat.
Straße
Plz, Ort
Kasse / Nr.
Vers. Nr.
Geschlecht ○ männlich ○ weiblich | BMI (Gewicht [kg]) / (Größe [m]²) ○ ≤ 40 ○ > 40 | Alter ___ Jahre ○ 1-7 Tg ○ 8-28 Tg

NOTARZT-EINSATZPROTOKOLL VERSION 5.0
EMPFEHLUNG DER DIVI 2013 (www.divi.de)

○ Einsatz Nr. ○ Pat. Nr. | Pers Nr.
Standort

EINSATZTECHNISCHE DATEN
Einsatz-Datum
Einsatz-Ort
○ Wohnung ○ Arztpraxis ○ öff. Raum
○ Sportstätte ○ Schule ○ Straße
○ Krankenhaus ○ Altenheim ○ Sonstige
○ Geburtshaus ○ Bildungseinrichtung
○ Arbeitsplatz ○ Massenveranstaltung
Einsatz-Art
○ Primäreinsatz ○ Notarzt-Nachforderung
○ Folgeeinsatz ○ Sekundäreinsatz z.B. Verlegung
○ Fehleinsatz vorsorgliche Bereitstellung
○ kein Patient ○ Pat. bereits abtransportiert
○ abbestellt ○ böswillige Alarmierung
Einsatzabbruch ○ technische Gründe
○ Wetter ○ Sonstige
Transportziel
□ Voranmeldung ○ Stroke Unit ○ Herzkatheter ○ Traumazentrum
Notarzt
Assistenz
RTW-Team

Beteiligt □ NEF □ RTW □ RTH □ NAW □ KTW □ ITH
Symptom-Beginn (z.B. Kollaps Unfallzeitpunkt)
□ vor über 24h
□ Kollaps beobachtet
Alarm
Ankunft (Einsatzort)
Ankunft (am Pat.)
Abfahrt
Übergabe
○ Krankenhaus ○ arztbesetztes Rettungsmittel ○ Sonstige
Einsatzbereit
Ende
○ Arzt in Weiterb. ○ Facharzt ○ Andere ⇨ □ Anästhesie □ Pädiatrie □ Chirurgie □ Allg. Medizin □ Innere □ Zusatz Intensiv
○ Rett.Ass. ○ Rett.San. ○ Notfall San. ○ (Int.)Pfleg.
Rufname eigenes Fahrzeug

NOTFALLGESCHEHEN, ANAMNESE, ERSTBEFUND, VORMEDIKATION, VORBEHANDLUNG
AZ des Pat. vor dem Ereignis ○ gesund ○ leicht eingeschränkt ○ schwer eingeschränkt ○ lebensbedrohlich erkrankt ○ unbekannt
Ersthelfermaßnahmen (Laien) ○ suffizient ○ insuffizient ○ keine
First Responder □ vor Ort - ggf. Uhrzeit des Eintreffens

ERSTBEFUNDE - NEUROLOGIE
○ ohne path. Befund
Zeitpunkt

Augen öffnen
spontan (4)
auf Aufforderung (3)
auf Schmerzreiz (2)
kein Augenöffnen (1)

beste verbale Reaktion
konversationsfähig
orientiert (5)
desorientiert (4)
inadäquate Äußerungen (3)
unverständliche Laute (2)
keine (1)

beste motorische Reaktion
folgt Aufforderung (6)
gezielte Abwehr (5)
ungezielte Abwehr (4)
Beugesynergismen (3)
Strecksynergismen (2)
keine (1)
re li
Arm
Bein
Zur Summierung der GCS wird nur der Wert der Extremität mit der besten motorischen Reaktion herangezogen
Kinder-GCS-Definition siehe Blattrand
Glasgow Coma Scale (Summe)

Bewusstseinslage
○ wach □ Reakt. auf Ansprache
○ getrübt □ Reakt auf Schmerzreiz
○ bewusstlos □ analgosediert / Narkose

Stroke-Scoring
○ nicht beurteilbar
□ Seitenzeichen (Pupillen, periph. Motorik)
□ kein Lächeln □ Sprachstörung
□ Sehstörung □ Demenz
□ Querschnittssymptomatik
□ Babinski Zeichen □ Meningismus
□ vorbestehende neurologische Defizite

Pupillenweite
rechts: ○ eng ○ mittel ○ weit ○ entrundet
links: ○ eng ○ mittel ○ weit ○ entrundet

Lichtreaktion
rechts: ○ prompt ○ träge ○ keine
links: ○ prompt ○ träge ○ keine

MESSWERTE INITIAL
○ keine
Schmerzen 0 1 2 3 4 5 6 7 8 9 10
RR ___ / ___ HF ○ rhythmisch ○ arrhythmisch BZ ○ mg/dl ○ mmol/l
AF SpO_2 ○ bei Raumluft ○ unter O_2-Gabe Temp $etCO_2$

EKG ○ kein EKG
○ Sinusrhythmus ○ Schrittmacherrhythmus □ STEMI
○ Abs. Arrhythmie ○ Kammerflimmern □ schmale QRS-Tachykardie
○ AV-Block II° ○ PEA / EMD □ breite QRS-Tachykardie
○ AV-Block III° ○ Asystolie □ SVES / VES

ATMUNG ○ nicht US
○ unauffällig ○ Apnoe □ Stridor □ Hyperventilation
○ Dyspnoe ○ Beatmung □ Zyanose □ Atemwegsverlegung
○ Schnappatmung □ Spastik □ Rasselgeräusche
○ sonstiges path. Atemmuster (Biot, Cheyne Stokes etc.)

HAUT ○ nicht US
○ unauffällig □ stehende Hautfalten □ Oedeme
○ pathologisch □ Dekubitus □ kaltschweißig
□ Exanthem

PSYCHE ○ nicht US
○ unauffällig □ erregt □ aggressiv □ verlangsamt/stuporös
○ nicht beurteilbar □ depressiv □ ängstlich □ euphorisch
□ wahnhaft □ verwirrt □ suizidal □ motorisch unruhig

ERKRANKUNGEN
○ keine
□ Besiedelung mit multiresistenten Keimen vorbekannt (z.B. MRSA, MRSE, ESBL) □ abgedeckt □ offen

ZNS
□ Schlaganfall, TIA, intrakranielle Blutung
□ im Lysefenster (Symptombeginn erfasst!)
□ Krampfanfall □ Status epilepticus
□ Meningitis / Encephalitis
□ Synkope
□ ___

Herz-Kreislauf
□ Akutes Koronarsyndrom
□ STEMI □ Vorderwand □ Hinterwand
□ Rhythmusstörung □ tachy □ brady
□ Lungenembolie
□ orthostatische Fehlregulation
□ Herzinsuffizienz □ Lungenödem
□ Hypertensiver Notfall / hypertensive Krise
□ Kardiogener Schock
□ Schrittmacher- / ICD-Fehlfunktion
□ ___

Atmung
□ Asthma (Anfall) □ Status asthmaticus
□ COPD (ggf. Exazerbation)
□ Heimbeatmung □ Heimsauerstoff
□ Pneumonie, Bronchitis
□ Hyperventilationssyndrom
□ Aspiration
□ Haemoptysen

Abdomen
□ Akutes Abdomen
□ GI-Blutung □ obere □ untere
□ Kolik (z.B. Niere, Galle)
□ Enteritis
□ ___

Psychiatrie
□ Psychose, Manie, Erregungszustand
□ Angst, Depression
□ Intoxikation ⇨ □ akzidentell □ Alkohol □ Drogen □ Medikamente □ Sonstiges
□ Entzug, Delir
□ Suizid(versuch)
□ Psychosoziale Krise
□ ___

Stoffwechsel
□ Hypoglykämie
□ Hyperglykämie
□ Exsiccose
□ Urämie/ANV □ bek. Dialysepflichtig
□ ___

Pädiatrie
□ Fieberkrampf
□ Pseudokrupp
□ SIDS / Near-SIDS
□ ___

Gynäkologie
□ Schwangerschaft
□ (drohende bzw. präklinische) Geburt
□ (Prä-)Eklampsie
□ vaginale Blutung
□ ___

Sonstige
□ anaphylakt. Reaktion □ I-II° □ III-IV°
□ Hitzeerschöpfung, Hitzschlag
□ Unterkühlung / Erfrierung
□ hochfieb. Infekt / Sepsis / sept. Schock
□ soziales Problem (ohne psych. Störung)
□ medizinische Behandlungskomplikation
□ ___

VERLETZUNGEN
○ keine
Zusammenhang mit sportlicher Aktivität ○ Ja ○ Nein
beruflicher Aktivität ○ Ja ○ Nein

	leicht	mittel	schwer	geschlossen	offen
Schädel-Hirn	□	□	□	□	□
Gesicht	□	□	□	□	□
Hals	□	□	□	□	□
Thorax	□	□	□	□	□
Abdomen	□	□	□	□	□
Wirbelsäule	□	□	□	□	□
Becken	□	□	□	□	□
Obere Extremitäten	□	□	□	□	□
Untere Extremitäten	□	□	□	□	□
Weichteile	□	□	□	□	□

□ Polytrauma

□ Verbrennung, Verbrühung
___ Grades ___ %
___ Grades ___ %
□ Inhalationstrauma
□ Elektrounfall
□ (Beinahe-)Ertrinken
□ Tauchunfall
□ haemorrhagischer Schock

Unfallmechanismus
Trauma ○ stumpf ○ penetrierend
Sturz ○ <3m ○ >3m
Verkehr: Pat war ○ Fußgänger ○ Fahrradfahrer ○ Motorradfahrer ○ Sonstige ○ PKW-/LKW-Insasse
Gewaltanwendung □ Schlag □ Schuss □ Stich □ Sonstige

ERSTDIAGNOSEN

NACA SCORE INITIAL ○ I (geringfügige Störung) ○ II (ambulante Abklärung) ○ III (stat. Behandlung) ○ IV (Lebensgefahr nicht auszuschließen) ○ V (akute Lebensgefahr) ○ VI Reanimation ○ VII (Tod)
□ Palliative Situation

Abb. 1.4 Notarzteinsatzprotokoll nach Empfehlung der Deutschen Interdisziplinären Vereinigung für Intensiv- und Notfallmedizin (DIVI) 2013, Version 5.0. (Mit freundlicher Genehmigung der DIVI. Die jeweils aktuelle Form des Protokolls steht auf der Homepage der DIVI zur Verfügung)

VERLAUFSBESCHREIBUNG

MEDIKATION ○ keine Medikation

REANIMATION / TOD / TODESFESTSTELLUNG

ÜBERGABE

EINSATZVERLAUF - BESONDERHEITEN

○ Übernahme aus arztbesetztem Rettungsmittel
○ Übergabe an arztbesetztes Rettungsmittel

○ Transport ins Krankenhaus ☐ mit Arzt
☐ mindestens eine Klinik nimmt nicht auf
☐ Zwangsunterbringung
○ nur Untersuchung und Behandlung
  ○ Patient lehnt Transport ab
  ○ Patient nicht transportfähig
  ○ Therapieverzicht / -beschränkung bewusst
☐ Erhöhter Hygieneaufwand
☐ Aufwendige techn. Rettung
☐ Schwerlasttransport erforderlich
☐ LNA am Einsatz
☐ MANV   ☐ Behandlung mehrerer Patienten

ÜBERGABE
○ keine   ○ Hausarzt / KV-Arzt vor Ort
○ Praxis   ○ Fachambulanz
○ ZNA / INA ○ Schockraum
○ Stroke Unit ○ Herzkatheterlabor
○ Intensivstation ○ Allgemeinstation
○ OP direkt
○ Sonstige

BEMERKUNGEN (z.B. VERLAUF, HAUSARZT, NOTKOMPETENZ-MASSNAHMEN)

MASSNAHMEN

ZUGÄNGE   Art / Ort / Größe   Anzahl
☐ peripherer Zugang
☐ intraossäre Punktion
☐ Transnasal-Applikator
☐ Sonstige
☐ Zugang erschwert ○ > 2 Versuche
                    ○ Zugang unmöglich → Verfahrenswechsel

ATEMWEG
☐ Sauerstoffgabe   l/min ○ als Präoxygenierung
☐ Freimachen der Atemwege / Absaugen
☐ Masken-/Beutel-Beatmung ☐ Maskenbeatmung nicht möglich
☐ supraglottische Atemwegshilfe ○ Larynxmaske ○ Larynxtubus
                                 ○ Sonstige
☐ endotracheale Intubation ○ oral ○ nasal   Größe
☐ fiberoptische / elektronische Intubationshilfe   Ch
☐ Koniotomie / chirurgischer Atemweg
☐ sonstiger Atemwegszugang
☐ Intubation erschwert   Anzahl Versuche

BEATMUNG
○ manuell
○ maschinell   FiO2   AF   AMV
  ○ kontrolliert
  ○ assistiert   PEEP   P_max
○ NIV

DEFIBRILLATION
☐ AED vor Ort   Erstanwendung durch ○ Laien ○ Rettungsdienst ○ Arzt
☐ Defi ○ monophasisch ○ biphasisch
1. Defibrillation   1. ROSC
Anzahl Defi insgesamt   Energie_max   Joule

REANIMATION
☐ Herzdruckmassage ○ Feedbacksystem
                    ○ mechanisches Thoraxkompressionssystem
☐ Aktive Kühlung ○ Infusion ○ Kühlpackungen ○ technisch
☐ Vorab: Telefonanleitung zur Reanimation

☐ Spezielle Lagerung ☐ Zervikalstütze   ☐ Oberkörper Hochlagerung
                      ☐ Schocklagerung   ☐ stabile Seitenlage
                      ☐ Vakuummatratze   ☐ Spineboard
                      ☐ Schaufeltrage   ☐ sitzender Transport
                      ☐ Inkubator
                      ☐ Wärmeerhalt
                      ☐ Sonstige
☐ 12-Kanal EKG   ☐ Funkübermittlung ☐ externer Schrittmacher
☐ Spritzenpumpe(n) ☐ invasiver RR   ☐ Ultraschall
☐ Verband   ☐ Reposition   ☐ Beckenschlinge
☐ Thoraxdrainage re. ☐ Thoraxdrainage li. ☐ Blasenkatheter
☐ Magensonde
☐ Entbindung   ☐ Kriseninterventen
☐ Sonstiges

REANIMATION / TOD / TODESFESTSTELLUNG
☐ Reanimation ○ ROSC im Verlauf ○ keine Reanimation
               ○ niemals ROSC ○ erfolglose Reanimation
Beginn Rea ○ Ersthelfer ○ First Resp. ○ Rettungsd. ○ Notarzt
○ KH-Aufnahme ○ bei ROSC
○ laufende Reanimation
☐ Tod   Zeitpunkt
☐ Todesfeststellung

ÜBERGABE
○ keine   Zeitpunkt   Glasgow Coma Scale
RR   /   HF   BZ
                ○ rhythmisch ○ arrhythmisch ○ mg/dl ○ mmol/l
AF   SpO2   Temp   etCO2
Schmerzen 0-1-2-3-4-5-6-7-8-9-10

EKG
○ kein EKG ○ Sinusrhythmus ○ Schrittmacherrhythmus ☐ STEMI
○ nicht US ○ Abs. Arrhythmie ○ Kammerflimmern ☐ schmale QRS-Tachykardie
            ○ AV-Block II° ○ PEA / EMD ☐ breite QRS-Tachykardie
            ○ AV-Block III° ○ Asystolie ☐ SVES / VES
ATMUNG
○ nicht US ○ unauffällig ○ Apnoe ○ Stridor ☐ Hyperventilation
            ○ Dyspnoe ○ Beatmung ○ Zyanose ☐ Atemwegsverlegung
            ○ Schnappatmung ○ Spastik ☐ Rasselgeräusche
            ○ sonstige pathologische Atemmuster (Biot, Cheyne Stokes etc.)
BEWUSSTSEIN ○ wach ○ bewusstlos ☐ Reakt. auf Ansprache ☐ analgosediert / Narkose
○ nicht US ○ getrübt ☐ Reakt. auf Schmerzreiz

Übergabe an (Name)

NACA-Score bei Einsatzende
○ I (geringfügige Störung) ○ II (ambulante Abklärung) ○ III (stat. Behandlung)
○ IV (Lebensgefahr nicht auszuschließen) ○ V (akute Lebensgefahr) ○ VI Reanimation
○ VII (Tod)

Unterschrift Notarzt

☐ **Abb. 4.1** (Fortsetzung)

- als Dokument für eventuelle spätere Klagen gegen den Notarzt oder das Rettungspersonal (juristische Absicherung),
- als Grundlage für die Qualitätssicherung im Rettungsdienst und spätere Besprechungen des Einsatzes mit dem Einsatzleiter.

Die Dokumentation umfasst u. a.:
- den Bewusstseinszustand nach der Glasgow-Coma-Scale (◘ Tab. 8.15),
- die Einsatzschwere nach dem NACA-Score (◘ Tab. 1.2).

◘ Tab. 1.2 NACA-Score (nach den Empfehlungen des National Advisory Committee for Aeronautics)

Schwere-grad	Nichttraumatologische Notfälle	Traumatologische Notfälle	Eintrag im Protokoll
0	Keine Erkrankung	Keine Verletzung	Fehleinsatz
1	Geringe Funktions-störung	Geringfügige Verletzung	Geringfügige Störung
2	Mäßig schwere Funktionsstörung	Mäßig schwere Verletzung	Ambulante Abklärung
3	Schwere, aber nicht bedrohliche Störung	Schwere, aber nicht bedrohliche Verletzung	Stationäre Behandlung
4	Schwere, aber nicht lebensbedrohliche Störung der Vital-funktionen	Schwere, aber nicht lebensbedrohliche Verletzung mehrerer Körperregionen (Polytrauma Grad I)	Akute Lebens-gefahr nicht auszuschließen
5	Schwere, lebensbe-drohliche Störung der Vitalfunktionen	Schwere, lebensbedroh-liche Verletzung einer Körperregion oder Poly-trauma Grad II	Akute Lebens-gefahr
6	Schwere, akut lebens-bedrohliche Störung der Vitalfunktionen	Schwere, lebensbedroh-liche Verletzung mehrerer Körperregionen (Polytrauma Grad III)	Reanimation
7	Tod	Tod	Tod

Diagnostik und Überwachung in der Notfallmedizin

T. Ziegenfuß

T. Ziegenfuß, *Notfallmedizin*,
DOI 10.1007/978-3-662-52775-7_2, © Springer-Verlag Berlin Heidelberg 2017

Die notfallmedizinische Diagnostik dient vor allem dem raschen Erkennen lebensbedrohlicher Situationen. Hierzu kommen neben Anamnese und orientierender klinischer Untersuchung (Inspektion, Palpation, Auskultation und grob-neurologischer Untersuchung) auch apparative Maßnahmen zum Einsatz. Gängig sind vor allem die Messung des arteriellen Blutdrucks, die Ableitung eines EKGs und die pulsoximetrische Messung der Sauerstoffsättigung. Ein EKG soll heute bei kardialen Notfällen bereits präklinisch als 12-Kanal-EKG angefertigt werden. Die Pulsoximetrie erlaubt die Messung der partiellen arteriellen Sauerstoffsättigung und ist besser als andere Verfahren geeignet, eine bedrohliche Hypoxie zu erkennen. Bei beatmeten und reanimierten Patienten sollte auch ein kapnometrisches Monitoring eingesetzt werden. Besonders bei bewusstlosen oder agitierten Patienten ist zudem eine präklinische Blutzuckermessung indiziert. Die Diagnostik in Notfallsituationen sollte standardisiert nach der ABCDE-Methode erfolgen. Oft ist der Notarzt auch mit der Todesfeststellung konfrontiert, dabei ist insbesondere die Kenntnis der unsicheren (Atemstillstand, Kreislaufstillstand, Herzstillstand, Hautblässe) und sicheren Todeszeichen (Totenflecken, Totenstarre, Leichenfäulnis) unabdingbar.

2.1   Ziel der notfallmedizinischen Diagnostik

Oberstes Ziel der Diagnostik unter Notfallbedingungen ist das rasche Erkennen lebensbedrohlicher Situationen.

Im Mittelpunkt steht daher die **Überprüfung der wichtigsten Vitalfunktionen**:
- Kreislauf,
- Atmung,
- Bewusstsein.

Darüber hinaus muss je nach Art des Notfalls auf Anzeichen für Verletzungen oder Blutungen nach innen oder außen, auf Schmerzen oder neurologische Ausfallerscheinungen sowie spezielle krankheits- oder unfallspezifische Aspekte geachtet werden.

2.2   Anamnestische Angaben und Unfallsituation

Unfallsituation Bei traumatologischen Notfällen geben Unfallsituation und Schilderung des Unfallhergangs wertvolle Hinweise auf die möglichen Verletzungen. Offensichtlich schwere Unfälle (Sturz aus größerer Höhe, Autounfall mit hoher Geschwindigkeit) sollten zu großer Aufmerksamkeit, besonders sorgfältiger Untersuchung und längerer Überwachung der Patienten führen, auch wenn zunächst keine gravierenden Symptome zu erkennen sind.

Anamnese Bei nichttraumatologischen Notfällen sind anamnestische Angaben des Patienten – sofern noch ansprechbar – oder seiner Angehörigen oft richtungweisend für die zugrunde liegende Störung. Insbesondere muss nach früheren Notfällen ähnlicher Art und Medikamenteneinnahme gezielt gefragt werden. Gelegentlich führen allerdings anamnestische Angaben auch in die falsche Richtung (▶ Aus der Notfallpraxis). Im traumatologischen Bereich können analog scheinbar offensichtliche Unfallursachen und Verletzungen dazu führen, dass zugrunde liegende lebensbedrohliche nichttraumatische Erkrankungen übersehen werden.

Anamnestische Angaben können manchmal nicht nur versehentlich in die Irre leiten, sondern auch bewusst falsch sein, z. B. bei Mord, Mordversuch, Suizidversuch oder Genuss verbotener Drogen (besonders wenn die Eltern beim Gespräch anwesend sind).

Aus der Notfallpraxis

Ein Patient mit langjähriger Hypopharynxtumor-Anamnese entwickelt eine akute Atemstörung. Er wird mit dem Verdacht auf tumorbedingte Verlegung der oberen Atemwege unter Begleitung des Notarztes in die HNO-Klinik eingewiesen. Hier wird er in Erwartung einer schweren Verlegung der oberen Atemwege gar nicht erst laryngoskopiert, sondern notfallmäßig tracheotomiert. Es stellt sich jedoch später heraus, dass die oberen Atemwege völlig frei sind. Der Patient hat eine Hirnstammeinblutung.

2.3 Notfallmedizinische Untersuchungsmethoden

Für die **klinische Untersuchung** stehen grundsätzlich die aus der Klinik bekannten Methoden zur Verfügung, nämlich das Gespräch mit dem Patienten (also die Anamnese), Inspektion, Palpation, Perkussion und Auskultation. Der Notarzt muss also vor allem seine Sinne gezielt einsetzen: **Sehen** (Inspektion), **Hören** (Auskultation) und **Fühlen** (Palpation). Gelegentlich ist auch der Geruchssinn zur Diagnosestellung hilfreich (auf den Geschmackssinn ist man heutzutage erfreulicherweise nicht mehr angewiesen). Zur adäquaten Untersuchung und Versorgung des Patienten ist meist dessen wenigstens teilweise Entkleidung erforderlich. Es müssen i. d. R. zumindest der Brustkorb (zur Auskultation der Lunge und zum Aufkleben der EKG-Elektroden) und ein Arm (zur Blutdruckmessung und zum Anlegen einer Infusion) freigemacht werden, im Bedarfsfall natürlich auch mehr. Nicht immer können die Kleidungsstücke auf normalem Weg ausgezogen werden – in dem Fall muss mit einer speziellen **Kleiderschere** die Kleidung aufgetrennt werden (unter Beachtung der Verhältnismäßigkeit der Mittel). An besonderen Hilfsmitteln sind ein **Stethoskop** zur Auskultation sowie aus hygienischen Gründen **Einmalhandschuhe** zur Palpation und körperlichen Untersuchung erforderlich.

> ❯ Die Untersuchungsmethoden müssen grundsätzlich der Notfallsituation angepasst sein und können durch apparative Diagnoseverfahren (EKG, Blutdruckmessung, Pulsoximetrie) ergänzt werden.

Aus der Notfallpraxis

Wie unterschiedlich ausgeprägt die präklinisch erforderlichen diagnostischen Maß-nahmen sein müssen, zeigen folgende 2 Situationen, die ein Hubschrauber-Notarzt am selben Tag hintereinander erlebte: Zunächst flog er mit der Einsatzindikation »schwerer Arbeitsunfall mit Amputation« zu einer großen Möbelfabrik; hier erwartete der Patient den Hubschrauber im Kreise einiger Arbeitskollegen stehend bereits auf der Grünfläche vor dem Gebäude; er hatte sich den linken Daumen mit einer Säge abgetrennt, hatte die Wunde mit sauberen Tüchern verbunden und trug seien Daumen in einer Zipper-Plastiktüte bei sich. Der Notarzt verzichtete bei dem offensichtlich völlig vital stabilen Patienten auf jegliche Diagnostik, vielmehr ließ er ihn unverzüglich in den RTH einsteigen und war 7 min später mit ihm im Klinikum, wo eine Replanta-tion erfolgte. Beim nächsten Einsatz (»mein Mann bekommt keine Luft mehr«) fand der Notarzt einen schwer krank aussehenden Patienten mit grauer Gesichtsfarbe stöhnend in dessen Schlafzimmer auf der Bettkante sitzend vor; hier musste das ge-samte Spektrum der Notfalldiagnostik incl. Anamnese, Auskultation, Blutdruckmes-sung, EKG und Pulsoximetrie eingesetzt werden.

2.3.1 Gespräch mit dem Patienten

Das Gespräch mit dem Patienten ist eine entscheidende Maßnahme mit folgenden Aufgaben:
- Es dient der Untersuchung des Bewusstseins.
- Es ist Teil der notfallmedizinischen neurologisch-psychiatrischen Diagnostik.
- Es dient der Anamneseerhebung.
- Es hat therapeutische Bedeutung, wenn es mit beruhigendem Zureden verbunden ist.

Ist der Patient wach oder durch Ansprache aufweckbar, so versucht man durch gezielte Fragen (Wie heißen Sie? Was für einen Tag haben wir heute?) zu eruieren, ob der Patient orientiert oder verwirrt ist, ob er überhaupt sprechen kann, und ob die Sprache verwaschen oder gestört ist. Wichtig ist die Frage nach Schmerzen, Schmerzintensität und Schmerzlokalisation. Der Patient wird weiterhin aufgefor-dert, seine Arme und Beine zu bewegen, um gröbere motorisch-neurologische Defekte zu erkennen. Ist der Patient kommunikationsfähig, so wird eine kurze aktuelle Anamnese erhoben.

2.3.2 Inspektion

Allgemeine Inspektion Die Inspektion des Patienten ergibt wichtige Anhaltspunkte für die Gesamteinschätzung und die Schwere der Erkrankung. Vor allem folgende Aspekte müssen beurteilt werden:

- Farbe und Zustand der Haut: Zyanotisch? Blass? Kaltschweißig?
- Thoraxbewegung: Atmung vorhanden? Hebung seitengleich? Atemfrequenz?
- Körperhaltung: Liegend? Sitzend? Einsatz der Atemhilfsmuskulatur?
- Motorik: Agitiert? Krämpfe? Minderbewegung einer Körperregion?
- Ausscheidungen: Eingenässt? Erbrochen?
- Blutung nach außen?

Spezielle Inspektion Daneben müssen je nach Notfall spezielle Körperregionen durch Inspektion beurteilt werden:

- Zustand der Pupillen: Eng? Weit? Entrundet? Reaktion auf Lichteinfall? Isokor?
- Verletzungen am Kopf: Austritt von Blut oder Liquor aus Nase oder Ohren?, Monokelhämatom (periorbitales Hämatom, d. h. »blaues Auge«) oder Brillenhämatom (beidseits periorbitale Hämatome)?
- Verletzungen der Extremitäten: Fehlstellung? Luxation? Offene Fraktur? Hämatome?

2.3.3 Palpation

Palpation des Pulses Eine wichtige palpatorische Maßnahme im Notarztdienst ist das Fühlen des Pulses. Folgende Stellen eignen sich dazu besonders:

- Handgelenk (A. radialis: Radialispuls)
- Hals (A. carotis: Karotispuls)

Außerdem kann der Puls oft gut in der Leiste (A. femoralis) oder Armbeuge (A. brachialis) getastet werden. Meist wird zunächst der **Radialispuls** gefühlt. Ist dieser – etwa im Schock – nicht zu tasten, so sollte unverzüglich die Palpation der A. carotis erfolgen. Bei dringendem Verdacht auf einen Herzkreislaufstillstand kann vom Geübten sofort der **Karotispuls** getastet werden (❏ Abb. 2.1); allerdings darf dadurch der Beginn der Reanimation nicht verzögert werden:

❯ Ein fehlender Karotispuls ist nicht mehr (wie früher gefordert) Bedingung für den Beginn der Herzdruckmassage (► Kap. 7)!

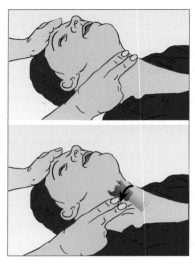

◻ Abb. 2.1 Fühlen des Karotispulses: 2 Finger werden auf die Kehlkopfregion gelegt. Seitlich davon befindet sich die A. carotis

---

Praktisches Vorgehen

Aufsuchen der A. carotis
- Mit Mittel- und Zeigefinger den Schildknorpel (»Adamsapfel«) tasten.
- Von dort mit den Fingern seitwärts neben den Kehlkopf abgleiten.
- Hier verläuft die A. carotis etwa 1 cm unter der Haut.

Beurteilung des Pulses Folgende Aspekte werden beurteilt:
- Qualität: Vorhanden? Gut tastbar? Kräftig? Schwach?
- Frequenz: Normal? Schnell? Langsam?
- Rhythmus: Regelmäßig? Unregelmäßig? Extrasystolen?

Beim Erwachsenen gilt eine Pulsfrequenz zwischen 60–90/min als normal; eine höhere Frequenz (mehr als 90/min) wird als Tachykardie, eine niedrigere (weniger als 60/min) als Bradykardie bezeichnet. Erfahrene Ärzte können zudem über die Palpation des Pulses ungefähr die Höhe des arteriellen Blutdrucks abschätzen. Andererseits besteht gerade in aufregenden Situationen und niedrigem Blutdruck des Patienten die Gefahr, dass der Untersucher seinen eigenen Puls fälschlich für den des Patienten hält. Besteht dieser Verdacht, soll zur Kontrolle abwechselnd der Patientenpuls und der eigene Puls (am anderen Handgelenk) gefühlt werden.

> ❯ Eine Faustregel lautet: Ist der Radialispuls noch tastbar, so spricht dies für einen systolischen Blutdruck über 80–90 mmHg.

Weitere palpatorische Diagnostik Neben der Beurteilung des Pulses wird die Palpation vor allen Dingen zur Diagnose von Frakturen (abnorme Beweglichkeit? »Zusätzliches Gelenk«? ▶ Kap. 18.2.1) und zur Beurteilung des Abdomens (Abwehrspannung? Druckschmerzhaftigkeit? ▶ Kap. 12.2 und ▶ Kap. 18.6) herangezogen.

> ❗ Die Palpation bekannter oder offensichtlicher Frakturen darf nicht unnötig erfolgen! Sie tut weh, führt evtl. zu zusätzlicher Schädigung der Knochen und Gefäße und verursacht eine zusätzliche Gewebetraumatisierung. Sinngemäß gilt dies auch für unnötig wiederholte Palpationen der Bauchdecke bei akutem Abdomen.

2.3.4 Auskultation

Auskultation der Lunge Im Notarztdienst ist die Auskultation der Lunge von besonderer Bedeutung, da der Auskultationsbefund diagnostisch wegweisend für eine Reihe notfallmedizinisch wichtiger Erkrankungen ist wie z. B. Herzversagen und Lungenödem, Asthmaanfall und Pneumothorax. Auch nach einer Intubation ist die pulmonale Auskultation wichtig (▶ Kap. 4.2). Auskultatorisch wird vor allem Folgendes beurteilt:

— Atemgeräusche: vorhanden? abgeschwächt? seitengleich?
— Atemnebengeräusche: Rasselgeräusche? inspiratorisches Giemen? exspiratorisches Giemen?

> ❯ Die sorgfältige Auskultation beider Lungenflügel ist eine wichtige Maßnahme zur Diagnose eines (Spannungs)Pneumothorax und zur Sicherstellung einer korrekten Tubuslage.

Auskultation des Herzens Bei der Auskultation des Herzens achtet man auf **Herztöne** (Lautstärke? Überzählige Herztöne?) und **Herzgeräusche** (Systolisch? Diastolisch?). Die Beurteilung kardialer Auskultationsphänomene verlangt allerdings viel Erfahrung, Zeit und eine ruhige Umgebung; sie ist im Notarztdienst nur in Ausnahmefällen von Bedeutung.

2.3.5 Perkussion und Geruch

Die Perkussion spielt eine untergeordnete Rolle. Sie kann ergänzend zur Beurteilung von Thorax und Abdomen eingesetzt werden.
Gelegentlich ist der **Fötor des Patienten** wegweisend für die Diagnose, z. B.:
— Foetor alcoholicus → Alkoholintoxikation oder alkoholisierter Patient
   (▶ Kap. 20.2.1),
— Obstgeruch → diabetisches ketoazidotisches Koma (▶ Kap. 13.1.2),
— Bittermandelgeruch → Zyanidintoxikation (▶ Kap. 20.2.13).

2.4   Kreislaufmonitoring

Die kardiozirkulatorische Untersuchung und das entsprechende Monitoring beim Notfallpatienten umfassen:
— Blutdruckmessung
— EKG-Ableitung
— Beurteilung der kapillaren Reperfusionszeit

2.4.1 Blutdruck

Blutdruckmessung Der arterielle Blutdruck ist nach wie vor einer der wichtigsten Parameter zur Diagnose und Beurteilung kardiozirkulatorischer Störungen. Die Aufrechterhaltung eines angemessenen arteriellen Blutdrucks gehört zu den Basismaßnahmen der Notfalltherapie. Normalerweise liegt der Blutdruck im Bereich von 120–130 mmHg systolisch zu 70–80 mmHg diastolisch mit einem Mittelwert um 90 mmHg. Kinder haben normalerweise einen niedrigeren Blutdruck. Der Blutdruck wird präklinisch entweder manuell (mit oder ohne Stethoskop) oder automatisch (oszillometrisch) gemessen. Für die **automatische Blutdruckmessung** sind spezielle Geräte erforderlich, die aufgrund fortschreitender Miniaturisierung mittlerweile praktisch in allen Rettungsfahrzeugen mitgeführt werden. Die Geräte können so eingestellt werden, dass sie regelmäßig alle 1–5 min den Blutdruck ermitteln (zu häufige Messungen können aber Durchblutungsstörungen oder Nervenschädigungen hervorrufen). Die Methode funktioniert allerdings gelegentlich nicht, etwa bei unregelmäßigem Herzrhythmus (v. a. Arrhythmia absoluta) oder äußeren Störfaktoren (z. B. Transporterschütterungen). Die Blutdruckmanschette wird für alle Verfahren normalerweise am Oberarm angelegt und sollte etwa 2/3 des Oberarms bedecken.

Manuelle Blutdruckmessung ohne Stethoskop (palpatorische Blutdruckmessung)
- Die Blutdruckmanschette wird bei gleichzeitigem Fühlen des Radialispulses aufgeblasen, bis der Puls verschwindet.
- Anschließend wird der Druck aus der Manschette langsam abgelassen, bis der Puls wieder tastbar wird. Der dabei auf dem Manometer abgelesene Wert entspricht dem systolischen Blutdruck. Der diastolische Druck kann so nicht ermittelt werden.
- Die palpatorische Methode eignet sich besonders, um sich einen schnellen Überblick zu verschaffen.

Manuelle Blutdruckmessung mit Stethoskop (nach Riva Rocci)
- Das Stethoskop wird über der A. brachialis platziert, und die Blutdruckmanschette bis etwa 200 mmHg aufgeblasen (bei Hypertonikern höher).
- Beim Ablassen des Drucks aus der Manschette hört man den Korotkow-Ton. Sein Auftreten zeigt den systolischen, sein Verschwinden den diastolischen Blutdruck an.
- Für diese Methode der Blutdruckmessung wird mehr Zeit und Ruhe benötigt als für die palpatorische Methode. Bei niedrigem Blutdruck im Schockzustand sind Auftreten und Verschwinden des Korotkow-Tons unter präklinischen Notfallbedingungen nur schwierig zu hören.
- Durch zeitaufwendiges Blutdruckmessen nach Riva Rocci dürfen wichtige therapeutische Maßnahmen nicht verzögert werden!

Interpretation des Blutdrucks Ein niedriger Blutdruck beim Notfallpatienten deutet auf Schock oder vasovagale Fehlregulation hin und kann die Patienten durch Mangeldurchblutung des Gehirns, des Myokards und anderer wichtiger Organe gefährden. Ein sehr hoher Blutdruck kann zum hypertensiven Notfall mit Hirnblutung, Herzversagen und Lungenödem führen. In Zweifelsfällen muss der Druck an beiden Armen gemessen werden, da bei einigen Gefäßerkrankungen (z. B. Aortenisthmusstenose, dissezierendes Aortenaneurysma) deutlich seitendifferente Werte vorliegen können. Der »wirkliche Blutdruck« ist stets der höhere Wert. Ein normaler Blutdruck ist zunächst einmal beruhigend, darf den Notfallmediziner aber nicht zu sehr in Sicherheit wiegen: Auch ein – zunächst noch durch Vasokonstriktion kompensierter – Schockzustand kann über längere Zeit mit einem normalen oder sogar erhöhten Blutdruck einhergehen. Andererseits kann in anderen Situationen (wie einem Hirnödem) ein »normaler Blutdruck« für den Patienten bzw. die zerebrale Perfusion nicht ausreichend sein.

Der Blutdruck ist stets in der Zusammenschau mit anderen klinischen Zeichen oder Messparametern zu sehen, vor allem mit Bewusstseinszustand, Herzfrequenz und kapillarer Reperfusionszeit.

2.4.2 Elektrokardiogramm

Ableitung des Elektrokardiogramms (EKG) Das EKG gehört heute zum Standardmonitoring jedes Notfallpatienten und dient sowohl der Diagnosestellung bei kardialen Notfällen als auch der Überwachung während der präklinischen Therapie. Ein EKG-Monitor – heute häufig in Form eines **Multifunktionsmonitors**, der auch andere Parameter wie die Sauerstoffsättigung darstellen kann – ist meist in einen transportablen Defibrillator integriert, so dass bei entsprechendem EKG-Befund sofort eine elektrische Therapie (Defibrillation, Kardioversion oder Schrittmacherstimulation) erfolgen kann.

Ziel des EKG-Monitorings im Notarztwagen ist vor allem die Diagnose bedeutsamer **ischämischer Schädigungen des Herzmuskels**, erkennbar an Veränderungen der ST-Strecke, T-Welle und Q-Zacke, sowie wichtiger **Störungen der Herzfrequenz und des Herzrhythmus**, also zu schneller, zu langsamer, unregelmäßiger oder pathologischer Abfolge der Herzaktionen.

◻ **Abb. 2.2a-c** EKG-Ableitungswahl und normaler Erregungsverlauf. **a** Traditionelle ▶
Elektrodenanordnung zur Ableitung eines 12-Kanal-EKG: es werden 4 Extremitäten- und
6 Brustwandelektroden angebracht. Über die 4 Extremitätenelektroden können folgende
Ableitungen durchgeführt werden: Die 3 sog. Einthoven-Ableitungen (I zwischen rechtem
und linkem Arm; II zwischen rechtem Arm und linkem Bein; III zwischen linkem Arm und
linkem Bein) sowie die 3 Goldberger-Ableitungen (aVR zwischen rechtem Arm und linkem
Arm + linkem Bein; aVL zwischen linkem Arm und rechtem Arm + linkem Bein; aVF zwischen linkem Bein und linkem Arm + rechtem Arm); Anbringen der Elektroden für ein einfaches EKG-Monitoring bei einem 3-adrigen EKG-Kabel. Beachte, dass die Elektrodenanordnung auf dem Thorax möglichst analog zu den Extremitätenableitungen erfolgt. Wenn
ein 4-adriges Kabel verwendet wird, wird die vierte, schwarze Elektrode dementsprechend
unterhalb der rechten Mamille angeklebt; alternativ können jedoch die grüne und schwarze Elektrode auch tiefer abdominal (oberhalb des Beckens) angebracht werden, um die traditionellen Extremitätenableitungen modifiziert vornehmen zu können. **c** Wichtige Strukturen im EKG und ihr Bezug zum Erregungsablauf. P-Welle: entspricht der Depolarisation
(Erregungsbildung normalerweise im Sinusknoten) und Kontraktion der Vorhöfe; PQ-Zeit:
Überleitung der Erregung durch den AV-Knoten; QRS-Komplex: besteht aus einer nicht
immer vorhandenen negativen Q-Zacke, einer positiven R-Zacke und einer negativen
S-Zacke; er entspricht der Depolarisation und Kontraktion der Kammern (daher auch:
Kammerkomplex); ST-Strecke: in dieser Zeit sind die Kammern vollständig erregt; T-Welle:
entspricht der Repolarisation (Erregungsrückbildung) der Kammern

Daneben ergeben sich manchmal Hinweise auf **Elektrolytstörungen**:

▬ **Hyperkaliämie** geht mit hohen und Hypokaliämie mit flachen T-Wellen einher.

▬ **Hyperkalziämie** äußert sich oft in einer ST-Strecken-Verkürzung.

▬ **Hypokalziämie** zeigt sich in einer ST-Strecken-Verlängerung.

Die Diagnose einer Elektrolytstörung aus dem EKG ist jedoch unzuverlässig. Ein Verdacht auf eine Elektrolytstörung muss in der Klinik durch Laboruntersuchungen überprüft werden.

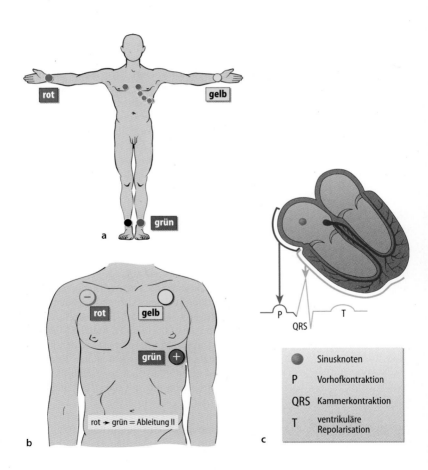

a

rot

gelb

grün

b

rot

gelb

grün

rot ➤ grün = Ableitung II

c

P

QRS

T

●	Sinusknoten
P	Vorhofkontraktion
QRS	Kammerkontraktion
T	ventrikuläre Repolarisation

Möglichkeiten der EKG-Ableitung Zur kardiologischen Basisdiagnostik erfolgt eine EKG-Ableitung über 4 Extremitäten- und 6 Brustwandelektroden. Damit kann ein 12-Kanal-EKG durchgeführt werden, bestehend aus den bekannten 6 Extremitätenableitungen nach Einthoven und Goldberger (I, II, III, aVR, aVL, aVF) und den 6 Brustwandableitungen nach Wilson (V1–V6, ◘ Abb. 2.2a). Allerdings ist diese Art der EKG-Ableitung relativ zeitaufwendig und damit für das präklinische Routinemonitoring (bei jedem Patienten) nicht geeignet; oft wird nur eine einzige Ableitung über 3 Elektroden vorgenommen (◘ Abb. 2.2b, c). Wichtige Ausnahme: Besteht der Verdacht auf ein **akutes Koronarsyndrom** (► Kap. 11.1), so muss entsprechend den aktuellen Leitlinien auch bereits präklinisch ein 12-Kanal-EKG abgeleitet werden.

Präklinische Routine-EKG-Ableitung Die Ableitung über 3 Elektroden sollte zunächst zwischen rechter Schulter und linker unterer Thoraxhälfte gewählt werden; dies entspricht ungefähr der **Ableitung II nach Einthoven.** Da in dieser Richtung bei den meisten Patienten die elektrische Herzachse verläuft, sind P-Wellen und R-Zacken hier oft gut zu erkennen. Zum Teil werden jedoch auch bereits in der Routine mehrere Ableitungen über 4- bis 6-polige Kabel vorgenommen. Bei Verwendung eines 4-adrigen Kabels können die Elektroden auf Thorax und Abdomen so aufgeklebt werden, dass darüber im Rahmen einer evtl. notwendigen 12-Kanalableitung auch modifizierte Extremtätenableitungen vorgenommen werden können (rechts und links jeweils lateral unterhalb der Klavikula und lateral oberhalb des Beckens).

EKG-Ableitung bei kardialen Notfällen Bei Verdacht auf ein akutes Koronarsyndrom soll bereits präklinisch ein 12-Kanal-EKG abgeleitet werden (nach den aktuellen ESC/DGK-Leitlinien: so früh wie möglich und spätestens 10 min nach dem »ersten medizinischen Kontakt«). Hierzu müssen die 6 Brustwand- und 4 Extremitäten-Elektroden korrekt angebracht werden (◘ Abb. 2.3). Um den präklinischen Bedingungen Rechnung zu tragen, können die Extremitätenableitungen in modifizierter Form über thorakal und abdominal aufgeklebte Elektroden angefertigt werden, und die Brustwandableitungen (V1–V6) mit Hilfe eines um den Thorax gelegten **Elektrodengürtels** (◘ Abb. 2.3c). Mit einem 12-Kanal-EKGs können Rhythmusstörungen zuverlässiger erkannt und interpretiert werden als bei einer Routine-EKG-Ableitung. Vor allem aber kann bei einem akuten Koronarsyndrom die für das weitere Vorgehen und ggf. die Auswahl der Zielklinik wichtige Frage nach dem Vorliegen von ST-Hebungen nur mit dem 12-Kanal-EKG zuverlässig beantwortet werden (► Kap. 11.1.2).

EKG-Ableitung unter Reanimationsbedingungen Ein notdürftiges EKG kann auch über die Elektroden eines Defibrillators abgeleitet werden. Da die schnellst-

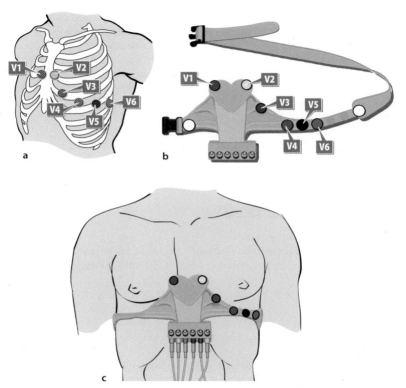

◘ Abb. 2.3a-c Brustwandableitungen. **a** Anordnung der Brustwandelektroden V1–V6 zur Ableitung der sog. unipolaren Brustwandableitungen nach Wilson. Die Elektroden sind zwischen dem 4. und 5. Zwischenrippenraum (Interkostalraum: ICR) folgendermaßen anzubringen: V1 im 4. ICR am rechten Sternalrand; V2 im 4. ICR am linken Sternalrand; V3 auf der 5. Rippe zwischen V2 und V4; V4 im 5. ICR auf der Medioklavikularlinie; V5 im 5. ICR auf der vorderen Axillarlinie; V6 im 5. ICR auf der mittleren Axillarlinie; **b** Elektrodengürtel mit integrierten Brustwandelektroden zur schnellen und vereinfachten Anfertigungen der Ableitungen V1–V6; **c** angelegter Elektrodengürtel

mögliche Defibrillation im Falle von Kammerflimmern von entscheidender Bedeutung ist, sollte diese zeitsparende Ableitungsmöglichkeit in Reanimationssituationen auch in Anspruch genommen werden: Eine Elektrode wird rechts parasternal und die andere in der linken Axillarlinie unterhalb der Mamille aufgeklebt (bei Verwendung von Pads) oder aufgedrückt (bei Verwendung von Paddles)

(► Abb. 7.18b). Der **Defibrillator** wird auf »**EKG-Ableitung über Defi-Elektroden**« eingestellt. Wenn Kammerflimmern oder pulslose ventrikuläre Tachykardie (VF/ pVT) diagnostiziert wird, kann sofort defibrilliert werden (► Kap. 7.3.6). Automatische Defibrillatoren unterscheiden anhand eines eingebauten Erkennungsalgorithmus und das über die aufgeklebten Elektroden eingehende Signal sehr zuverlässig zwischen Kammerflimmern und einem anderen Rhythmus und empfehlen im Falle von Kammerflimmern die Defibrillation.

2.4.3 Kapillare Reperfusion

Die Beurteilung der kapillaren Reperfusion erlaubt einen zwar groben, aber sehr schnellen qualitativen Überblick über die Zirkulation des Patienten.

Praktisches Vorgehen

Kapillarer Reperfusionstest
Der Fingernagel des Patienten wird kurz komprimiert, bis die normalerweise rosige Farbe des Nagelbetts darunter verschwindet. Wird das Nagelbett nach dem Loslassen:
- Sofort (< 2 s) wieder rosig, ist die periphere Mikrozirkulation (zumindest hier) intakt
- Verzögert rosig (2–4 s), so liegt eine periphere Mikrozirkulationsstörung vor (z. B. periphere Vasokonstriktion bei Schock oder Kälte, Volumenmangel bzw. Dehydratation)
- Überhaupt nicht rosig oder erst nach > 4 s, so deutet das auf eine schwere Mikrozirkulationsstörung hin (z. B. ausgeprägte Vasokonstriktion, schwerer Schock, erhebliches Flüssigkeitsdefizit)

2.5   Respiratorisches Monitoring

Das respiratorische Monitoring im NAW beinhaltet die Bestimmung der Atemfrequenz, die Pulsoximetrie und die Kapnographie.

2.5.1 Atemfrequenz

Viele ernsthafte Akuterkrankungen respiratorischer und auch nicht-respiratorischer Genese gehen mit Störungen der Atemfrequenz einher. Die Atemfrequenzveränderung ist dabei häufig ein relativ frühes Symptom – und sie ist einfach durch klinische Beobachtung zu ermitteln: Auszählen der Atemzüge (Thoraxexkursionen) pro 15 Sekunden mal 4 gleich Atemfrequenz pro Minute. Daneben kann die Atemfrequenz von einigen Monitoren auch durch Änderungen der Thoraximpedanz via EKG-Kabel angezeigt werden, und bei kapnographisch überwachten Patienten wird sie am Kapnometer angezeigt (▶ Abschn. 2.4). Die **Normwerte für die Atemfrequenz** sind altersabhängig:

- Erwachsene: 12–15/min
- Jugendliche: 15–20/min
- Kinder: 20–25/min
- Säuglinge: 25–40/min
- Neugeborene: 40–50/min

Eine sehr **niedrige Atemfrequenz** (< 10/min beim Erwachsenen) kann hinweisen auf:

- Medikamentenüberdosierung (Opioide, Benzodiazepine, Barbiturate)
- zentrale Atemregulationsstörungen bei neurologisch-neurotraumatologischen Erkrankungen oder Hypothermie.

Eine **hohe Atemfrequenz** (> 20–30/min beim Erwachsenen in Ruhe) kann viele Ursachen haben und ist oft ein Zeichen dafür, dass eine Vitalbedrohung vorliegt, z. B.:

- Erschöpfung der Atemmuskulatur,
- Asthma, Lungenödem und andere respiratorische Erkrankungen,
- Sepsis, Hypoxie, Azidose (kompensatorische Hyperventilation),
- Anstrengung, Aufregung, Fieber, neurologische Erkrankungen.

Im Rahmen der Frühevaluation eines Patienten mit **Sepsis** ist die Atemfrequenz eines der drei qSOFA-Kriterien (▶ Kap. 9.7): Ein Atemfrequenz ≥ 22/min, zusammen mit Bewusstseinsstörung oder Hypotension, deutet an, dass der Patient besonders gefährdet ist. Das kontinuierliche Monitoring oder die wiederholte Auszählung der Atemfrequenz ist wichtiger Bestandteil der Therapieerfolgskontrolle vieler respiratorischer Erkrankungen und der Therapieüberwachung bei Analgesie mit Opioiden, bei Sedierung und Narkose.

> Sehr niedrige (unter 8/min) und sehr hohe Atemfrequenzen (über 25/min) deuten oft auf eine respiratorische Insuffizienz hin.

2.5.2 Pulsoximetrie

Messmethode und Geräte

Zur **Messung** macht sich die Pulsoximetrie das unterschiedliche Extinktionsverhalten oxygenierten und desoxygenierten Hämoglobins zunutze. Der Sensor des Pulsoximeters wird meist an einem Finger angebracht (◻ Abb. 2.4). Voraussetzung für eine zuverlässige Messung ist eine ausreichende Durchblutung, die mindestens etwa 10% der Norm betragen muss. Bei ausgeprägter Zentralisation (Schock, Kälte) können daher keine zuverlässigen Werte ermittelt werden.

Die **Pulsoximeter** erlauben eine kontinuierliche noninvasive Messung der **partiellen Sauerstoffsättigung des arteriellen Blutes (psaO$_2$)** sowie als Nebeneffekt der **Pulsfrequenz**. Sie sind heute in verschiedenen Varianten erhältlich und im Rettungsdienst verbreitet:

- In den EKG- bzw. Multifunktionsmonitor des Defibrillators integrierte Pulsoximeter oder im RTW/NAW fest installierte Einzelgeräte, die über ein Kabel mit dem Sensor verbunden sind. Hier zeigt das Display neben den quantitativen Werten von Sättigung und Puls meist auch eine Pulskurve (virtuelle Plethysmograpiekurve) an und gibt somit auch eine gewisse Auskunft über die Pulsqualität.
- Tragbare Pulsoximeter von der Größe einer Zigarettenschachtel, die ebenfalls über ein Kabel mit dem Sensor verbunden sind (◻ Abb. 2.4); diese können leicht auch zu abgelegenen Notfallorten mitgenommen werden und zeigen neben der quantitativen Höhe von Sättigung und Puls meist auch die Signalstärke an.

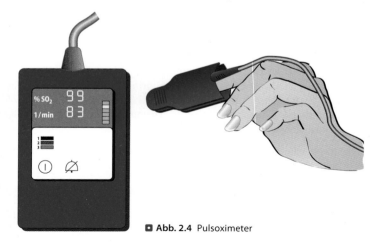

◻ **Abb. 2.4** Pulsoximeter

- Kabellose miniaturisierte Pulsoximeter von der Größe einer Streichholz-schachtel, bei denen das Display direkt in die Sensoreinheit integriert ist; das Gerät wird direkt an den Finger geklippt. Auch hierbei gibt es Modelle, die neben Sättigung und Puls die Signalstärke anzeigen. Diese Geräte haben den Vorteil, dass der Notarzt sie wie einen Kugelschreiber um den Hals tragen kann und so immer verfügbar hat (andererseits gehen sie natürlich auch schnell verloren).

Interpretation der Messwerte

Die Pulsoximetrie macht eine Aussage über die arterielle Sauerstoffsättigung des funktionell intakten Hämoglobins (partielle Sauerstoffsättigung: $psaO_2$). Nicht-funktionelle, pathologische Hämoglobinfraktionen wie COHb oder MetHb bei Dyshämoglobinämien können durch die herkömmlichen Pulsoximeter nicht er-fasst werden. Normalerweise sind diese Hämoglobinfraktionen nur in so kleinen Anteilen ($< 2\%$) vorhanden, dass sie praktisch vernachlässigt werden können. Die wirkliche Sauerstoffsättigung (saO_2) ist somit nur geringfügig niedriger als die $psaO_2$. In folgenden Situationen ist die wirkliche saO_2 jedoch erheblich niedriger als die $psaO_2$:

- Methämoglobinbildnervergiftungen: hohe MetHb-Konzentrationen,
- Kohlenmonoxidvergiftung und bei starken Rauchern: hohe COHb-Konzen-trationen.

Pulsoximeter neuester Generation können durch messtechnische Verwendung von Licht mehrerer Wellenlängen jedoch auch solche Dyshämoglobinämien er-kennen (sog. Rainbow-Technology).

Die **Sauerstoffsättigung** hängt mit dem **Sauerstoffpartialdruck** über die Sauerstoffbindungskurve (▶ Abb. 8.3) zusammen. Normalerweise korreliert die Sauerstoffsättigung mit dem Sauerstoffpartialdruck wie in ◘ Tab. 2.1 angegeben.

◘ **Tab. 2.1** Korrelation von Sauerstoffsättigung und Sauerstoffpartialdruck bei normaler Sauerstoffbindungskurve

Sauerstoffsättigung (%)	Sauerstoffpartialdruck (mmHg)
95	ca. 80
90	ca. 60
80	ca. 50
70	ca. 35

Bestimmte auch notfallmedizinisch bedeutsame Faktoren beeinflussen allerdings das Bindungsverhalten:

- Azidose, Hyperkapnie und Fieber führen zu einer **Rechtsverschiebung** der Sauerstoffbindungskurve, d. h. bei gleichem paO_2 nimmt die Sauerstoffsättigung ab (dadurch wird jedoch die Sauerstoffabgabe im Gewebe erleichtert),
- Alkalose, Hypokapnie und Hypothermie bewirken eine **Linksverschiebung** der Sauerstoffbindungskurve, d. h. bei gleichem paO_2 nimmt die Sauerstoffsättigung zu (dadurch wird allerdings die Sauerstoffabgabe im Gewebe erschwert).

Der **Normalwert** für die $psaO_2$ liegt bei ca. 96%. Bei Werten unter 90% spricht man i. d. R. von Hypoxie. Aus praktischer Sicht können grob folgende Faustregeln gelten:

- **$psaO_2 \geq 90\%$ (»grüner Bereich«).** Werte von 90% oder höher gelten in den meisten Fällen als sicher und werden daher im Rahmen einer Notfallversorgung praktisch immer therapeutisch angestrebt. Sie schließen allerdings eine Störung der Sauerstoffaufnahme nicht aus, wenn sie unter Sauerstoffzufuhr gemessen werden.
- **$psaO_2 \geq 80\%$, aber < 90% (»gelber Bereich«).** Werte unter 90% sind kritisch und müssen zu raschen differenzialdiagnostischen und therapeutischen Überlegungen Anlass geben. Unter besonderen Bedingungen (z. B. bekannter COPD-Patient) können Werte in diesem Bereich toleriert werden. Allerdings führt eine $psaO_2 < 90\%$ bei anämischen Patienten (Blutung, Trauma) bereits zu einer gefährlichen Abnahme des arteriellen Sauerstoffgehalts und muss hier konsequent therapiert werden.
- **$psaO_2 < 80\%$ (»roter Bereich«).** Hier drohen Organschädigungen durch Hypoxie; es muss dringend eine angemessene Therapie (Sauerstoffzufuhr, Beatmung) erfolgen.

> Bei der Behandlung des Notfallpatienten wird meist eine Sauerstoffsättigung von 90% oder höher angestrebt. Das korreliert in etwa mit einem paO_2 von über 60 mmHg.

Probleme und Grenzen der Pulsoximetrie

Änderungen des Sauerstoffpartialdruckes unter 100 mmHg gehen normalerweise auch mit einer Änderung der Sättigung einher und können somit pulsoximetrisch erfasst werden. Bei Sauerstoffpartialdrücken über 100 mmHg ist das Hämoglobin dagegen praktisch maximal gesättigt. Ein höherer Sauerstoffpartialdruck (**Hyperoxie**) kann daher pulsoximetrisch nicht nachgewiesen werden. Mit Hilfe der Pulsoximetrie können außerdem grundsätzlich keine Aussagen über den arteriellen Sauerstoffgehalt (der neben der Sättigung ganz entscheidend vom Hämoglobingehalt abhängt) und erst recht nicht über den Kohlendioxidpartialdruck getroffen werden. Störungen der Messgenauigkeit ergeben sich in folgenden Situationen:

- periphere Durchblutungsstörungen (Zentralisation),
- Dyshämoglobinämien, starke Hautpigmentierung, Nagellack (besonders blau, grün und schwarz),
- extreme Unruhe des Patienten und partielle Dislokation des Sensors,
- extrem niedrige Sättigungswerte (unter 70%) und extreme Anämie (Hb unter 5 g%); hier ist das Pulsoximeter meist nicht mehr geeicht.

Bewertung der Pulsoximetrie

Mittels Pulsoximetrie kann eine erheblich zuverlässigere Aussage über Vorliegen und Schwere einer Hypoxie gemacht werden als durch klinische Untersuchung allein (z. B. Zyanose, ▶ Kap. 8.1.1). Allerdings sind auch pulsoximetrisch erhobene Werte nur in Zusammenschau mit anderen Patientendaten vernünftig zu interpretieren. So kann beispielsweise eine »grenzwertige« Sättigung von 85% von einem Patienten mit normaler Hämoglobinkonzentration, normalem Blutvolumen und guter kardialer Funktion ohne Folgeschäden toleriert werden, aber bei einem anämischen und hypovolämischen Patienten mit schlechter Ventrikelfunktion und koronarer Herzerkrankung deletär sein. Trotz der Grenzen des Verfahrens trägt die Pulsoximetrie jedoch erheblich zur Patientensicherheit bei und gehört wie EKG und Blutdruckmessung zum notfallmedizinischen Standardmonitoring.

Grundsätzlich ist folgendes zu beachten: Durch die Pulsoximetrie wird entgegen dem weit verbreiteten fehlerhaften Sprachgebrauch nicht eine wie auch immer definierte »periphere Sättigung« gemessen, sondern an einer peripheren Stelle des Körpers die **partielle arterielle Sauerstoffsättigung**, die unter ordnungsgemäßen Messbedingungen auch der partiellen arteriellen Sättigung an jeder anderen Stelle des arteriellen Schenkels des großen Kreislaufs entspricht. Eine Unterscheidung zwischen »peripherer« und »zentraler« arterieller Sättigung ist unsinnig (demgegenüber ist jedoch die Unterscheidung zwischen »peripherer« und »zentraler« Zyanose durchaus sinnvoll, ▶ Kap. 8.1.1).

2.5.3 Kapnometrie

Definition Unter **Kapnometrie** versteht man die Messung des **endexspiratorischen Kohlendioxidpartialdrucks (pETCO$_2$**; Normalwert 33–43 mmHg) oder der endexspiratorischen Kohlendioxidkonzentration (Normwert 4,3–5,7%). Partialdruck und Konzentration lassen sich in Kenntnis des Atmosphärendrucks ineinander umrechnen. Unter normobaren Bedingungen gilt: 5% CO_2 entsprechen 38 mmHg (= 5% von 760 mmHg). Die kapnometrische Messung ergibt nur dann zuverlässige Werte, wenn sie aus einem nach außen hin abgedichteten Atemsystem abgeleitet wird, also bei Patienten, die über einen Endotrachealtubus oder eine Tubusalternative (Larynxmaske, Larynxtubus) oder aber eine dicht sitzende Maske atmen oder beatmet werden. Die **Kapnographie** ist eine Sonderform der Kapnometrie und beinhaltet zusätzlich die graphische Darstellung des exspiratorischen CO_2-Verlaufs; sie erlaubt eine weitergehende Interpretation als die Messung des endexspiratorischen CO_2-Wertes allein (◘ Abb. 2.5a).

Messprinzip Die größte Verbreitung haben sog. **Infrarotabsorptionskapnometer,** Als Nebeneffekt wird die Atemfrequenz angezeigt. Zur Messung muss der Sensor zwischen Beatmungsgerät/-beutel und Tubus/Maske geschaltet werden. Solche Kapnometer sind in Anästhesie und Intensivmedizin seit vielen Jahren weit verbreitet und seit einigen Jahren aufgrund fortschreitender Miniaturisierung auch in der präklinischen Notfallmedizin. Kapnometer sind entweder in den Multifunktionsmonitor des Defibrillators integriert, oder in das Beatmungsgerät, oder aber als eigenständige Geräte verfügbar (◘ Abb. 2.5b). Neben den Infrarotabsorptionskapnometern gibt es zudem noch stromunabhängige **kalorimetrische CO_2-Detektoren** (◘ Abb. 2.5c), die semiquantitativ die Anwesenheit von CO_2 durch eine Farbänderung in der Indikatorzone anzeigen.

Bedeutung der pETCO$_2$ Der CO_2-Partialdruck in der Inspirationsphase ist normalerweise praktisch Null (0,3 mmHg in der Umgebungsluft); er steigt in der Exspiration nach Ausatmung des Totraumvolumens rasch an und nähert sich am Ende dem arteriellen Kohlendioxidpartialdruck ($paCO_2$) an (◘ Abb. 2.5a). Der $pETCO_2$ liegt bei normaler Lungenfunktion nur etwa 2–4 mmHg niedriger als der $paCO_2$. Veränderungen der endexspiratorischen Kohlendioxidkonzentration können respiratorische, zirkulatorische oder metabolische Ursachen haben:

— Änderungen der alveolären Ventilation: Hypoventilation führt zur Zunahme und Hyperventilation zur Abnahme des $pETCO_2$.
— Änderungen des Kohlendioxidtransports: Die Zunahme des Herzzeitvolumens und der Lungendurchblutung führt zur Zunahme des $pETCO_2$. Abnahme des Herzzeitvolumens und der Lungendurchblutung (z. B. Lungenembolie) führt zur Abnahme des $pETCO_2$ (bei gleichzeitiger Zunahme des $paCO_2$!).
— Änderungen der metabolischen Kohlendioxidproduktion: Hyperthermie, Angst und Schmerz führen (bei gleichbleibender Ventilation) zur Zunahme des $pETCO_2$; Hypothermie, Sedativa und Analgetika zur Abnahme. Tote

◘ **Abb. 2.5a-c** Kapnographie und Kapnometrie. **a** Kapnographie eines normalen Atem- ▶ zyklus. Am Ende der Exspiration liegt der $pETCO_2$ nur 3 mmHg unterhalb des $paCO_2$. **b** Kapnograph für den Einsatz im Notarztwagen (incl. Pulsoximeter). **c** Kalorimetrischer CO_2-Detector. In Anwesenheit von CO_2 ändert er seine Farbe von Gelb nach Violett

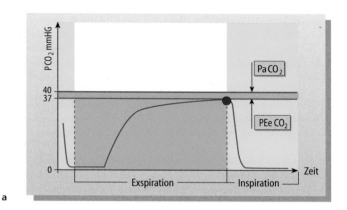

a

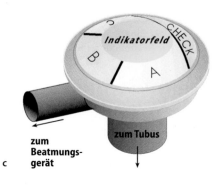

b

c

produzieren kein CO_2 mehr. Tritt der Kreislaufstillstand unter Beatmung ein, so nimmt der $pETCO_2$ kontinuierlich bis auf Null ab (Auswaschphänomen). Fällt der $pETCO_2$ jedoch schlagartig bis auf Null ab (plötzlich kein CO_2 mehr), so deutet dies auf Diskonnektion hin, nicht auf einen Kreislaufstillstand.

Interpretation Aufgrund der Vielfalt der Einflussfaktoren ist die Interpretation eines veränderten $pETCO_2$ besonders in der Notfallmedizin schwierig. Es gibt jedoch zwei Bereiche, in denen die $pETCO_2$-Messung von besonderer Bedeutung ist:

- **Endotracheale Intubation:** Nur über die Lunge werden nennenswerte Mengen an CO_2 abgegeben, nicht jedoch über Magen oder Ösophagus. Der CO_2-Nachweis in der Ausatemluft (über mindestens 6 Atemhübe) gilt daher als sicherster Beweis einer endotrachealen Tubuslage. Lediglich nach vorhergegangener Einnahme CO_2-produzierender Medikamente (Antazida) oder Genuss großer Mengen CO_2-haltiger Getränke (sog. »Cola-Complication«) kann für einige Atemzüge auch bei ösophagealer Intubation CO_2 nachgewiesen werden.
- **Kardiopulmonale Reanimation:** Bei einem Kreislaufstillstand wird kein CO_2 mehr über die Lungen abgegeben. Unter Herzdruckmassage (plus Beatmung) wird jedoch eine Minimalzirkulation aufgebaut, die wieder zu messbaren, aber erniedrigten $pETCO_2$-Werten führt. Mit zunehmender metabolischer Aktivität und mit zunehmendem Herzzeitvolumen steigt der $pETCO_2$ wieder an. Die Höhe des $pETCO_2$ korreliert somit positiv mit der Höhe des durch die Herzdruckmassage und/oder die kardiozirkulatorische Eigenaktivität des Patienten aufgebauten Herzzeitvolumens, mit der Effektivität der Reanimationsmaßnahmen und mit dem Reanimationserfolg. Ein unter HDM gemessener $pETCO_2 > 20$ mmHg ist mit einer hohen Überlebenswahrscheinlichkeit assoziiert, ein $pETCO_2 < 10$ mmHg mit einer extrem geringen. Die Kapnographie dient zudem als früher Indikator für den »return of spontaneous circulation« (ROSC). In den aktuellen Leitlinien zur Reanimation des ERC wird der Einsatz der Kapnometrie – möglichst als Kapnographie – während der Reanimation dringend gefordert.

2.6   Blutzuckeruntersuchung

Die Blutzuckeruntersuchung mit **Blutzuckerteststreifen** ist normalerweise die einzige präklinisch durchgeführte laborchemische Maßnahme. In den letzten Jahren hat sich hierfür folgende einfache, schnelle und genaue Methode durchgesetzt, für die allerdings ein spezielles **Analysegerät** erforderlich ist:

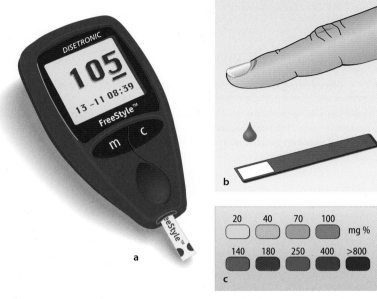

◼ Abb. 2.6a-c Blutzuckermessung. **a** Elektronisches Blutzuckeranalysegerät mit digitalem Display; **b** Teststreifen; **c** Farbvergleichsskala

━ Das Analysegerät wird durch Einführen eines Teststreifens vorbereitet.
━ Auf das Ende des Teststreifens wird ein Tropfen Blut gegeben.
━ Auf dem Display erscheint nach wenigen Sekunden der Blutzuckerwert (◼ Abb. 2.6a).

Wenn kein Blutzuckermessgerät zur Verfügung steht, kann der Blutzucker auch mit einem Farbindikator-Teststreifen gemessen werden:
━ Ein Tropfen Blut aus der Vene oder Fingerbeere des Patienten wird auf einen Teststreifen gegeben.
━ Durch die Verfärbung des Teststreifens kann nach einer definierten Zeit (z. B. 1 min) der Blutglukosegehalt anhand einer Farbvergleichsskala (die auf der Teststreifenverpackung abgebildet ist) abgelesen werden (◼ Abb. 2.6b, c).

Der Normalwert der Blutzuckerkonzentration beträgt 60–90 mg% (bzw. 3,9–5 mmol/l). Sowohl Hyper- als auch Hypoglykämien können zu Bewusstseinsveränderungen und -trübungen führen.

> ❯ Die Hypoglykämie gehört zu den häufigsten Ursachen einer akuten Bewusstlosigkeit. Daher gilt: Bei jeder unklaren Bewusstseinstrübung und jeder unklaren Agitiertheit muss so rasch wie möglich eine Blutzuckerbestimmung erfolgen.

2.7   Neurologische Untersuchung am Notfallort

Der **Umfang** der neurologischen Untersuchung am Notfallort kann sich i. d. R. auf die orientierende Untersuchung von **Bewusstsein und Sprache, Motorik, Sensibilität und Pupillen** beschränken (◘ Tab. 2.2). Bei jedem Notarzteinsatz soll der

◘ **Tab. 2.2** Orientierende neurologische Untersuchung am Notfallort

Untersuchung von Bewusstsein und Sprache	Patient wach? Orientiert? Verwirrt? Patient erweckbar? Auf Ansprache? Durch Rütteln an der Schulter? Durch Schmerzreize? Augenöffnen? Sprache deutlich? Verwaschen? Unverständlich?
Untersuchung der Motorik	Mimik unauffällig? Seitendifferent? Spontanbewegungen? Alle Extremitäten? Nur eine Seite (Hemiparese)? Nur Arme (Paraplegie)? Gezielte Bewegungen auf Aufforderung: alle Extremitäten? Arme? Beine? Nur eine Seite (Hemiparese)? Nur Arme (Paraplegie)? Reaktion auf Schmerzreize bei bewusstlosen Patienten (gezielte Abwehr? Beugen? Strecken? Keine Reaktion?
Untersuchung der Sensibilität	Störungen des Sehens? Plötzliche Blindheit auf einem Auge? Auf beiden Augen? Gesichtsfeldausfälle? Flimmern vor den Augen? Störungen der Körperwahrnehmung? Gefühl überall vorhanden? Normale Wahrnehmung einer Berührung der Arme oder Beine?
Untersuchung der Pupillen	Pupillengröße weit? Eng? Pupillensymmetrie beidseits gleich groß (isokor)? Ungleich große Pupillen (anisor)? Direkte Lichtreaktion Verkleinerung der Pupille auf Lichteinfall ins Auge prompt? Verzögert? Nicht vorhanden? Indirekte Lichtreaktion Verkleinerung der Pupille auf Lichteinfall ins andere Auge prompt? Verzögert? Nicht vorhanden?

Bewusstseinszustand nach der sog. **Glasgow-Coma-Scale** dokumentiert werden, in die die Fähigkeit zum Augenöffnen, zum Sprechen und zur motorischen Reaktion einfließen (▶ Kap. 8.33). Bei Verdacht auf einen Schlaganfall wird eine einfache und strukturierte Untersuchung der Motorik von Gesicht und Armen sowie der Sprache empfohlen, der »**Face-Arm-Speech-Test**« (FAST; ▶ Kap. 14.1.1). Differenziertere Untersuchungen der verschiedenen Eigen- und Fremdreflexe (Patellarsehnenreflex, Babinski-Reflex) sowie der Koordinationsfähigkeit (Gangsicherheit, Finger-Nase-Versuch) sind zumeist unnötig und würden zu einem ungerechtfertigten Zeitverlust vor dem Transport in die Klinik führen. Entschließt man sich jedoch, den Patienten nicht in die Klinik einzuweisen, so kann die Untersuchung und Dokumentation zusätzlicher neurologischer Funktionen wichtig sein.

2.8 Notfallmedizinische Erstuntersuchung – die ABCDE-Methode

Die Untersuchung des Notfallpatienten muss zügig uns strukturiert erfolgen, damit keine wesentlichen Aspekte übersehen werden. Eine international gängige Empfehlung zum sinnvollen Ablauf einer notfallmedizinischen Erstuntersuchung ist die ABCDE-Methode (◘ Abb. 2.7):

- **A** – Airway – Atemwege überprüfen
- **B** – Breathing – Atmung überprüfen
- **C** – Circulation – Kreislauf überprüfen
- **D** – Disability – Bewusstsein überprüfen, orientierende neurologische Untersuchung durchführen
- **E** – Exposure – Patient entkleiden und orientierend untersuchen (Verletzungen? Blutungen? Hautreaktionen? Nadeleinstiche?)

Diese Vorgehensweise der Vitalfunktionsdiagnostik stellt eine Weiterentwicklung und Modifikation des in den 1960er Jahren entwickelten »ABC-Schemas« der Reanimation dar (▶ Kap. 7.1.3) und lässt sich auf Notfälle aller Art (traumatologisch oder nichttraumatologisch) und in allen Altersgruppen anwenden und wird dementsprechend in vielen Leitlinien für praktisch alle Notfallsituationen empfohlen (▶ Kap. 18.9) Die Beachtung der ABCDE-Methode stellt sicher, dass die 3 wichtigsten Vitalfunktionen **Atmung, Kreislauf** und **Bewusstsein** systematisch und schnell untersucht und dann auch behandelt werden können. Ein modifiziertes und beschleunigtes Vorgehen ist allerdings in einer Reanimationssituation erforderlich: Bei **Patienten, die nicht reagieren und keine normale Atmung** aufweisen, muss unverzüglich mit **Reanimationsmaßnahmen** begonnen werden; wenn dann wieder ein ausreichender Spontankreislauf wiederhergestellt ist, soll weiter nach ABCDE-Methode vorgegangen werden (▶ Kap. 7).

A Airway (Atemwege)
   - Atemwege überprüfen
   - Ggf. Atemwege freimachen
   - Ggf. Kopf überstrecken

Atemwege verlegt?
Fremdkörper im Mund?

B Breathing (Atmung, Beatmung)
   - Atmung überprüfen
   - Ggf. O_2-Gabe
   - Ggf. Beatmung

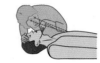

Normale, ausreichende Atmung?
Atemfrequenz?

C Circulation (Kreislauf)
   - Kreislauf überprüfen
   - Ggf. Schocklagerung
     (Beine ca. 60° anheben)

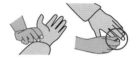

Puls? Nagelbettfarbe?
Kapillare Reperfusion?

D Disability (neurologisches Defizit)
   - Bewusstsein überprüfen
   - Orientierende neurologische
     Untersuchung durchführen

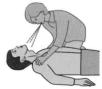

Wach? Reaktion auf Ansprache?
Pupillen? Bewegt Arme und Beine?

E Exposure (weitere Untersuchung)
   - Patient entkleiden und
     orientierend untersuchen

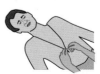

Verletzungen? Blutungen?
Hautreaktionen? Nadeleinstiche?

◘ **Abb. 2.7** ABCDE-Methode zur strukturierten Untersuchung eines Notfallpatienten

2.9 Leichenschau

2.9.1 Situationen der Todesfeststellung

Jede Todesfeststellung ist eine **ärztliche Aufgabe,** jedoch keine genuine Aufgabe des Notarztes. In vielen Bundesländern ist es nicht klar geregelt, ob der Notarzt zur Leichenschau verpflichtet werden kann oder nicht. Praktisch kommt es aber immer wieder vor, dass der Notarzt in folgenden Situationen mit der Todesfeststellung konfrontiert wird:

- Der Patient ist bei Eintreffen des Notarztes offensichtlich tot. Der Notarzt ergreift keine therapeutischen Maßnahmen.
- Der Patient ist bei Eintreffen des Notarztes leblos und wird erfolglos reanimiert.
- Der Patient stirbt während des Einsatzes.

Nachdem der Notarzt den Tod festgestellt hat, muss er auf dem Totenschein Todeszeitpunkt, Todesursache und Todesart vermerken. Dabei gelten in verschiedenen Bundesländern z. T. abweichende Regelungen (und es gibt auch unterschiedliche Formulare).

2.9.2 Feststellung des Todes

Präklinisch wird der Tod festgestellt, wenn ein irreversibles Aussetzen von Kreislauf, Atmung und Hirnfunktion vorliegt. Der isolierte **Hirntod** kann dagegen **nie präklinisch,** sondern nur in der Klinik unter intensivstationären Bedingungen festgestellt werden. Man unterscheidet unsichere und sichere Todeszeichen (◘ Tab. 2.3). **Unsichere Todeszeichen** sind Zeichen des »klinischen Todes«. Sie reichen allein nicht aus, um sicher eine fehlerhafte Todesfeststellung auszuschließen. Auch heute noch wird immer wieder über »scheintote« Patienten und Wiederauftreten von Lebenszeichen im Bestattungsinstitut berichtet. Besondere Vorsicht mit der Todesfeststellung ist geboten bei unterkühlten, exsikkierten und intoxikierten Patienten.

Sind **sichere Todeszeichen** erkennbar, so ist die Todesfeststellung – wie der Name schon sagt – meist kein Problem. Nach erfolgloser Reanimation oder Versterben des Patienten während des Notarzteinsatzes steht der Notarzt jedoch vor dem Problem, dass er noch geraume Zeit bei dem Toten verbringen müsste, um auf das Auftreten sicherer Todeszeichen zu warten. Dies ist praktisch nicht möglich, da der Notarzt für weitere Einsätze verfügbar sein muss. Der Tod wird dann bei Vorliegen der **klinischen Todeszeichen und einer sicher nachgewiesenen Asystolie über 5–10 min** festgestellt. Alternativ kann der Notarzt auch einen

□ Tab. 2.3 Todeszeichen

Unsichere Todeszeichen	Keine sichtbare Atemtätigkeit (**Atemstillstand**) Pulslosigkeit (**Kreislaufstillstand**) Fehlen von Herztönen (**Herzstillstand**) Reflexlosigkeit »Totenblässe« der Haut
Sichere Todeszeichen	**Totenflecken** treten nach 30–60 min auf und sind bis zu 36 h wegdrückbar **Totenstarre** tritt nach 1–2 h meist am Kiefergelenk auf, ist nach etwa 6–12 h voll ausgeprägt und löst sich nach 36–48 h **Leichenfäulnis** tritt je nach äußeren Umständen (Wärme, Feuchtigkeit) nach Stunden oder Tagen auf und bleibt manchmal auch aus (Mumifizierung) **Nicht mit dem Leben zu vereinbarende Verletzungen** (z. B. Dekapitation, Zerstückelung)

anderen Arzt, etwa den Hausarzt, bitten, den Tod festzustellen und den Totenschein auszufüllen.

2.9.3 Feststellung des Todeszeitpunkts

Bei EKG-Ableitung wird der Beginn der Asystolie als Todeszeitpunkt gewählt. Wird während einer Reanimation noch einmal eine Herzaktion erzielt, so wird ebenfalls der Beginn der definitiven Asystolie als Todeszeitpunkt gewählt. Wird keine Herzaktion mehr erzielt, so liegt der Todeszeitpunkt vor dem Beginn der Reanimation. Bei nicht beobachtetem Todeseintritt ist die Todeszeitfestlegung schwierig. Hinweise geben die Körpertemperatur (je nach Umgebungstemperatur Abfall der Rektaltemperatur um etwa 1°C/h), die Konstellation der sicheren Todeszeichen und die Befragung von Angehörigen oder Augenzeugen. Im Zweifel muss ein Rechtsmediziner zu Rate gezogen werden.

Aus der Notfallpraxis

Der Notarzt wird zu einem 43-jährigen Patienten gerufen, der nach einem Wannenbad noch im Badezimmer zusammengebrochen sei. Der adipöse Patient liegt regungslos mit grau-zyanotischer Hautfarbe neben der Wanne. Der Notarzt diagnostiziert Atemstillstand, Kreislaufstillstand und im EKG eine Nulllinie. Wiederbelebungsversuche bleiben erfolglos. Der Notarzt ist sich über die Todesursache nicht im

Klaren. Die Angehörigen sagen, der Patient sei nie richtig krank gewesen und habe keine Medikamente genommen; er habe jedoch vor 1 Woche wegen »des Herzens« den Arzt aufgesucht, es sei aber nichts Ernstes gewesen. Der Notarzt erwägt eine Benachrichtigung der Polizei, entschließt sich jedoch, zunächst den Hausarzt anzurufen. Der Anruf erbringt folgende Informationen: Der Patient war von Beruf Vertreter, starker Raucher, Hypertoniker und wies in der letzten Blutuntersuchung eine deutliche Hypercholesterinämie auf. Der Patient hatte mit Brustschmerzen den Arzt aufgesucht, jedoch eine von diesem vorgeschlagene eingehende Untersuchung in der Klinik »aus beruflichen Gründen« abgelehnt, da die Schmerzen auch schon wieder weg seien. Der Notarzt vermutet daher im Einklang mit dem Hausarzt einen akuten, schweren Myokardinfarkt als Todesursache. Er vermerkt einen »natürlichen Tod«. Von einer Polizeibenachrichtigung wird abgesehen.

2.9.4 Feststellung der Todesursache

Der Notarzt kennt den Patienten und seine genaue Vorgeschichte meist nicht. Er muss sich auf Angaben der Angehörigen, Schilderungen der Symptome vor Todeseintritt, die Umstände des Todes und indirekte Schlussfolgerungen aus eingenommenen Medikamenten verlassen. Er sollte, wenn irgend möglich, versuchen, mit dem Hausarzt des Verstorbenen zu sprechen (▶ Aus der Notfallpraxis). Dennoch bleibt die genaue Todesursache bei nichttraumatologischen Notfällen und oft auch bei Traumata ohne Obduktion letztlich spekulativ. Vor der Feststellung der Todesursache muss der Patient in entkleidetem Zustand von oben bis unten und von vorn und hinten inspiziert werden. Nur so lässt sich sicher verhindern, dass ein Herzinfarkt als Todesursache diagnostiziert wird, während im Rücken ein Messer steckt.

2.9.5 Feststellung der Todesart

Der Arzt hat auf den meisten Formularen die Wahl zwischen folgenden Möglichkeiten:

- **Nichtnatürlicher Tod:** Dieser liegt immer dann vor, wenn er auf eine äußere (Gewalt-)Einwirkung zurückzuführen ist (Unfall, Vergiftung, Suizid, Mord u. ä.) Der Zeitraum zwischen Gewalteinwirkung und Tod spielt keine Rolle (er kann Sekunden bis Jahre betragen).
- **Natürlicher Tod:** Ein natürlicher Tod liegt vor, wenn er auf eine natürliche Erkrankung zurückzuführen ist, oder, negativ definiert, wenn kein nichtnatürlicher Tod vorliegt.

- **Nichtaufgeklärter Tod:** Häufig kann der Notarzt auf der Basis der ihm vorliegenden Informationen nicht sicher entscheiden, ob ein nichtnatürlicher oder natürlicher Tod vorliegt. Dann wird auf dem Totenschein diese 3. Kategorie angekreuzt.

> Bei jedem »nicht natürlichen Tod« oder »nicht aufgeklärten Tod« und bei jeder unidentifizierten Leiche muss die Polizei oder die Staatsanwaltschaft informiert werden. Der Staatsanwalt entscheidet dann, ob eine rechtsmedizinische Untersuchung und Obduktion erfolgt.

Grundlegende notfallmedizinische Maßnahmen

T. Ziegenfuß

T. Ziegenfuß, *Notfallmedizin*,
DOI 10.1007/978-3-662-52775-7_3, © Springer-Verlag Berlin Heidelberg 2017

Kenntnisse über die wesentlichen Rettungs-, Schienungs- und Lagerungstechniken sind grundlegend für die Tätigkeit als Notarzt oder Rettungsassistent. Die Rettung erfolgt unter Beachtung der Eigensicherung situationsangepasst mit den verfügbaren Hilfsmitteln. Zu den Rettungsmaßnahmen ohne Hilfsmittel gehört der Rautek-Griff. Wichtige Hilfsmittel der Rettung sind Rettungs-Boa, Schaufeltrage und Spineboard. Eine Schienung ist bei traumatologischen Notfällen erforderlich zur Ruhigstellung einer Extremität (Vakuum- oder Luftkissenschienen), der Halswirbelsäule (HWS-Stütze) oder der gesamten Wirbelsäule (Vakuummatratze oder Spineboard). Lagerungstechniken können die Therapie verschiedener Erkrankungen unterstützen, vor allem der Herzinsuffizienz (Oberkörperhochlagerung) und des Volumenmangels (Kopftieflagerung, sog. Schocklage). Die Seitenlagerung kann zum Offenhalten der Atemwege ohne weitere Hilfsmittel bei Bewusstlosigkeit beitragen.

3.1   Rettung

Begriffserläuterungen Unter **Rettung** versteht man die Verbringung lebender Personen und unter **Bergung** die Verbringung von Leichen oder Sachgütern aus einem Gefahrenbereich in sichere Zonen. Die Bergung ist keine Aufgabe des Notarztes. Bei der Rettung muss der Notarzt jedoch durch Anweisungen und häufig auch durch eigenes Anpacken mitwirken oder sie gar selbst durchführen. Er ist jedoch nicht verpflichtet, sich selbst in unzumutbare Gefahr zu bringen. In einem weiteren Sinne umfasst der Begriff **Rettung** alle präklinischen Maßnahmen (daher die Begriffe Rettungsdienst, Rettungswagen und Rettungsmedizin).

Rettungssituationen Es gibt unübersehbar viele Situationen, aus denen Patienten gerettet werden müssen – alltägliche oder außergewöhnliche, einfache und schwierige. Beispiele schwieriger Rettungssituationen sind eingeklemmte Personen in einem Fahrzeug, Personen mit eingeklemmten Armen oder Beinen in einer Maschine, verschüttete Personen, hilflose Bergsteiger oder hilflose Personen in brennenden Häusern oder im Wasser. Schwierigkeiten können durch die Situation selbst oder den Zustand der Patienten bedingt sein. Besonders schwierig ist oft die Rettung bewusstloser Patienten, die keinerlei Mithilfe bei den Rettungsmaßnahmen zeigen, oder andererseits agitierter Patienten, die sich gegen die Rettung womöglich noch wehren. Die Rettung muss stets so erfolgen, dass dem Patienten kein zusätzlicher Schaden zugefügt wird. So bald wie möglich müssen adäquate Schienungs- und Lagerungsmaßnahmen erfolgen.

Hilfsmittel Je nach Situation kommen viele verschiedene Hilfsmittel zum Einsatz: Rettungsscheren, Atemschutzgeräte oder Drehleitern. Häufig muss zunächst situationsangepasst mit zufällig verfügbaren Mitteln (Leitern, Seilen, Tüchern etc.) improvisiert werden.

Rautek-Griff Dieser kann angewendet werden, um Patienten ohne weitere Hilfsmittel aus engen und schwer zugänglichen Bereichen zur Trage oder in einen sicheren Bereich zu befördern (◘ Abb. 3.1).

🛈 Aufgrund schwerwiegender Komplikationsmöglichkeiten (Arm- oder Rippenfrakturen) darf der Rautek-Griff nur dann angewandt werden, wenn andere, sicherere Transportformen unmöglich sind.

Rettungs-Boa Anstelle des Rautek-Griffs sollte zur Rettung aus schwer zugänglichen Bereichen – wie z. B. aus dem Insassenbereich eines Autos – besser eine sog. Rettungs-Boa verwendet werden (◘ Abb. 3.1). Hierbei handelt es sich um ein etwa 3 m langes, gepolstertes stabiles Band, das allerdings nur nach vorheriger Anlage einer festen HWS-Stütze verwendet werden kann (▶ Abschn. 3.2). So ist es möglich, den Patienten achsengerecht zu bewegen und z. B. auf ein Spineboard zu ziehen.

Praktisches Vorgehen

Verwenden einer Rettungs-Boa
- Starre HWS-Stütze anlegen (▶ Abschn. 3.2, ◘ Abb. 3.5).
- Mitte der Rettungsboa an der Vorderseite der HWS-Stütze anlegen.
- Rettungsboa 1× um die HWS-Stütze wickeln, bis beide Enden wieder über die Schultern nach vorne zu liegen kommen.
- Beide Enden unter den Achseln des Patienten hindurch nach hinten ziehen.
- Jetzt lässt sich der Patient achsgerecht durch Zug an den an den Enden bewegen.

Trage Moderne Tragen sind gepolstert und mit aufstellbarem Rückenteil versehen, so dass der Patient auch in einer sitzenden oder halbsitzenden Lage transportiert werden kann. Sie haben ein integriertes ausklappbares Rollgestell, das den Transport zumindest auf ebenem Untergrund erleichtert. Ansonsten müssen sie von zwei, bei längeren Strecken und schweren Patienten besser vier Helfern getragen werden. (Achtung: Eine Trage ist keine Bahre! Bahren sind für Leichen vorgesehen.)

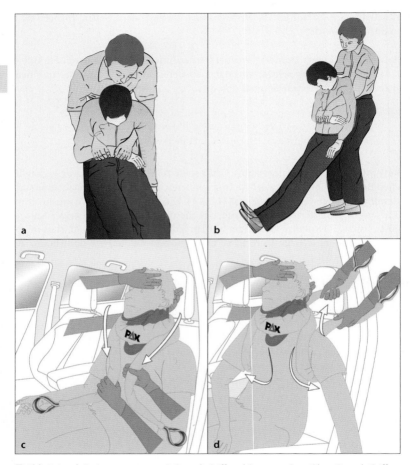

☐ **Abb. 3.1a–d** Patientenrettung mit Rautek-Griff und Rettungs-Boa. *Oben:* Rautek-Griff.
a Der Helfer greift von hinten unter beiden Achseln des Patienten hindurch und umfasst
mit beiden Händen einen quer über den Thorax abgewinkelten Arm des Patienten.
b Der Patient wird auf den Oberschenkeln des Helfers abgestützt und kann von diesem,
rückwärtsgehend, über kurze Strecken transportiert werden Beachte: Rautek-Griff nur
dann anwenden, wenn sicherere Transportformen unmöglich sind. *Unten:* Anlegen einer
Rettungsboa. **c** Zunächst 1× um die vorher angelegte HWS-Stütze wickeln; **d** dann unter
den Achseln nach hinten durchziehen. An den Enden der Rettungsboa befinden sich
Griffe, mit denen der Patient bewegt werden kann. Ein Helfer soll den Kopf stabilisieren.
(Mit freundlicher Genehmigung der Fa. X-CEN-TEK)

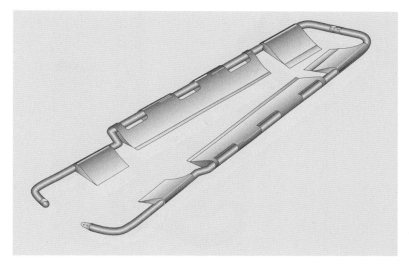

■ **Abb. 3.2** Schaufeltrage. Die Trage lässt sich in der Mitte der Längsachse auseinander nehmen und wieder zusammensetzen

Schaufeltrage und Spineboard Normalerweise muss der Patient entweder selber auf die Trage steigen, oder er wird von Helfern darauf gelegt. Dies kann bei Verletzungen schmerzhaft sein und evtl. zu Sekundärtraumatisierungen besonders der Wirbelsäule führen. Mit einer **Schaufeltrage** kann dieses Problem umgangen werden. Eine solche Spezialtrage besteht aus dünnem, ungepolstertem Stahl und wird in der Längsachse halbiert von beiden Seiten unter den Patienten geschoben und dort wieder zusammengesetzt (■ Abb. 3.2). Alternativ wird zunehmend ein sog. **Spineboard** verwendet, ein stabiles Brett mit Fixiergurten und Tragegriffen, das sowohl zur Rettung als auch zur Immobilisierung (Schienung) des Patienten dienen kann (■ Abb. 3.3).

Praktisches Vorgehen

Lagerung eines Patienten auf der Schaufeltrage
— Die Trage wird halbiert, von beiden Seiten unter den Patienten geschoben und wieder zusammengesteckt. Hierzu muss der Patient kaum bewegt werden.
— Der Patient wird mit der Schaufeltrage auf eine normale Trage oder Vakuummatratze gelegt. Danach wird die Schaufeltrage wieder halbiert und unter dem Patienten weggezogen.

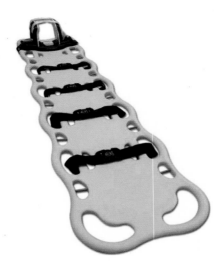

◘ Abb. 3.3 Spineboard. Beachte die Fixierungsvorrichtung für den Kopf sowie die Fixier-gurte. Tragegriffe und Aussparungen ermöglichen den Transport durch mehrere Helfer

---

Praktisches Vorgehen

Lagerung eines Patienten auf dem Spineboard
- Das Spineboard wird unter den Patienten geschoben.
- Alternativ wird der Patient achsengerecht auf das Brett gedreht.
- Kopf, Thorax, Becken und Beine werden mittels mehrerer Spanngurte gut fixiert.
- Das Spineboard wird auf der Trage des Rettungsmittels befestigt.

3.2   Schienung

Die Schienung dient der Immobilisation des gesamten Körpers, der Körperextre-mitäten oder der Wirbelsäule, insb. der Halswirbelsäule. Dadurch werden weitere Gewebe-, Gefäß- und Nervenschäden vermieden und die Schmerzen verringert. Eine Wirbelsäulenschienung kann z. B. durch das schon erwähnte Spineboard erfolgen; weitere gängige Schienungshilfen sind Vakuummatratze und Extremitä-tenschienen sowie HWS-Stützen.

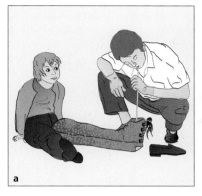 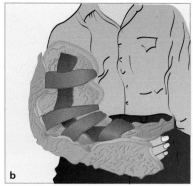

◘ **Abb. 3.4a–b** Schienungshilfen. **a** Luftkissenschiene; **b** Vakuumschiene

Vakuummatratze Eine Vakuummatratze ist ein mit kleinen Polyesterkügelchen gefüllter Sack, aus dem Luft herausgesaugt werden kann. Im normalen Zustand ist die Vakuummatratze weich, verformbar und kann dem Patienten anmodelliert werden. Im Vakuumzustand wird sie hart und dient als Schienung des gesamten Patienten. Dies ist indiziert insbesondere bei Patienten mit Verdacht auf ein Wirbelsäulentrauma. Diese Matratze kann jedoch nur dann Schienungsfunktion ausüben, wenn sie auch wirklich als Vakuummatratze verwendet wird, d. h. wenn tatsächlich genügend Luft herausgesaugt wird, um sie hart werden zu lassen.

Extremitätenschienungen Frakturen der Arme oder Beine sollten so bald wie möglich unter dosiertem Zug reponiert und geschient werden. Im Notfall (ohne modernen Rettungsdienst) behilft man sich hierfür mit Latten, Tüchern und Seilen. In modernen Rettungswagen werden spezielle Schienungshilfen für verschiedene Indikationen mitgeführt (◘ Abb. 3.4a–b):
- **Vakuumschienen** funktionieren nach dem oben geschilderten Prinzip der Vakuummatratze.
- **Luftkissenschienen** funktionieren nach genau dem gegenteiligen Prinzip. Sie werden dem Patienten angelegt und aufgeblasen.

Gemeinsam ist beiden Schienungssystemen, dass sie für die Immobilisierung proximaler Extremitätenfrakturen (schultergelenksnahen Humerus- sowie Femurfrakturen) ungeeignet sind. Die DGU-Leitlinie 2011 sieht den Vorteil der Luftkammerschiene in ihrem geringen Gewicht, den Nachteil in der durch den Luftkammerdruck erzielten Kompression der Weichteile, die möglicherweise zu Sekundärschäden führe; Vakuumschienen seien deshalb zu bevorzugen.

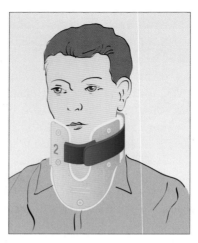

□ Abb. 3.5 HWS-Stütze

Schienung der Halswirbelsäule Besonders gefürchtet sind sekundäre Schädigungen des zervikalen Rückenmarks bei Frakturen der Halswirbelsäule. Sie ist am wenigsten durch Muskelgewebe geschützt. Eine hohe Rückenmarkschädigung hat besonders schlimme Folgen. Eine weitgehende Immobilisierung der HWS kann durch eine sog. HWS-Stütze erreicht werden (»cervical collar« oder »neckbrace«). Gängige Produktnamen sind »stifneck«, »Ambu-Perfit« oder »X-Collar« (□ Abb. 3.5). Die HWS-Stütze kann mit anderen Schienungssystemen (wie Vakuummatratze und Spineboard) kombiniert werden. Problematisch ist, dass die HWS-Stütze zur zerebralvenösen Abflussstörung führen und so einen Hirndruckanstieg begünstigen kann.

Indikation Das Anlegen einer HWS-Stütze wird in folgenden Situationen als eine der ersten Rettungsmaßnahmen empfohlen (DGU-Leitlinien 2011):
- bei allen Patienten mit Hinweis auf eine HWS-Verletzung;
- bei allen bewusstlosen Patienten nach einem Unfall.

Allerdings sollte bei begleitendem SHT aufgrund der möglichen Nebenwirkungen abgewogen werden, ob eine starre HWS-Stütze angelegt wird oder eine anderweitige Ruhigstellung (z. B. mittels Vakuummatratze) erfolgen kann. Außerdem soll eine HWS-Stütze nur von unterwiesenem und geübtem Personal angelegt werden. In den aktuellen Erste-Hilfe-Empfehlungen des ERC wird das routinemäßige Anlegen einer HWS-Stütze durch Ersthelfer daher nicht empfohlen, vielmehr soll der

Kopf beim Verdacht auf eine HWS-Verletzung manuell stabilisiert werden, bis erfahrene Helfer eingetroffen sind.

Praktisches Vorgehen

Anlegen einer HWS-Stütze
- Die HWS-Stütze (passende Größe!) wird um den Hals des Patienten gelegt, möglichst ohne diesen dabei zu bewegen. Der Kopf kann zur Stabilisierung **leicht** in Richtung der Längsachse gezogen werden (ein zu starker Zug kann neurologische Schäden verursachen). Beugungen des Kopfes nach vorn müssen unbedingt vermieden werden!
- Die HWS-Stütze wird vorn mittels Klettverschluss verschlossen.
- Es sind Modelle zu bevorzugen, die sowohl die Rotation als auch die Flexion des Kopfes verhindern und bei liegender Halskrause die Palpation des Karotispulses noch ermöglichen.

Antischockhose Die Antischockhose (»Military Anti-Shock Trousers«: MAST) ist gleichsam eine Luftkissenschiene für die untere Patientenhälfte. Es erfolgt eine dosierte Kompression der unteren Extremitäten, der Beckenregion und des Abdomens. Die Antischockhose wird dem Patienten angelegt und dosiert aufgeblasen und kann so eine Tamponierung der Blutung in diesen Körperregionen bewirken. Allerdings gibt es Hinweise auf eine Morbidität und Letalität erhöhende Wirkung der Antischockhose, wahrscheinlich durch die MAST-assoziierte Durchblutungsstörung der gesamten unteren Körperhälfte; daher wird die Antischockhose heute nicht mehr empfohlen.

3.3 Lagerung

Rückenlagerung Die meisten Patienten werden auf dem Rücken gelagert. Die Rückenlage bietet die günstigsten Voraussetzungen für:
- die Untersuchung des Patienten (▶ Kap. 2.3),
- die Venenpunktion (▶ Kap. 5),
- die Atemwegssicherung, Beatmung und Herzdruckmassage bei Atem- und Kreislaufstillstand (CPR; ▶ Kap. 7).

Schocklagerung Durch Hochlagerung der Beine oder Kopftieflagerung des gesamten Patienten (sog. Trendelenburg-Lagerung) wird eine **Blutvolumenverschiebung von 500–1000 ml** aus der unteren Körperhälfte in wichtigere Regionen – Herz, Lunge, Gehirn – erreicht (❑ Abb. 3.6a–c). Diesen Vorgang be-

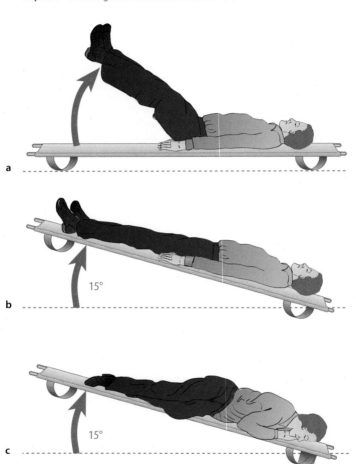

◨ **Abb. 3.6 a–c** Schocklagerung. **a** Hochlegen oder Hochhalten der Beine; **b** Kopftieflagerung bei 15° (Trendelenburg-Lagerung); **c** Schocklagerung in Seitenlage

◨ **Abb. 3.7a–e** Oberkörperhochlagerung. **a** Hochlagerung des Oberkörpers um etwa 30°; ▶
b Hochlagerung des gesamten Patienten um etwa 15° (Anti-Trendelenburg-Lagerung);
c halbsitzende Lagerung; **d** Lagerung bei akutem Abdomen; **e** sitzende Lagerung mit herabhängenden Beinen

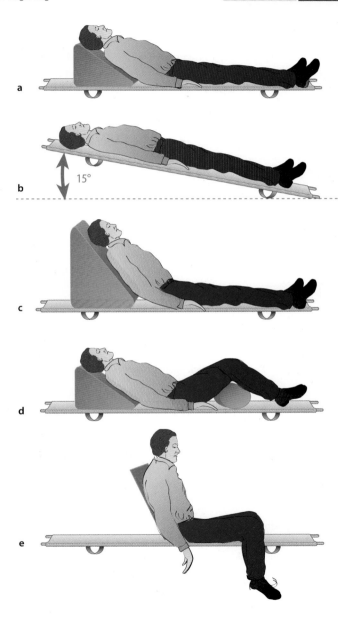

zeichnet man auch als **Autotransfusion**. Er wird durch Ausstreichen oder Auswickeln der Beine in Richtung Becken unterstützt. Indiziert ist die Schocklagerung bei allen ausgeprägt hypotensiven Zuständen des Notfallpatienten, insbesondere beim hypovolämischen Schock. Durch die Tieflage des Kopfes steigt allerdings der Hirndruck an, so dass ein Schädel-Hirn-Trauma eine (relative) Kontraindikation darstellt.

Oberkörperhochlagerung Die **Hochlagerung** des **Oberkörpers** um etwa 30° (◘ Abb. 3.7a–e) bewirkt einen verbesserten venösen Abfluss des Blutes aus dem Gehirn und wird daher besonders bei Schädel-Hirn-Trauma und vermutetem Hirndruck durchgeführt. Alternativ kann der gesamte Patient 15° hoch gelagert werden. Darüber hinaus fühlen sich die meisten Patienten ohnehin wohler, wenn ihr Oberkörper leicht erhöht gelagert ist. Legt man eine Rolle unter die Knie, so wird die Bauchdecke entspannt (Lagerung bei akutem Abdomen und Bauchtrauma, ► Kap. 12.2 und ► 18.6).

Sitzende und halbsitzende Lagerung Dadurch wird der venöse Rückfluss zum Herzen vermindert. Die resultierende Vorlastsenkung kann zur Entlastung eines insuffizienten Herzens beitragen. Durch das Herabhängenlassen der Beine kann dieser Effekt noch verstärkt werden. Außerdem kann sich ein Patient mit Atemnot besser auf der Trage abstützen und seine Atemhilfsmuskulatur einsetzen (Lagerung bei Linksherzinsuffizienz, Lungenödem und Atemnot unterschiedlicher Ursachen). Wichtig ist bei jeder Form der Oberkörperhochlagerung, dass auf einen ausreichend hohen Blutdruck geachtet wird, da ansonsten durch die erhöhte Kopflagerung der zerebrale Perfusionsdruck abfallen kann.

❗ Keine Oberkörperhochlagerung im dekompensierten Schock!

Seitenlagerung Die Seitenlagerung ist eine Erstmaßnahme, um beim spontan atmenden, bewusstseinsgetrübten Patienten einer Atemwegsverlegung und einer Aspiration entgegenzuwirken. Der erwünschte Effekt der Seitenlagerung ist vor allem, dass die Zunge nicht mehr zurückfallen und Erbrochenes nach außen abfließen kann. Im Detail gibt es verschiedene sinnvolle Möglichkeiten, wie man einen Patienten auf die Seite drehen und lagern kann:

- **Erholungsposition (»Recovery-Position«)** Hierbei wird das **obere Bein nach vorn** angewinkelt, um das »Nach-vorn-Kippen« zu verhindern (◘ Abb. 3.8). Dies ist die vom ERC empfohlene Lagerung.
- **Stabilen Seitenlagerung (»NATO-Lagerung«).** Hierbei wird das **untere Bein nach vorn** angewinkelt und der untere Arm nach hinten gelagert, wodurch eine noch größere Kippstabilität erreicht wird; allerdings ist diese »klassische« Seitenlagerung etwas schwieriger durchzuführen (◘ Abb. 3.9).

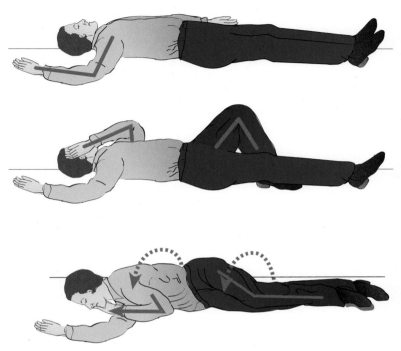

■ **Abb. 3.8** Durchführung der Seitenlagerung nach ERC (»Recovery-Position«). Hierbei kommen das obere Knie und beide Arme nach vorn zu liegen

Die Seitenlagerung bietet jedoch keinen wirklich sicheren Schutz vor Aspiration und Atemwegsverlegung. Eine Beatmung ist ebenfalls kaum möglich. Bei bewusstlosen Patienten sollte daher im professionellen Rettungsdienst ein Atemwegsmanagement mittels endotrachealer Intubation oder Tubusalternativen erfolgen (► Kap. 4).

🛇 Patienten ohne ausreichende Spontanatmung dürfen nicht in Seitenlage gebracht werden, sie müssen vielmehr in Rückenlage beatmet werden (► Kap. 7).

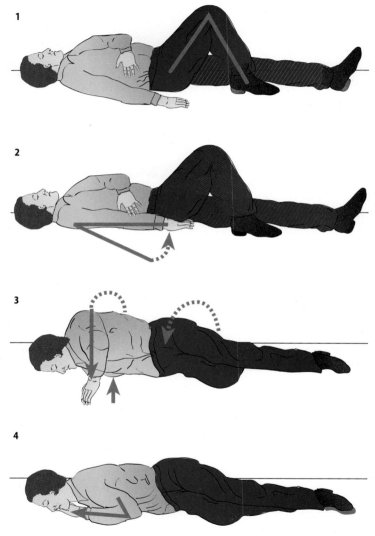

■ **Abb. 3.9** Durchführung der stabilen Seitenlagerung (»NATO-Lagerung«). Hierbei kommen das untere Knie und der obere Arm nach vorn zu liegen und der untere Arm nach hinten

Seitenlagerung (»Recovery-Position«) nach ERC 2015

- Der Helfer kniet sich seitlich neben den Patienten, dessen beide Beine ausgestreckt sind.
- Der dem Helfer zugewandte Arm wird rechtwinklig zum Körper im Ellenbogen gebeugt mit der Handfläche nach oben.
- Der entfernt liegende Arm wird über den Brustkorb mit dem Handrücken gegen die dem Helfer zugewandte Wange des Patienten gelegt.
- Das entfernt liegende Bein wird angewinkelt.
- An diesem Bein wird sodann der Patient zum Helfer hin auf die Seite gerollt, während die Hand des Patienten weiterhin an dessen Wange gedrückt bleibt.
- Das oben liegende Bein wird dann so ausgerichtet, dass es an Hüfte und Knie jeweils rechtwinklig abgewinkelt ist.
- Der Hals wird durch Beugen des Kopfes in den Nacken überstreckt, um die Atemwege frei zu halten, und der Kopf soll auf der Hand so gelagert werden, dass das Gesicht nach unten zeigt, um den Abfluss von Flüssigkeiten aus dem Mund zu ermöglichen.
- Die Atmung ist regelmäßig zu überprüfen.

Seitenlagerung bei Verdacht auf Wirbelsäulenverletzung Auch bei bewusstlosen Patienten mit (dringendem Verdacht auf) Wirbelsäulenverletzung muss im Rahmen der Erstversorgung durch Laien für freie Atemwege gesorgt werden. Hierbei besteht jedoch die Gefahr der sekundären Rückenmarkschädigung. Bei diesen Patienten wird vom AHA/ARC eine Modifikation der Seitenlagerung empfohlen, die als »**HAINES-Recovery-Position**« bezeichnet wird (◪ Abb. 3.10). Der Name steht als Akronym für »**H**igh **A**rm **IN E**ndangered **S**pine«: Der Patient wird über einen nach oben ausgestreckten Arm auf die Seite gerollt, auf dem dann der Kopf zu liegen kommt, und die Beine sollen zur Stabilisierung leicht gebeugt werden. Allerdings ist eine Überlegenheit dieser HAINES-Lagerung zur Vermeidung lagerungsbedingter Rückenmarksschäden unbewiesen.

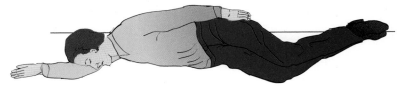

◪ **Abb. 3.10** HAINES-Recovery-Position bei Verdacht auf Wirbelsäulenverletzung

Seitenlagerung in der Spätschwangerschaft Eine besondere Indikation für Lagerung auf der (vorzugsweise linken) Seite statt auf dem Rücken besteht bei Patientinnen in der **Spätschwangerschaft**, weil sich dadurch die aortokavale Kompression durch den schweren Uterus weitgehend vermeiden lässt (► Kap. 16.1).

3.4   Vorgehen bei Einklemmung

Gerade bei Verkehrsunfällen, aber auch bei Arbeitsunfällen kommt es nicht selten vor, dass sich die Rettung verzögert, weil der Patient im Fahrzeug oder etwa unter einem umgefallenen Gerüst oder in einer Maschine eingeklemmt ist. Bis der Patient durch Feuerwehr oder andere technische Helfer befreit ist, muss der Notarzt seine Versorgungsmaßnahmen situationsangepasst je nach Zugangsmöglichkeit zum Patienten durchführen. Folgende Maßnahmen sind aber auch bei eingeklemmten Patienten meist möglich:

- Orientierende Untersuchung, Palpation des Radialis- oder Karotispulses (► Kap. 2.1 und 2.3.3)
- Pulsoximetrie, EKG-Ableitung und Blutdruckmessung (► Kap. 2.4.2 und 2.5.2)
- Sauerstoffgabe über Maske (► Kap. 4.4)
- Legen eines venösen Zugangs an einer erreichbaren Extremität (► Kap. 5.1.1)
- Anlegen einer HWS-Stütze (► Kap. 3.2)
- Analgesie: vorsichtige Opioid- oder Ketamingabe unter Vermeidung einer Atemdepression (► Kap. 6.6)

Wichtig ist, dass der Notarzt in solchen Situationen, die für alle Beteiligten quälend sind und in denen die Zeit oft nicht zu vergehen scheint, besonnen handelt und sich nicht in therapeutische Abenteuer mit ungewissem Ausgang stürzt (z. B. Intubation eines noch spontan atmenden Patienten, dessen Atemwege für den Notarzt nicht sicher erreichbar sind).

Atemwegssicherung, Intubation und Beatmung

T. Ziegenfuß

T. Ziegenfuß, *Notfallmedizin*,
DOI 10.1007/978-3-662-52775-7_4, © Springer-Verlag Berlin Heidelberg 2017

Atemwegsmanagement und Beatmung gehören zu den wichtigsten notfallmedizinischen Maßnahmen und sind elementare Bestandteile der kardiopulmonalen Reanimation. Atemwegsmanagement beinhaltet das Freimachen und Freihalten der Atemwege mit der Möglichkeit zur Beatmung. Das **Freimachen** kann ohne Hilfsmittel durch digitales Ausräumen des Mundes erfolgen, erfolgt im professionellen Rettungsdienst aber meist mit Hilfsmitteln wie Absaugpumpe oder Magill-Zange. In Erstickungssituationen aufgrund tiefer in die Atemwege eingedrungener Fremdkörper sind Schläge auf den Rücken, in schweren Fällen auch Thorax- oder Oberbauchkompressionen (Heimlich-Manöver) erforderlich. Das **Freihalten** erfolgt am sichersten durch die endotracheale Intubation. Alternativen zum Endotrachealtubus mit etwas geringerem Schutz vor Aspiration und Dislokation sind Larynxtubus, Larynxmaske und Kombitubus. Einfachere Mittel wie oro- oder nasopharyngeale Tuben können ebenfalls ausreichend sein. Auch ohne Hilfsmittel lassen sich die Atemwege meist durch Seitenlagerung, Reklination des Kopfes und Anheben des Unterkiefers oder den sog. Esmarch-Handgriff offen und frei halten. Ist ein Atemwegsmanagement mit den bisher beschrieben Methoden nicht möglich, muss rechtzeitig der Entschluss zur Koniotomie gefasst werden. Beatmet wird entweder über eine **Beatmungsmaske**, einen Endotrachealtubus oder die o. g. Tubusalternativen. Die **Beatmung** kann mit einem manuellen Beatmungsbeutel oder einem transportablen Beatmungsgerät erfolgen, in den meisten Notfallsituationen vorzugsweise mit erhöhter FiO_2 (50–100 %). Hauptziele der Beatmung sind das Sicherstellen einer ausreichenden arteriellen Sauerstoffkonzentration (**Oxygenierung**) und einer ausreichenden Abatmung von Kohlendioxid (**Ventilation**) zur Vermeidung von Hypoxie, Hyperkapnie und respiratorischer Azidose.

4.1   Atemwegsicherung

Das Atemwegsmanagement, also die Sicherung der Atemwege durch Freimachen und Freihalten, ist oft die wichtigste notfallmedizinische Maßnahme und ein wichtiger Bestandteil der kardiopulmonalen Reanimation. Je nach Notfallsituation, den verfügbaren Mitteln und der Kompetenz des Rettungspersonals kommen eine Reihe von Möglichkeiten in Betracht (◘ Tab. 4.1). Die Atemwegsicherung ist besonders wichtig bei Ateminsuffizienz, Atemstillstand, Bewusstlosigkeit und obstruierenden Erkrankungen oder Verletzungen der Atemwege.

Die **Ziele** der Atemwegsicherung sind:
- Vermeidung oder Beseitigung von Hypoxie und Hyperkapnie
- Verhinderung der Aspiration von Erbrochenem
- Beseitigung einer Atemwegsverlegung
- Ermöglichung einer Beatmung

◻ **Tab. 4.1** Freihalten der Atemwege – Möglichkeiten ohne und mit Hilfsmitteln	
Ohne Hilfsmittel	Seitenlagerung Reklination des Kopfes und Anheben des Unterkiefers (HTCL) Esmarch-Handgriff
Einfache Hilfsmittel	Oropharyngealtubus (Guedel) Nasopharyngealtubus (Wendl)
Effektivere Hilfsmittel	Endotrachealtubus Larynxtubus Larynxmaske Kombitubus

❯ Atemwegssicherung und Beatmung gehören zu den zentralen Aufgaben des Notarztes und können erheblich zur Überlebensverbesserung des Notfallpatienten beitragen.

4.1.1 Freimachen der Atemwege

Zur Atemwegsverlegung durch Fremdkörper kann es beim wachen und beim bewusstlosen Patienten kommen. Die Fremdkörper können sowohl supraglottisch auf der Ebene des Pharynx und Hypopharynx, als auch infraglottisch im Kehlkopf und der Trachea zum Ersticken führen (tiefer, distal der Carina festsitzende Fremdkörper führen dagegen meist nicht zu akut lebensbedrohlichen Zuständen, müssen jedoch dennoch in der Klinik extrahiert werden). Beim drohenden Ersticken muss als entscheidende Maßnahme unbedingt versucht werden, den Fremdkörper aus den Atemwegen zu entfernen. Auch beim Bewusstlosen und bei kardiopulmonaler Reanimation müssen grundsätzlich Mund und Rachen von Fremdkörpern oder Erbrochenem freigemacht werden. Grundsätzlich gilt jedoch:

❯ Die häufigste Ursache für eine Atemwegsverlegung beim bewusstlosen Patienten ist die zurückfallende Zunge!

Verhindern des Zurückfallens der Zunge Das Zurückfallen der Zunge führt beim bewusstlosen Patienten aufgrund des Tonusverlustes der Pharynxmuskulatur in Rückenlage (und auch in Bauchlage, nicht jedoch in Seitenlage) häufig zu einer partiellen oder sogar kompletten Atemwegsverlegung, die zum Ersticken führen kann. Dies lässt sich durch Lagerungsmaßnahmen (Seitenlagerung), spezielle Handgriffe (Esmarch-Handgriff) oder das Einlegen geeigneter Tuben verhindern (◻ Tab. 4.1).

4

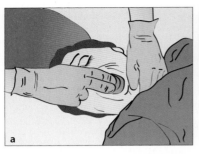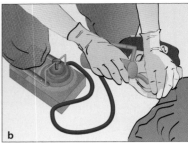

◻ **Abb. 4.1a–b** Freimachen der Atemwege. **a** Digitales Ausräumen der Mundhöhle; **b** Absaugen von Erbrochenen mit einer transportablen Vakuumpumpe

Digitales Ausräumen des Mundes Das Ausräumen erfolgt mit Zeige- und Mittelfinger (◻ Abb. 4.1a–b). Nachteilig ist, dass zum einen nur die Mundhöhle und keine tieferen Abschnitte der Atemwege gereinigt werden können, und zum andern, dass dabei Patienten mit noch erhaltenen Abwehrreaktionen zubeißen und den Helfer verletzen können. Zur Vermeidung solcher Bissverletzungen sollte die Wange des Patienten von außen mit 1 oder 2 Fingern zwischen die Zähne bzw. die Kiefer gedrückt werden. Bei Gebissträgern gilt: Ein lockeres Gebiss wird entfernt, ein festsitzendes kann belassen werden.

🛇 Blinde oder wiederholte Auswischversuche sind zu unterlassen; dadurch könnte der Fremdkörper noch tiefer in den Rachen geschoben werden!

Absaugen mit einer Vakuumpumpe Erbrochenes (kleinere Partikel, breiige Masse und Flüssigkeit) kann mit Hilfe einer Vakuumpumpe und eines großlumigen Absaugkatheters entfernt werden. Hierzu muss ein ausreichender Sog erzeugt werden. Gebräuchlich sind Systeme, bei denen der Sog durch eine Fuß- oder Handpumpe, eine elektrische Pumpe oder nach dem Venturi-Prinzip mit Hilfe einer Sauerstoff-Überdruckflasche erzeugt wird. Wenn irgend möglich, soll bei jeder Intubation eine Absaugvorrichtung inklusive eines großlumigen Absaugkatheters bereitstehen.

Fremdkörperextraktion mit Hilfe der Magill-Zange Größere partikuläre Bestandteile und tiefer im Rachen, im Hypopharynx und vor dem Kehlkopfeingang befindliche Fremdkörper können oft auch mit dieser speziellen Intubationszange (ggf. unter Zuhilfenahme eines Laryngoskops) entfernt werden (◻ Abb. 4.7c).

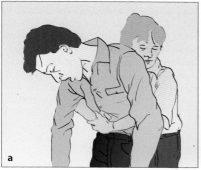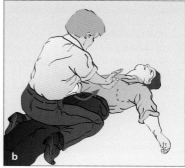

■ Abb. 4.2a-b Heimlich-Handgriff. **a** Beim bewusstseinsklaren Patienten im Stehen; **b** beim liegenden Patienten

Intrathorakale Druckerhöhungen Tiefer in den Atemwegen liegende, obstruierende Fremdkörper, die weder digital noch mit einer Magill-Zange zu entfernen sind, können manchmal durch Schläge auf den Rücken, Thoraxkompressionen (ähnlich wie bei Herzdruckmassage) und/oder Oberbauchkompressionen (sog. Heimlich-Handgriff) herausbefördert werden (■ Abb. 4.2a–b). Das Prinzip dieser Maßnahmen ist eine schlagartige intrathorakale Druckerhöhung, die zur Expulsion des Fremdkörpers aus Hypopharynx, Larynx oder Trachea führen soll. Dabei gilt nach den aktuellen Empfehlungen des ERC bei Patienten mit schwerem Erstickungsanfall:

— **Rückenschläge** (»back blows«) werden bei Patienten aller Altersklassen empfohlen, sofern sie noch nicht bewusstlos sind.
— **Oberbauchkompressionen** (»abdominal thrusts«, Heimlich-Handgriff) sind indiziert bei noch nicht bewusstlosen Erwachsenen und Kindern (nicht jedoch bei Säuglingen!), sofern Rückenschläge allein wirkungslos sind.
— **Thoraxkompressionen** (»chest thrusts« oder »chest compressions«) werden bei noch nicht bewusstlosen Säuglingen empfohlen, sofern Rückenschläge allein wirkungslos sind; außerdem bei allen bewusstlosen Patienten (Erwachsenen und Kindern) und im Rahmen der Reanimation (► Kap. 7).

Praktisches Vorgehen

Rückenschläge
- Der Helfer steht neben oder etwas hinter dem Patienten.
- Mit einer Hand unterstützt er von vorn den vornüber gebeugten Oberkörper, und mit der anderen Hand gibt er dem Erstickenden bis zu 5 scharfe Schläge zwischen die Schulterblätter.
- Anschließend wird der Erfolg der Maßnahme überprüft (Inspektion des Mundes, Beatmungsversuche).

Oberbauchkompressionen (bei Erwachsenen und Kindern > 1 Jahr)
- Beim stehenden Patienten wird der Oberbauch von hinten mit beiden zur Faust geballten Händen umfasst und ruckartig komprimiert.
- Beim auf dem Rücken liegenden Patienten wird der Oberbauch mit einem Handballen des rittlings über ihn gebeugten Helfers ruckartig eingedrückt (wird bei bewusstlosen Erwachsenen heute nicht mehr empfohlen).
- Nach bis zu 5 Kompressionen wird der Erfolg der Maßnahme überprüft (Inspektion des Mundes, Beatmungsversuche).
- Gefahren liegen vor allem in lebensbedrohlichen Verletzungen der Oberbauchorgane (Leber-, Milz-, Magenruptur).
- Achtung: nicht bei Säuglingen (Kinder < 1 Jahr) anwenden: hohe Verletzungsgefahr der Oberbauchorgane.

Thoraxkompressionen (bei Säuglingen)
- Der Säugling liegt auf dem Rücken, der Helfer kniet oder steht neben ihm.
- Das Sternum wird an gleicher Stelle wie zur Herzdruckmassage (HDM) im Rahmen einer CPR komprimiert (▶ Kap. 7); die Kompressionen sollen allerdings ruckartiger und stärker sein als bei der CPR und mit geringerer Frequenz erfolgen.
- Nach bis zu 5 Kompressionen wird der Erfolg der Maßnahme überprüft (Inspektion des Mundes, Beatmungsversuche).

> Bei bewusstlosen Patienten aller Altersklassen infolge Erstickung soll eine Standard-CPR mit Thoraxkompressionen erfolgen (▶ Kap. 7). Dabei sollen die oberen Atemwege häufiger kontrolliert und von herausbeförderten Fremdkörpern gereinigt werden.

Abnehmen eines Integralhelms Der Helm behindert bei verunglückten Motorradfahrern Atemwegssicherung und Primärversorgung. Er muss daher – entgegen einer offenbar nicht auszurottenden Fehlmeinung – besonders bei bewusstlosen,

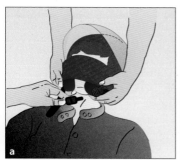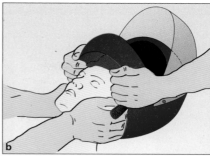

◻ **Abb. 4.3a–b** Abnehmen eines Integralhelms. **a** Der Helmverschluss wird geöffnet (dies kann aufgrund der vielfältigen Verschlussarten schwierig sein; ggf. Kinngurt mit Schere durchtrennen); **b** danach wird der Helm von einem Helfer in Körperlängsrichtung vorsichtig abgezogen. Ein zweiter Helfer stabilisiert gleichzeitig Kopf und Hals von unten nachgreifend mit beiden Händen (sog. In-line-Stabilisierung)

ateminsuffizienten und schwer verletzten Patienten unbedingt abgenommen werden, ohne jedoch dabei eine mögliche Halswirbelsäulenverletzung zu verschlimmern (◻ Abb. 4.3a–b). Selbstverständlich muss bei Integralhelmen als erste Maßnahme sofort das Visier geöffnet werden.

4.1.2 Freihalten der Atemwege ohne Hilfsmittel

Bei ausreichend spontan atmenden, bewusstlosen Patienten ist die **Seitenlagerung** (▸ Kap. 3.3) indiziert. Ateminsuffiziente Patienten müssen jedoch zur Beatmung in **Rückenlage** gebracht werden. Zwei Varianten sind gängig, um das Zurückfallen der Zunge zu verhindern:

— **Reklination des Kopfes** und Anheben des Unterkiefers (HTCL: Head Tilt and Chin Lift maneuver) wird zur Durchführung der Mund-zu-Mund-Beatmung empfohlen.

— **Esmarch-Handgriff**, ist komplizierter, aber oft effektiver (◻ Abb. 4.4a–c).

Beide Methoden führen dazu, dass die Zunge indirekt angehoben und von der Rachenhinterwand entfernt wird.

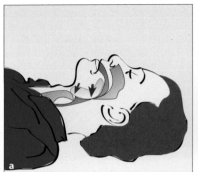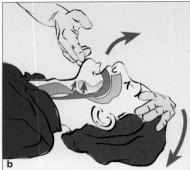

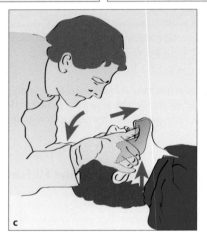

🔲 **Abb. 4.4a–c** Freihalten der Atemwege ohne Hilfsmittel. **a** Verlegung der Atemwege durch die zurückfallende Zunge; **b** Reklination des Kopfes und Anheben des Unterkiefers (HTCL-Manöver): Der Patient liegt auf dem Rücken, der Helfer kniet neben dem Patienten. Eine Hand fasst unter das Kinn und hebt dieses an, während die andere Hand auf die Stirn des Patienten gelegt wird und diese nach unten drückt (»head tilt and chin lift«; HTCL); **c** Esmarch-Handgriff (Dreifachhandgriff): Der Patient liegt auf dem Rücken, der Helfer kniet hinter dem Patienten. Er fasst mit dem Zeigefinger beider Hände unter den Kiefernwinkel und legt die Daumen beider Hände auf den Unterkiefer. Dann wird: 1. der Kopf nach hinten überstreckt, 2. der Mund geöffnet und 3. der Unterkiefer vorgezogen (subluxiert)

❗ Ein zu starkes Zurückbeugen des Kopfes kann zu Schäden der Halswirbelsäule und des Rückenmarks führen. Besondere Vorsicht ist stets bei Verdacht auf Halswirbelsäulenverletzungen geboten. Hier darf der Kopf nur so
wenig wie möglich bewegt werden. Dennoch muss auch bei bewusstlosen
und ateminsuffizienten Patienten mit Halswirbelsäulenverletzung unbedingt für freie Atemwege gesorgt werden, um eine Hypoxie und deren deletäre Auswirkungen zu vermeiden.

4.1.3 Freihalten der Atemwege mit Pharyngealtuben

Die Tuben werden durch Mund bzw. Nase bis in den Rachen eingeführt, so dass
die Öffnung im Hypopharynx vor dem Larynxeingang zu liegen kommt. Die oberen Atemwege werden dadurch freigemacht und freigehalten; das Zurückfallen
der Zunge wird verhindert. Die Pharyngealtuben bezeichnet man deshalb auch als
Luftbrücken (Airways). Es gibt zwei Typen:
- Oropharyngealtubus (Guedel-Tubus)
- Nasopharyngealtubus (Wendl-Tubus)

❗ Ein Pharyngealtubus schützt nicht vor Aspiration!

Oropharyngealtuben

Im Rettungsdienst wird vorwiegend der **Guedel-Tubus** (◻ Abb. 4.5a–b) verwendet,
der anatomisch geformt und in Höhe der Zahnreihe durch Metall oder Kunststoff
verstärkt ist, um ein Zubeißen zu verhindern. Ist der Patient nicht (mehr) bewusstlos, wird der Guedel-Tubus meist schlecht toleriert und kann Würgen und Erbrechen auslösen. Guedel-Tuben sind in verschiedenen Größen erhältlich: von
000 für Neugeborene bis 6 für große Erwachsene, gängig ist für Erwachsene die
Größe 4. Die richtige Länge entspricht in etwa der Entfernung vom **Mundwinkel**
bis zum **Ohrläppchen**. Der Guedel-Tubus kann im Rettungsdienst folgende Funktionen erfüllen:
- Er dient zum **Offenhalten** der Atemwege und zum Schutz vor der Atemwegsverlegung durch die zurückfallende Zunge beim spontan atmenden,
  bewusstlosen Patienten.
- Er dient der Erleichterung der **Maskenbeatmung**. Wenn die Maskenbeatmung ohne Guedel-Tubus nicht gelingt, soll nicht mit dem Einlegen
  eines Pharyngealtubus gezögert werden. Der Guedel-Tubus erleichtert
  die Maskenbeatmung oft erheblich oder macht sie (besonders bei zahnlosen
  Patienten) überhaupt erst möglich.
- Er dient als **Beißschutz** bei orotracheal intubierten Patienten. Der Guedel-
  Tubus wird oft neben dem Endotrachealtubus eingeführt und zusammen

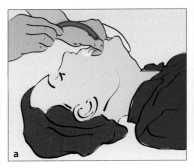 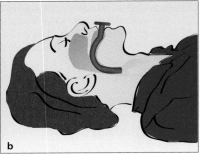

◘ Abb. 4.5a–b Guedel-Tubus. **a** Der Tubus wird zunächst so in den geöffneten Mund eingeführt, dass die konkave Seite nach oben (zur Nase) zeigt; **b** nach einigen cm (beim Erwachsenen etwa 5 cm) wird der Tubus um 180° gedreht und weiter vorgeschoben. Jetzt weist die konkave Seite nach unten und untertunnelt die Zunge

mit diesem fixiert. Dabei empfiehlt es sich darauf zu achten, dass die Öffnung des Guedel-Tubus nicht mit Pflaster zugeklebt wird, da sie bei Fehlintubation lebensrettend sein kann (▶ Fallbeispiel ▶ Abschn. 4.2.4)!

Weitere oropharyngeale Tuben

Zu den Modifikationen des Guedel-Tubus gehört der **COPA** (Cuffed Oropharyn-geal Airway), der einen mit einer blockbaren Manschette versehenen oropharyn-gealen Tubus darstellt, und an den über ein ISO-Ansatzstück direkt ein Beat-mungsgerät oder -beutel angeschlossen werden kann. Allerdings ermöglicht ein COPA oft keine so zuverlässige Beatmung wie andere Tubus-Alternativen (▶ Ab-schn. 4.3); er ist daher nicht sehr verbreitet. Der **Safar-Tubus** besteht im Prinzip aus zwei S-förmig aneinander montierten Guedel-Tuben, um das Einblasen von Luft bei der Beatmung mit dem Mund ohne direkten Kontakt mit dem Patienten-mund zu ermöglichen; er hat nur noch historische Bedeutung. Ein moderner Nachfolger des Safar-Tubus ist der **Weinmann-Lifeway**, eine Art verkürzter Guedel-Tubus mit extraoraler Mundabdichtung, einem Nicht-Rückatemventil, einem Einblas-Ansatzstück und einer Klemme zum Verschluss der Nase; er kommt außerhalb des professionellen Rettungsdienstes zum Einsatz.

Nasopharyngealtuben

Am gebräuchlichsten ist der **Wendl-Tubus** (◘ Abb. 4.6a–b). Er wird (ggf. nach Lubrifizierung mit einem Gel, Silikonspray oder, am einfachsten, mit dem Speichel des Patienten) transnasal bis in den Hypopharynx vorgeschoben. Einige Sonder-modelle haben zusätzlich zum Hauptlumen ein Nebenlumen für die supplemen-

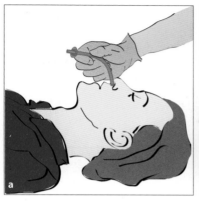 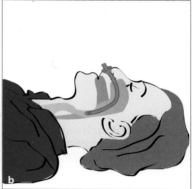

Abb. 4.6a–b Einführen eines Wendl-Tubus: Der Wendl-Tubus wird unter vorsichtigem Drehen und sanftem Druck durch ein Nasenloch in den Rachen vorgeschoben

tierende Zuleitung von Sauerstoff. Wenn allerdings kein solches Sondermodell verwendet wird, soll der Sauerstoff beim spontan atmenden Patienten am besten über eine Sauerstoffmaske zugeführt werden. Ein häufiger Fehler besteht darin, den Sauerstoff per Sonde oder Katheter durch das Hauptlumen des Wendl-Tubus zuzuführen. Dadurch kann der Tubus jedoch seiner Funktion als »Luftbrücke« nicht mehr gerecht werden, da das Lumen durch die Sauerstoffsonde verlegt wird; er wird quasi zur »Einbahnstraße« für Sauerstoff.

Die Größen des Wendl-Tubus werden wie beim Endotrachealtubus in Charriere (Chr.) angegeben (1 Chr. = 1/3 mm); gängig sind für Erwachsene Tuben der Größe 30–32 Chr. Außendurchmesser.

Vor- und Nachteile sowie Gefahren beim Einsatz des Wendl-Tubus:

- **Vorteile:** Der Wendl-Tubus wird vom nichtbewusstlosen Patienten oft besser toleriert als der Guedel-Tubus und löst seltener Würgen und Laryngospasmen aus. Daher wird er in der klinischen Anästhesie vor allem in der Aufwachphase nach einer Narkose verwendet.
- **Nachteile:** Er ist beim tief bewusstlosen Patienten zum Freihalten der oberen Atemwege und zur Ermöglichung einer Maskenbeatmung oft weniger effektiv als der Guedel-Tubus.
- **Gefahren:** Beim Einführen des Tubus kann Nasenbluten ausgelöst werden. Manchmal wird der Tubus nach Verletzung der Mukosa submukös vorgeschoben. Die Mukosa verlegt dann im Rachen die Tubusöffnung, und der Tubus kann seiner Funktion nicht gerecht werden, sondern führt sogar noch zu einer weiteren Einengung der Atemwege; wenn dann noch Sauerstoff

insuffliert wird, kann es sogar zur katastrophalen Atemwegsverlegung kommen.

❗ Wird ein Pharyngealtubus zu tief eingeführt, kann er im Ösophaguseingang liegen und die (Be)atmung behindern. Wird der zu knapp eingeführt, kann er die Atemwegsverlegung durch die Zunge nicht verhindern oder die Zunge gar noch gegen den Larynxeingang drücken.

4.2   Endotracheale Intubation (ETI)

Ein korrekt eingeführter Endotrachealtubus (ET) ist zur Atemwegssicherung allen anderen Methoden überlegen, denn er:

- schützt am besten vor einer Verlegung der oberen Atemwege,
- bietet den bestmöglichen Schutz vor Aspiration von Mageninhalt,
- ermöglicht eine Überdruckbeatmung, ohne dass die Gefahr einer Überblähung des Magens besteht.

Die ETI sollte daher immer dann durchgeführt werden, wenn die Schaffung und Aufrechterhaltung eines sicheren Atemweges und eine künstliche Beatmung notwendig sind (◻ Tab. 4.2). Voraussetzung dafür ist jedoch (neben der Verfügbarkeit des Zubehörs zur Intubation), dass die Intubation vom Anwender sicher beherrscht und die Überprüfung der korrekten Tubuslage auch in der Hektik der Notsituation sorgfältig durchgeführt wird. Bei nicht gelingender endotrachealer Intubation müssen rechtzeitig und überlegt andere Verfahren der Atemwegssicherung zum Einsatz kommen. Bei Patienten mit erhaltenem Bewusstsein ist vor Intubation die Einleitung einer Narkose mittels Injektionshypnotika und ggf. auch Muskelrelaxanzien erforderlich (Näheres ▶ Kap. 6.8).

◻ **Tab. 4.2** Indikationen zur endotrachealen Intubation

Notwendigkeit der Beatmung	Atemstillstand (Reanimationssituation) Schwere Oxygenierungsstörung Schwere Ventilationsstörung
Drohende oder manifeste Atemwegsverlegung	Durch die Zunge Durch (nicht extrahierbare) Fremdkörper Durch Schwellungen der oberen Atemwege
Ausfall der Schutzreflexe bei	Koma jeglicher Genese Notwendigkeit einer präklinischen Narkose

4.2.1 Endotrachealtuben

Endotrachealtuben bestehen meist aus relativ weichem Kunststoff mit einem genormten ISO-Ansatzstück aus hartem Kunststoff am proximalen Tubusende, um die Verbindung zum Beatmungsbeutel oder -gerät herzustellen. Nahe dem distalen Ende ist meist eine aufblasbare Manschette (**Blockung**) zur Abdichtung zwischen Tubus und Luftröhre angebracht. Damit die Manschette aufgeblasen werden kann, verläuft in der Tubuswand eine dünne Zuleitung, die proximal mit einem Ansatzstück für eine Spritze und einem Kontrollballon (»Pilot balloon«) beginnt. Auch bei Kindern können nach heutiger Ansicht blockbare Tuben verwendet werden; früher wurden hier (bis etwa 8 Jahre) Tuben ohne Blockung empfohlen, um Trachealschäden zu vermeiden. Säuglingstuben hingegen sind nach wie vor nicht blockbar.

Tubusarten Der heute bei weitem gängigste ET ist der **Magill-Tubus** (◘ Abb. 4.7d). Er hat eine runde Form (Kreissegment) und kann sowohl zur orotrachealen als auch zur nasotrachealen Intubation verwendet werden. Die Verwendung eines Führungsstabes ist sinnvoll, aber nicht unbedingt erforderlich. Nachteilig ist, dass er leicht zu tief eingeführt werden kann und ohne Fixierung auch leicht wieder herausrutscht. Der hierzulande weniger verbreitete **Oxford-Tubus** (◘ Abb. 4.7e) ist rechtwinklig gebogen, kann daher praktisch nicht zu tief eingeführt werden und hat eine geringere Tendenz zur spontanen Dislokation aus der Trachea als die Magill-Tuben.

Tubusgröße Die Tubusgröße wird meist als Innendurchmesser (ID) in mm angegeben, gelegentlich aber auch noch als Außendurchmesser (AD) in Charrière (1 Chr. = 1/3 mm). Eine Umrechnung von Chr. (AD) in mm (ID) oder umgekehrt setzt die Kenntnis der Tubuswanddicke (TW) voraus. Diese ist bei den einzelnen Modellen etwas unterschiedlich, insbesondere sind ältere Tuben oft dickwandiger als die neueren. Grundsätzlich gilt die Formel:

$$\left(ID\left[mm\right] + 2 \times TW\left[mm\right]\right) \times 3 = AD\left[Chr.\right]$$

Tubusgröße bei Erwachsenen Meist werden Tuben der Größe 7,0–8,0 mm für Frauen und 7,5–8,5 mm für Männer gewählt.

❯ Ein Tubus der Größe 7,5 mm ID bzw. 30 Chr. AD kann im Notfall für praktisch alle Erwachsenenintubationen verwendet werden.

4

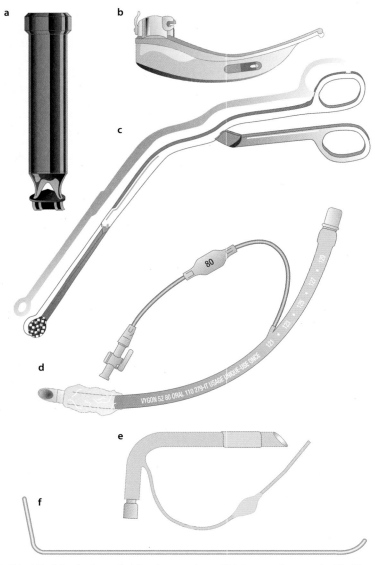

◻ **Abb. 4.7a–f** Intubationszubehör. **a** Laryngoskopgriff; **b** Laryngoskopspatel; **c** Magill-Zange; **d** Magill-Tubus; **e** Oxford-Tubus; **f** Führungsstab

Tubusgröße bei Kindern Für Kinder kann die richtige Tubusgröße nach folgenden Formeln ermittelt werden:

$$ID_{mm} = 4 + \left(Alter_{in\ Jahren}\Big/4\right)$$

$$AD_{Chr.} = 18 + Alter_{in\ Jahren}$$

> Nach einer für jedes Alter geltenden Faustregel sollte der Außendurchmesser des Tubus etwa so groß sein wie der Durchmesser des kleinen Fingers des Patienten.

4.2.2 Intubationszubehör

Laryngoskop Dies ist das wichtigste Zubehör für eine ETI. Es dient der Darstellung des Kehlkopfeingangs während des Intubationsvorgangs. Ein Laryngoskop besteht grundsätzlich aus Griff und Spatel. Oft liegen Griff und Spatel separat vor, und der Spatel muss vor der Anwendung aufgesteckt werden. Im Griff sind Akkus oder Batterien enthalten, die den Strom für die in der Nähe der Spatelspitze angebrachte Lichtquelle liefern, um eine gute Sicht im Mund zu ermöglichen (◘ Abb. 4.7a, b). Es gibt grundsätzlich gerade und gebogene Spatel; meist werden gebogene (sog. Macintosh-Spatel) bevorzugt. Außerdem gibt es natürlich Spatel in verschiedenen Größen (0 bis 5); bei Erwachsenen werden in der Regel Spatel der Größe 4 und 5 verwendet. Heute kommen anstelle der traditionell wiederverwendbaren Spatel zunehmend Einmalspatel aus Kunststoff oder Metall zum Einsatz. Sog. **Videolaryngoskope**, die auf einem (oft in das Laryngoskop integrierten) Miniaturbildschirm auch unter schwierigen Bedingungen eine direkte Sicht auf die Stimmritze ermöglichen, werden bei erschwerten Intubationen zunehmend in der Klinik verwendet; sie sind jedoch sehr teuer und im Rettungsdienst gegenwärtig nur ausnahmsweise verfügbar.

Weiteres Intubationszubehör Neben Tubus und Laryngoskop sind folgende Materialien für eine ETI sinnvoll oder erforderlich:

- **Führungsstab.** Eine Versteifung des Tubus mittels eines Führungsstabs kann die Intubation erheblich erleichtern (◘ Abb. 4.7f). Er kann die Einführung in den Kehlkopf vereinfachen. Die neueren Führungsstäbe mit weicher Spitze dürfen auch über das Tubusende hinausragen und sozusagen zuerst in die Trachea eingeführt werden; bei den älteren Metallführungsstäben war dieses Vorgehen wegen der Larynx- und Tracheaverletzungsgefahr problematisch. Der Führungsstab wird unmittelbar nach der Intubation entfernt.

- **Blockungsmaterial.** Um den Tubus nach erfolgter Intubation blocken zu können, müssen eine Spritze (10 ml) und evtl. eine Klemme greifbar sein. Heutige Tuben haben allerdings ein in die Blockungszuleitung integriertes Rückschlagventil oder einen Zweiwegehahn, so dass keine Klemme mehr erforderlich ist. Idealerweise wird mit einem speziellen Tubus-Manometer geblockt, so dass der Manschettendruck (Cuff-Druck) kontrolliert werden kann (Ziel: Cuff-Druck 20–25 mbar).
- **Fixiermaterial.** Nach erfolgreicher Intubation muss der Tubus sicher fixiert werden, um eine lebensgefährliche unbeabsichtigte Tubusdislokation zu vermeiden. Traditionell wird hierfür gut klebendes Pflaster verwendet. Kann kein Pflaster geklebt werden (Kälte, Schweiß, Erbrochenes oder Verbrennungen im Gesicht), so kann der Tubus mit einer um den Nacken des Patienten geführten Mullbinde befestigt werden. Zunehmend werden heute von vornherein spezielle Einmal-Fixierungsvorrichtungen für Tuben mit integriertem Beißschutz verwendet, die einen sehr sicheren Schutz gegen Dislokation bieten können; z. B. der Thomas-ET-Tubenhalter, der mittels Klettband um den Kopf herum fixiert und mit dem der Tubus fest verschraubt wird und somit geschützt werden kann.
- **Beißschutz.** Um zu verhindern, dass der Patient über dem Tubus zubeißt und sich dadurch selbst den Atemweg verlegt, kann als Beißschutz neben dem Endotrachealtubus ein Guedel-Tubus eingelegt werden, oder aber der Beißschutz ist bereits Bestandteil der speziellen Tubusfixierungsvorrichtung.
- **Absaugvorrichtung.** Wenn immer möglich, ist eine funktionstüchtige Absaugeinrichtung mit großlumigem Absaugkatheter bereitzuhalten (◘ Abb. 4.1a–b).
- **Magill-Zange.** Sie kann zur Entfernung tief im Rachen liegender Fremdkörper genutzt werden (◘ Abb. 4.7c). Manchmal ist sie auch als Hilfsmittel zur nasotrachealen Intubation erforderlich, um die Spitze des Tubus zwischen die Stimmlippen einzuführen; die nasotracheale Intubation unter Sicht ist jedoch präklinisch nahezu nie indiziert.
- **Medikamente.** Ist der Patient bewusstlos (z. B. bei Reanimation), so kann auf Medikamente zur Intubationserleichterung oft verzichtet werden. Ist der Patient jedoch vor Intubation wach oder zeigt noch Abwehrreaktionen, müssen vorher Hypnotika und Muskelrelaxanzien verabreicht werden (► Kap. 6.8).

4.2.3 Durchführung der endotrachealen Intubation

Intubationswege

Die weitaus häufigste Variante der endotrachealen Intubation ist die **orotracheale Intubation**, bei der der Tubus durch den Mund in die Trachea eingeführt wird. Erheblich seltener wird der Tubus durch die Nase eingeführt: **nasotracheale Intubation**. Beide Intubationsvarianten werden auch unter dem (allerdings wenig gängigen) Begriff **translaryngeale Intubation** zusammengefasst, da ihre Gemeinsamkeit darin besteht, dass der Tubus auf seinem Weg in die Trachea Stimmlippen und Larynx passieren muss. Demgegenüber werden endotracheale Tubusplatzierungen durch eine künstlich geschaffene zervikale Öffnung in der Tracheal- oder unteren Laryngealwand als **Tracheotomie** resp. **Koniotomie** bezeichnet. Aber auch diese Verfahren der subglottischen Atemwegseröffnung stellen prinzipiell Varianten der ETI (im weiteren Sinne) dar.

Orotracheale Intubation

Die Methode der Wahl am Notfallort ist die orotracheale Intubation unter Sicht mit Hilfe eines Laryngoskops, da sie meist am schnellsten und am sichersten durchgeführt werden kann. Außerdem sind die meisten Notärzte mit diesem Intubationsverfahren am besten vertraut.

Praktisches Vorgehen

Orotracheale Intubation (◻ Abb. 4.8a–f)
- **Präoxygenierung.** Atmet der Patient noch spontan, wird Sauerstoff in möglichst hohem Flow (10–15 l/min) über eine dicht sitzende Maske verabreicht.
- **Lagerung des Kopfes.** Der Kopf wird leicht überstreckt und erhöht gelagert, um die Sicht auf die Glottis zu verbessern (Cave: Halswirbelsäulentrauma!). Dies nennt man auch die »verbesserte Jackson-Position« (◻ Abb. 4.8a, b).
- **Medikamentengabe.** Jetzt wird das Injektionshypnotikum und das Muskelrelaxans verabreicht.
- **Einsetzen des Laryngoskops.** Das Laryngoskop wird mit der linken Hand so eingeführt, dass die Zunge nach links zur Seite geschoben wird. Die Spitze des Laryngoskopspatels wird in die Mitte gerichtet und bis in die glossoepiglottische Falte (Vallecula epiglottica) vorgeschoben (dies gilt für den meist verwendeten gebogenen Spatel. Einen geraden Spatel schiebt man über die Epiglottis vor).

- **Einstellen der Glottis.** Das Laryngoskop wird nach vorn-oben (also in Richtung des Spatelgriffs) gezogen. Mundboden und Kehldeckel werden dadurch ebenfalls nach oben gezogen und der Blick auf die Stimmlippen freigegeben.
- **Kehlkopfoptimierung von außen.** Ein Helfer drückt evtl. den Ringknorpel mit zwei Fingern ein wenig nach hinten-oben-rechts; dies kann die Sicht auf die Stimmritze erleichtern: sog. **BURP-Manöver** (»backward-upward-rightward-pressure«). Der Druck des Ringknorpels gegen die Wirbelsäule (sog. Sellick-Handgriff) zur Verhinderung einer Regurgitation wird hingegen nicht mehr empfohlen.
- **Einführen des Tubus.** Der Tubus wird mit der rechten Hand durch die Stimmlippen so tief eingeführt, dass die Blockung dahinter verschwindet.
- **Blocken.** Die Blockungsmanschette wird mit 5–8 ml Luft gefüllt, bis bei Beatmung inspiratorisch keine Luft mehr aus der Trachea entweicht (bei Kindern unter 8 Jahren muss besonders vorsichtig geblockt werden); besser: Blockung mit einem Manometer bis ca. 20 mbar.
- **Beatmungsgerät/-beutel anschließen.** Der Führungsstab (sofern verwendet) wird entfernt und die Beatmung begonnen. Heute wird dabei meist ein sog. Beatmungsfilter zur Atemgasanfeuchtung und als Bakterienfilter zwischen Tubus und Beatmungsgerät geschaltet.
- **Korrekte Tubuslage sicherstellen.** Die Tubuslage wird durch Inspektion der Thoraxbewegungen, Auskultation über Epigastrium und Thorax (am besten in dieser Reihenfolge) und möglichst auch durch Kapnometrie überprüft.
- **Tubusfixierung.** Der Endotrachealtubus wird mit Pflaster oder Tubusfixierungsvorrichtung sicher befestigt; ggf. wird noch ein Guedel-Tubus als Beißschutz eingeführt.

Kontrolle der korrekten Tubuslage Folgende Methoden eignen sich unter Beatmung zur Überprüfung einer korrekten Tubuslage:

- **Inspektion des Thorax:** Hebt sich der Thorax symmetrisch?
- **Inspektion des Tubus:** Das Beschlagen eines durchsichtigen Tubus während der Exspiration spricht für eine Lage im Tracheobronchialsystem.
- **Palpation des Thorax** unterhalb der Schlüsselbeine: Hebt sich der Thorax symmetrisch?

◘ **Abb. 4.8a–f** Orotracheale Intubation. **a** Lagerung des Kopfes; **b** Einsetzen des Laryngoskops; **c** Einstellung des Larynxeingangs; **d** Vorschieben des Tubus durch die Glottis unter Sicht; **e** richtige Lage des Tubus; **f** Fixierung des Tubus mit Guedel-Tubus als Beißschutz ▶

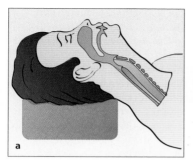

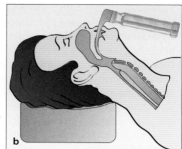

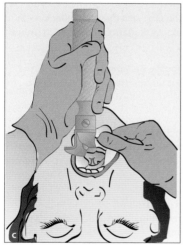

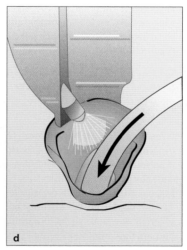

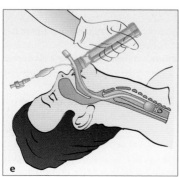

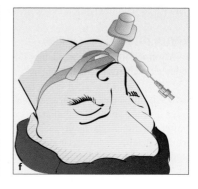

- **Auskultation über dem Epigastrium:** Ein blubberndes Geräusch dort spricht für eine Tubuslage im Ösophagus.
- **Auskultation beider Thoraxseiten** möglichst weit lateral: Sind die Lungen beidseits gut belüftet?
- **Direkte laryngoskopische Kontrolle:** Wenn es gelingt, im Rahmen einer erneuten Laryngoskopie bei liegendem Tubus diesen eindeutig zwischen den Stimmbändern zu visualisieren, ist dies ein sehr sicheres Kriterium zum Ausschluss einer ösophagealen Fehlintubation. Hierzu muss der Notarzt jedoch besonnen und intubationserfahren sein, außerdem ist dieses Verfahren aufwändig und nicht immer möglich.
- **Verwendung eines Kapnographen:** Der Nachweis von CO_2 nach 6 Atemzügen zeigt mit praktisch 100 %iger Sicherheit eine erfolgreiche ETI an. Eine zu tiefe (endobronchiale) Intubation lässt sich dadurch jedoch nicht feststellen, hierzu muss nach wie vor eine Auskultation über beiden Thoraxseiten erfolgen

> Die Kapnographie ist die sicherste Methode, eine lebensgefährliche ösophageale Fehllage des Endotrachealtubus auszuschließen. Wenn immer möglich soll daher eine kapnographische Kontrolle der ETI erfolgen.

Weiteres Vorgehen nach Intubation Nach der erfolgreichen ETI soll der Patient bis zur Krankenhausaufnahme künstlich beatmet werden. Geschieht dies nicht, hat der Notarzt keine Kontrolle über die Ventilation des Patienten. Es können folgende Komplikationen auftreten:
- Hypoventilation und Hyperkapnie
- Anstieg des Hirndrucks beim Schädel-Hirn-Trauma
- Hypoxie durch Abfall der funktionellen Residualkapazität, Atelektasenbildung und erhöhten Rechts-Links-Shunt.

! Im Rettungsdienst gilt: Keine Intubation ohne Beatmung!

Andere Intubationswege

Nur in Sondersituationen werden präklinisch andere Intubationswege als der orotracheale beschritten.

Nasotracheale Intubation Die Intubation durch die Nase ist schwieriger, zeitraubender und mit mehr Komplikationsmöglichkeiten (v. a. schweres Nasenbluten) behaftet als die orotracheale Intubation und daher präklinisch sehr selten indiziert; der Erfahrene kann sie aber beispielsweise bei schweren Verletzungen des Unterkiefers oder der Lippen erwägen sowie bei der Intubation eines Säuglings oder Neugeborenen (weil hier der dünne nasale Tubus besser fixiert und vor Dislokation geschützt werden kann). Früher wurde die sog. **blinde nasotracheale Intubation** bei Patienten mit HWS-Trauma empfohlen, um mit der orotrachealen Intubation assoziierte Bewegungen der HWS zu vermeiden; sie erfordert jedoch viel Übung und gelingt auch dem Erfahrenen nicht immer. Sie hat daher heute keinen Stellenwert mehr in der Notfallmedizin.

Intubation durch ein Tracheostoma Einige Patienten sind bereits **tracheotomiert** oder **tracheostomiert**. Von einer **Tracheotomie** spricht man, wenn die Trachea unterhalb des Larynx eröffnet ist. Bei einer **Tracheostomie** ist der Kehlkopf entfernt (z. B. bei einem Larynxkarzinom) und die Trachea endet (bzw. beginnt) am Tracheostoma. Der Tubus wird in diesen Fällen einige cm (beim Erwachsenen 4–5 cm) in das Tracheostoma eingeführt, oder es wird, wenn vorhanden, eine spezielle Trachealkanüle verwendet.

Intubation nach Koniotomie Dieses Vorgehen wird gewählt, wenn der Patient nicht oro- oder nasotracheal intubiert werden kann, eine Intubation jedoch dringend erforderlich ist. Der Tubus wird nach notfallmäßiger Inzision des Lig. cricothyreoideum im unteren Larynxbereich endotracheal platziert (▶ Abschn. 4.3.4).

4.2.4 Komplikationen der endotrachealen Intubation

Komplikationsmöglichkeiten Die ETI ist zwar häufig lebensrettend, kann aber auch zu schweren Komplikationen führen, die entweder durch den Intubationsvorgang oder durch eine falsche Tubuslage (◘ Abb. 4.9a–b) verursacht werden können.

Die wichtigsten, weil akut lebensgefährlichen Komplikationsmöglichkeiten sind folgende:

- Ösophageale Fehlintubation (◘ Abb. 4.9b); ausführliche Kommentierung s. u.,
- Hypoxie durch zu lang dauernde Intubationsversuche ohne zwischenzeitliche Beatmung,
- Hypoxie durch unbemerkte Dislokation eines bereits korrekt eingeführten, aber unzureichend befestigten Tubus.

Ebenfalls lebensbedrohlich oder deletär können folgende Komplikationen sein:

- Erbrechen und Aspiration während des Intubationsvorgangs,
- sekundäre Rückenmarkschädigung durch zu starkes Überstrecken des Kopfes bei Halswirbelsäulentrauma oder auch Patienten mit chronischer Polyarthritis.

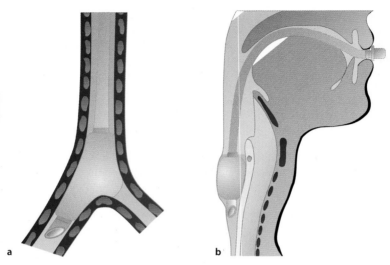

a   b

◘ **Abb. 4.9a–b** Fehllagen des Endotrachealtubus. **a** Endobronchiale Intubation; **b** ösophageale Fehlintubation

❶ Bei Halswirbelsäulentrauma oder Patienten mit chronischer Polyarthritis kann bei zu starkem Überstrecken des Kopfes eine Densfraktur mit Rückenmarkschädigung resultieren.

Durch den Intubationsvorgang können Zähne und obere Atemwege geschädigt werden:
— Verletzung der Stimmlippen und des Kehlkopfs beim Einführen des Tubus,
— Beschädigung oder sogar Luxation der Zähne beim Einführen des Laryngoskops. Besonders gefährdet: die Schneidezähne des Oberkiefers. Im schlimmsten Fall kann ein dislozierter Zahn während der Intubation auch noch aspiriert werden. Intubationsassoziierte Zahnschäden sind nicht selten: Sie sind die häufigste Ursache für Schadensersatzforderungen in der klinischen Anästhesie. Zur Vermeidung solcher Zahnschäden gibt es Einmal-Zahnprotektoren aus weichem Kunststoff, die vor der Intubation rasch eingelegt werden können, im lebensbedrohlichen Notfall fehlt hierfür jedoch meist die Zeit.

Eine der häufigsten Komplikationen der Intubation ist das zu tiefe Einführen des ET in einen Hauptbronchus: die **endobronchiale Tubusfehllage** (◘ Abb. 4.9a).

Endobronchiale Intubation

Die Intubation eines Hauptbronchus führt dazu, dass nur der von diesem Bronchus versorgte Teil der Lunge belüftet wird. Meist gelangt der zu tief eingeführte Tubus in den rechten Hauptbronchus. Da der rechte Oberlappenbronchus sehr hoch vom rechten Hauptbronchus abgeht – und daher leicht von der Blockung verlegt werden kann – wird oft nur der rechte Unter- und Mittellappen belüftet. Die Folge ist eine schwere Oxygenierungsstörung mit bedrohlicher Hypoxie durch einen großen Rechts-Links-Shunt. Gelegentlich wird fälschlich aufgrund des einseitig fehlenden Atemgeräusches ein Pneumothorax diagnostiziert! Gerade der Anfänger führt den Tubus oft zu tief ein (► Aus der Notarztpraxis). Aber auch dem Erfahrenen kann das zu tiefe Einführen des Tubus unterlaufen, insbesondere bei der Intubation kleiner Kinder.

Aus der Notfallpraxis

Eine polytraumatisierte Patientin wird nach einem Autounfall noch am Notfallort intubiert. Sie hat offensichtlich multiple Frakturen der unteren Extremitäten und blutende Kopfplatzwunden. Der Notarzt kann nach der Intubation bei der kreislaufinstabilen Patientin auf der linken Seite kein Atemgeräusch auskultieren. Er vermutet dort einen Pneumothorax, wenn nicht gar einen Spannungspneumothorax und schickt sich an, eine Thoraxdrainage zu legen. Einem hinzukommenden, besonnen Rettungsassistenten fällt auf, dass vom Magill-Tubus fast nur noch der Konus extraoral zu erkennen ist. Der Tubus liegt mit etwa 30 cm im Niveau der Zahnreihe. Der Notarzt wird überredet, den Tubus bis auf 23 cm wieder herauszuziehen. Daraufhin ist die linke Lunge gut belüftet, auf die Thoraxdrainierung kann verzichtet werden. Die Kreislaufinstabilität ist, wie sich später herausstellt, durch eine Leberruptur zu erklären.

Ösophageale Fehlintubation

Die versehentliche und unbemerkte Intubation des Ösophagus ist die schlimmste Komplikation der Intubation (◘ Abb. 4.9b). Der Patient erleidet zwangsläufig eine schwere Hypoxie mit Todesfolge, wenn er nicht neben dem fehlerhaft eingeführten Tubus weiter atmen kann oder wenn die Fehllage nicht rechtzeitig bemerkt wird. Unter künstlicher Beatmung wird zudem der Magen beatmet, der intraabdominelle Druck steigt an, die Atmung wird somit zusätzlich behindert und die Regurgitations- und Aspirationsgefahr wird erhöht.

> ❶ Eine ösophageale Tubuslage muss unbedingt sofort erkannt und behoben werden! Besteht ein begründeter Zweifel an einer korrekten endotrachealen Tubuslage, muss der Tubus entfernt werden: »If in doubt, take it out.«

Aus der Notfallpraxis

Ein Patient mit Oberschenkelfraktur, stumpfem Bauchtrauma und Schädel-Hirn-Trauma nach einem Verkehrsunfall wird vom Notarzt intubiert und beatmet im Schockraum eines Schwerpunktkrankenhauses dem Notaufnahmeteam übergeben. Der Notarzt berichtet, der Patient habe zwar noch geatmet, sei aber bewusstseinsgetrübt gewesen. Er habe dem Patienten vor etwa 30 min nach Gabe von 20 mg Etomidat unter erheblichen Schwierigkeiten intubiert. Danach habe er ihm 10 mg Midazolam und fraktioniert insgesamt 200 mg Ketamin verabreicht. Die Sauerstoffsättigung beträgt bei Aufnahme 94 %. Der aufnehmende Anästhesist überprüft die Tubuslage durch Auskultation und hört beidseits ein deutliches Atemgeräusch über dem Thorax. Dann verabreicht er dem kreislaufstabilen Patienten zur Weiterführung der Anästhesie 0,5 mg Fentanyl und beatmet ihn mit einer FiO_2 von 50 %. Etwa 1 min später beginnt die Sauerstoffsättigung zu fallen. Eine erneute Untersuchung der Tubuslage mit direkter Laryngoskopie ergibt, dass eine ösophageale Intubation vorliegt. Der Patient hatte über mehr als 30 min durch die (glücklicherweise nicht überklebte) Öffnung des neben dem Tubus als Beißschutz eingeführten Guedel-Tubus atmen können, da ihm präklinisch keine erheblich atemdepressiven Substanzen verabreicht wurden. Die Eigenatmung täuschte bei der Auskultation eine korrekte Tubuslage vor. Erst in der Klinik hörte die Eigenatmung nach Gabe der stark atemdepressiv wirkenden Menge eines Opioids auf. Der Patient wurde sofort korrekt endotracheal intubiert und überlebte ohne zerebrale Folgeschäden.

Schwierige oder unmögliche Intubation

Gelegentlich gelingt die ETI nicht auf Anhieb, und auch beim zweiten Versuch lässt sich der Tubus immer noch nicht korrekt platzieren. In dieser Situation ist es für den Patienten lebenswichtig, dass der Notarzt besonnen und zielgerichtet einem Handlungsplan folgt, der unter Verwendung der vor Ort verfügbaren Beatmungs- und Atemwegshilfsmittel eine ausreichende Oxygenierung des Patienten auch ohne Intubation sicherstellt Insbesondere darf nicht vergessen werden, zwischen zwei Intubationsversuchen – spätestens nach 30 s oder wenn die Sauerstoffsättigung auf unter 90 % abfällt – mit der Maske zu beatmen, ▶ Abschn. 4.5.2 und ◻ Abb. 4.10.

❯ Die Intubation darf nicht um jeden Preis erzwungen werden! Patienten kommen nicht dadurch zu Schaden, dass die Intubation misslingt, sondern dadurch, dass sie während unüberlegter und verbissener Intubationsversuche hypoxisch werden.

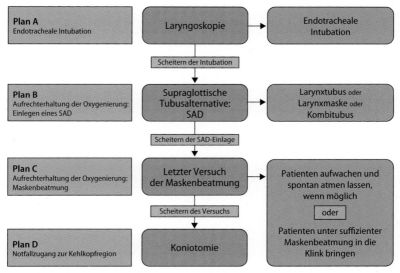

◻ Abb. 4.10 Vorgehen bei Intubationsproblemen im Rettungsdienst. (Modifiziert nach Difficult Airway Society Guidelines 2015 – Overview.) Endotracheale Intubation ▶ Abschn. 4.2; SAD = Supraglottic Airway Device ▶ Abschn. 4.3; Larynxtubus ▶ Abschn. 4.3.3; Larynxmaske ▶ Abschn. 4.3.2; Kombitubus ▶ Abschn. 4.3.1; Koniotomie ▶ Abschn. 4.3.4; Maskenbeatmung ▶ Abschn. 4.5.2

Gum elastic bougie Die Intubation bei schwer einstellbarer Glottis kann durch Verwendung dieser Intubationshilfe (Introducer) oft erheblich erleichtert oder überhaupt nur möglich werden. Es handelt sich dabei um einen etwa 60 cm langen und ca. 5 mm dicken, halbelastischen, an der Spitze hockeyschlägerartig geformten Stab, der auch unter schwierigen Sichtbedingungen zumeist in die Trachea eingeführt werden kann (◻ Abb. 4.11a–b). Über den tracheal liegenden Bougie wird dann der Tubus unter leichtem Drehen vorgeschoben, und der Bougie wird anschließend entfernt (es handelt sich also um eine Art Seldinger-Technik für die Intubation). Besonders für den Rettungsdienst gibt es mittlerweile auch Introducer, die mit 3 »Gelenken« auf ca. 20 cm zusammengefaltet und somit gut im Notfallkoffer verstaut werden können; sie können in Sekundenschnelle wieder entfaltet und in einen vollwertigen Introducer verwandelt werden

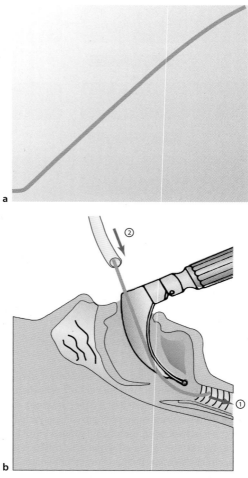

a

b

◘ **Abb. 4.11a–b** Gum elastic bougie. **a** Beachte die hockeyschlägerartig gebogene Spitze, mit der es relativ leicht ist, unter der Epiglottis in die Trachea zu gelangen. **b** Intubation mit dem gum elastic bougie. Zunächst wird die Glottis mit dem Laryngoskop so gut wie möglich eingestellt. Dann wird der gum elastic bougie in die Trachea eingeführt (1). Ist dies erfolgreich geschehen, wird der Tubus über den gum elastic bougie in die Trachea vorgeschoben (2). Dabei muss er gelegentlich mit sanftem Druck ein wenig gedreht (»geschraubt«) werden, um die Stimmlippen zu passieren. Dann wird der gum elastic bougie entfernt, und der Tubus wird mit dem Beatmungsgerät verbunden

4.3 Alternativen zur endotrachealen Intubation

Supraglottische Tubusalternativen: SADs Seit den 1990er Jahren spielen sog SADs (»supraglottic airway devices«) eine zunehmende Rolle als Tubusalternativen; sie kommen präklinisch zum Einsatz, wenn eine Beatmung notwendig, aber keine Intubation möglich ist. Hierzu zählen (in der Reihenfolge ihrer historischen Entwicklung) der **Kombitubus, die Larynxmaske** und **der Larynxtubus.** SADs haben folgende Gemeinsamkeiten:

- Sie dichten die Atemwege außerhalb der Trachea noch oberhalb des Larynxeingangs im Hypopharynx ab, daher der Name »supraglottic airway device«.
- Sie sind i. d. R. – vor allem durch den weniger Geübten und unter schwierigen Bedingungen – einfacher korrekt zu platzieren als ein Endotrachealtubus.
- Sie bieten aber einen geringeren Aspirations- und Dislokationsschutz als die endotracheale Intubation. Die Aspirationswahrscheinlichkeit ist jedoch bei korrekter Verwendung offenbar gering und auf jeden Fall erheblich geringer als bei reiner Maskenbeatmung.
- Sie können nicht funktionieren, wenn Larynx- bzw. Trachealeingang verlegt sind, z. B. durch ein subglottisches Ödem oder einen Fremdkörper.

> Die rechtzeitige Berücksichtigung dieser Tubusalternativen ist oft lebensrettend.

4.3.1 Ösophagotrachealer Tubus (Kombitubus)

Prinzip Der Kombitubus (◘ Abb. 4.12a–c) ist die älteste Tubusalternative. Er wird in Europa wohl nur noch selten verwendet, ist aber für das grundsätzliche Verständnis der Funktionsweise eines SAD und des heute im Rettungsdienst sehr verbreiteten Larynxtubus (▶ Abschn. 4.3.3) nach wie vor von Bedeutung. Der Kombitubus besteht aus zwei potenziellen »Beatmungslumina« und zwei blockbaren Manschetten. Er wird blind peroral eingeführt, und beide Blockungsmanschetten werden mit Luft gefüllt: die distale im Ösophagus oder in der Trachea liegende Manschette mit 10 ml, die proximale im Pharynx liegende Manschette mit 100 ml.

Es gibt nun zwei Möglichkeiten: Entweder der Tubus wurde (was fast immer geschieht) in den Ösophagus eingeführt, oder er ist zufällig in die Trachea gelangt.

- 1. Möglichkeit: Der **Tubus** liegt **im Ösophagus**: Dies ist der Regelfall. Durch die Blockung erfolgt eine Abdichtung nach oben (Pharynx) und unten (Ösophagus und Magen). Der Patient wird über das zweite Lumen beatmet, das unmittelbar unter der oberen Manschette endet. Die Luft strömt durch die Stimmlippen in die Trachea ein. Mageninhalt kann über das distale Lumen nach außen abfließen.

4

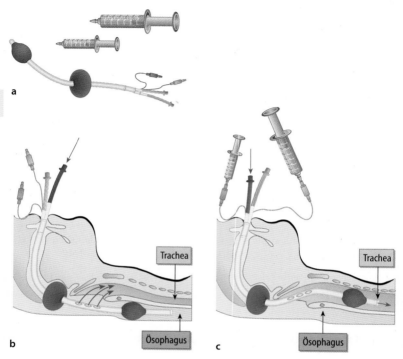

□ **Abb. 4.12a–c** Kombitubus. **a** Kombitubus mit aufgeblasenen Manschetten; **b** Tubus liegt im Ösophagus (häufig); **c** Tubus liegt in der Trachea (selten)

━━ 2. Möglichkeit: Der **Tubus** liegt **in der Trachea**. Der Patient wird durch das distal endende Lumen beatmet; der ösophagotracheale Tubus wird wie ein Endotrachealtubus weiter verwendet. Das zweite, proximal endende Lumen bleibt ungenutzt.

Bewertung Der Kombitubus ist nach wie vor eine sinnvolle Tubusalternative; allerdings werden heute zunehmend andere SADs wie Larynxmaske und vor allem Larynxtubus verwendet. Problematisch ist auch, dass der Kombitubus inner-klinisch kaum verwendet wird, so dass eine Vertrautheit in der Anwendung aus der klinischen Routine meist fehlt.

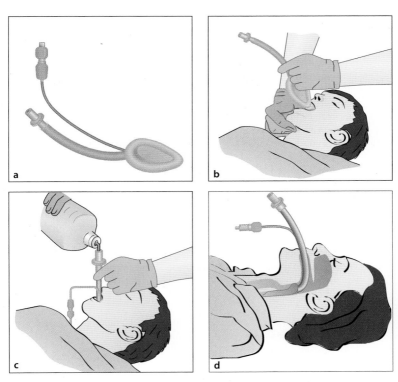

■ **Abb. 4.13a–d** Verwendung der Larynxmaske. **a** Larynxmaske; **b** Einführen der Larynxmaske; **c** Anschluss des Beatmungsbeutels; **d** Lage der Larynxmaske im Hypopharynx

4.3.2 Larynxmaske

Prinzip Die Larynxmaske hat seit Anfang der 1990er Jahre eine weltweite Verbreitung gefunden. Es handelt sich gewissermaßen um ein Mittelding zwischen Tubus
und Maske (■ Abb. 4.13a–d), wobei die Maske bis vor den Kehlkopfeingang vorgeschoben wird und diesen dort dicht umschließt.

Anwendung Es gibt zahllose beschriebene, im Detail unterschiedliche Möglichkeiten, eine Larynxmaske zu platzieren. Mit der folgenden **Standardtechnik** lässt
sich bei etwa 95 % der Patienten ein korrekter Maskensitz erzielen:

Praktisches Vorgehen

Vorgehen bei Verwendung einer Larynxmaske

- Richtige Larynxmaskengröße auswählen (◘ Tab. 4.3).
- Präoxygenierung. Sauerstoff mit hohem Fluss über eine möglichst dicht sitzende Maske verabreichen.
- Wenn erforderlich, Narkoseeinleitung mit einem Induktionshypnotikum. Propofol gilt für das Einführen der Larynxmaske als Mittel der Wahl, andere Hypnotika können jedoch auch verwendet werden
- Beim Einführen darauf achten, dass der Cuff (Luftmanschette) weitgehend entleert ist.
- Mit einer Hand den Mund öffnen, mit der anderen Hand die Larynxmaske wie einen Stift halten, wobei der Zeigefinger auf der Verbindung zwischen Cuff und Tubus liegt.
- Maske so einführen, dass die Maskenöffnung zur Zunge zeigt und die Rückseite der Larynxmaske mit der Spitze des Cuffs nach oben gegen den harten Gaumen gedrückt wird.
- Vorschieben der Larynxmaske in den Hypopharynx, bis ein deutlicher Widerstand zu spüren ist. Der einführende Finger soll dabei den Tubus während des gesamten Einführvorgangs gegen den Gaumen drücken, um ein Aufrollen der Spitze zu vermeiden.
- Cuff mit Luft füllen.
- Beatmung beginnen, Beatmungserfolg durch Auskultation der Lungen und wenn möglich Kapnometrie überprüfen.
- Maske mit Pflaster fixieren.

◘ **Tab. 4.3** Larynxmaskengrößen

Nummer	Altersgruppe
1	Neugeborene/Kleinkinder bis zu 5 kg
1½	Kleinkinder von 5–10 kg
2	Kleinkinder/Kinder von 10–20 kg
2½	Kinder von 20–30 kg
3	Kinder von 30–50 kg
4	Erwachsene von 50–70 kg
5	Erwachsene von 70–100 kg
6	Große Erwachsene über 100 kg

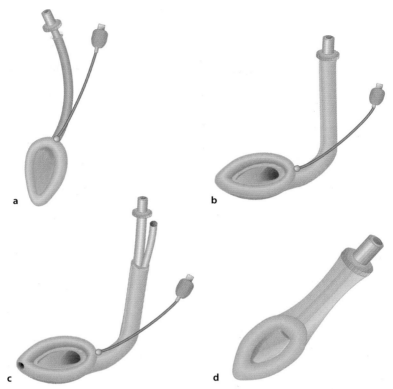

◘ Abb. 4.14a–d Larynxmasken. **a** Einmal-Larynxmaske, »klassisch«; **b** Einmal-Larynxmaske, rechtwinklig; **c** Einmal-Larynxmaske, mit zweitem Lumen; **d** Einmal-Larynxmaske I-gel (ohne Blockung)

Die Larynxmaske lässt sich mit geringem Druck einführen. Während des Einführvorgangs soll keine unangemessene Kraft aufgewendet werden, sonst können intraorale Blutungen ausgelöst werden. Bei der Beatmung ist darauf zu achten, dass die Beatmungsdrücke möglichst unter 20 mbar liegen.

Variationen der Larynxmaske Heute werden gerade im Rettungsdienst üblicherweise Einmal-Produkte verwendet. Neben der »klassischen« Larynxmaske sind mittlerweile weitere Modellvarianten als Einmalmaterial erhältlich (◘ Abb. 4.14a–d):

━ **Larynxmasken mit klassischer Form**: Diese sind den Original-Larynxmasken nachempfunden (◘ Abb. 4.14a).

- **Larynxmasken mit rechtwinkliger Form:** Solche Masken habe einen etwas festeren Sitz im Mund, gerade auch bei zahnlosen Patienten (◨ Abb. 4.14b).
- **Larynxmasken mit Drainagekanal:** Über ein zweites Lumen, das in die Maske integriert ist, an der Spitze des Cuffs endet und somit – in situ – im Ösophaguseingang liegt, kann Mageninhalt nach außen ablaufen oder abgesaugt werden. Dadurch kann die Aspirationsgefahr reduziert werden. Alternativ kann durch dieses Lumen eine Magensonde eingeführt werden (◨ Abb. 4.14c).
- **I-gel-Larynxmaske:** Es handelt sich um eine Larynxmaske aus thermoplastischem Elastomer, das – richtig platziert – den Larynxeingang bei Körpertemperatur gewissermaßen von selbst ausreichend abdichtet. Eine Blockung ist nicht erforderlich und auch nicht möglich (◨ Abb. 4.14d).

Bewertung Nachdem mittlerweile in vielen Kliniken ein großer Teil aller Narkosen unter Verwendung einer Larynxmaske durchgeführt wird, hat sich dieses Instrumentarium auch im Rettungsdienst als SAD etabliert. Die Larynxmaske wird vom ERC im Rahmen der Reanimation ausdrücklich empfohlen, wenn eine Intubation unmöglich ist oder nicht beherrscht wird. Auch weniger geübtem Rettungspersonal gelingt (nach adäquater Anweisung) in den allermeisten Fällen eine korrekte Platzierung nach maximal 2 Einführversuchen. Auch für die Neugeborenenreanimation ist die Larynxmaske geeignet. Die Larynxmaske kann oft auch dann eingeführt werden, wenn sich der Notarzt nur neben oder vor dem Patienten platzieren kann. Allerdings ist zu bedenken, dass ein korrekter Sitz der Larynxmaske nicht immer erzielt werden kann.

4.3.3 Larynxtubus

Prinzip Dieser Tubus ist seit Ende der 1990er Jahre erhältlich, mittlerweile auch als Einwegartikel. Er stellt – wenn man so will – eine verkürzte und »abgespeckte« Version des Kombitubus oder auch ein Mittelding zwischen Kombitubus und Larynxmaske dar (◨ Abb. 4.15a–d). Der Tubus hat meist nur 1 Lumen und ist mit **zwei Cuffs** versehen, von denen einer im Oropharynx und einer im oberen Anteil des Ösophagus zu liegen kommen soll. Zwischen beiden Cuffs ist eine Beatmungsöffnung, die sich bei korrekter Tubusplatzierung vor dem Larynxeingang befindet (◨ Abb. 4.15a–d, ◨ Abb. 4.17). Eine neuere Variante des Larynxtubus verfügt über ein zweites Lumen, das einen freien Ablauf von Mageninhalt oder das Legen einer Magensonde ermöglicht (Larynxtubus mit Drainagekanal).

Anwendung Den Larynxtubus gibt es in verschiedenen farbkodierten Größen (◨ Abb. 4.16). Er wird (wie die Larynxmaske oder der Kombitubus) blind peroral

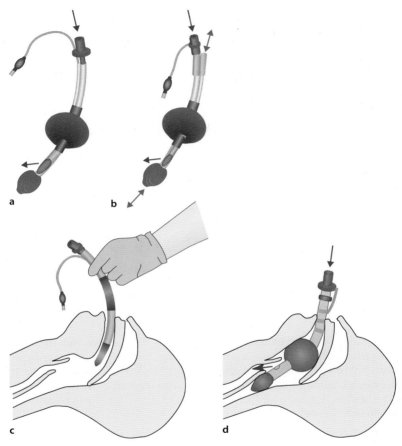

◘ Abb. 4.15a–d Larynxtuben. **a** Larynxtubus; **b** Larynxtubus mit Drainagekanal; **c** Einführen des Larynxtubus; **d** korrekte Lage des Larynxtubus; blaue Pfeile: Ein- und Austritt der Atemluft; rote Pfeile: Zugang zum Ösopghagus

eingeführt. Dann wird er mit der für die jeweilige Tubusgröße empfohlenen Menge an Luft geblockt. Die benötigte Luftmenge ergibt sich aus der Farbmarkierung auf der Blockerspritze und liegt zwischen 15 ml für Größe 0 und 90 ml für Größe 5 (◘ Abb. 4.16). Die Luft verteilt sich automatisch in beiden Cuffs:

- der **obere Cuff** dichtet den Oropharynx gegen die Mundöffnung und den Nasopharynx ab,

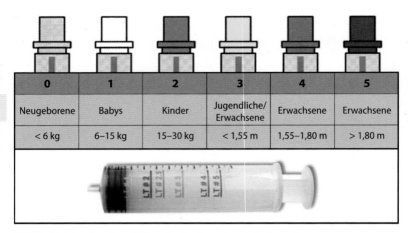

0	1	2	3	4	5
Neugeborene	Babys	Kinder	Jugendliche/ Erwachsene	Erwachsene	Erwachsene
< 6 kg	6–15 kg	15–30 kg	< 1,55 m	1,55–1,80 m	> 1,80 m

◼ **Abb. 4.16** Larynxtubus. Größen, Farbkodierung und Blockerspritze

— der **untere Cuff** dichtet den Ösophagus ab; dadurch soll einerseits unter Beatmung das Einströmen von Luft in Ösophagus und Magen und andererseits die Regurgitation von Mageninhalt verhindern werden.

Bewertung Der Larynxtubus lässt sich offenbar vom Ungeübten noch einfacher erfolgreich einführen als eine Larynxmaske; daher stellt er im Rettungsdienst heute wohl **die verbreitetste Tubusalternative** dar (obwohl seine Anwendung in der klinischen Anästhesie erheblich seltener ist als die der Larynxmaske). In den aktuellen ERC-Leitlinien wird der Larynxtubus gleichwertig mit der Larynxmaske empfohlen.

❯ Die Larynxmaske und insbesondere der Larynxtubus stellen wichtige Alternativen zum Endotrachealtubus dar, wenn die endotracheale Intubation nicht möglich ist.

4.3.4 Koniotomie

Gelegentlich ist bei Patienten ohne ausreichende Eigenatmung weder eine Maskenbeatmung (± Pharyngealtubus), noch eine endotracheale Intubation, noch das korrekte Einlegen eines SAD möglich. Dann kann eine Koniotomie lebensrettend sein (◼ Abb. 4.10).

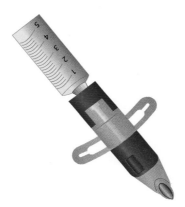

Abb. 4.17 Koniotomieset. Quicktrach II mit blockbarer Trachealkanüle

Definition Als Koniotomie bezeichnet man die Eröffnung des Lig. cricothyreoideum = Lig. conicum zwischen Schild- und Ringknorpel. Dadurch erhält man sehr schnell und einfach Zugang zur Trachea.

Durchführung Es gibt 2 Möglichkeiten:
- **Koniotomie mittels Koniotomieset**: Es gibt spezielle Koniotomiesets mit blockbaren Tuben, z. B. Quicktrach II. Sie werden nach einer Stichinzision über einen Trokar direkt in die Trachea vorgeschoben (◻ Abb. 4.17).
- **Chirurgische Koniotomie**: Hierzu sind lediglich erforderlich: Ein Skalpell, eine Schere und ein dünner Tubus (z. B. Größe 6,0). Vorteilhaft ist, dass auf diese Weise eine Koniotomie mit in jedem Rettungswagen verfügbarem Material durchgeführt werden kann.

Praktisches Vorgehen

Durchführung der chirurgischen Koniotomie (◻ Abb. 4.18a–d)
- Schildknorpel (»Adamsapfel«) und darunter (kaudal) liegender Ringknorpel werden bei leicht überstrecktem Kopf getastet.
- Mit einem Skalpell wird ein etwa 2 cm langer kutaner Einschnitt quer zwischen beiden Knorpeln gemacht.
- Die Wunde wird mit der Schere gespreizt, und mit einem weiteren queren Einschnitt wird das darunter liegende Lig. cricothyreoideum ca. 1,5 cm eröffnet.
- Durch die Öffnung wird ein Tubus (bei Erwachsenen z. B. 6,0 mm Innendurchmesser) einige Zentimeter (bei Erwachsenen 4–5 cm) tief endotracheal eingeführt und geblockt. Der Patient kann jetzt beatmet werden.

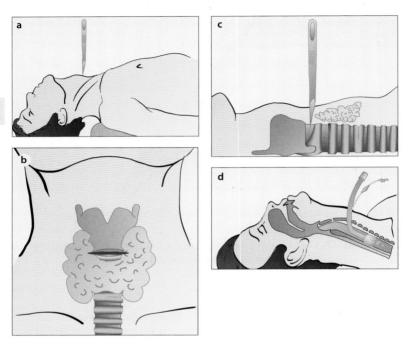

❑ **Abb. 4.18a–d** Chirurgische Koniotomie. **a** Überstreckte Lagerung des Kopfes; **b** Haut-inzision; **c** Inzision des Lig. cricothyreoideum (Lig. conicum); **d** Einführen eines Endotracheal-tubus oder einer Trachealkanül

Komplikationsmöglichkeiten Diese liegen vor allem in der Verletzung laryn-gealer und trachealer Strukturen sowie in der Auslösung von Blutungen. Bei unüberlegtem, zu forschem Vorgehen kann beispielsweise (gerade bei Kindern) die Tracheahinterwand verletzt oder sogar durchtrennt werden.

Alternativen Die Koniotomie hat die erheblich schwieriger durchzuführende, zeitaufwendigere und komplikationsträchtigere Tracheotomie als Notfallmaß-nahme (**Nottracheotomie**) abgelöst. Weitgehend ineffektiv ist das früher gele-gentlich empfohlene transligamentäre »**Spicken**« der Trachea mit Injektionskanü-len, da diese (auch in großer Zahl) selbst für eine notdürftige Atmung zu englumig sind. Lediglich mit einem sog. Jet-Ventilator – der jedoch präklinisch nie und auch innerklinisch nur sehr selten zur Verfügung steht – ist die Beatmung über eine großlumige Kanüle möglich.

Bewertung Die Koniotomie kann einen sicheren Zugang zu den Atemwegen schaffen, wenn auf anderem Weg keine Beatmung möglich ist. Jeder Notarzt muss sie beherrschen, auch wenn sie selten erforderlich ist.

> Man muss sich zur Koniotomie entschließen, bevor der Patient durch Hypoxie geschädigt ist.

4.4 Sauerstofftherapie

Eine Erhöhung der inspiratorischen Sauerstofffraktion (FiO_2) führt zur Erhöhung des alveolären und arteriellen Sauerstoffpartialdrucks (paO_2). Der arterielle Sauerstoffgehalt wird im Bereich niedriger bis normaler Sauerstoffpartialdrücke (unter 100 mmHg) vorwiegend über eine Erhöhung der Sauerstoffsättigung des Hämoglobins verbessert, physikalisch wird nur sehr wenig Sauerstoff gelöst. Bei hohem Sauerstoffpartialdruck kann die Menge an gelöstem Sauerstoff jedoch besonders bei ausgeprägter Anämie und Dyshämoglobinämie sowie in Situationen einer kritischen oder grenzwertigen Sauerstoffversorgung der Organe durchaus bedeutsam sein. Maximal können unter Atmosphärendruckbedingungen bei einer FiO_2 von 100 % etwa 2 ml O_2/100 ml Blut physikalisch gelöst werden, beim Erwachsenen mit 5 l Blutvolumen also insgesamt etwa 100 ml O_2; dies entspricht ca. 30 % des Sauerstoffverbrauchs. Bei starker Anämie gilt nach einer Faustregel des Physiologen Zander:

> Über eine Hyperoxie (100 % O_2) kann kurzfristig ein Hb-Defizit von 1,5 g/dl entsprechend einer Transfusion von etwa 2 EK ersetzt werden.

Indikationen In folgenden Situationen sollte eine zusätzliche Sauerstoffzufuhr erfolgen:

- Störungen der pulmonalen Sauerstoffaufnahme mit Hypoxie (primäre oder sekundäre Oxygenierungsstörungen, z. B. Lungenödem oder Asthmaanfall),
- Störungen der globalen Sauerstoffversorgung (z. B. Reanimation, Schock jeglicher Genese, akute Blutung, Kohlenmonoxidvergiftung),
- prophylaktisch zur Erhöhung des alveolären Sauerstoffgehaltes vor bestimmten Maßnahmen (Präoxygenierung, z. B. vor Intubation).

> Minimalziel der Sauerstoffzufuhr ist meist eine Sauerstoffsättigung von 90 %.

Niedrigere Werte (zwischen 80 und 90 %) können unter besonderen Bedingungen toleriert werden (▶ Kap. 2.5.2).

Kontraindikationen und Gefahren Insbesondere bei längerfristiger Anwendung (Stunden und Tage) kann eine erhöhte FiO_2 über eine vermehrte Produktion von sog. **Sauerstoffradikalen** (ROS = reactive oxygen species) zur Organschädigung führen: vor allem der Lunge, aber auch anderer Organe. Neugeborene und vor allem Frühgeborenen sind besonders gefährdet. Gegenwärtig wird in 3 Situationen keine oder nur eine situationsangepasste, vorsichtige Sauerstoffanreicherung der Atemluft empfohlen (ERC 2015):

1. **Neugeborenenreanimation:** Hier soll zunächst nur die Beatmung mit Raumluft (21 % O_2) erfolgen (▶ Kap. 16).

2. **Myokardinfarkt:** Stabilen, nicht-hypoxischen Patienten mit ACS soll – im Gegensatz zu früheren Empfehlungen – keine erhöhte Sauerstoffkonzentration zugeführt werden, da eine ROS-induzierte Verstärkung des myokardialen Schadens befürchtet wird. Ziel: $psaO_2$ zwischen 94 und 98 %. (▶ Kap. 11).

3. **Post reanimationem:** Nach einer erfolgreichen Reanimation (also nach Wiederkehr der Spontanzirkulation: ROSC) soll Sauerstoff ebenfalls vorsichtig dosiert werden, um reperfusionsbedingte Organschäden nicht weiter zu verstärken. Ziel: $psaO_2$ zwischen 94 und 98 %. Wichtig: Während der Reanimation wird eine möglichst hohe Sauerstoffkonzentration empfohlen (▶ Kap. 7).

Eine weitere (seltene) Kontraindikation gegen die Gabe von Sauerstoff stellen Herbizidvergiftungen (▶ Kap. 20) dar: Hier kann der Lungenschaden durch O_2 verstärkt werden. Abgesehen von diesen Spezialfällen gilt jedoch nach wie vor:

❯ Vital gefährdeten Notfallpatienten sollte so bald wie möglich Sauerstoff zugeführt werden!

Sauerstoffzufuhr beim spontan atmenden Patienten Beim spontan atmenden, nichtintubierten Patienten kann die Sauerstoffzufuhr über eine Gesichtsmaske oder die Nasensonde erfolgen (◻ Abb. 4.19a–b).

❯ Zur Abschätzung der effektiven FiO_2 gibt es folgende Faustregel:
Jeder Liter O_2 erhöht die FiO2 zunächst um 3–5 %.
Eine Erhöhung des Sauerstoff-Flow über 8 l bringt jedoch nur noch wenig zusätzlichen Effekt. Maximal kann so eine inspiratorische Sauerstoffkonzentration von etwa 40–60 % erreicht werden. Normalerweise werden 4–8 l Sauerstoff pro Minute verabreicht.

Sauerstoffzufuhr beim beatmeten Patienten Hier erfolgt die O_2-Zufuhr über das Beatmungsgerät oder den Beatmungsbeutel. An den gängigen Geräten kann zumindest zwischen einer FiO_2 von etwa 50 % (Air-mix) oder 100 % (no Air-mix) gewählt werden, an neueren Geräten kann die FiO_2 stufenlos genau eingestellt werden. Mit einem Beatmungsbeutel kann bei hohem Sauerstoff-Flow (z. B. 8 l/min) eine FiO_2 von etwa 50 % erreicht werden, bei Verwendung eines vorgeschalteten Sauerstoffreservoirs auch mehr (bis 90 %).

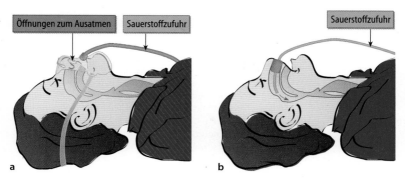

◘ Abb. 4.19a–b Sauerstoffzufuhr beim spontanatmenden Patienten. **a** Sauerstoffmaske; **b** Sauerstoffnasensonde

Sauerstoffzufuhr bei chronisch-obstruktiver Lungenerkrankung (COPD) Einige Patienten mit schwerer COPD sind chronisch an sehr niedrige Sauerstoffpartialdrücke adaptiert und regulieren ihren Atemantrieb über den paO_2 und nicht – wie normalerweise – über den $paCO_2$ (sog »hypoxic drive«). Spontan atmende COPD-Patienten können daher auf Sauerstoffzufuhr mit Hypoventilation und CO_2-Anstieg reagieren. In seltenen Fällen führt dies zur sog. CO_2-Narkose. Die Kenntnis dieser Gefahr darf jedoch nicht dazu führen, COPD-Patienten, die durch Hypoxie vital bedroht sind, Sauerstoff vorzuenthalten (► Kap. 11.6.3). Auch diese Patienten profitieren von der Sauerstoffzufuhr, aber sie müssen sorgfältig überwacht und bei schwerer Hypoventilation notfalls beatmet werden.

> Auch beim COPD-Patienten muss durch Sauerstoffzufuhr eine ausreichende Sauerstoffsättigung erzielt und aufrechterhalten werden. Ziel ist eine $psaO_2$ von etwa 90 %.

4.5 Beatmung

Ziel Das wichtigste Ziel der künstlichen Beatmung ist die Aufrechterhaltung oder Wiederherstellung eines adäquaten paO_2 (**Oxygenierung**) und $paCO_2$ bzw. pH (**Ventilation**).

Indikationen Eine Beatmung ist immer dann indiziert, wenn eine manifeste oder drohende Störung von Oxygenierung und Ventilation vorliegt (◘ Tab. 4.4).

◻ Tab. 4.4 Beatmungsziele und -indikationen	
Hauptziele	Ausreichende Oxygenierung (paO_2, saO_2 und caO_2) Ausreichende Ventilation ($paCO_2$ und pH)
Unterziele	Beseitigung von Atemnot Ermöglichung von Sedierung, Narkose und Muskelrelaxierung Senkung des atemmuskulären, systemischen und myokardialen Sauerstoffbedarfs Senkung des Hirndrucks Stabilisierung des Thorax
Grundsätzliche Indikation	Manifeste oder drohende respiratorische Insuffizienz: Oxygenierungs- und/oder Ventilationsversagen
Spezielle Indikationen	Atemstillstand Reanimation Schock, gleich welcher Genese Koma, gleich welcher Genese Zyanose Ausgeprägte Dyspnoe (Drohende) Verlegung der oberen Atemwege Schweres Polytrauma Schweres Thoraxtrauma Schwere Verletzungen der oberen Atemwege (Gesicht, Hals) Schweres Schädel-Hirn-Trauma Notwendigkeit einer Narkose Status asthmaticus Dekompensierte COPD Lungenödem (kardiogen oder nichtkardiogen) Inhalationstrauma Status epilepticus Zentrale Atemlähmung Periphere Atemlähmung oder Atembehinderung

Unterschied zwischen Spontanatmung und Beatmung Beim spontan atmenden Patienten wird während der Inspiration durch Kontraktion des Zwerchfells und der inspiratorischen Atemmuskulatur ein negativer intrathorakaler und intrapulmonaler Druck erzeugt und dadurch die Luft in die Lunge hineingesogen. Der negative intrathorakale Druck unterstützt zudem den venösen Rückfluss zum Herzen. Die Exspiration erfolgt normalerweise durch die passiven Retraktionskräfte von Lunge und Thorax, die das intrapulmonale Gas nach außen drücken, und wird nur in besonderen Situationen durch die exspiratorische Atemmuskulatur aktiv unterstützt (z. B. im Status asthmaticus). Die moderne künstliche Beatmung mit Beatmungsbeutel oder Beatmungsgerät (aber auch die Mund-zu-Mund-Beatmung) ist hingegen eine **Überdruckbeatmung**: Während der Inspiration wird das Atemgas durch einen am Mund oder Tubus erzeugten Überdruck in die Lunge hineingepresst. Dadurch entsteht inspiratorisch ein positiver intrapulmonaler und intrathorakaler Druck. Die Exspiration erfolgt wie bei der Spontanatmung.

> ❶ Bei der künstlichen Beatmung herrscht während der Inspiration ein positiver intrapulmonaler und intrathorakaler Druck, bei der normalen Spontanatmung hingegen ein negativer intrapulmonaler und intrathorakaler Druck.

Positiv endexspiratorischer Druck (PEEP) Normalerweise herrscht am Ende der Ausatmung in der Lunge der gleiche Druck wie in der umgebenden Atmosphäre. Der endexspiratorische Druck ist dann definitionsgemäß Null. Durch ein sog. PEEP-Ventil (◐ Abb. 4.20), das auf den Beatmungsbeutel oder das Richtungsventil eines Beatmungsgeräts aufgesteckt werden kann, wird ein endexspiratorischer Abfall auf Null verhindert. Bei modernen Notfall-Respiratoren ist ein entsprechendes Ventil bereits in das Gerät selbst integriert. Durch den PEEP bleibt die Lunge am Ende der Exspiration etwas gedehnt. Das hat folgende Auswirkungen:

- Funktionelle Residualkapazität und Gasaustauschfläche nehmen zu.
- Der Atelektasenbildung wird entgegengewirkt.
- Ein Rechts-Links-Shunt wird verringert.
- Die intraalveoläre Flüssigkeit beim Lungenödem wird ins Interstitium verlagert.

All dies führt normalerweise zu einer **Oxygenierungsverbesserung**. Andererseits können durch PEEP die unerwünschten Beatmungseffekte auf Kreislauf, Hirndruck und Nierenfunktion verstärkt werden. Es ist nicht erwiesen, dass generell die bereits präklinische Beatmung mit PEEP zu einer Verminderung späterer Lungenschäden oder gar zu einer Prognoseverbesserung führt. Dennoch ist bei Oxygenierungsstörungen oder Lungenödem auch schon präklinisch die Einstellung eines PEEP sinnvoll. Dieser wird meist im Bereich von 5–10 mbar gewählt, bei schweren Störungen auch bis 15 mbar.

Auswirkungen der Überdruckbeatmung Unerwünschte Auswirkungen auf die Lunge und andere Organsysteme sind größtenteils durch den erhöhten intrapulmonalen und intrathorakalen Druck zu erklären. Sie werden durch Verwendung von PEEP weiter akzentuiert.

- Durch zu hohe Atemwegsdrücke kann die Lunge geschädigt werden (**Barotrauma**). Dadurch kann sich ein Spannungspneumothorax entwickeln.
- Der venöse Rückstrom zum Herzen und damit die Vorlast für den rechten und linken Ventrikel nehmen ab.

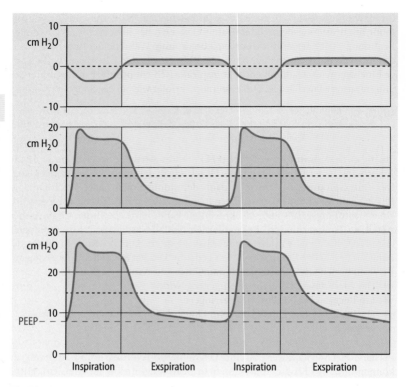

◘ Abb. 4.20 Künstliche Beatmung und Spontanatmung. Oben: Druckverlauf in den Atemwegen bei Spontanatmung; Mitte: Druckverlauf in den Atemwegen bei mandatorischer Beatmung; unten: Druckverlauf in den Atemwegen bei Beatmung mit PEEP

— Blutdruck und Herzminutenvolumen können dadurch abfallen (besonders bei Hypovolämie).
— Die Nierenfunktion kann sich verschlechtern.
— Der zerebralvenöse Rückfluss wird behindert; der Hirndruck kann ansteigen.

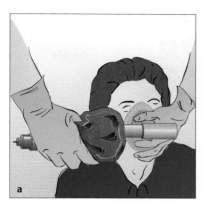
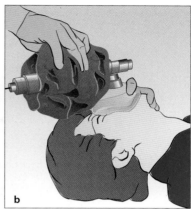

Abb. 4.21 Beatmung mit Beatmungsbeutel und Beatmungsmaske

4.5.1 Möglichkeiten der Beatmung

Die Beatmung kann ohne und mit Hilfsmitteln durchgeführt werden.

Beatmung ohne Hilfsmittel

Die Beatmung ohne Hilfsmittel ist die Mund-zu-Mund-Beatmung. Sie ist eine Basismaßnahme der kardiopulmonalen Reanimation (▶ Kap. 7.2.2). Im professionellen Rettungsdienst spielt sie normalerweise keine Rolle, da immer Beatmungshilfen zur Verfügung stehen.

Beatmung mit Hilfsmitteln

Zur Beatmung stehen präklinisch ein manueller Beatmungsbeutel oder ein automatisches transportables Beatmungsgerät zur Verfügung. Außerdem werden regelmäßig sog. Beatmungsfilter und Beatmungsmasken verwendet.

— **Beatmungsbeutel:** Eine manuelle Beatmungseinheit besteht aus einem selbstfüllenden Beutel (nach seinem Erfinder **Rubenbeutel**, nach einem bekannten Hersteller aber meist **Ambu-Beutel** genannt), einem Richtungsventil und einer Zufuhrmöglichkeit von Sauerstoff. Zur Beatmung eines Erwachsenen wird der Beutel mit ein oder zwei Händen rhythmisch komprimiert (□ Abb. 4.21). Zudem kann Sauerstoff (üblicherweise 4–8 l/min) zugeleitet werden, um die FiO_2 zu erhöhen. Manche Beatmungsbeutel verfügen optional über ein Sauerstoffreservoir; dadurch kann die FiO_2 maximiert werden.

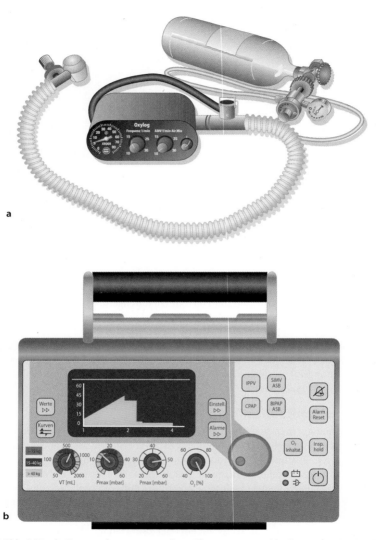

▣ Abb. 4.22a–b Transportbeatmungsgeräte. **a** älteres transportables Beatmungsgerät mit aufgestecktem PEEP-Ventil und Sauerstoffflasche; **b** Respirator der neuesten Generation mit vielfältigen Atemmodi und Einstellmöglichkeiten

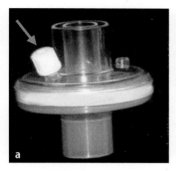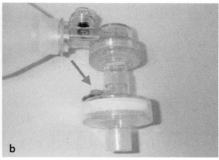

◘ Abb. 4.23a–b Beatmungsfilter. **a** Kombinierter HME und Bakterienfilter. Der obere Teil wird mit dem Beatmungsgerät/-beutel konnektiert, der untere auf Tubus bzw. Maske aufgesteckt. **b** Beatmungsbeutel mit bereits aufgestecktem Filter. → Der Pfeil weist in beiden Abbildungen auf die Adapter zur CO_2-Messung

— **Beatmungsgerät**: Transportable Beatmungsgeräte (◘ Abb. 4.22a–b) werden entweder elektrisch (mit Akku) oder pneumatisch (durch den Druck in der Sauerstoffflasche) angetrieben. Ältere Beatmungsgeräte arbeiten meist ausschließlich **volumenkontrolliert**, d. h. es wird unabhängig vom Atemwegsdruck immer das eingestellte Hubvolumen verabreicht, und haben nur wenig Einstellmöglichkeiten, nämlich **Hubvolumen (VT)**, **Atemfrequenz (AF)** und **inspiratorischen Sauerstoffkonzentration (FiO$_2$)**. Eine differenzierte Beatmung ist mit diesen Geräten nicht möglich. Neueste Geräte bieten praktisch das gesamte Spektrum moderner volumen- oder druckkontrollierter Beatmungsformen (Beatmungsmodi).

Beatmungsfilter Heute wird meist ein sog. Beatmungsfilter zwischen Beatmungsgerät bzw. -beutel und Tubus oder Maske gesteckt (◘ Abb. 4.23a–b). Dieser Filter erfüllt folgende Funktionen:

— Er soll als **Bakterienfilter** Kontaminationen des Beatmungsgeräts durch den Patienten und umgekehrt verhindern.

— Er vermindert als sog. »**heat and moisture exchanger**« (HME) die beatmungsassoziierte Austrocknung der pulmonalen Schleimhaut (Prinzip der passiven Atemgasanfeuchtung).

— Er ist praktisch immer mit einem Adapter zum Anschluss einer Kapnometrie-Leitung versehen und dient somit der Ermöglichung der endexspiratorischen **CO$_2$-Messung**.

4.5.2 Maskenbeatmung

Beatmungsmaske Die schnellste Möglichkeit, einen Patienten zu beatmen, ist die Beatmung über eine geeignete Maske. Es gibt Masken aus unterschiedlichem Material (Gummi oder Silikon), mit oder ohne Luftwulst, in verschiedenen Größen (von 0 für Neugeborene bis 5 für große Erwachsene) und in verschiedenen Formen (Masken für Neugeborene und Säuglinge haben häufig einen runden, die übrigen einen birnenförmigen Querschnitt). Die Vorteil der Beatmung über eine Maske besteht darin, dass sie praktisch sofort begonnen werden kann: Beatmungsbeutel und Maske werden (meist unter Zwischenschaltung eines Beatmungsfilters) konnektiert, die Maske wird dicht über Mund und Nase des Patienten gelegt, und schon kann der erste Inspirationshub erfolgen. Allerdings liest sich dies einfacher, als es in Wirklichkeit oft ist: Eine erfolgreiche Maskenbeatmung erfordert viel Übung, und auch der Geübte hat häufig Probleme, die Maske bei Bartträgern oder alten Menschen mit eingefallenen Wangen gut abzudichten und dabei die Atemwege frei zu halten. Oft hilft das Einführen eines Guedel-Tubus.

Praktisches Vorgehen

Durchführung der Maskenbeatmung (Erwachsene)
- Der Helfer befindet sich hinter dem Patienten.
- Der Kopf des Patienten wird rekliniert (sofern keine Kontraindikationen bestehen).
- Vor dem Aufsetzen der Maske kann ein Pharyngealtubus eingelegt werden.
- Die Maske wird mit der linken Hand zwischen Daumen und Zeigefinger genommen und über Mund und Nase sanft dem Gesicht des Patienten angedrückt (sog. C-Griff). Der kleine Finger und der Ringfinger liegen unter dem Kinn, der Mittelfinger liegt auf dem Kinn des Patienten.
- Mit der rechten Hand wird der Beatmungsbeutel vorsichtig so lange komprimiert, bis sich der Thorax des Patienten hebt; dies entspricht etwa 400–500 ml Atemhubvolumen; Kompressionsdauer = Inspirationsdauer: etwa 2 s. Die empfohlene Inspirationsdauer unter Reanimation beträt 1 s; sie ist kürzer, um die Unterbrechung der Thoraxkompressionen zu minimieren.
- Während der Exspiration atmet der Patient passiv durch Maske und Richtungsventil aus. Exspirationsdauer: etwa 2–4 s.
- Es ergibt sich eine Beatmungsfrequenz von etwa 10–15/min (empfohlene Beatmungsfrequenz unter Reanimation: 10/min).
- Wenn eine Maskenbeatmung nicht suffizient durchgeführt werden, so muss die Maske mit beiden Händen gefasst und unter modifizierter Anwendung des Esmarch-Handgriffs über Mund und Nase aufgesetzt und dichtgehalten werden. Die Beatmung erfolgt dann manuell durch einen Helfer oder ein Beatmungsgerät.

Risiken und Probleme der Maskenbeatmung Diese können sowohl bei der »normalen« Maskenbeatmung als auch bei NIV auftreten:

- Mangelhafte Lungenbelüftung durch **Undichtigkeiten** (besonders bei Bartträgern) oder Atemwegsverlegungen.
- Belüftung des Magens, die zur **Magenüberdehnung** führen kann. Das Risiko der Magenüberdehnung ist besonders hoch bei Beatmung mit Inspirationsdrücken über 20 mbar sowie bei Maskenbeatmung mit Hilfe eines Beatmungsgerätes.
- **Regurgitation und Aspiration** von Mageninhalt; dieses Risiko wird durch Belüftung des Magens mit Anstieg des intragastralen Drucks weiter verstärkt.
- **Bindung des Notarztes**/eines Rettungsassistenten dauerhaft am Kopf des Patienten, um die Maske dicht zu halten. Er steht für andere Tätigkeiten nicht mehr zur Verfügung.

4.5.3 Maschinelle Beatmungsformen

Ältere Beatmungsgeräte verfügen nur über den Modus der **kontinuierliche mandatorische Beatmung (CMV)**. Neue Geräte erlauben weitere Beatmungsformen, wie sie auch auf einer Intensivstation angewendet werden. Dieses Spektrum reicht von der erwähnten CMV über IMV bis hin zu Spontanatmungsformen wie CPAP und PSV und NIV.

CMV In diesem Beatmungsmodus übernimmt der Respirator die gesamte Kontrolle über die Atmung des Patienten (»die Maschine macht alles, der Patient nichts«); allenfalls kann dieser den Beginn der Atemzüge beeinflussen (»triggern«), dann spricht man auch von »assistierender Beatmung« oder A/C (Assist/Control). CMV kann **volumenkontrolliert** (VC-CMV) oder **druckkontrolliert** (PC-CMV) erfolgen.

- **VC-CMV**: Hier wird ein am Gerät eingestelltes Hubvolumen verabreicht (z. B. 500 ml); der daraus resultierende Atemwegsdruck ist die abhängige Größe, d. h. der Atemwegsdruck am Ende der Inspiration ist bei »steifer« Lunge hoch, und bei gut dehnbarer Lunge niedrig. Diese Form der CMV ist präklinisch (und bei Narkosen) am weitesten verbreitet.
- **PC-CMV**: Bei der druckkontrollierten Beatmung wird vom Gerät solange Atemgas appliziert, bis das eingestellte inspiratorische Druckniveau erreicht ist (z. B. 20 mbar); das daraus resultierende Hubvolumen ist die abhängige Größe, d. h. es ist bei »steifer« Lunge niedrig, und bei gut dehnbarer Lunge höher. Einige, insbesondere intensivmedizinisch erfahrene Ärzte bevorzugen diese Form der CMV; es gibt aber keinen Beleg dafür, dass die druckkontrollierte der volumenkontrollierten Beatmung überlegen ist.

CMV ist immer indiziert bei Atemstillstand (Beatmung bei Reanimation) und Ausfall der spontanen Atemregulation. Patienten, die nicht tief bewusstlos sind, empfinden diese »Zwangsbeatmung« (so die wörtliche deutsche Übersetzung des englischen Ausdrucks »mandatory ventilation«) aber oft als unangenehm und kämpfen dagegen an. Es muss dann eine tiefe Sedierung, evtl. kombiniert mit einer Unterdrückung des Atemantriebs durch Opioide und Relaxierung, erfolgen, oder aber es wird eine andere Beatmungsform gewählt. Alternative Bezeichnungen für CMV sind IPPV (»intermittend positive pressure ventilation«), CPPV (= IPPV mit PEEP) oder auch A/C (Assist/Control) oder einfach nur (verkürzt und unscharf) »kontrollierte Beatmung«.

IMV Der Patient kann in diesem Modus zwischen zwei mandatorischen Atemhüben beliebig oft spontan atmen, meist in Form einer »synchronized intermittent mandatory ventilation«, SIMV, d. h. er kann die Atemhübe triggern. Dieser Modus kann für weniger stark sedierte Patienten mit teilweise erhaltener Eigenatmung angenehmer sein, und er kann an neueren Transportbeatmungsgeräten eingestellt werden.

CPAP und PSV Es handelt sich um Spontanatmungsformen, d. h. der Patient bestimmt Atemfrequenz, Einatmungszeitpunkt und Dauer des Atemzugs vollständig selbst. Voraussetzung ist natürlich ein weitgehend intakter Atemantrieb, CPAP bedeutet »continuous positive airway pressure«, also die Spontanatmung auf einem PEEP-Niveau. Ziel ist eine Oxygenierungsverbesserung durch Erhöhung der funktionellen Residualkapazität. Allerdings erfolgt bei CPAP keinerlei maschinelle Atemunterstützung. Diese bietet die druckunterstütze Atmung (PSV = »pressure support ventilation«; andere Bezeichnung: ASB = »assisted spontaneous breathing«). Hier unterstützt der Respirator jeden Atemzug des Patienten bis zu einem vorwählbaren Druckniveau solange, bis der Patient sich entschließt wieder auszuatmen.

Noninvasive Ventilation (NIV) Dies ist eine Sonderform der **Masken(be)atmung mit einem Beatmungsgerät.** Ziel hierbei ist es meist, mittels eines PEEP und einer Atemunterstützung die Oxygenierung zu verbessern und die Atemanstrengung zu reduzieren, ohne den Patienten intubieren zu müssen (meist mit CPAP oder PSV). Die Maske wird bei NIV entweder dem Patienten mit der Hand angedrückt, oder sie wird am Kopf mit einem Gummibandsystem festgeschnallt. Da die Masken oft nicht ganz dicht sitzen, weisen moderne Intensivbeatmungsgeräte einen sog. NIV-Modus auf, in dem auch größere Leckagen kompensiert werden können. Die beiden wichtigsten Indikationen für NIV auf der Intensivstation sind dekompensierte COPD und kardiogenes Lungenödem. Transportbeatmungsgeräte der neuesten Generation erlauben NIV auch bereits präklinisch. NIV kann präklinisch erwogen werden bei bewusstseinsklaren Patienten mit dekompensierter COPD und kardiogenem Lungenödem.

> Im Rettungsdienst ist die volumenkontrollierte mandatorische Beatmung nach wie vor die wichtigste und am weitesten verbreitete Beatmungsform.

4.5.4 Einstellung und Durchführung der Beatmung

Ventilation und Totraumventilation Durch die künstliche Beatmung kann die Ventilation der Lunge durch den Notarzt kontrolliert werden. Entscheidend ist hierfür das **Atemminutenvolumen (AMV)**, das sich aus dem Produkt von Atemzugvolumen (V_T) und Atemfrequenz pro Minute (AF) ergibt. Nicht das gesamte V_T bzw. AMV nimmt jedoch am Gasaustausch teil: Ein Teil jedes Atemzugs wird dazu aufgewendet, den sog. **Totraum** zu belüften, bestehend aus oberen Atemwegen, Trachea und Bronchien. Der Totraum beträgt normalerweise etwa 2 ml/kg KG, kann jedoch pathologisch vergrößert sein. Die Intubation reduziert den Totraum um etwa die Hälfte.

Wahl des Hubvolumens (VT) Modernen Beatmungskonzepten folgend soll heute normalerweise mit Hubvolumina von **6–8 ml/kg** beatmet werden, maximal 10 ml/kg, bei schweren Lungenerkrankungen 6 ml/kg. Als Referenz dient dabei nicht das (im Rettungsdienst ohnehin meist nur geschätzte) **aktuelle Körpergewicht**, sondern das (ebenfalls natürlich nur geschätzte) **ideale Körpergewicht**; eine grobe Formel für das ideale Körpergewicht lautet:

(geschätzte) Körpergröße (in cm) – 100 – 10% ≈ ideales Körpergewicht in kg

Normoventilation Das AMV ist eine entscheidende Determinante der CO_2-Abatmung und damit des arteriellen pCO_2 ($paCO_2$). Normalerweise wird eine **Normoventilation** angestrebt, also ein $paCO_2$ zwischen 35 und 45 mmHg. Dies kann jedoch präklinisch mangels verfügbarem Monitoring meist nicht überprüft werden, weil dazu eine Blutgasanalyse angefertigt werden müsste. Als Anhalt für die Einstellung der Ventilation dienen die in ◘ Tab. 4.5 gegebenen Daten, deren Berücksichtigung meist in etwa zu einer Normoventilation führt.

Kapnometrie zur Beurteilung der Ventilation Im modernen professionellen Rettungsdienst sollte heute immer auch eine Kapnometrie zur Messung der exspiratorischen CO_2-Konzentration eingesetzt werden, entweder integriert in das Beatmungsgerät, in den Multifunktionsmonitor oder als Einzelgerät (▶ Kap. 2.5.3). Dann kann der endexspiratorische pCO_2 ($pETCO_2$) als Anhalt für die Höhe des

◼ **Tab. 4.5** Empfohlene Grundeinstellung des Beatmungsgeräts für volumen-kontrollierte CMV

Einstellgröße	Erwachsene	Kinder
V_T (ml/kg)	6–8	6–8
AF (1/m)	10–14	15–20
AMV (ml/kg)	80–90	150–160
Weitere Einstellungen (wenn möglich)		
I:E	1:2	1:2
P_{max} (mbar)	30–35	30–35
PEEP (mbar)	5 (0–10)	5 (0–10)

Folgende situationsangepasste Modifikationen sind sinnvoll:
Ausgeprägte Oxygenierungsstörungen: Beatmung mit PEEP 10–15 mbar
Leichtere Oxygenierungsstörungen: Beatmung mit PEEP 5–10 mbar
Keine Oxygenierungsstörungen: FiO_2 reduzieren auf 50 % (bzw. Air-mix)
Hyperventilation erforderlich (selten!): AMV-Erhöhung auf 100–150 ml/kg (AF und/oder V_T-Erhöhung)
Schwere vorbestehende Lungenerkrankungen: von vornherein niedrige Hubvolumina (6 ml/kg) und dafür ggf. höhere AF (15–20/min)
Reanimation: Erhöhung von P_{max} auf 60 mbar (während der Phase der Herzdruckmassage); keine Hyperventilation (AF 10/min); kein PEEP
Obstruktive untere Atemwegserkrankungen (Asthma, COPD): Verkleinern des I/E auf 1:3, wenn möglich; kein oder nur geringer PEEP

An den meisten volumenkontrollierten Beatmungsgeräten wird das **Hubvolumen** eingestellt; das AMV errechnet sich bei mandatorischer Beatmung.
CMV = kontinuierliche mandatorische Beatmung; V_T = Hubvolumen (Tidalvolumen); AF = Atemfrequenz; AMV = Atemminutenvolumen; I:E = Inspirations- und Exspirationsverhältnis; P_{max} = maximaler oberer Atemwegsdruck; PEEP = positiver endexspiratorischer Druck

arteriellen pCO_2 genommen werden. Dieser ist unter normalen Umständen ca. 2–4 mmHg niedriger als der $paCO_2$. Allerdings sind unter pathologischen Kreislaufverhältnissen und bei pulmonalen Erkrankungen die Differenzen oft erheblich und quantitativ unvorhersehbar größer.

Hyperventilation Eine Hyperventilation ($paCO_2$ unter 35 mmHg) wird durch Erhöhung des Atemminutenvolumens erreicht. Dabei sind Erhöhungen des V_T effektiver als Erhöhungen der AF, da bei AF-Erhöhungen ein Teil des erhöhten AMV lediglich zu einer verstärkten Totraumventilation beiträgt und nicht am Gasaustausch teilnimmt. Andererseits soll das V_T nicht zu stark erhöht werden (nicht über 10 ml/kg), um Lungenüberdehnungen zu vermeiden. Eine Hyperventilation ist nach heutiger Ansicht präklinisch selten indiziert, sondern wird im Gegenteil meist als unerwünscht und gefährlich angesehen:

- Das **schwere Schädel-Hirn-Trauma** galt lange als Indikation zur Hyperventilation, um einen möglicherweise erhöhten Hirndruck zu senken. Dieses Vorgehen der »prophylaktischen präklinischen Hyperventilation bei SHT« ist jedoch heute wegen mangelnder Effektivität verlassen worden.

- Auch die Hyperventilation während und nach **kardiopulmonaler Wiederbelebung** zur respiratorischen Kompensation einer metabolischen Azidose ist nicht indiziert. Sie geht offenbar mit einer erhöhten Letalität einher. Dennoch werden nach wie vor viele Reanimations-Patienten hyperventiliert. So lautet der Titel einer 2004 publizierten Studie: »Death by hyperventilation. A common and life threatening problem during CPR«.

- Lediglich bei klarem Hinweis auf eine **zunehmende Hirndrucksteigerung** mit beginnender zerebraler Herniation (erkennbar etwa an einer sich während der präklinischen Versorgung entwickelnden Anisokorie) kann eine mäßige Hyperventilation ($paCO_2 < 35$, aber über 30 mmHg) angestrebt werden.

🛈 Eine ausgeprägte Hyperventilation mit $paCO_2 < 30$ mmHg zieht eine kritische Abnahme der zerebralen und myokardialen Durchblutung, Alkalose und Hypokaliämie nach sich und ist daher unbedingt zu vermeiden.

Hypoventilation Eine Hypoventilation mit einem $paCO_2 > 45$ mmHg ist praktisch nie erklärtes Ziel der Beatmungstherapie: Eine Hypoventilation führt zur respiratorischen Azidose und kann zudem bei Schädel-Hirn-Trauma oder anderen akuten zerebralen Erkrankungen zum Hirndruckanstieg beitragen. Liegen jedoch solche zerebralen Erkrankungen nicht vor, kann bei schweren Atemwegserkrankungen wie Asthma bronchiale oder COPD eine Hypoventilation hingenommen werden, solange durch adäquate Sauerstofftherapie eine Hypoxie vermieden wird (sog. **permissive Hyperkapnie**, wie sie heute auch im intensivmedizinischen Bereich beispielsweise in der Beatmung von Patienten mit ARDS und schwerem Asthma gängig ist).

Oxygenierung Wichtigstes Ziel der Beatmung ist eine ausreichende Oxygenierung; meist wird eine $psaO_2 \geq 90\,\%$ angestrebt (▶ Kap. 2.5.2). In kritischen Situationen wie Reanimation, Blutung, Schock und Koma wird versucht, eine maximale Sauerstoffsättigung zu erreichen ($psaO_2$ 99–100 %). Ausnahmen: Bei Patienten mit wiederhergestelltem Spontankreislauf **nach** einer Reanimation und Patienten mit akutem Myokardinfarkt werden negative Auswirkungen einer Hyperoxie befürchtet; hier liegt der Zielbereich der pSaO$_2$ zwischen 94 und 98 % (► Abschn. 4.4 und ► Kap. 11.1.2). Zur Sondersituation der Neugeborenenreanimation ► Kap. 16.5.

Zur Verbesserung der Sauerstoffaufnahme unter Beatmung tragen im Wesentlichen 2 Maßnahmen bei:

- **FiO$_2$-Erhöhung** bis 100 % (ist in kritischen Fällen die Grundeinstellung des Respirators),
- **PEEP-Erhöhung** bis etwa 15 mbar (Beachte: Blutdruck- und Herzzeitvolumenabfall, besonders bei Hypovolämie).

> Als Initialeinstellung für Erwachsene kann im volumenkontrollierten CMV-Modus meist eine AF von 10/min und ein Hubvolumen von 400–500 ml sowie zunächst ein PEEP von 5 gewählt werden

4.5.5 Atemwegssicherung und Beatmung – Probleme und Gefahren

Atemwegssicherung und Beatmung tragen wesentlich zum Überleben vieler akut erkrankter oder schwer verletzter Patienten bei. Nicht immer gelingt die Atemwegssicherung aber problemlos, und auch die Beatmung bei gesichertem Atemweg ist nicht ohne Gefahren. Daher sind ein klarer Handlungsplan für das Vorgehen bei schwieriger Intubation und die Kenntnis der möglichen Probleme und unerwünschten Wirkungen einer Beatmung für eine sichere Patientenversorgung unerlässlich.

Vorgehen bei schwierigem Atemweg Die Bezeichnung der 4 möglichen Schritte bei der Bewältigung eines schwierigen Atemweges folgt der Terminologie der Difficult Airway Society (◻ Abb. 4.10).

- **Plan A: Endotracheale Intubation.** Der Patient sollte idealerweise endotracheal intubiert werden, sofern der Notarzt die Intubation sicher beherrscht (es sei denn, es ist eine NIV vorgesehen). Vor der Intubation – zur Optimierung der Sauerstoffreserven während des Intubationsvorgangs – und zwischen Intubationsversuchen – zur Optimierung der Sauerstoffreserven für einen erneuten Versuch – ist in diesem Zusammenhang auch eine Maskenbeatmung mit möglichst hoher Sauerstoffzufuhr sinnvoll oder sogar erforderlich. Lediglich bei geplanter Intubation für eine Notfallnarkose beim noch gut spontanatmenden Patienten soll – nach 3- bis 4-minütiger Präoxygenierung mit hohem Sauerstoffflow – möglichst auf eine Maskenbeatmung verzichtet werden (»rapid sequence induction«, ► Kap. 6.8). Bei schwierigen Intubationbedingungen sollte frühzeitig die Verwendung eines **gum elastic bougie** erwogen werden.

- **Plan B: SADs: Larynxtubus oder Larynxmaske.** Wenn keine Intubation
  möglich ist – i. d. R. nach 2 vergeblichen Intubationsversuchen –, oder diese
  nicht sicher beherrscht wird, sollten SADs wie Larynxmaske oder Larynxtubus zum Einsatz kommen. Auch hier ist wieder vor und zwischen den Einführversuchen zur Hypoxievermeidung eine Maskenbeatmung mit Sauerstoffzufuhr indiziert.
- **Plan C: Aufwachen oder Maskenbeatmung.** Wenn auch dies nicht möglich
  ist, oder wenn SADs nicht verfügbar sind, muss je nach Situation entschieden werden, ob es möglich ist, den Patienten unter vorübergehender Maskenbeatmung wach werden und spontan zu lassen; ist dies nicht möglich,
  muss die Maskenbeatmung bis zur Übergabe im Krankenhaus fortgeführt
  werden, ggf. unter Zuhilfenahme eines Pharyngealtubus (Guedel-Tubus).
- **Plan D: Koniotomie.** Ist weder mit Intubation noch mit SADs oder Maskenbeatmung eine zufriedenstellende Ventilation und Oxygenierung möglich
  (**»can't intubate, can't ventilate«),** muss rechtzeitig eine Koniotomie durchgeführt werden. Die Beatmung erfolgt über einen durch die Koniotomie-
  öffnung in die Trachea eingeführten Tubus.

Nebenwirkungen der Beatmung und Gefahren der Atemwegssicherung Die
unter Umständen lebensbedrohlichen Gefahren der Beatmung und der zur Beatmung erforderlichen Atemwegssicherung dürfen trotz ihrer potenziell lebensrettenden Funktion niemals vergessen werden:
- **Kardiovaskuläre Insuffizienz.** Ein starker Blutdruckabfall mit Beginn der
  Überdruckbeatmung (verstärkt durch Anästhetika/Analgetika/Sedativa zur
  Ermöglichung der Beatmung) verschlechtert die ohnehin gestörte Organdurchblutung bei Patienten mit Hypovolämie, hämorrhagischem Schock
  bzw. Polytrauma weiter.
- **Zerbrale Durchblutungsstörung.** Ein Abfall der Hirndurchblutung durch
  (versehentliche oder sogar beabsichtigte) ausgeprägte Hyperventilation mit
  Hypokapnie kann zu ischämischen zerebralen Folgeschäden führen, insbesondere bei Patienten mit Schädel-Hirn-Trauma, Schlaganfall oder Hirnblutung.
- **Barotrauma.** Unter Überdruckbeatmung kann sich ein Pneumothorax vergrößern oder überhaupt erst ausbilden oder sich ein vorhandener Pneumothorax zum lebensgefährlichen Spannungspneumothorax entwickeln.
- **Regurgitation und Aspiration.** Unter Maskenbeatmung, aber auch während
  des Intubationsvorgangs kann der Patient regurgieren und aspirieren.
  Dadurch kann eine Hypoxie verstärkt oder überhaupt erst ausgelöst werden.
  Die Aspiration kann weiterhin eine sog. Aspirationspneumonie oder in besonderen Situationen (saurer Magensaft in größeren Mengen) eine chemische Verätzung der Lunge (sog. **Mendelsohn-Syndrom**) auslösen.

- **Fehllage des Tubus.** Durch unbemerkte Fehlintubation,oder Verrutschen des Tubus (oder eines SAD) auf dem Transport oder ein planloses Atemwegsmanagement bei Intubations- und Beatmungsschwierigkeiten kann der Patient ernsthaft Schaden nehmen oder sogar iatrogen zu Tode gebracht werden.

Probleme bei der Beatmung Schwerwiegende Beatmungsprobleme können sich folgendermaßen bemerkbar machen:
- Starker Anstieg oder plötzlicher Abfall des Atemwegsdrucks
- Abfall des exspiratorischen Atemvolumens
- Abfall der psaO$_2$ oder Zyanose
- Keine CO$_2$-Messung mehr möglich
- Erheblicher Widerstand bei der manuellen Kompression des Beatmungsbeutels (→ Obstruktion), oder gar kein Widerstand mehr (→ Diskonnektion)

In jedem Fall muss der Notarzt dann an folgende mögliche Ursachen denken, Merkwort **DOPE**:
- **D = Dislokation des Tubus.** Liegt der Tubus überhaupt noch in der Trachea? Oder ist er zu tief in einen Hauptbronchus gerutscht? Bei SADs: Sind Larynxmaske oder Larynxtubus zu tief hinein- oder zu weit herausgerutscht?
- **O = Obstruktion des Tubus/der Atemwege.** Ist der Tubus durch Fremdkörper blockiert? Oder durch einen Schleimpfropfen/durch Blutkoagel? Ist der Tubus abgeknickt?
- **P = Pneumothorax.** Ist eine Lungenblase geplatzt und liegt ein Spannungspneumothorax vor? Ist einseitig kein oder nur noch sehr leises Atemgeräusch zu hören (▶ Kap. 18.5)?
- **E = Equipment-Versagen.** Arbeitet das Beatmungsgerät noch korrekt? Ist es überhaupt eingeschaltet? Ist das Ventil des Beatmungsbeutels richtig zusammengesetzt? Ist die Sauerstoffflasche aufgedreht, und ist noch genügend O$_2$ darin?

Besondere Ursachen für eine Obstruktion der Atemwege Beruhen die Beatmungsprobleme auf einer **Obstruktion im Bereich der unteren Trachea**, die sich durch Absaugen nicht beseitigen lässt, bleibt als einzige Rettungsmöglichkeit zu versuchen, den obstruierenden Fremdkörper (wenn es denn einer ist) durch intrathorakale Druckerhöhung herauszubefördern (▶ Abschn. 4.1.1). Eine sehr seltene Ursache für Beatmungsprobleme stellt das »Mediastinal Mass Syndrome« dar. Hier führt eine »mediastinale Masse« (z. B. ein großer Tumor) bei erschlafften Patienten unter Beatmung in Rückenlage zur Obstruktion der Trachea durch Kompression von mediastinal. Die Therapie besteht dann darin, den Patienten auf die Seite oder den Bauch zu drehen.

Venöser Zugang

T. Ziegenfuß

T. Ziegenfuß, *Notfallmedizin*,
DOI 10.1007/978-3-662-52775-7_5, © Springer-Verlag Berlin Heidelberg 2017

Die Schaffung eines Zugangs zum Gefäßsystem ist eine Standardmaßnahme bei jedem vitalbedrohlichen Notfall. Der Zugang dient der Medikamentenapplikation und Infusionstherapie. Ganz überwiegend wird ein periphervenöser Zugang mit einer Venenverweilkanüle angelegt. Wenn keine periphere Vene punktiert werden kann, wird im Notfall die Anlage eines intraossären Zugangs empfohlen. In Ausnahmefällen kann ein zentralvenöser Zugang erwogen werden, wenn der Notarzt in der Punktion zentraler Venen geübt ist.

5.1   Übersicht

Das Legen eines venösen Zugangs ist eine Standardmaßnahme bei jedem Notfall mit Vitalbedrohung. Der Zugang dient der Injektion und Infusion von Medikamenten und Volumenersatzlösungen sowie zu Blutabnahmen für Blutzuckeruntersuchungen im NAW und in der Klinik.

Zugangsmöglichkeiten Es gibt folgende perkutane Zugangsmöglichkeiten zum venösen Gefäßsystem:

- **Periphervenöse Punktion (PVK):** Das Ende der Kanüle bzw. des kurzen Katheters liegt in einer peripheren Vene, meist etwa 3–5 cm von der Einstichstelle entfernt.
- **Zentralvenöse Punktion (ZVK):** Das Ende des Katheters liegt in einer zentralen Vene (normalerweise V. cava superior, selten V. cava inferior), je nach Punktionsstelle etwa 12–16 cm von der Einstichstelle entfernt (bei Vorschieben von der Ellenbeuge aus bis zu 40 cm).
- **Intraossäre Punktion (IOP):** Das Ende der Kanüle liegt in der Markhöhle eines Röhrenknochens.

Tracheale oder endobronchiale Medikamentengabe Als weitere Zugangsmöglichkeit zum Gefäßsystem im Notfall wurde früher der sog. **pulmonale Zugang** angesehen, d. h. die Applikation von Medikamenten (v. a. Adrenalin) endobronchial über einen Beatmungstubus. In den aktuellen ERC-Leitlinien wird dieses Vorgehen nicht mehr empfohlen

5.2   Periphervenöser Zugang

Kanülen Heute werden praktisch ausschließlich Venenverweilkanülen aus Kunststoff verwendet, die über eine Stahlkanüle in die Vene eingeführt werden. Meist haben diese peripheren Venenverweilkanülen Flügel zur Fixierung mit Pflaster und einen Zuspritzkonus mit Rückschlagventil zur Applikation intravenöser

◘ Tab. 5.1 Periphere Venenverweilkatheter – Fabkodierung und Flussraten

Farbe	Gelb	Blau	Rosa	Grün	Weiß	Grau	Orange
G	24	22	20	18	17	16	14
AD (mm)	0,7	0,9	1,1	1,3	1,5	1,7	2,2
ID (mm)	0,4	0,6	0,8	1,0	1,1	1,3	1,7
Flow (ml/min)	13	36	60	100	130	200	340
Flow (l/h)	0,8	2	3,5	6	7,5	12	20

G Größe in Gauge; ID Innendurchmesser; AD Außendurchmesser; bei den maximalen Flussraten (Flow) handelt es sich um Ungefährangaben bei Schwerkraftinfusion

Pharmaka. Sie liegen in verschiedenen Größen mit normierter Farbskala vor (◘ Tab. 5.1). Die Auswahl der Kanülengröße richtet sich nach dem Zweck des Venenzugangs und nach den Venenverhältnissen des Patienten:

- **Traumaversorgung und starker Blutverlust:** Möglichst dicklumige Kanülen wählen (graue oder orange).
- **Versorgung nicht-traumatischer Notfälle:** Hier reichen dünnere Kanülen aus, die sich meist leichter legen lassen und weniger Punktionsschmerzen verursachen (grün oder weiß).
- **Kinder und Patienten mit schlechten Venenverhältnissen:** Hier sind dünne Kanülen indiziert (rosa oder blau, bei Säuglingen und Neugeborenen auch gelb).

Gefahren durch Venenkanülen Eine prinzipielle Gefahr besteht für die Anwender darin, sich bei der Venenpunktion mit den Patientenblut-kontaminierten Kanülen zu verletzen. Dadurch können Mikroorganismen wie Hepatitisviren und HIV übertragen werden. Das Verletzungsrisiko für die Helfer ist besonders hoch im Rahmen der präklinischen Versorgung, die oft nicht so ruhig und geordnet abläuft wie etwa eine innerklinische Narkoseeinleitung. Glücklicherweise gibt es seit einigen Jahren Kanülensysteme, die das Verletzungsrisiko deutlich minimieren. Das Prinzip dieser **Sicherheitskanülen** besteht darin, dass die als Stahlmandrin fungierende scharfe Punktionskanüle an der Spitze mit einem Clip ausgestattet ist, der sich nach Entfernen des Mandrins aus der Kunststoffkanüle mittels eines Federmechanismus sofort schützend vor die scharfe Kanülenspitze legt und diese umschließt. Aus Gründen des Arbeitsschutzes sollen heute ausschließlich solche »Safety-Kanülen« verwendet werden (◘ Abb. 5.1a–c).

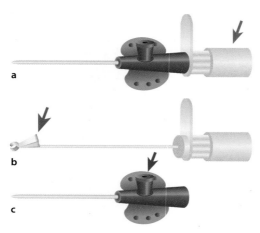

◘ Abb. 5.1a–c Venenverweilkanüle mit Sicherheitsspitze (Safety-Kanüle). **a** Kanüle mit Mandrin (punktionsbereit); beachte die durchsichtige Indikatorkammer für zurückfließendes Blut am Ende des Stahlmandrins (roter Pfeil); **b** Stahlmandrin; man beachte den Clip, der sich schützend vor die Spitze gelegt hat (grüner Pfeil); **c** Verweilkanüle aus Kunststoff mit Fixierflügeln und Zuspritzmöglichkeit (blauer Pfeil)

Zugangswege Folgende Venen bieten sich in erster Linie an:
- **Arm**: Handrückenvenen, Unterarmvenen, Kubitalvenen
- **Bein**: Fußrückenvenen
- **Hals**: V. jugularis externa

Technik Normalerweise wird zunächst nach geeigneten **Handrücken- oder Unterarmvenen** gesucht (◘ Abb. 5.2a–c). Wenn hier keine Punktion gelingt, kann in der Ellenbeuge eine Kubitalvene (V. basilica oder V. cephalica) punktiert werden. Hier besteht jedoch die Gefahr der versehentlichen arteriellen Punktion. Ausnahmsweise können auch **Fußvenen** gewählt werden. Die V. jugularis externa nimmt eine Sonderposition ein: Aufgrund der Nähe zum Herzen kann eine in die V. jugularis externa eingeführte Verweilkanüle gewissermaßen als »quasi-zentraler Venenkatheter« angesehen werden. Die V. jugularis externa kann besonders bei Patienten mit Herzinsuffizienz oder Herzversagen oft gut punktiert werden, da sie durch den erhöhten Venendruck meist deutlich sichtbar und palpabel ist (◘ Abb. 5.3). Allerdings müssen V.-externa-Kanülen besonders gut fixiert werden: Sie neigen zur Dislokation aus der Vene mit der Gefahr einer unbemerkten paravasalen Infusion in die Halsweichteile.

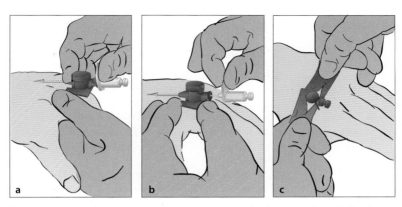

◨ **Abb. 5.2a–c** Punktion einer peripheren Vene am Handrücken. **a** Die Vene wird perkutan anpunktiert; **b** der Stahlmandrin wird zurückgezogen und die Plastikkanüle vorgeschoben; **c** die Kanüle wird mit Pflaster fixiert

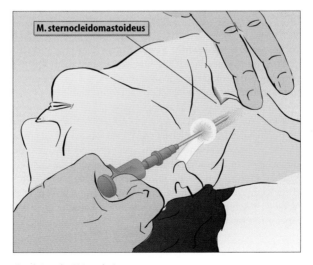

◨ **Abb. 5.3** Punktion der V. jugularis externa

Praktisches Vorgehen

Punktion einer peripheren Vene
- Proximal der Punktionsstelle werden Stauschlauch oder Blutdruckman-schette angelegt (außer bei V. jugularis externa).
- Der Stauschlauch wird gestrafft bzw. die Manschette bis etwa 50 mmHg aufgeblasen (niemals höher als RR_{syst}).
- Die Vene wird palpiert und die Haut über der Vene desinfiziert; das Desin-fektionsspray sollte mindestens 15 s einwirken (gilt nicht für vitale Notfälle!).
- Die Haut wird über oder knapp neben der Vene durchstochen, und die Vene wird anpunktiert.
- Die intravasale Lage der Kanülenspitze wird durch Füllung der Indikator-kammer am Ende des Stahlmandrins mit Blut angezeigt; dann wird die Kanüle mit Mandrin noch 1–2 mm vorgeschoben.
- Die Verweilkanüle wird über den Stahlmandrin vorgeschoben, dieser ent-fernt, eine Infusion angeschlossen und die Verweilkanüle mit Pflaster fixiert.

❶ In der Ellenbeuge verläuft die A. brachialis knapp unterhalb der V. basilica. Gefahr der versehentlichen arteriellen Punktion!

Sonderform des venösen Zugangs: Venae sectio Darunter versteht man die chirurgische Freilegung einer Vene. Diese wurde früher als indiziert angesehen, wenn keine perkutane Punktion möglich war. Heute wird in einem solchen Fall jedoch ein intraossärer Zugang (► Abschn. 5.4) empfohlen. Eine präklinische Ve-nae sectio wird normalerweise nicht mehr praktiziert. Das prinzipielle Vorgehen sei jedoch hier kurz angeführt: Meist wird die **V. tibialis anterior** knapp oberhalb des Fußes im Bereich des Innenknöchels präpariert. Nach einer 2 cm langen Inzi-sion wird die Vene aufgesucht und mit einer gebogenen Klemme unterfasst. Die Vene wird distal ligiert und proximal mit einem Haltefaden angeschlungen. Dann wird sie zwischen den beiden Fäden unter Sicht inzidiert, und durch den Ein-schnitt wird ein Katheter etwa 15 cm nach proximal vorgeschoben. Der proximale Anteil der Vene wird schließlich über dem liegenden Katheter ebenfalls ligiert, so dass der Katheter fest in situ liegt.

5.3   Zentralvenöser Zugang

Indikationen Ein Vorteil des ZVKs besteht darin, dass die Medikamente in Herz-nähe appliziert werden und somit gerade im Schock und unter Reanimations-bedingungen zuverlässiger und schneller an ihre Wirkorte gelangen können.

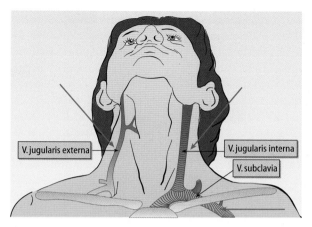

◘ Abb. 5.4 Zugangswege für zentrale Venenkatheter im Hals und Brustbereich

Außerdem können via ZVK auch stark venenreizende Medikamente sicher appliziert werden. Zentrale Zugänge sind jedoch mit einer deutlich höheren Rate an Punktionskomplikationen und Infektionen verbunden als periphere Venenkanülen, ihre Anlage ist schwieriger, zeitraubender und aufwändiger, und ein präklinischer Nutzen ist nicht nachgewiesen. Ein ZVK ist somit im Rettungsdienst normalerweise nicht indiziert. Wenn kein peripherer Zugang geschaffen werden kann, soll eine intraossäre Punktion erfolgen (► Abschn. 5.4). Der Notarzt kann ausnahmesweise (z. B. langer Transportweg, keine intraossäre Nadel verfügbar) die Anlage eines ZVK erwägen, wenn er die Methode gut beherrscht und die Umstände und die vorhandene Ausrüstung eine sichere Anlage erlauben.

Zugangswege Ein ZVK kann über die V. subclavia, die V. jugularis interna, die V. jugularis externa (◘ Abb. 5.4) oder die V. femoralis eingeführt werden (◘ Abb. 5.5).

Technik Innerklinisch wird ein ZVK heute meist mittels der sog. **Seldinger-Technik** gelegt (heute zudem oft unter Ultraschallkontrolle). Dabei wird zunächst die Vene punktiert, dann ein dünner Draht vorgeschoben, dann die Punktionsnadel entfernt, und dann der Katheter über den liegenden Draht vorgeschoben. Der Zeitaufwand hierfür ist jedoch relativ hoch, und insbesondere muss aufwendig steril abgedeckt und gearbeitet werden, um eine Kontamination der Materialien zu vermeiden. Daher empfiehlt sich präklinisch – wenn überhaupt zentralvenös punktiert wird – eher die sog. **»Through-the-Needle«-Technik**, bei der die Punk-

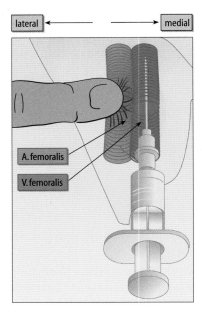

◘ Abb. 5.5 Punktion der V. femoralis. Die V. femoralis verläuft stets unmittelbar medial der A. femoralis. Die Arterie wird palpiert und die Punktionskanüle wird ca. 1 cm daneben im Winkel von ca. 70° zur Hautoberfläche vorgeschoben. Nach 2–4 cm gelangt man in die Vene

tion zunächst mit einer Kanüle nach Art der Venenverweilkanülen erfolgt, und der Katheter durch die Plastikkanüle vorgeschoben wird.

Praktisches Vorgehen

Punktion einer zentralen Vene (»Through-the-Needle«-Technik)
- Nach Hautdesinfektion wird die Punktion mit einer aufgesetzten Spritze durchgeführt. Während der Punktion wird ständig sanft aspiriert.
- Schwallartige dunkle Blutaspiration zeigt die intravenöse Lage der Kanülenspitze an.
- Die Plastikkanüle wird ein wenig über die Punktionsnadel vorgeschoben. Danach wird die Punktionsnadel entfernt und der ZVK durch die Plastikkanüle vorgeschoben (beim Erwachsenen etwa 12–16 cm).
- Eine versehentliche intraarterielle Lage macht sich bei ausreichendem Blutdruck durch pulsierendes Zurückströmen des Blutes aus der Kanüle

und in das Infusionssystem bemerkbar, bei guter Oxygenierung auch durch die hellrote Farbe des Blutes.
— Der ZVK muss in der Klinik stets einer Röntgenkontrolle unterzogen werden. Zudem sollten präklinisch gelegte ZVKs in der Klinik aus infektionspräventiven Gründen bald entfernt werden.

Besonderheiten der einzelnen Zugangswege:
— **V. subclavia**: Die V. subclavia wird durch das umgebende straffe Gewebe auch noch bei schwerer Hypovolämie offengehalten. Geübte können oft sehr rasch die V. subclavia punktieren, aber der Zugang ist mit Gefahren verbunden: Verletzungen der A. subclavia und der Pleura mit der Gefahr von Pneumothorax, Infusothorax (wenn Infusionslösungen in die Pleurahöhle fließen) sowie Luftembolie.
— **V. jugularis interna**: Die Punktion der V. jugularis interna erfolgt ca. 1 cm lateral der A. carotis. Punktionskomplikationen sind Verletzungen der A. carotis, der Pleura sowie Luftembolie.
— **V. femoralis**: Als Notfallzugang ist die V. femoralis wegen ihrer einfacheren Punktion und der möglicherweise geringeren Gefahr schwerwiegender Punktionskomplikationen besonders für den in der Venenkanülierung weniger erfahrenen Arzt geeignet. Wegen der erhöhten Gefahr von Infektionen sowie einer tiefen Beinvenenthrombose ist der Zugang für eine längere Liegedauer des ZVKs allerdings nicht zu empfehlen (Abb. 5.5). Die wichtigste Komplikationsmöglichkeit ist die Verletzung der A. femoralis, die jedoch meist gut komprimiert werden kann. Ein über die V. femoralis eingeführter Katheter liegt mit der Spitze in der V. iliaca oder der unteren Hohlvene – im Gegensatz zu den über die Venen der oberen Körperhälfte eingeführten zentralen Venenkathetern, deren Spitze in der oberen Hohlvene (oder einer zuführenden Vene wie der V. brachiocephalica) zu liegen kommt. Dieser Unterschied ist jedoch für die notfallmedizinisch entscheidenden Zwecke des ZVKs unerheblich.

5.4 Intraossärer Zugang

Besonders bei kleineren Kindern und Säuglingen kann die Punktion einer Vene sehr schwierig oder unmöglich sein, aber auch bei Erwachsenen im Schock oder unter Reanimation; und gerade dann ist ein Zugang zum Venensystem unbedingt erforderlich. In einer solchen Situation ist eine intraossäre Punktion (IOP) indiziert, denn:

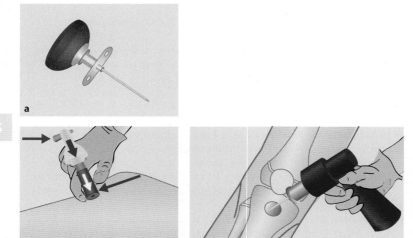

◘ **Abb. 5.6a–c** Intraossärer Zugang. Punktionssysteme. **a** Spezialkanüle mit Mandrin (Cook); diese wird unter drehenden Bewegungen durch die Corticalis vorgeschoben. Nach 1–2 cm zeigt ein plötzlicher Widerstandsverlust das Erreichen der Markhöhle an. Der Mandrin wird entfernt und eine Infusion angeschlossen. **b** Bone injection gun (BIG). Mittels des Abstandshalters wird die Eindringtiefe der Nadel eingestellt (*grüner Pfeil*); dann wird der Injektionsapparat über der Punktionsstelle aufgesetzt, der Sicherungsbolzen (*roter Pfeil*) wird entfernt, und die Injektion wird ausgelöst. Die Stahlkanüle wird mit Federkraft durch die Corticalis in die Markhöhle getrieben. **c** Akkuschrauber EZ-IO. Die Stahlkanüle wird elektrisch durch die Corticalis in die Markhöhle gebohrt

> ❗ Der Markraum ist vergleichbar mit einer knöchernen Vene, die auch im Schock, bei Vasokonstriktion und bei Hypovolämie nicht kollabiert.

Prinzip Jede in die Markhöhle infundierte Flüssigkeit wird über die Marksinusoide und die ableitenden Knochenvenen innerhalb von Sekunden systemisch resorbiert. Somit lassen sich Im Notfall fast alle erforderlichen Medikamente und Infusionslösungen applizieren; auch die Gabe von Blutprodukten und sogar Blutentnahmen sind möglich; hypertone und alkalische Lösungen wie z. B. Natriumbikarbonat sollen allerdings wegen erhöhter Komplikationsgefahr nicht intraossär gegeben werden. Die erreichbare Infusionsgeschwindigkeit ist geringer als bei großlumigen Venenkanülen; mit Druck kann man aber über 100 ml/min infundieren.

Indikation Eine IOP sollte immer dann erwogen werden, wenn
— kein venöser Zugang liegt und
— ein Zugang zum Venensystem dringend erforderlich ist (Reanimation, Schockbehandlung) und
— keine periphere Vene in angemessener Zeit (laut ERC während CPR: innerhalb von 2 min) punktiert werden kann.

Punktionssysteme Es sind unterschiedliche Punktionssysteme verfügbar, immer sind dabei intraossäre Nadeln in verschiedenen Größen für Erwachsene und Kinder erhältlich.
— Möglichkeit 1: Die intraossäre Nadel wird manuell in die Markhöhle eingebracht: Cook-Nadeln (◘ Abb. 5.6a)
— Möglichkeit 2: Die intraossäre Nadel wird mittels eines Stahlfedersystems in den Knochen geschossen: »bone injection gun« (BIG) (◘ Abb. 5.6b)
— Möglichkeit 3: Die intraossäre Nadel wird mittels eines Akkuschraubers in den Knochen gebohrt (◘ Abb. 5.6c)

Punktionsorte Wichtigster Punktionsknochen ist die **Tibia**, die proximal oder distal punktiert werden kann:
— **Proximaler Anteil** der Tibia knapp medial der Tuberositas tibiae. Dies ist ein geeigneter Punktionsort bei Kindern und Erwachsenen (◘ Abb. 5.7a–c).
— **Distaler Anteil** der Tibia knapp oberhalb des Malleolus medialis (Innenknöchel). Geeignet insbesondere bei Erwachsenen wegen der dünneren Corticalis.
— Als weitere Möglichkeiten bieten sich bei Kindern der distale Anteil des Femurs und bei Erwachsenen der proximale Anteil des Humerus an.

Praktisches Vorgehen

Intraossärer Zugang
— Entscheidung für eine Punktionsstelle und Zurechtlegen des Punktionssystems
— Hautdesinfektion; falls erforderlich Lokalanästhesie
— Punktion der Markhöhle durch die Substantia corticalis des Knochens
— Vorsichtiges Entfernen des Mandrins bzw. des Punktionssystems
— Aspiration von Knochenmark zur Verifizierung der Kanülenlage (dies gelingt jedoch nicht immer)
— Sicherung des Zugangs an der Haut
— Injektion eines Kochsalzbolus und Anschluss eines Infusionssystems, möglichst über eine flexible Zwischenleitung mit Zuspritzmöglichkeit wie Dreiwegehahn
— Applikation der gewünschten Pharmaka

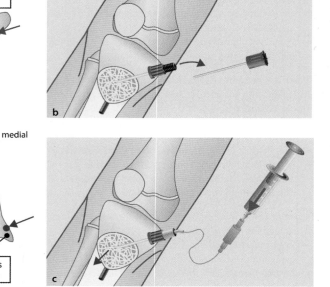

■ **Abb. 5.7a–c** Intraossärer Zugang. **a** mögliche Punktionsorte an der Tibia: knapp medial-unterhalb der Tuberositas tibiae (*grüner Pfeil*) oder knapp oberhalb des Innenknöchels (*blauer Pfeil*). **b** Die Stahlkanüle hat den Markraum erreicht, der Mandrin wird entfernt. **c** Injektion von Kochsalz oder eines Medikamentes in die Markhöhle

Komplikationen und weiteres Vorgehen Eine intraossäre Nadel stellt stets nur eine Übergangslösung dar: Wenn sich der Patient in der Klinik stabilisiert hat und ein (zentraler) Venenkatheter gelegt worden ist, sollte die intraossäre Nadel so schnell wie möglich wieder entfernt werden, um die Gefahr einer Infektion möglichst gering wie halten. Die Inzidenz einer Osteomyelitis wird mit 0,6 % angegeben; andere Komplikationen wie die Verletzung der Epiphysenfuge (bei Kindern) sind sehr selten.

Notfallmedikamente und Infusionslösungen

T. Ziegenfuß

T. Ziegenfuß, *Notfallmedizin*,
DOI 10.1007/978-3-662-52775-7_6, © Springer-Verlag Berlin Heidelberg 2017

Infusions- und medikamentöse Therapie stellen einen wesentlichen Teil der präklinischen Behandlung des Notfallpatienten dar. Wichtigste Indikation der Infusionstherapie ist ein Volumenmangelzustand (Volumenersatztherapie). Hier sind vor allem kristalloide Vollelektrolytlösungen (NaCl 0,9 %, Ringer-Lösung) indiziert. Die meisten und wichtigsten Notfallmedikamente entstammen den Bereichen Sympathomimetika, Sympatholytika und Vasodilatanzien sowie Analgetika, Sedativa und Narkotika. Das präklinisch bedeutsamste Sympathomimetikum ist Adrenalin. Die wichtigsten vasodilatorisch wirkenden Pharmaka sind Nitroglycerin und Urapidil. Gängige Analgetika umfassen das fiebersenkende Paracetamol, das stark wirksame Opioid Morphin (oder Piritramid) sowie Ketamin. Das meistverwendete Sedativum ist Midazolam. Die präklinische Narkose – möglichst immer als Intubationsnarkose – kann mit einem Injektionshypnotikum (Thiopental, Propofol, Etomidate, Ketamin) eingeleitet und einem Opioid (z. B. Fentanyl) oder Ketamin plus Midazolam oder Propofol aufrechterhalten werden.

6.1   Applikationswege

Intravenös (i.v.) Pharmaka werden im Rettungsdienst überwiegend intravenös verabreicht. Nur so kann sichergestellt werden, dass die gesamte Dosis auch rasch in die Blutbahn und damit an den Wirkort gelangt. Es werden nur dann andere Applikationswege gewählt, wenn.

— kein intravenöser Zugang geschaffen werden kann,
— die Medikamente auf einem anderen Applikationsweg ähnlich gut oder sogar besser oder sicherer wirksam sind,
— die Pharmaka nicht in Injektionsform vorliegen bzw. nicht zur intravenösen Injektion zugelassen sind.

❯ Notfallmedikamente werden vorzugsweise intravenös verabreicht.

Intraossär (i. o.) Die intraossäre Medikamentengabe ist der i.v.-Applikation praktisch gleichwertig; sie ist gewissermaßen eine Sonderform der intravenösen Therapie (▶ Kap. 5.4).

Intramuskulär (i.m.) und subkutan (s.c.) Diese Injektionsformen sind für die Notfallversorgung normalerweise nicht geeignet. Die Resorption der Pharmaka aus Muskel- oder Subkutangewebe ist gerade im Schockzustand nicht sicher vorhersagbar. Ausnahmen sind Pharmaka wie **Ketamin** (Analgetikum, Narkosemittel), die nachgewiesenermaßen auch i.m. rasch resorbiert werden, oder andere wie **Terbutalin** (Antiobstruktivum), die nicht für die i.v.-Injektion zugelassen sind. Weitere mögliche Ausnahme: **Adrenalin** bei Anaphylaxie (▶ Kap. 9.4).

Pulmonal Zur Therapie einiger pulmonaler oder tracheobronchialer Erkrankungen ist die topische Applikation von **Antiobstruktiva** (β_2-Mimetika) und **Kortikosteroiden** per inhalationem (p.i.) indiziert. Eine systemische Resorption der Pharmaka ist nicht erwünscht, findet jedoch in unterschiedlichem Ausmaß dennoch statt. Im Falle der β_2-Mimetika macht man sich die systemische Resorption für die Indikation »Wehenhemmung« zunutze. Früher wurde auch empfohlen, während der Reanimation Adrenalin über einen Tubus pulmonal zu applizieren, um eine systemischen Wirkung zu erzielen; davon wird aber heute wegen unsicherer Effektivität abgeraten.

Sublingual (s.l.) und bukkal (in die Mundhöhle) **Glyceroltrinitrat** wird sehr gut sublingual resorbiert und kann als Spray verabreicht werden. Das Benzodiazepin **Midazolam** gibt es zur antikonvulsiven Therapie bei Kindern und Jugendlichen in einer bukkal zu applizierenden Lösung.

Oral (p.o.) Die orale Medikamentengabe ist bei Notfallpatienten normalerweise nicht geeignet, da die Zeit bis zum Wirkungseintritt meist zu lang ist. Außerdem sind Magendarmfunktion und somit die Medikamentenresorption in Notfallsituationen oft gestört. Ausnahme: **Nifedipin** und **Nitrendipin** werden rasch zum großen Teil noch im Magen resorbiert.

Rektal Vor allem bei Kindern können Medikamente als Suppositorien oder Rektiolen verabreicht werden: **Kortikoide, Diazepam** und **Paracetamol**.

6.2 Pharmakagruppen und Indikationsspektren

Pharmakagruppen Die Notfallmedikamente können in folgende Gruppen eingeteilt werden (◘ Tab. 6.1):
- Pharmaka mit vorwiegender Wirkung auf das Herz-Kreislauf-System,
- Pharmaka mit vorwiegender Wirkung auf die Atmung,
- Pharmaka mit vorwiegender Wirkung auf das zentrale Nervensystem,
- sonstige Pharmaka und Antidote.

Ein Beispiel für eine mögliche medikamentöse Ausstattung eines Notarztwagens mit kursorischen Erläuterungen gibt die Medikamententabelle im ▶ Anhang.

Medikamentenauswahl Die konkrete Medikamentenauswahl wird je nach regionalen Gepflogenheiten und Vorlieben der Einsatzleiter vorgenommen, so dass die Ausstattung verschiedener Notarztwagen durchaus unterschiedlich sein kann. Bei der Auswahl müssen die begrenzten räumlichen Gegebenheiten in

□ **Tab. 6.1** Einteilung der Notfallmedikamente (in Klammern gängige Beispiele)

Pharmaka mit vorwiegender Wirkung auf das Herz-Kreislauf-System	Infusionslösungen (□ Tab. 6.2) Inotropika (Adrenalin, Noradrenalin, Dobutamin) Vasokonstriktoren (Adrenalin, Noradrenalin, Dopamin, Vasopressin) Vasodilatoren und Antihypertensiva (Nitroglycerin,- Nifedipin, Urapidil) Antianginosa (Nitroglycerin, β-Blocker) Anticholinergika (Atropin) Diuretika (Furosemid) Antiarrhythmika (Amiodaron, Lidocain, β-Blocker, Verapamil, Adenosin, Digoxin) Antikoagulanzien (Heparin: UFH oder NMH) Fibrinolytika (t-PA)
Pharmaka mit vorwiegender Wirkung auf die Atmung	Bronchodilatoren (Fenoterol, Reproterol, Theophyllin)
Pharmaka mit vorwiegender Wirkung auf das zentrale Nervensystem	Analgetika (Morphin, Piritramid, Tramadol; ASS, Diclofenac, Paracetamol, Metamizol; Ketamin) Sedativa (Diazepam, Midazolam, Promethazin) Neuroleptika (Haloperidol) Narkosemittel (Etomidate, Thiopental, Propofol, Fentanyl) Antikonvulsiva (Diazepam, Thiopental)
Sonstige	Antiallergika (Methylprednisolon, Clemastin, Fenestil) Antihypoglykämika (Glukose) Muskelrelaxanzien (Succinylcholin, Rocuronium) Spasmolytika (Butylscopolamin, Nitroglycerin) Tokolytika (Fenoterol) Alkalisierende Medikamente (Natriumbikarbonat) Antidota (Atropin, 4-DMAP)

NAW, RTW, RTH und erst recht im Notarztkoffer bedacht werden. Es ist nicht sinnvoll, mehrere Medikamente mit ähnlichem Wirkmechanismus mitzuführen, die sich nur marginal unterscheiden.

6.3   Infusionstherapie

Einen Überblick über gängige Infusionslösungen gibt □ Tab. 6.2. Die Infusionstherapie dient vor allem dem Volumenersatz und der protrahierten oder kontinuier-

Tab. 6.2 Infusionslösungen (in Klammern Beispiele für Handelsnamen)		
Kristalloide Lösungen	Glukosehaltige Lösungen	Glukose 5 % Glukose 40 %
	Vollelektrolytlösungen	NaCl 0,9 %, Ringer-Lösung, Ringer-Laktat, Ringer-Acetat
Kolloidale Lösungen	Hydroxyäthylstärke	HAES 130 00 6 % (Volulyte, Voluven)
	Gelatine	Succinylierte Gelatine 4 % (Gelafundin)
Alkalisierende Lösungen		Natriumbikarbonat 8,4 %

lichen Medikamentenzufuhr. Vielfach wird aber eine Infusion auch nur angelegt, um die Koagulation im venösen Zugang zu verhindern und diesen offen zu halten. Wird ein Medikament zugespritzt, beschleunigt die Infusion das Einschwemmen ins Gefäßsystem.

❶ Eine (versehentliche) schnelle Volumenapplikation und Überinfusion kann besonders bei Patienten mit Herzinsuffizienz zum Lungenödem führen. Bedroht von einer akzidenziellen Volumenüberladung sind zudem kleine Kinder. Hier sollten zur Sicherheit von vornherein kleinere Gebinde (250-ml- oder 100-ml-Beutel) als die üblichen 500-ml-Beutel verwendet werden.

6.3.1 Infusion und Injektion von Medikamenten

Infusionslösungen werden auf folgende Weise zur Medikamentenapplikation verwendet:
- Die Infusionslösung ist bzw. enthält bereits selbst das Medikament, z. B. alkalisierende Lösungen wie Natriumbikarbonat.
- Eine kleine Menge Infusionslösung wird verwendet, um ein Medikament vor der intravenösen Injektion zu verdünnen. Notfallmedizinisch relevante Beispiele: **Adrenalin** liegt üblicherweise in 1-ml-Portionen zu 1 mg vor und wird üblicherweise zur i.v.-Injektion mit NaCl 0,9 % auf 10 ml oder 100 ml verdünnt. Das Antiarrhythmikum **Amiodaron** (300 mg) soll vor der Injektion auf 20 ml G5 % verdünnt werden. Die meisten Medikamente sind mit einer Elektrolytlösung kompatibel, einige jedoch nur mit G5 % (z. B. Amiodaron).

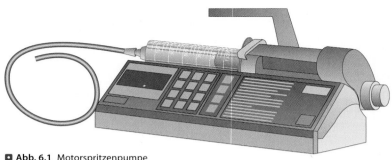

6

□ **Abb. 6.1** Motorspritzenpumpe

▬ Die Infusionslösung fungiert als Trägerlösung für Medikamente, die erst
noch zugespritzt werden müssen, bis die gewünschte Konzentration erreicht
ist. Diese können dann kontinuierlich verabreicht werden, wie es besonders
für **Vasodilatoren** (z. B. Nitroglycerin) und **Katecholamine** (z. B. Noradrenalin) sinnvoll ist. Die Infusion wird sodann über einen Tropfenzähler, eine
Infusionspumpe oder (meist in 50-ml-Portionen) über eine Motorspritzenpumpe verabreicht (□ Abb. 6.1). Ist dergleichen nicht vorhanden, so kann die
Infusionsgeschwindigkeit nach einer Faustregel abgeschätzt werden.

❯ 20 Tropfen entsprechen etwa 1 ml.

6.3.2   Volumenersatztherapie

Indikationen   Eine Volumenersatztherapie ist immer dann indiziert, wenn ein
Volumenmangel vorliegt:
▬ Bei einem **absoluten Volumenmangel** ist Blutvolumen aus dem Gefäß-
system verloren gegangen.
▬ Beim **relativen Volumenmangel** ist das Gefäßsystem ist aufgrund einer
Vasodilation für das vorhandende Volumen zu groß geworden.

Auswirkungen   Ein Volumenmangel liegt bei vielen Schockformen vor, insbesondere beim präklinisch bedeutsamen hämorrhagischen Schock. Blutkonserven oder
andere sauerstoffträgerhaltige Lösungen stehen zurzeit präklinisch nicht zur Verfügung. Somit hat jede Infusionstherapie zwangsläufig einen Verdünnungseffekt
und geht mit einer Abnahme des arteriellen Hämoglobin- und Sauerstoffgehalts
einher (anämische Hypoxämie, ▶ Kap. 8.1.2). Eine **anämische Normovolämie** wird
jedoch besser toleriert und führt zu weniger Organkomplikationen als eine **normä-**

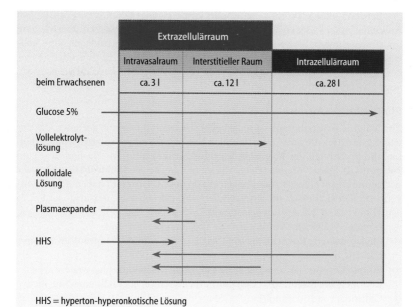

	Extrazellulärraum		Intrazellulärraum
	Intravasalraum	Interstitieller Raum	
beim Erwachsenen	ca. 3 l	ca. 12 l	ca. 28 l
Glucose 5%			
Vollelektrolyt-lösung			
Kolloidale Lösung			
Plasmaexpander			
HHS			

HHS = hyperton-hyperonkotische Lösung

◻ **Abb. 6.2** Verteilungsvolumina der Infusionslösungen (vereinfachtes Schema beim Erwachsenen)

mische Hypovolämie. In der Klinik wird die Transfusion von Erythrozyten-konzentraten meist erwogen, wenn die Hämoglobinkonzentration unter 7–8 g % liegt; bei kritisch kranken Patienten in der Frühphase einer Sepsis oder bei akutem Koronarsyndrom kann ein höherer Transfusionstrigger (10 g%) sinnvoll sein.

Kristalloide und Kolloide

Zur Flüssigkeits- und Volumentherapie stehen grundsätzlich kristalloide und kolloidale Lösungen zur Verfügung. (Manche Autoren reservieren den Begriff »Volumenersatztherapie« für kolloidale Lösungen und bezeichnen die Infusion kristalloider Lösungen lediglich als »Flüssigkeitsersatztherapie«. Diese Unter-scheidung wird hier nicht getroffen.)

Bei den **Kristalloiden** lassen sich unterscheiden **Elektrolytlösungen** (zur prä-klinischen Flüssigkeits- und Volumentherapie) und **Glukoselösungen** (in erster Linie zur Therapie der Hypoglykämie). Kristalloide unterliegen – je nach Elektro-lytkonzentration – einer mehr oder weniger ausgeprägten Umverteilung in extra-vaskuläre Körperkompartimente (◻ Abb. 6.2).

Bei den Kolloiden können natürliche (körpereigene) Kolloide von künstlichen Kolloiden unterschieden werden. Kolloidale Lösungen verbleiben überwiegend im Intravasalraum. Sie haben daher einen besseren Volumeneffekt als reine Vollelektrolytlösungen. Ist die Volumenwirkung sogar größer als die infundierte Menge – was bei **hyperonkotischen Lösungen** der Fall ist – so werden diese Lösungen auch als **Plasmaexpander** bezeichnet.

Elektrolytlösungen

Zur Volumenersatztherapie sind lediglich Elektrolytlösungen geeignet, die das wichtigste extrazelluläre Kation (nämlich Natrium) in einer Konzentration enthalten, die im Bereich der normalen Natriumkonzentration des Plasmas liegt (um 140 mmol/l). Diese Voraussetzung erfüllen nur die sog. Vollelektrolytlösungen, die per definitionem eine Natriumkonzentration über 120 mmol/l haben. Die Lösungen verteilen sich rasch im Extrazellulärraum (◘ Abb. 6.2), der insgesamt etwa 4-mal so groß ist wie der Intravasalraum.

Gängige Vollelektrolytlösungen zur Volumentherapie sind:

- **Physiologische Kochsalzlösung** (NaCl 0,9 %): enthält 154 mmol/l Natrium und 154 mmol/l Chlorid;
- **Ringer-Lösung** (RL): enthält etwa 145 mmol/l Natrium (plus weitere Kationen wie Kalium und Calcium) und als Anion ebenfalls ausschließlich Chlorid: etwa 150 mmol/l.
- **Ringer-Laktat** (RiLac) und **Ringer-Acetat** (RiAc): enthalten etwa 130 mmol/l Natrium (plus weitere Kationen wie Kalium und Calcium) und als Anionen etwa 110 mmol/l Chlorid und 30 mmol Lactat (RiLac) oder Acetat (RiAc) als organische (verstoffwechelbare) Anionen.
- **Neuere isotone Lösungen** wie Sterofundin ISO und Jonosteril enthalten eine physiologische Natriumkonzentration (140 mmol/l) plus weitere Kationen wie Kalium und Calcium sowie neben Chlorid auch Acetat ± Malat als Anionen.

Lösungen ohne organische Anionen Die ersten beiden erwähnten Lösungen enthalten als Anion ausschließlich Chlorid, das zur Bewahrung der Elektroneutralität deutlich höher konzentriert sein muss als im Plasma (normale Chloridkonzentration im Plasma: ca. 100 mmol/l). Größere Mengen solcher Lösungen mit hohem Chloridgehalt können eine Azidose auslösen (**hyperchlorämische Azidose**) und nephrotoxisch wirken; daher soll NaCl 0,9 % nach den S3-Leitlinie »Intravasale Volumentherapie beim Erwachsenen« 2014 nicht mehr zur Volumentherapie eingesetzt werden; andererseits ist es international als Volumenersatzmittel nach wie vor weit verbreitet und wird wegen seiner leichten Hypertonizität oft v. a. bei SHT empfohlen.

Lösungen mit organischen Anionen Vollelektrolytlösungen, die neben Chlorid organische Anionen wie Laktat (in RiLac) oder Acetat (RiAc) enthalten, führen zu einer geringeren Hyperchlorämie, und die organischen Anionen können zu Bikarbonat metabolisiert werden (▶ Kap. 13.2.2). RiLac und RiAc sind allerdings leicht hypoton (Natriumkonzentration etwa 130 mmol); dies wird beim SHT als problematisch angesehen. Besser geeignet erscheinen hier (wenn man nicht NaCl 0,9 % geben will) balancierte Lösungen mit einer physiologischen Natrium-Konzentration um 140 mmol/l wie Sterofundin ISO und Jonosteril.

Interstitielles Ödem Alle rein kristalloiden Infusionslösungen verstärken – in größeren Mengen gegeben – über die Umverteilung ins Interstitium ein interstitielles Ödem. Die klinische Bedeutung dieses Aspektes ist jedoch nach wie vor unklar.

❯ Vollelektrolytlösungen sind präklinisch die Infusionslösungen der Wahl.

Glukoselösungen

Zu den kristalloiden Lösungen gehören auch Zuckerlösungen wie Glukose 5 %. Sie enthalten kein Natrium. Die Lösung ist zwar ungefähr isoton, verhält sich aber nach Verstoffwechselung der Glukose wie freies Wasser und verteilt sich im gesamten intra- und extrazellulären Raum (◘ Abb. 6.2). Der Volumeneffekt ist also sehr gering. Zudem können intrazelluläre Ödeme verstärkt werden, und es kommt zur Hyperglykämie. Glukoselösungen sind zur Volumentherapie nicht indiziert, beim Schädel-Hirn-Trauma sogar kontraindiziert. Auch glukosehaltige Elektrolytlösungen sind zur präklinischen Infusionstherapie ungeeignet. Glukoselösungen (vorzugsweise als Konzentrate; 20–50 %) werden präklinisch jedoch zur Therapie der akuten Hypoglykämie benötigt.

❯ Reine Glukoselösungen, aber auch glukosehaltige Elektrolytlösungen sind zur präklinischen Volumentherapie nicht indiziert.

Natürliche Kolloide

Humanalbumin-Lösungen enthalten ausschließlich körpereigene Kolloide. Sie werden präklinisch aufgrund ihres hohen Preises und des administrativen Aufwands (es sind Blutprodukte: Dokumentationspflicht!) bei fehlenden klaren Vorteilen nicht verwendet.

Künstliche Kolloide

Es gibt drei Arten von künstlichen Kolloiden:
- **Hydroxyäthylstärke (HAES):** wird auf Stärkebasis hergestellt. Es sind unterschiedlich konzentrierte Lösungen mit unterschiedlichem mittlerem Mole-

kulargewicht erhältlich. Am gängigsten ist heute 6 % HAES 130 (d. h, 6 g HAES pro 100 ml mit einem mittleren Molekulargewicht von 130.000).
HAES Präparate wurden mit erhöhter Inzidenz von Blutung und Nierenversagen assoziiert und sollen beim Intensivpatienten nicht mehr verwendet werden; ihr Stellenwert in der Notfallmedizin ist – trotz ihrer langjährigen Anwendung und weiten Verbreitung – unklar. Anaphylaktische Reaktionen sind sehr selten.

— **Gelatine-Lösungen**: werden auf Protein- bzw. Kollagenbasis unter Verwendung verschiedener Vernetzungsmittel hergestellt. Die Volumenwirkung ist etwas geringer als bei HAES- oder Dextrane-Lösungen. Anaphylaktische Reaktionen sind offenbar häufiger als bei HAES, verlaufen aber meist mild.

— **Dextrane-Lösungen**: Sind auf Zuckerbasis synthetisiert. Dextrane haben das höchste allergene Potenzial aller Kolloide. Die Inzidenz schwerer anaphylaktischer Reaktionen kann zwar durch Vorgabe monovalentem Hapten-Dextrans (0,3 ml/kg) erheblich reduziert werden. Dennoch werden Dextrane in Deutschland praktisch nicht mehr verwendet.

Alle künstlichen Kolloide hemmen (in unterschiedlichem Ausmaß) die Blutgerinnung und können somit eine Blutung verstärken; die Blutgerinnungshemmung nimmt vermutlich in folgender Reihenfolge zu: **Gelatine < HAES < Dextrane**.

Small Volume Resuscitation (SVR)

Eine stark hypertone Kochsalzlösung (NaCl 7,2–7,5 %ig) kombiniert mit einer hyper- oder isoonkotischen kolloidalen Lösung (6 % Dextrane oder 10 % HAES) führt schon in sehr kleinen Mengen zu einer schnellen, jedoch vorübergehenden Wiederherstellung der Zirkulation. Dies geschieht durch rasche Volumenmobilisation aus dem interstitiellen und intrazellulären Raum (Erythrozyten, Endothelzellen) in den Intravasalraum (◘ Abb. 6.2). Als Dosierung werden im hämorrhagischen Schock 4 ml/kg KG empfohlen (250 ml beim Erwachsenen). Eine wiederholte Gabe ist wegen der Möglichkeit schwerer Elektrolytimbalancen (Hypernatriämie) nicht indiziert, d. h. nach einer SVR muss die Volumenersatztherapie mit konventionellen Infusionslösungen fortgesetzt werden. Die SVR könnte besonders zur Therapie ausgeprägter Volumenmangelzustände mit begleitendem schwerem Schädel-Hirn-Trauma geeignet sein; klare Überlebensvorteile sind jedoch nicht belegt. Hypertone-isoonkotische Lösungen waren eine Zeit lang in 250-ml-Portionen kommerziell erhältlich (z. B. HyperHAES); mittlerweile werden sie in Deutschland nicht mehr vertrieben.

❯ Die SVR hat keinen festen Stellenwert in der Notfallmedizin.

Welche Infusionslösungen zum Volumenersatz?

Eine suffiziente präklinische Volumenersatztherapie kann sowohl mit Vollelektrolytlösungen als auch mit kolloidalen Infusionslösungen erfolgen. Manchmal wird bei größeren Blutverlusten ein bestimmtes Volumenverhältnis von Kolloiden zu Vollelektrolytlösungen empfohlen, etwa 1:1 oder 2:1 oder 1:2; solche Verhältnisse sind nicht evidenzbasiert. Tatsächlich sind Kolloide offenbar gänzlich verzichtbar. Viele Notärzte glauben dennoch, dass bei großen Blutverlusten zusätzlich zu Vollelektrolytlösungen die Gabe künstlicher Kolloide wie HAES indiziert ist; aber dafür gibt es keine Belege. Im Gegenteil: Mehrere Metanalysen deuten darauf hin, dass gerade bei Traumapatienten Kolloide mit einer schlechteren Überlebenswahrscheinlichkeit assoziiert sind; dies gilt vor allem für Patienten mit Schädel-Hirn-Trauma.

> Eine Infusions- und Volumenersatztherapie auch größerer Flüssigkeits- und Blutverluste kann präklinisch ausschließlich mit Vollelektrolytlösungen erfolgen; optional können auch Kolloide gegeben werden.

Wie werden Infusionslösungen dosiert?

Volumenersatzlösungen werden vor allem nach ihrer hämodynamischen Wirkung dosiert. Das Ziel besteht meist in einer Stabilisierung des Blutdrucks und einem Rückgang der Herzfrequenz. Die erforderliche Menge hängt von der Größe des Volumenverlustes und dem verwendeten Präparat ab. Präklinisch können mehrere Liter erforderlich sein.

> Als Anhalt gilt für die zur Auffüllung des Gefäßsystems notwendige **Infusionsmenge** nach Blutverlust: Bei Infusion von
> — **Vollelektrolytlösungen** ist die benötigte Menge bis zu 4-mal so groß wie der intravasale Volumenverlust;
> — **kolloidalen Lösungen** ist die benötigte Menge etwa gleich groß wie der Volumenverlust).

Obergrenzen Ein prinzipielles oberes Limit ist gegeben durch die zunehmende Blutverdünnung ohne gleichzeitige Gabe von Sauerstoffträgern (Blutkonserven, Erythrozytenkonzentraten). Unterhalb eines Hb von 5 g% steigt die Gefahr einer hypoxischen Zellschädigung (anämische Hypoxie); allerdings gibt es viele Berichte über sehr ausgeprägte und dennoch folgenlos überlebte Anämien auch unter 3 g%. Für Vollelektrolyt- und Gelatinelösungen gibt es keine über die Verdünnungsproblematik hinausgehende Höchstdosis. Für HAES-Lösungen wird hingegen eine Höchstdosis von (je nach Konzentration der Lösung) etwa 1500–2500 ml pro Tag angegeben.

Gefahren der präklinischen Volumentherapie

Grundsätzlich ist die Wiederauffüllung des zirkulatorischen Systems bei schweren Volumenmangelzuständen gleich welcher Ursache ein wichtiges Ziel der Therapie. Bei schweren Verletzungen kann die rasche Beseitigung von Hypovolämie und Hypotension jedoch die Prognose des Patienten verschlechtern. Das trifft besonders auf **unstillbare manifeste Blutungen** zu, vor allem bei penetrierenden Thorax- und Bauchverletzungen oder der Ruptur einer großen Arterie. In dieser Situation kann eine aggressive Volumentherapie – bevor die Blutung chirurgisch gestillt ist – das Ausbluten fördern. In solchen Situationen kann also präklinisch eine zurückhaltende Infusionstherapie unter bewusster Inkaufnahme eines niedrigen arteriellen Blutdrucks erforderlich sein (sog. permissive Hypotension; ▶ Kap. 18.1). Die weitere Volumentherapie, incl. Tranfusionstherapie, muss in der Klinik begleitend zu den chirurgischen Blutstillungsmaßnahmen erfolgen. Eine weitere prinzipielle Gefahr der präklinischen Volumentherapie besteht in der **Überinfusion**, die besonders bei vorbestehender Herzinsuffizienz zum Lungenödem führen kann.

6.4   Katecholamine und Sympathomimetika

6.4.1   Wirkungsweise und Indikationen

Wirkung Je nach verwendetem Präparat und gewählter Dosierung wirken die Katecholamine folgendermaßen (in Klammer die für die Wirkung vorwiegend verantwortlichen Rezeptoren; ◻ Abb. 6.3):

- positiv inotrop (β_1): Erhöhung der myokardialen Kontraktilität,
- positiv chronotrop (β_1): Herzfrequenzsteigerung,
- vasokonstringierend (α): Anstieg des peripheren Widerstands,
- vasodilatierend (β_2): Abfall des peripheren Widerstands,
- bronchodilatierend (β_2): Senkung des Atemwegswiderstands,
- tokolytisch (β_2): Wehenhemmung.

Indikationen Daraus ergeben sich folgende notfallmedizinische Indikationen für den Einsatz von Katecholaminen (in Klammern die erwünschten Katecholaminwirkungen):

- Reanimation (Vasokonstriktion),
- Schock jeglicher Genese (Inotropiesteigerung, Vasokonstriktion, evtl. Vasodilation),
- schwere Bradykardie (Chronotropiesteigerung),
- akute Herzinsuffizienz (Inotropiesteigerung, Vasodilation),
- Status asthmaticus und akute dekompensierte COPD (Bronchodilation),
- vorzeitige Wehen (Tokolyse).

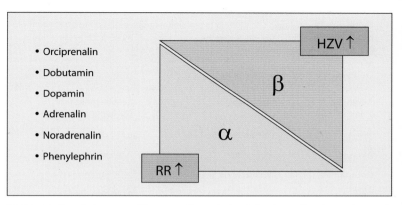

● **Abb. 6.3** Katecholamine und Rezeptoraffinität (vereinfachte Darstellung). Von oben nach unten zunehmende α-Affinität; von unten nach oben zunehmende β-Affinität. Eine Stimulation der α-Rezeptoren führt vor allem zum Blutdruckanstieg (RR ↑), und eine Stimulation der β-Rezeptoren zur Steigerung des Herzzeitvolumens (HZV ↑)

Je nach der gewünschten Wirkung und dem Indikationsbereich stehen eine Reihe von Katecholaminen mit unterschiedlicher Rezeptoraffinität zur Verfügung (● Tab. 6.3).

6.4.2 Medikamente

Adrenalin

Adrenalin (internationale Bezeichnung: Epinephrin, Handelsname: Suprarenin) ist das wichtigste Katecholamin in der Notfallmedizin. Es wirkt immer positiv inotrop und chronotrop. Die **Wirkung** auf das Gefäßsystem in der Peripherie ist **dosisabhängig**:
- in niedriger Dosis (bis 5 μg/min) vasodilatierend,
- in höherer Dosis (über 5 μg/min) vasokonstringierend (vasopressorisch).

Adrenalin ist das klassische Medikament zur medikamentösen Unterstützung der Zirkulation während der **kardiopulmonalen Reanimation**. Hier ist die vasokonstringierende Wirkung entscheidend. Es wird auch bei Bradykardie, Schock, Anaphylaxie und schwerem Bronchospasmus intermittierend oder als kontinuierliche Infusion eingesetzt. Adrenalin liegt in 1-ml-Ampullen zu 1 mg/ml

◘ Tab. 6.3 Dosierungen wichtiger Katecholamine und Sympathomimetika (wenn nicht körpergewichtsbezogen angegeben, handelt es sich um durchschnittliche Erwachsenendosen)

Medikament	Verabreichungsform	Dosierung
Adrenalin	Bolusgabe	Reanimation: 1 mg i.v. sonst: 0,05–0,2 mg i.v.
	Kontinuierliche Gabe	0,1–1 µg/kg/min i.v.
Akrinor	Bolusgabe	0,5–2 ml i.v.
Dobutamin	Kontinuierliche Gabe	2–20 µg/kg/min i.v.
Dopamin	Kontinuierliche Gabe	2–30 µg/kg/min i.v.
Noradrenalin	Bolusgabe	0,05–0,2 mg i.v.
	Kontinuierliche Gabe	0,05–1 µg/kg/min i.v.
Orciprenalin	Bolusgabe	0,05–0,2 mg i.v.
	Kontinuierliche Gabe	0,05–1 µg/kg/min i.v.
Fenoterol	Spray	2 Hübe à 0,1 mg p.i.
	Kontinuierliche Gabe	1–2(–5) µg /min i.v.
Terbutalin	Bolusgabe	0,25–0,5 mg s.c.
Reproterol	Langsam i.v.	0,09 mg i.v.

(1:1000) vor. Vor der Anwendung beim Notfallpatienten wird es meist weiter verdünnt:

1. Zur Reanimation wird i. d. R. eine Lösung 1:10.000 verwendet. Die 1-ml-Ampullen müssen dazu auf 10 ml NaCl 0,9 % verdünnt werden; dann entsprechend 1 ml 0,1 mg.
2. Zur Bolusinjektion bei Anaphylaxie oder im Schock hingegen sollte eine Lösung 1:100.000 verwendet werden. Die 1-ml-Ampullen müssen dazu auf 100 ml NaCl 0,9 % verdünnt werden; dann entsprechen 10 ml 0,1 mg.

Dopamin

Dopamin kann im Notarztdienst per infusionem zur Blutdruckstabilisierung nach Reanimation und im Schock eingesetzt werden. Es **wirkt dosisabhängig** auf alle Katecholaminrezeptoren:

- in niedriger Dosierung (bis 3 µg/kg/min) vorwiegend vasodilatierend im Nierenstromgebiet über eine Stimulation der Dopaminrezeptoren (was aber keine notfallmedizinische Bedeutung hat),
- in mittlerer Dosierung (3–10 µg/kg/min) vorwiegend positiv inotrop über eine Stimulation der β-Rezeptoren (bedeutsam bei Bradykardie und niedrigem HZV),
- in hoher Dosierung (über 10 µg/kg/min) vorwiegend vasokonstringierend über eine Stimulation der Alpharezeptoren (führt zur Blutdrucksteigerung und ist indiziert im Schock).

Dobutamin

Dobutamin wirkt vorwiegend positiv inotrop und ist vor allem bei Herzinsuffizienz ohne ausgeprägte Hypotension indiziert, um das Herzzeitvolumen zu steigern, ohne den peripheren Widerstand zu erhöhen.

Noradrenalin

Noradrenalin (international: Norepinephrin, Handelsname: Arterenol) wirkt vasokonstringierend und positiv inotrop. Es kann alternativ zu Adrenalin oder Dopamin eingesetzt werden, wenn in erster Linie eine Vasokonstriktion erwünscht ist, also beim schweren anaphylaktischen, neurogenen oder septischen Schock. Für die Therapie des kardiogenen Schocks ist Noradrenalin (ggf. in Kombination mit Dobutamin) nach neuesten Studien besser geeignet als Dopamin.

Orci- und Isoprenalin

Orciprenalin (Handelsname: Alupent) und Isoprenalin (in Deutschland nicht im Handel; es handelt sich um das international gängigere, ähnlich wirkende Isomer von Orciprenalin) stimulieren die β_1- und β_2-Rezeptoren und wirken somit positiv inotrop, broncho- und vasodilatierend. Heute werden diese Substanzen (wenn überhaupt) nur noch zur Therapie atropinresistenter Bradykardien eingesetzt; allerdings ist Orciprenalin gerade für diese Indikation in Deutschland nicht mehr zugelassen (also sog. »off-label use«).

Akrinor

Akrinor ist ein Mischpräparat (Theodrenalin und Cafedrin). Es wirkt tonuserhöhend auf die venösen Kapazitätsgefäße und positiv inotrop. Akrinor wird oft bei Hypotension eingesetzt, meist begleitend zur Volumenersatztherapie. Vorteilhaft ist bei Schwangeren die offenbar fehlende Beeinträchtigung der Uterusdurchblutung. Die Wirkdauer ist länger als die der anderen Katecholamine. Akrinor kann daher gut intermittierend verabreicht werden. Akrinor ist nur in Deutschland erhältlich, hier aber bei den meisten Änästhesisten sehr beliebt, die es dann auch gelegentlich im Notarztdienst einsetzen.

Beta-2-Mimetika

Fenoterol, Reproterol, Salbutamol und Terbutalin wirken im Wesentlichen auf β_2-Rezeptoren stimulierend und werden zur Bronchodilation (z. B. beim Asthmaanfall) oder Wehenhemmung verwendet. Als unerwünschte Wirkung tritt trotz der relativen β_2-Selektivität oft eine Tachykardie auf. In seltenen Fällen wurde bei Schwangeren die Entwicklung eines akuten nichtkardiogenen Lungenödems beobachtet (**Fenoterol-assoziiertes Lungenödem**). Fenoterol kann per inhalationem und i.v. appliziert werden, Salbutamol nur p.i. und Terbutalin nur s.c. Reproterol ist zur Bolusapplikation i.v. beim schweren Asthmaanfall zugelassen.

6.5   Vasodilatatoren und Sympatholytika

6.5.1   Wirkungsweise und Indikationen

Wirkung Im Notarztdienst werden vor allem eingesetzt:
- stickstoffhaltige Vasodilatoren wie Nitroglycerin und Dihydralazin,
- Calciumkanalblocker wie Verapamil und Nifedipin oder Nitrendipin,
- α_1-Antagonisten wie Urapidil,
- α_2-Agonisten wie Clonidin,
- β-Blocker wie Esmolol und Metoprolol.

Andere Pharmakagruppen wie ACE-Hemmer Calcium-Sensitizer (Levosimendan) oder Phosphodiesterase-III-Hemmer sind im Notarztdienst zurzeit unüblich.

Indikationen Vasodilatatoren und Sympatholytika sind bei folgenden Erkrankungen indiziert (in Klammern eingeschränkte Empfehlung; ◘ Tab. 6.4):
- hypertensive Krise: Nitroglycerin, Nitrendipin, Urapidil, Clonidin, Verapamil, Dihydralazin, (Nifedipin),
- Linksherzinsuffizienz und Lungenödem: Nitroglycerin,
- Angina pectoris: Nitroglycerin, β-Blocker, (Verapamil),
- akutes Koronarsyndrom, Myokardinfarkt: Nitroglycerin, (β-Blocker),
- supraventrikuläre Tachykardien: Verapamil, β-Blocker,
- kolikartige Schmerzen: Nitroglycerin.

6.5.2   Präparate

Nitrate

Glyceroltrinitrat = Nitroglycerin oder Isosorbiddinitrat = ISDN wirken vasodilatierend, indem die Freisetzung des körpereigenen »Endothelium-derived relaxing

◻ **Tab. 6.4** Dosierungen wichtiger Vasodilatatoren und Sympatholytika (wenn nicht körpergewichtsbezogen angegeben, handelt es sich um durchschnittliche Erwachsenendosen)

Medikament	Darreichungsform	Dosierung
Clonidin	Ampulle	0,075–0,15 mg langsam i.v.
Dihydralazin	Ampulle	6,25–12,5 mg i.v.
Esmolol	Ampulle	35 mg (0,5 mg/kg) über 1 min i.v.; dann evtl. 50–100 µg/kg/min kontinuierlich i.v.
Metoprolol	Ampulle	2,5–5 mg i.v.
Nifedipin	Weichkapsel	5–10 mg p.o.
Nitrendipin	Lösung (Phiole)	5 mg p.o.
Nitroglycerin	Spray	2–3 Hübe à 0,4 mg sublingual, eventuell repetitiv im Abstand von einigen Minuten
	Bolusinjektionen	1 mg i.v., evtl. repetitiv
	Kontinuierliche Gabe	0,3–3 µg/kg/min i.v.
Urapidil	Ampulle	25–50 mg i.v.
Verapamil	Ampulle	5 mg i.v.

Factor« (EDRF = Stickstoffmonoxid = NO) aus dem Gefäßendothel stimuliert wird. Nitrate

━ wirken vorwiegend im venösen Schenkel und sind daher überwiegend **Vorlastsenker.**

━ dilatieren in höheren Dosen auch die arteriellen Widerstandsgefäße.

━ bewirken einen Abfall des arteriellen und pulmonal-arteriellen Blutdrucks sowie eine Verminderung des venösen Rückstroms und damit eine myokardiale Entlastung.

━ wirken außerdem auf andere glatte Muskeln (Gallenblase, Darm, ableitende Harnwege, Uterus) dilatierend.

Nitroglycerin wird eingesetzt bei:

━ Angina pectoris,

━ akutem Koronarsyndrom,

- akutem Herzversagen und kardiogenem Lungenödem,
- hypertensiver Krise,
- Koliken.

❶ Nitrate sind jedoch kontraindiziert, wenn eine Bradykardie oder Hypotension mit systolischen Blutdruckwerten unter 110 mmHg vorliegt. Unerwünschte Wirkungen sind Reflextachykardie sowie Kopfschmerzen und Hirndrucksteigerung durch Dilation zerebraler Gefäße.

Dihydralazin

Dihydralazin wirkt vorwiegend im arteriellen Schenkel vasodilatierend und ist daher überwiegend ein **Nachlastsenker**. Die Wirkung tritt mit bis zu 20 min Verzögerung ein. Relativ oft kommt es zu unerwünschten Nebenwirkungen (ausgeprägte Reflextachykardie, Kopfschmerzen). Dihydralazin ist daher nur ein Reservetherapeutikum bei hypertensiver Krise, galt jedoch lange als Mittel der Wahl bei Schwangeren mit Präeklampsie, da die Uterusdurchblutung unter Dihydralazin nicht abnimmt. Mittlerweile werden jedoch auch hier eher Urapidil oder Nifedipin oder Nitrendipin empfohlen. Bei Tachykardie ist eine Kombination mit Clonidin oder β-Blockern möglich; dabei müssen aber die sich potenzierenden Wirkungen auf den Blutdruck beachtet werden!

Calciumkanalblocker

Kardioselektive Calciumkanalblocker Die kardioselektiven Calciumkanalblocker **Verapamil** und **Diltiazem** wirken vasodilatierend, blutdrucksenkend, negativ inotrop und negativ dromotrop, also antiarrhythmisch (▶ Kap. 10.2). Sie können indiziert sein bei KHK und Angina pectoris, aber die Hauptindikation im Notarztdienst sind Tachykardien mit schmalen Kammerkomplexen: Vorhofflimmern mit schneller Überleitung und paroxysmale supraventrikuläre Tachykardie (außer bei Wolff-Parkinson-White-Syndrom, ▶ Kap. 10.2).

❶ Bei Kombination von Verapamil mit β-Blockern kann es zu schweren Bradykardien und Blutdruckabfällen kommen! Bei ventrikulärer Tachykardie kann Verapamil deletäre Folgen haben. Daher im Zweifelsfall kein Einsatz bei Tachykardien mit breiten Kammerkomplexen!

Vasoselektive Calciumkanalblocker Die vasoselektive Calciumkanalblocker vom Dihydropyridin-Typ Nifedipin, Nitrendipin und Nimodipin wirken vorwiegend arteriolär vasodilatierend (Nachlastsenkung), nur gering negativ inotrop und kaum negativ dromotrop.

Nifedipin und **Nitrendipin** sind bei hypertensiver Krise indiziert, auch im Rahmen einer Präeklampsie. Sie wirken nicht frequenzsenkend oder antiarrhythmisch. Insbesondere Nifedipin erzeugt aber eine unerwünschte Reflextachykardie und gelegentlich einen allzu starken Blutdruckabfall; daher wird oft empfohlen, Nitrendipin vorzuziehen. Beide Präparate werden in geeigneter Zubereitungsform schnell im Magen resorbiert und können daher gut p.o. verabreicht werden: Nitrendipin ist als Lösung (5 mg) in einer Phiole verfügbar, und Nifedipin als Weichkapsel (5 und 10 mg), die zerbissen und heruntergeschluckt werden soll. Nifedipin gibt es auch als i.v.-Präparation; die i.v.-Gabe ist aber im Notarztdienst nicht üblich (nur kontinuierlich per Motorspritzenpumpe, Dosierungsanhalt 1 mg/h).

Nimodipin ist nicht für die Hypertension, sondern für die Therapie des Vasospasmus nach Subarachnoidalblutung zugelassen. Die Entscheidung über eine Nimodipin-Therapie in diesem Fall wird jedoch nicht im NAW, sondern in der Klinik getroffen.

Urapidil

Urapidil bewirkt eine Blockade der α_1-Rezeptoren und eine Stimulation zentraler Serotonin-Rezeptoren (5-HT$_{1A}$-Rezeptoren). Es wirkt zuverlässig blutdrucksenkend über eine Vasodilation im arteriellen und venösen Strombett, ohne den Hirndruck wesentlich zu erhöhen und ohne eine nennenswerte Reflextachykardie auszulösen.

 Zur Therapie der hypertensiven Krise ist Urapidil ein Antihypertensivum der ersten Wahl und wird besonders bei hypertensiven neurologischen Notfällen bevorzugt, sofern dabei eine Blutdrucksenkung notwendig ist.

Clonidin

Clonidin senkt Blutdruck und Herzfrequenz (löst also im Gegensatz zu Dihydralazin oder Nifedipin keine Reflextachykardie aus). Als Wirkmechanismus wurde früher eine Sympathikolyse durch Stimulation zentraler α_2-Rezeptoren angenommen; heute geht man jedoch davon aus, dass die Wirkung hauptsächlich über eine Stimulation zentraler Imidazolinrezeptoren entfaltet wird. Clonidin ist für die Indikation »hypertensive Krise« ein Alternativpräparat zu Urapidil, wirkt jedoch weniger rasch und weniger zuverlässig. Es muss langsam injiziert oder infundiert werden, da bei schneller Injektion der Blutdruck initial noch erhöht werden kann. Da Clonidin keine Tachykardie induziert, sondern im Gegenteil eher zu Bradykardie führt, ist es auch bei Patienten mit koronarer Herzerkrankung und Angina pectoris günstig. Darüber hinaus hat Clonidin sedierende und antidelirante Effekte und verstärkt die analgetische Wirkung von Opioiden (sog. Co-Analgetikum).

β-Blocker

Metoprolol und Esmolol sind die notfallmedizinisch wichtigsten Vertreter. Es handelt sich um β-Rezeptor-Antagonisten mit überwiegender Wirkung auf

β_1-Rezeptoren (sog. Kardioprävalenz) und ohne intrinsische Aktivität. Sie wirken negativ inotrop, negativ chronotrop und negativ dromotrop. Der myokardiale Sauerstoffverbrauch wird vermindert, eine vasodilatierende Komponente fehlt. Hauptindikationen sind die supraventrikuläre Tachykardie (► Kap. 10.2) und das akute Koronarsyndrom (Myokardinfarkt und instabile Angina pectoris), wenn es mit Tachykardie und Hypertension einhergeht (► Kap. 11.1). Esmolol hat eine sehr kurze Halbwertzeit (unter 10 min) und ist daher besser steuerbar als Metoprolol, aber etwas komplizierter in der Anwendung. Ein weiterer gelegentlich akutmedizinisch verwendeter β-Blocker ist Propanolol; diese Substanz weist keine Kardioselektivität auf: β_1- und β_2-Rezeptoren werden etwa gleich stark blockiert; eine mögliche Spezialindikation für Proponolol ist die hyperthyreote Krise (► Kap. 13.1.3).

❶ Eine i.v.-Kombination von β-Blockern mit Verapamil ist kontraindiziert. Hingegen ist eine Kombination mit Calciumantagonisten vom Dihydro-pyridin-Typ möglich.

6.6   Analgesie

6.6.1   Dosierung und Substanzgruppen

Dosierung Notfallpatienten reagieren sehr unterschiedlich auf Analgetika. Einerseits kann der Bedarf aufgrund starker Schmerzen sehr hoch sein, andererseits ist gerade im Schock, bei vermindertem Blutvolumen oder evtl. bestehender Alkoholisierung der Bedarf deutlich vermindert. Gelegentlich können schon durch geringe Dosen stark wirksamer Schmerzmittel erhebliche respiratorische und kardiozirkulatorische Komplikationen ausgelöst werden. Daher sind die Patienten auch nach Gabe vermeintlich geringer Dosen von Opioiden oder Ketamin kontinuierlich zu überwachen (❏ Tab. 6.5). Dies gilt auch für die Anwendung von Sedativa und Narkotika, und insbesondere für die kombinierte Gabe stark wirksamer Analgetika und Sedativa.

❯❯ Die Dosierung von Analgetika, Sedativa und Narkotika muss stets vorsichtig erfolgen und nach Wirkung titriert werden.

Substanzgruppen Eine adäquate Analgesie ist bei allen Erkrankungen oder Verletzungen indiziert, die mit starken Schmerzen einhergehen. Wirkliche Kontraindikationen gibt es nicht. Grundsätzlich kommen für den präklinischen Einsatz vor allem fiebersenkende Analgetika, Opioide und Ketamin infrage.

◘ Tab. 6.5 Dosierungen wichtiger Analgetika, Sedativa und Narkosemittel (wenn nicht körpergewichtsbezogen angegeben, handelt es sich um durchschnittliche Erwachsenendosen)

Medikament	Dosierung
Zyklooxygenaseinhibitoren	
ASS	80–250 mg zur Thrombozytenaggregationshemmung bei ACS
	500–1000 mg zur Analgesie (im Notarztdienst unüblich)
Parecoxib	40 mg i.v.; zugelassen zur postoperativen Schmerztherapie
Metamizol	1–2,5 g langsam (am besten als Kurzinfusion) i.v.
Paracetamol	Erwachsene: 1000 mg als Kurzinfusion
	Kinder: 15 mg/kg i.v. als Kurzinfusion; oder 125–250–500 mg als Suppositorium (initial 30–40 mg/kg; Folgedosen 10–20 mg/kg)
Opioide	
Morphin	5–10 mg (0,1 mg/kg)
Piritramid	5–10 mg (0,1 mg/kg)
Tramadol	100–200 mg (3 mg/kg)
Fentanyl	0,1–0,3 (–0,5) mg i.v. (1–4 µg/kg) (zur Narkose)
Ketamin	
Ketamin	Zur Analgesie: 20–40 mg (0,2–0,5 mg/kg) i.v. 100–200 mg (1–2 mg/kg) i.m.
	Zur Narkose: 50–150 mg (1–2 mg/kg) i.v. 300–1000 mg (5–12 mg/kg) i.m.
Esketamin	Zur Analgesie: 10–20 mg (0,1–0,25 mg/kg) i.v. 50–100 mg (0,25–0,5 mg/kg) i.m.
	Zur Narkose: 30–100 mg (0,5–1 mg/kg) i.v. 150–300 mg (2–4 mg/kg) i.m.

◻ Tab. 6.5 (Fortsetzung)

Medikament	Dosierung
Benzodiazepine	
Diazepam	5–10 mg (0,1 mg/kg) i.v.; oder 5 mg (bis 15 kg) oder 10 mg (über 15 mg) Rektiolen rektal 5–10 mg Tabletten p.o.
Midazolam	2–8 mg (0,05–0,1 mg/kg) i.v.
Neuroleptika	
Promethazin	25–50 mg (0,5 mg/kg) i.v.
Haloperidol	5–10 mg (0,1 mg/kg) i.v. oder i.m.
Injektionshypnotika	
Etomidate	15–30 mg (0,2–0,4 mg/kg) i.v.
Propofol	70–200 mg (1–2,5 mg/kg) i.v.
Thiopental	200–500 mg (2–5 mg/kg) i.v.
Muskelrelaxanzien (Intubationsdosis) zur »rapid sequence induction«, RSI	
Succinylcholin	1 mg/kg i.v.
Rocuronium	1 mg/kg i.v.

6.6.2 Fiebersenkende Analgetika

Wirkungsweise Die antipyretisch wirkenden Analgetika entfalten ihre Wirkungen über eine periphere und/oder zentrale Hemmung der Zyklooxygenase (COX), die eine zentrale Rolle in der Prostaglandinsynthese spielt. Sie werden daher global auch **Zyklooxygenaseinhibitoren** (COX-Inhibitoren) genannt. Heute werden mindestens 2 Isoenzyme der COX unterschieden:

- **COX-1** ist ubiquitär vorhanden und wird immer exprimiert. Über COX-1 wird auch die thrombozytenaggregationshemmende Wirkung der COX-Inhibitoren vermittelt.
- **COX-2** wird vor allem im Rahmen von Entzündungsreaktionen exprimiert.

Klassen Je nach den bevorzugt gehemmten Isoenzymen werden mehrere Klassen von COX-Inhibitoren unterschieden:

- **Unselektive COX-Inhibitoren** wie Acetylsalicylsäure (ASS), Ibuprofen und Diclofenac wirken analgetisch, fiebersenkend, entzündungshemmend und thrombozytenaggregationshemmend. ASS führt zu einer irreversiblen, entsprechend dem Thrombozytenumsatz mehrere Tage anhaltenden Hemmung der Thrombozytenfunktion, und alle anderen zu einer reversiblen, nur einige Stunden anhaltenden Hemmung.
- **Selektive COX-2-Inhibitoren** wie Parecoxib (die sog. »Coxibe«) wirken ebenfalls analgetisch, fiebersenkend und entzündungshemmend, haben jedoch keine thrombozytenaggregationshemmende Wirkung. Parecoxib liegt in intravenös applizierbarer Form vor; es ist bislang nur zur postoperativen Schmerztherapie zugelassen. Coxibe sind bei KHK kontraindiziert. Zurzeit gibt es keine gesicherte Indikation für eine präklinische Anwendung.
- **Zentrale COX-Inhibitoren** wie Paracetamol (amerik.: Acetaminophen) und Metamizol (amerik.: Dipyrone) wirken überwiegend zentral analgetisch und fiebersenkend (aber kaum entzündungshemmend oder thrombozytenaggregationshemmend). Metamizol hat wahrscheinlich die stärkste analgetische Wirkung aller fiebersenkenden Analgetika, insbesondere bei abdominalen und kolikartigen Schmerzen; demgegenüber hat Paracetamol wohl die schwächste analgetische Wirkung.

NSAID Alle COX-Inhibitoren wirken fiebersenkend und sind daher auch **Antipyretika**. Nur Substanzen der ersten beiden Klassen (die unselektiven COX-Inhibitoren und die COX-2-Inhibitoren) sind auch entzündungshemmend und bilden die Gruppe der **nichtsteroidalen antiinflammatorischen Pharmaka** (NSAID).

Indikationen Der große Vorteil aller COX-Inhibitoren gegenüber den Opioiden ist die fehlende Gefahr der Atemdepression. Die analgetische Potenz ist jedoch für die meisten notfallmedizinisch relevanten, schweren Schmerzzustände (bei alleiniger Gabe) zu gering. Bei unzureichender Wirkung kann die Analgesie aber durch zusätzliche Opioidgaben ergänzt werden. **Metamizol** hat zudem eine spasmolytische Wirkung und ist daher bei kolikartigen Schmerzen besonders effektiv. Die fiebersenkende Wirkung von **Paracetamol** wird notfallmedizinisch auch beim Fieberkrampf im Kindesalter ausgenutzt. Außerdem sind Antipyretika zur Therapie einer erhöhten Körpertemperatur nach Reanimation und Schlaganfall indiziert (allerdings ist dies eher eine Therapiemaßnahme in der Klinik). Eine notfallmedizinisch wichtige **Spezialindikation** ergibt sich aus der langanhaltenden thrombozytenaggregationshemmenden Wirkung der **ASS**: das akute Koronarsyndrom (Herzinfarkt, instabile Angina pectoris, ▶ Kap. 11.1.2); hingegen ist die Gabe von ASS zur Akutschmerztherapie im Notarztdienst eben gerade wegen der langanhaltenden Induktion einer Blutungsneigung unüblich.

Unerwünschte Wirkungen Hierzu gehören:

- Auslösung eines ACS insbesondere durch die Coxibe, aber möglicherweise auch durch andere NSAID (außer ASS)
- Verlängerung der Blutungszeit bei den unselektiven COX-Inhibitoren
- Hemmung des protektiven Effekts der Prostaglandine auf die Magenschleimhaut bei den unselektiven COX-Inhibitoren und in etwas geringerem Maße auch bei den COX-2-Inhibitoren
- Verminderung der Nierendurchblutung besonders im Volumenmangelschock (bei allen NSAID)
- Lebertoxizität bei Überdosierung von Paracetamol
- Anaphylaktische Reaktion und Hypotension, vor allem bei schneller Injektion von Metamizol. Daher sollte Metamizol sicherheitshalber nur als Kurzinfusion in z. B. 100 ml NaCl 0,9 % über etwa 10 min verabreicht werden
- Sehr selten: Agranulozytose bei Metamizol, aber auch anderen NSAID

Kontraindikationen NSAID sind kontraindiziert bei koronarer Herzerkrankung (außer ASS), manifesten Blutungen, floriden Magen-Darm-Ulzera, Volumenmangel und präexistenten Nierenfunktionsstörungen. Paracetamol soll nicht bei schwerer Leberinsuffizienz gegeben werden.

6.6.3 Opioide

Opioide sind die wichtigsten und **wirksamsten Präparate** zur präklinischen **Analgesie**. Alle Opioide entfalten ihre Wirkung über die Stimulation spezifischer Opiatrezeptoren, vor allem des sog. μ-Rezeptors. Einige Opioide haben darüber hinaus auch nicht-Opiatrezeptor-vermittelte analgetische Eigenschaften (vor allem Tramadol) oder auch nicht-analgetische Eigenschaften (wie die spasmolytische Komponente bei Pethidin). Grundsätzlich werden schwach wirksame und stark wirksame Opioide unterschieden.

Schwach wirksame Opioide Sie sind indiziert für die Therapie leichter bis mittlerer Schmerzen. Für den Rettungsdienst besonders bedeutsam und weit verbreitet ist **Tramadol**. Vorteilhaft ist nämlich, dass Tramadol nicht dem Betäubungsmittelgesetz (BTM) unterliegt und daher einfacher bevorratet und verwendet werden kann als starke Opioide. Außerdem fehlt weitgehend die bei allen übrigen Opioiden vorhandene atemdepressive Wirkung.

Stark wirksame Opioide Hierzu gehören **Morphin**, **Piritramid** und **Pethidin** (Meperidin). Sie sind präklinisch indiziert für die Therapie mittlerer bis starker Schmerzen. **Fentanyl** ist ein stark und kurz wirkendes Analgetikum, das üblicherweise vor allem im Rahmen einer Narkose verwendet wird. Die noch kürzer wirkenden Opioide Sufentanil, Alfentanil und Remifentanil sind in der klinischen Anästhesie gängig, aber im Rettungsdienst eher unüblich. Alle stark wirksamen Opioide unterliegen dem Betäubungsmittelgesetz und müssen gesondert und gesichert aufbewahrt werden (z. B. in einer abschließbaren BTM-Box oder beim Notarzt).

Opioide können mit fiebersenkenden Analgetika kombiniert werden; dies steigert oft die Effektivität der analgetischen Therapie. Bei sehr starken Schmerzen kann auch die Kombination mit Ketamin sinnvoll sein (**multimodale Analgesie**).

Opioidantagonisten Sowohl bei versehentlicher therapeutischer Überdosierung als auch bei einer Opioidintoxikation infolge Drogenmissbrauchs kann die atemdepressive, aber auch die analgetische Wirkung am μ-Rezeptor durch den Opioidantagonisten **Naloxon** aufgehoben werden (▶ Kap. 20.1.2 und ◻ Tab. 20.2).

Partiell antagonistisch wirkende Opioide Einige Opioide verfügen über partiell antagonistische Wirkungen am μ-Rezeptor. Die Gefahr der Atemdepression soll etwas geringer sein als bei reinen Opioidagonisten. Allerdings ist für die notfallmedizinische Therapie insgesamt kein bedeutsamer Vorteil gegenüber den reinen Agonisten zu erkennen. Vertreter sind vor allem **Buprenorphin** und **Nalbuphin**. Letzteres unterliegt – wie Tramadol – nicht dem BTM-Gesetz und ist deshalb einfacher zu bevorraten.

Unerwünschte Wirkungen Notfallmedizinisch relevante Nebenwirkungen sind Atemdepression, Blutdruckabfall, die Verstärkung einer Spastik der glatten Muskulatur sowie Übelkeit und Erbrechen.

- Die **atemdepressive Wirkung** soll bei verschiedenen Präparaten in äquianalgetischen Dosen in folgender Reihenfolge zunehmen: Tramadol < Piritramid < Morphin < Fentanyl. Allerdings ist die Gefahr einer relevanten Atemdepression bei vorsichtiger, titrierender Gabe des Opiods sehr gering. Bei eingetretener Atemdepression (z. B. durch versehentliche Überdosierung) kann diese durch den Opioid-Antagonisten Naloxon wieder aufgehoben werden (Antidote, ▶ Kap. 20.1.2); dann können aber auch die Schmerzen wiederkehren.
- Die **blutdrucksenkende Eigenschaft** der Opioid ist bei Volumenmangel besonders ausgeprägt. Sie ist bei Morphin und Pethidin stärker als bei Piritramid, Fentanyl oder Tramadol.
- Die **Tonuserhöhung an der glatten Muskulatur** im Gallengangs- und ableitenden Harnwegssystem ist gerade bei Koliken in diesem Bereich unerwünscht. Opioide sollen deshalb bei einer Kolik (wenn überhaupt) nur in Kombination mit einem Spasmolytikum wie Butylscopolamin oder Nitro-

glycerin verwendet werden. Das in diesem Fall am besten geeignete Opioid ist das Pethidin, da es die geringste spasmogene, ja sogar eine spasmolytische Wirkung aufweisen soll.

— Eine **emetische Wirkung** kann bei allen Opioiden auftreten, aber durch langsame Injektion oder Verabreichung als Kurzinfusion oft vermieden oder vermindert werden. Als besonders emetogen gilt Tramadol, und als relativ gering emetogen das Dipidolor. In schlimmen Fällen wird die zusätzliche Gabe eines potenten Antiemetikums wie Haloperidol (2,5 mg i.v.) empfohlen.

Notfallmedizinische Indikationen für Opioide

— Hauptindikation ist die Therapie starker **Schmerzen**, v. a. bei Frakturen und schweren **Verletzungen**. Daneben werden sie zur symptomatischen Linderung bei **Atemnot** eingesetzt, insbesondere bei Lungenödem im Rahmen eines akuten Herzversagens (▶ Kap. 8.2.1); dabei macht man man sich auch die sedierenden, euphorisierenden und antitussiven Wirkungen der Opioide zu Nutzen. Hiebei gilt Morphin oft als Mittel der Wahl wegen seiner zusätzlich vorlastsenkenden (vasodilatierenden) Eigenschaften, die z. B. bei Piritramid weitgehend fehlen; dieses zeichnet sich daher duch eine bessere Kreislaufstabilität aus.

— Eine weitere Indikation für Opioide ist die präklinische **Narkose**: Opioide, insbesondere Fentanyl, werden oft als analgetische Narkosekomponente gewählt, kombiniert mit einem Injektionshypnotikum (▶ Abschn. 6.8).

> Opioide sind die wichtigsten Medikamente zur Analgesie des Notfallpatienten. Das Referenzpräparat für die Gruppe der stark wirksamen Opioide ist Morphin, die beste Kreislaufstabilität hat Piritramid. Ein häufig verwendetes schwach wirksames Opioid ist Tramadol.

> Bei Überdosierung von Opioiden droht eine lebensgefährliche Atemdepression! Jeder Notfallpatient muss nach Opioidgabe kontinuierlich überwacht werden!

6.6.4 Ketamin

Wirkungsweise Ketamin wirkt in niedrigen Dosen **analgetisch** und in hohen Dosen **narkotisch**. Es erzeugt in narkotischen Dosen über seine NMDA-Rezeptorantagonistische Wirkung eine sog. **dissoziative Anästhesie**: Der Patient ist nicht bei Bewusstsein, kann jedoch die Augen geöffnet haben.

Ketamin und Esketamin Bei Ketamin handelt es sich um ein Razemat, dessen R-(–)-Enantiomer nicht wesentlich zum erwünschten Wirkprofil beiträgt. Seit einigen Jahren ist neben dem razematischen Ketamin auch das Enantiomer S-(+)-Ketamin oder Esketamin (als gewissermaßen »gereinigtes« Ketamin) verfügbar. Es wirkt etwa doppelt so stark, wird daher auch etwa halb so hoch dosiert (◘ Tab. 6.5) und hat etwas weniger unangenehme Nebenwirkungen.

Wirkungen von Ketamin und Esketamin

Atmung Ketamin erzeugt eine nur geringe Atemdepression. Der Schluckreflex bleibt weitgehend erhalten. Seine ausgeprägte bronchodilatierende Wirkung lässt Ketamin als geeignetes Narkosemittel beim Asthmapatienten erscheinen und führt manchmal gar zur Durchbrechung eines schweren Status asthmaticus.

Kreislauf Ketamin wirkt eher blutdrucksteigernd. Dieser Effekt ist im Schock erwünscht, bei Patienten mit koronarer Herzkrankheit (KHK) jedoch problematisch, da der myokardiale Sauerstoffverbrauch erhöht wird. Hypertonie sowie manifeste KHK und Myokardinfarkt gelten daher als Kontraindikationen für Ketamin (sofern kein Schock vorliegt). Allerdings lassen sich die stimulierenden Auswirkungen von Ketamin durch Kombination mit einem Benzodiazepin oder Opioid deutlich reduzieren.

Psyche Ketamin ist ein Halluzinogen. Die halluzinatorischen Effekte können sich bei alleiniger Gabe von Ketamin bis zum Horrortrip entwickeln, aber auch einfach zum interessanten Erlebnis. Ketamin wird gelegentlich wegen dieser Wirkungen als Partydroge missbraucht (sog. Ketamin-Partys). Die halluzinatorischen und kardiozirkulatorischen Nebenwirkungen des Ketamins können durch Kombination mit einem Benzodiazepin oder Propofol deutlich vermindert werden. Esketamin soll weniger halluzinogen wirken.

Hirndruck Die alleinige Gabe von Ketamin kann den Hirndruck steigern. Zu einem nennenswerten Anstieg kommt es bei Schädel-Hirn-Trauma allerdings nur, wenn der Patient nicht beatmet wird. Im Gegensatz zu früheren Empfehlungen ist Ketamin beim Schädel-Hirn-Trauma nach heutiger Ansicht daher **nicht kontraindiziert**, wenn gleichzeitig für eine adäquate Beatmung gesorgt wird. Im Gegenteil.

❯❯ Ketamin gilt bei schweren Verletzungen mit begleitendem Schädel-Hirn-Trauma wegen seiner kardiozirkulatorisch stabilisierenden Wirkung und möglichen zerebroprotektiven Begleiteffekten als besonders geeignet.

Notfallmedizinische Indikationen für Ketamin

Ketamin (bzw. Esketamin) wird aufgrund seines Wirkprofils besonders in kritischen und unübersichtlichen Situationen (eingeklemmter Patient, mehrere Verletzte), beim polytraumatisierten Patienten (auch und gerade mit begleitendem Schädel-Hirn-Trauma), im Schock, bei schweren Verbrennungen und zur Narkose im schweren Asthmaanfall eingesetzt. Die Wirkung hält etwa eine Viertelstunde an. Zur Not kann Ketamin auch in etwa drei- bis fünffach höherer Dosis intramuskulär gegeben werden.

6.6.5 Lachgas

Lachgas oder Distickstoffoxid (N_2O) ist ein analgetisch wirksames Inhalationsanästhetikum, das bereits seit über 160 Jahren zur Anästhesie und Schmerzausschaltung verwendet wird. Obwohl sein Gebrauch in der klinischen Anästhesie zunehmend seltener wird (viele Kliniken verwenden gar kein Lachgas mehr), gibt es neuerdings auch in Deutschland stärkere Bestrebungen, sich die besonderen Eigenschaften dieses Gases außerhalb des Operationssaals zur kurzzeitigen Schmerzbekämpfung nutzbar zu machen, etwa zur Zahnbehandlung, unter der Geburt oder eben in der Notfallmedizin (hier wird es in anderen Ländern schon lange eingesetzt). Zur Schmerztherapie wird ein Gasgemisch aus 50 % Lachgas und 50 % Sauerstoff, das fertig gemischt in einer Gasflasche vorliegt (Livopan), dem Patienten über ein spezielles Demand-Ventil per Mundstück oder Maske verabreicht. Die Wirkung setzt nach wenigen Atemzügen ein und klingt nach Beendigung der Lachgaszufuhr innerhalb weniger Minuten wieder ab. Bei der inspiratorischen Lachgaskonzentration von 50 % bleiben die Patienten meist wach und ansprechbar, eine Hypoxie wird durch die begleitend zwangsläufig eingeatmeten 50 % O_2 vermieden. Die Analgesieintensität, die so erreicht werden kann, ist etwa zu vergleichen mit der nach 10–15 mg Morphin i.v. (beim Erwachsenen). Bei kurzzeitiger Anwendung gilt dieses Vorgehen als sicher und nebenwirkungsarm, andererseits gibt es Bedenken vor allem wegen der (allerdings geringen) Lachgasexposition des Behandlungsteams und der Knochenmarkstoxizität bei Langzeitexposition. Lachgas hat die Eigenschaft, in abgeschlossene Hohlräume des Körpers zu diffundieren und deren Volumen oder Druck zu erhöhen. Als Kontraindikationen gelten daher vor allem Mittelohrentzündung, Pneumothorax, Ileus und vorausgegangene Tauchgänge innerhalb der letzten 24 h, außerdem ein Schädel-Hirn-Trauma. Es bleibt abzuwarten, ob die präklinische Lachgasanalgesie auch in Deutschland zu einer notfallmedizinischen Standardtherapie wird.

Analgesie des Notfallpatienten (Kontraindikationen und Gefahren ▶ Text, Dosierungen ◨ Tab. 6.5)

- Leichtere Schmerzen: Paracetamol (i.v. oder bei Kindern auch rektal) oder Metamizol (als Kurzinfusion)
- Mittelstarke Schmerzen: Tramadol oder niedrige Dosen Morphin oder Piritramid (Kombination mit Zyklooxygenasehemmstoffen möglich)
- Starke Schmerzen: Morphin oder Piritramid (Kombination mit Zyklooxygenasehemmstoffen möglich)
- Starke Schmerzen beim Patienten im Schock oder mit schweren Verbrennungen: Ketamin, evtl. kombiniert mit Opioiden
- Kolikartige Schmerzen: Metamizol oder ein anderes fiebersenkendes Analgetikum, kombiniert mit einem Spasmolytikum wie Buscopan, und/oder Nitroglycerin-Spray, und/oder kombiniert mit Pethidin oder einem anderen Opioid (akutes Abdomen, ▶ Kap. 12.2)

6.7 Sedierung

Benzodiazepine Sie wirken sedierend, anxiolytisch, antikonvulsiv und in hohen Dosen auch hypnotisch. Benzodiazepine sind indiziert bei aufgeregten, ängstlichen oder agitierten Patienten, gelegentlich auch bei Angehörigen oder Umstehenden. Weitere Indikationen sind Krampfanfälle und in höherer Dosierung die Aufrechterhaltung einer Narkose. Benzodiazepine vermindern zudem die unangenehmen halluzinatorischen Nebenwirkungen von Ketamin. Gängige Benzodiazepine, die auch als i.v.-Präparationen vorliegen, sind Midazolam, Diazepam, Clonazepam und Lorazepam. Zur Sedierung und Narkose ist heute besonders das relativ kurz wirkende und damit gut steuerbare Midazolam beliebt. Dieses kann (wenn kein i.v.-Zugang liegt) auch nasal gegeben werden: es wird wie zur i.v.-Injektion aufgezogen, dann jedoch statt in eine Vene tief in die Nase injiziert – natürlich ohne Nadel. Es gibt dafür auch spezielle, auf eine Spritze aufsetzbare, abgerundete »Nasenapplikatoren«. Neuerdings gibt es auch eine bukkal zu applizierende Zubereitungsform für Kinder, die zur antikonvulsiven Therapie zugelassen ist. Ansonsten sollte zur Therapie eines Status epilepticus eher ein Benzodiazepin mit längerer Halbwertzeit gewählt werden: Lorazepam, Clonazepam oder Diazepam. Letzteres ist vielleicht nach wie vor das beste »All-round«-Benzodiazepin. Bei Kindern wird es zur Sedierung oder Krampfunterdrückung oft als Rectiole verabreicht.

❯❯ Benzodiazepine sind die wichtigsten Substanzen zur präklinischen Sedierung und antikonvulsiven Therapie.

❗ **Benzodiazepine können die Atemdepression der Opioide deutlich verstärken!**

Neuroleptika Sie gehören zu den Sedativa im weiteren Sinn (Major Tranquillizers). Von den vielen verschieden Präparaten werden notfallmedizinisch üblicherweise nur sehr wenige eingesetzt, v. a. folgende:

— Promethazin ist ein Phenothiazin mit überwiegend sedativem und praktisch fehlendem neuroleptischen Charakter. Vorteilhaft ist die fehlende Atemdepression.

— Haloperidol dagegen ist ein hochpotentes Neuroleptikum aus der Gruppe der Butyrophenone mit nur geringer sedierender Komponente und besonders beim agitierten, deliranten Patienten indiziert. Haloperidol und das verwandte Dehydrobenzperidol (DHB) sind darüber hinaus außerordentlich stark wirksame Antiemetika. In höheren Dosen können sie jedoch Rhythmusstörungen induzieren (Torsades de pointes). Neuerdings wird Haloperidol daher herstellerseits nur noch zur i.m.-Gabe empfohlen; die i.v.-Gabe ist also off-label.

Haloperidol, Promethazin und auch Benzodiazepine können in schweren Fällen bei stark agitierten und deliranten Patienten kombiniert werden.

❗ **Neuroleptika können besonders bei Hypovolämie zu Blutdruckabfall durch Vasodilation führen!**

Aus der Notfallpraxis

Der Fahrer eines schweren Lastwagens fährt auf einen anderen Lastzug auf und wird im Führerhaus eingeklemmt. Er ist bei Eintreffen des Notarztes bewusstseinsklar, kreislaufstabil und hat sehr starke Schmerzen in beiden Beinen. Die Befreiung durch die Feuerwehr ist schwierig und dauert lange, da die beiden schweren Lastzüge ineinander verkeilt sind. Der Notarzt steigt durch die Frontscheibe zum Fahrer in die enge, zusammengedrückte Kabine, legt ihm eine Infusion an, infundiert insgesamt 1500 ml Ringer-Lösung und verabreicht 7,5 mg Piritramid. Die Schmerzen lassen nach. Nach ausgiebiger Aufdehnung der Fahrerseite mit hydraulischen Spreizern und Herausschneiden großer Teile der Fahrertür wird klar, dass das rechte Bein des Fahrers unterhalb des Knies subtotal amputiert ist. Mit zunehmender Dekompression des Beins nimmt außerdem die Blutung zu. Es ist nicht sicher, ob das Bein in toto befreit werden kann, oder ob es bei der Befreiung zur vollständigen Abtrennung des Unterschenkels kommt. Eine Intubationsnarkose ist räumlich unmöglich. Der Notarzt verabreicht dem Fahrer unmittelbar vor der detailliert geplanten und mit dem Patienten besprochenen Befreiung 70 mg Ketamin i.v. In Narkose wird der gut spontan atmende Patient zügig mitsamt Unterschenkel durch das auf der Fahrerseite geschaffene Loch gezogen und auf die bereitgestellte Trage gelegt. Er wird dann in Ruhe mit

20 mg Etomidate intubiert, die Narkose wird mit 10 mg Midazolam supplementiert, die Blutungsquelle wird komprimiert und der Patient stabil in der Klinik eingeliefert. Dort wird der nur noch durch eine Hautbrücke mit dem Körper verbundene Unterschenkel replantiert.

6.8 Notfallnarkose

Indikationen Eine präklinische Notfallnarkose ist unter folgenden Umständen indiziert (angelehnt an die »Handlungsempfehlung zur prähospitalen Notfallnarkose beim Erwachsenen« der DGAI 2015):
- akute respiratorische Insuffizienz, die sich durch Sauerstoffgabe oder nichtinvasive Beatmung nicht beherrschen lässt;
- Bewusstlosigkeit oder schwere neurologische Erkrankung mit Aspirationsgefahr;
- Polytrauma oder schwere Verletzung mit Kreislaufinsuffizienz, Hypoxie und schwerem SHT.

Ziele Ziele der präklinischen Narkose sind vor allem (nach DGAI 2015):
- Anxiolyse, Analgesie, Hypnose und Stressabschirmung;
- Schaffung einer Möglichkeit zur raschen und effektiven Atemwegssicherung zur Sicherstellung der Oxygenierung und Ventilation durch Beatmung sowie eines Aspirationsschutzes durch endotracheale Intubation;
- Reduktion des Sauerstoffverbrauchs und Protektion vitaler Organsysteme und Vermeidung sekundärer myokardialer und zerebraler Schäden.

Durchführung Notfallpatienten sind nie sicher nüchtern. Somit besteht in Narkose immer die Gefahr der Aspiration. Daher soll die Narkose beim Notfallpatienten möglichst als Intubationsnarkose mit künstlicher Beatmung durchgeführt werden. Nur wenn eine Narkose unbedingt erforderlich, aber eine konventionelle endotracheale Intubation nicht möglich ist, kann auch eine Narkose unter Beatmung über eine Larynxmaske oder eine andere Tubusalternative erwogen werden. Eine weitere Ausnahme stellt die Ketaminnarkose unter schwierigen Bedingungen dar (eingeklemmter, unzugänglicher Patient). Aber auch hier sollte so bald wie möglich eine Intubation erfolgen (▶ Aus der Notfallpraxis).

Komponenten der Narkose Eine Narkose besteht grundsätzlich aus folgenden 4 Komponenten:
- **Hypnose** (Tiefschlaf): Zur Hypnose werden präklinisch Benzodiazepine, v. a. Midazolam, und Injektionsanästhetika verwendet: Barbiturate, Propofol oder (zunehmend umstritten) Etomidate.

- **Analgesie:** Zur Analgesie dienen Opioide und/oder Ketamin (wirken beide in hohen Dosen auch hypnotisch).
- **Muskelrelaxierung:** Wenn notwendig werden depolarisierende (Succinylcholin) oder nichtdepolarisierende (z. B. Rocuronium) Muskelrelaxanzien verwendet.
- **Vegetative Dämpfung:** Hypertensive und tachykarde Kreislaufentgleisungen können durch ausreichende Dosierung der Analgetika und Hypnotika erreicht werden – oder aber durch zusätzliche Gabe vasoaktiver und/oder sympatholytischer Substanzen wie Clonidin, Metoprolol o. ä. (► Abschn. 6.4).

Phasen der Narkose   Es werden drei Phasen unterschieden: Narkoseeinleitung, Narkoseaufrechterhaltung und Narkoseausleitung.

Einleitung der Narkose   Die präklinische Narkoseeinleitung erfolgt als sog. **rapid sequence induction** (RSI; »schnelle Einleitung«); dabei wird die Zeitspanne zwischen Beginn der Injektion des Schlafmittels und nachfolgender Intubation möglichst kurz gehalten; üblicherweise erfolgt dazwischen auch keine Beatmung (um das Aufblähen des Magens und eine Regurgitation von Mageninhalt zu verhindern), allerdings wird eine Maskenbeatmung vor der Intubation von der DGAI 2015 explizit als möglich bezeichnet, da eine Hypoxie gefährlicher ist als eine Aspiration.

Zur Narkoseeinleitung werden schnell und kurz wirksame Injektionshypnotika verwendet. Folgende Substanzen können eingesetzt werden:

- **Etomidate.** Etomidate war lange eines der beliebtesten Notfall-Injektionsanästhetika, da es Atmung und Kreislauf wenig beeinflusst (also hohe Kreislaufstabilität). Etomidate supprimiert allerdings auch bereits bei einmaliger Gabe die Nebennierenrindenfunktion und ist offenbar mit einer höheren Komplikationsrate im Krankheitsverlauf und sogar einer höheren Letalität verbunden als andere Hypnotika. Daher sollte Etomidate heute nach der DGU-Leitlinie 2011 und der DGAI-Handlungsempfehlung 2015 zur präklinischen Notfallnarkose zumindest in der Traumaversorgung nicht mehr verwendet werden.
- **Propofol.** Von allen Injektionshypnotika führt Propofol allein gegeben zu den besten Intubationsbedingungen. Es wirkt allerdings atemdepressiv und ausgeprägt blutdrucksenkend. Propofol wirkt außerdem bronchodilatorisch (vorteilhaft bei Asthma) und anitkonvulsiv (kann also genutzt werden zur Durchbrechung eines Status epilepticus; ► Kap. 14.2).
- **Thiopental.** Die Wirkung auf Atmung und Kreislauf ist ähnlich wie bei Propofol, es liegt jedoch in Pulverform vor und muss daher vor der Injektion erst aufgelöst werden, was gerade in Notsituationen problematisch sein

kann. Es wirkt stark antikonvulsiv und ist traditionell die bevorzugte Substanz zur Durchbrechung eines therapierefraktären Status epilepticus (► Kap. 14.2).

- **Midazolam.** Dies ist das am kürzesten wirkende Benzodiazepin. Es kann adjuvant zu den anderen Injektionshypnotika gegeben werden (sog. co-induction of anesthesia); es erleichtert dann die Intubation durch eine zentrale Muskelrelaxierung und verstärkt die hypnotische Wirkung des Kombinationspartners. Gerade in der Notfallmedizin besonders empfehlenswert ist die Kombination mit Ketamin. Allein gegeben ist es für eine Intubation meist unzureichend.
- **Ketamin** (oder **Esketamin**). Ein Vorteil dieser Substanz besteht darin, dass die Atmung erhalten bleibt. Der Blutdruck steigt bei alleiniger Ketamingabe eher an (Näheres ► Abschn. 6.6.4). Ketamin wird daher vor allem bei kreislaufinstabilen und (poly-)traumatisierten Patienten verwendet und hierfür in den DGU-Leitlinien 2011 auch explizit empfohlen.

Die Injektionshypnotika können allein oder in **Kombination mit einem Opioid** (z. B. Morphin oder Fentanyl) eingesetzt werden. Zu beachten ist immer die kreislaufdepressive, hypotensive Wirkung der Pharmaka. Sie nimmt in folgender Reihenfolge zu: **Ketamin < Etomidate < Thiopental < Propofol.**

Muskelrelaxanzien zur endotrachealen Intubation Zur Ermöglichung oder Erleichterung der Intubation wird nach der Gabe des Injektionshypnotikums üblicherweise ein Muskelrelaxans injiziert. Es stehen verschiedene Relaxanzien zur Verfügung, von denen solche mit schnellem Wirkungseintritt und kurzer Wirkdauer zu bevorzugen sind.

- **Depolarisierende Muskelrelaxanzien. Succinylcholin** ist der einzige Vertreter dieser Gruppe. Es ist nach wie vor das einzige Relaxans, das die Kriterien »schnelle Anschlagzeit« (innerhalb 1 min) und »kurze Wirkdauer« (ca. 5 min) vereint. Seltene, aber potenziell lebensbedrohliche Nebenwirkungen wie schwere Hyperkaliämie oder sehr selten auch Auslösung einer malignen Hyperthermie haben dazu geführt, dass Succinylcholin heute praktisch nur noch in Notfallsituationen – vor allem zur RSI – eingesetzt wird.
- **Nicht-depolarisierende Muskelrelaxanzien.** Abgesehen von Succinylcholin wirken alle modernen Muskelrelaxanzien an der motorischen Endplatte als kompetitive Antagonisten zu Acetylcholin, also nicht-depolarisierend. Die unerwünschten Nebenwirkungen des Succinylcholins treten nicht auf. Allerdings gibt es unter den nicht-depolarisierenden Muskelrelaxanzien keine Substanz mit ähnlich schneller Anschlagzeit und kurzer Wirkzeit wie Succinylcholin. Am besten für eine RSI geeignet ist **Rocuronium**, das bei hoher Dosierung nach 1 min gute Intubationsbedingungen ermöglicht, dann aber

eine Wirkdauer bis zu 1 h aufweist; es muss also auf jeden Fall eine suffiziente Beatmung erfolgen. Zwar ist die Muskelrelaxation durch Gabe von Sugammadex prinzipiell schnell aufhebbar, aber diese Substanz ist sehr teuer und präklinisch daher i. d. R. nicht verfügbar.

Die Handlungsempfehlung zur prähospitalen Notfallnarkose der DGAI 2015 betont, dass Muskelrelaxanzien fester Bestandteil der Notfallnarkose sind, zeigt jedoch neben den Vorteilen auch Nachteile einer präklinischen Muskelrelaxation auf:

▬ **Vorteile der Intubation mit Muskelrelaxanzien:** Bessere Intubationsbedingungen, höherer Intubationserfolg, Verminderung der Stimmbandtraumatisierung, Vermeidung von Hirndruckspitzen, Vermeidung hoher Hypnotikadosen; daher werden im Rahmen der Narkoseeinleitung endotracheale Intubationen in aller Regel unter Verwendung von Muskelrelaxanzien vorgenommen.

▬ **Nachteile und Gefahren der Intubation mit Muskelrelaxanzien:** Bei neuromuskulärer Blockade wird die Eigenatmung des Patienten vollständig ausgeschaltet – unbemerkte ösophageale Fehlintubationen sind immer tödlich. Bei einer »Cannot ventilate, cannot intubate« Situation (d. h. keine Maskenbeatmung möglich, Intubationsversuche fehlgeschlagen) muss unbedingt schnell eine suffiziente Beatmung (via SAD, Koniotomie; ▶ Kap. 4, insbesondere ◘ Abb. 4.10) erfolgen, da ansonsten durch den muskelrelaxansinduzierten Atemstillstand unausweichlich eine schwere Hypoxie mit Todesfolge eintritt. Außerdem haben Muskelrealxanzien seltene, aber unter Umständen lebensbedrohliche Nebenwirkungen (vor allem das schnellwirksame Succinylcholin); Rocuronium kann ein anaphylaktische Reaktion auslösen.

▬ Nach den DGAI-Empfehlungen soll eine Intubation im Rahmen einer Notfallnarkose nach strenger Indikationsstellung – unter Berücksichtigung der Intubationserfahrung des Notarztes, des Patientenzustands und der Einsatzsituation – als »rapid sequence induction« unter Verwendung von Muskelrelaxanzien durchgeführt werden.

Praktisches Vorgehen

Narkoseeinleitung (»rapid sequence induction«, RSI)
▬ Der Patient wird so weit als möglich über das Vorhaben aufgeklärt.
▬ Er wird auf den Rücken gelagert; der Notarzt steht oder kniet hinter ihm.
▬ Intubationszubehör (möglichst auch Absaugvorrichtung) muss bereit sein, ein sicherer venöser Zugang muss liegen, ein Pulsoximeter ist angeschlossen, ebenso EKG und Blutdruckmessung.

- Ein Kapnograph sollte zur Sicherung der korrekten Tubuslage bereitstehen.
- Wenn immer möglich, wird dem Patienten 3–4 min lang Sauerstoff in hohem Fluss verabreicht (Präoxygenierung).
- Das Injektionshypnotikum wird injiziert, z. B. Ketamin 1 mg/kg plus Midazolam 0,1 mg/kg i.v.; sofort darauf Injektion von Succinylcholin 1 mg/kg i.v. oder Rocuronium 1 mg/kg i.v.
- Auf eine Maskenbeatmung wird möglichst verzichtet, sofern die $psaO_2$ > 90 % bleibt. Der Patient wird nach etwa 60 s intubiert (weiteres Vorgehen ► Kap. 4).

> Bei drohender Hypoxie muss jedoch auch bei einer »rapid sequence induction« mit der Maske beatmet werden: Regurgitation und Aspiration unter Maskenbeatmung sind weniger gefährlich als Hypoxie!

Aufrechterhaltung der Narkose Präklinisch kann eine intravenöse Kombinationsnarkose durchgeführt werden. Sie besteht aus einer analgetischen Komponente – meist ein Opioid wie Fentanyl und/oder Ketamin – und einer sedativ-hypnotischen Komponente – meist Midazolam oder Propofol, ggf. ergänzt durch Muskelrelaxierung mit Rocuronium oder anderen nicht-depolarisierenden Relaxanzien. Für eine kurze Zeitdauer kann die Narkose durch repetitive Injektionen der Einzelsubstanzen aufrechterhalten werden; besser ist jedoch eine kontinuierliche Infusion per Perfusor oder Infusomat, insbesondere dann, wenn Propofol verwendet wird.

Praktisches Vorgehen

Narkoseaufrechterhaltung
- Mindestens 1 Analgetikum plus 1 Sedativum
  (Beispiele; alle Dosierungen i.v.):
  - Als analgetische Komponente: Fentanyl 2 µg/kg alle 15 min und/oder Ketamin 0,5 mg/kg alle 15 min
  - Als sedativ-hypnotische Komponente: Midazolam 0,05 mg/kg alle 15 min oder 0,2 mg/kg/h oder Propofol 1 % 1 ml/kg/h
- Wenn notwendig: zusätzlich ein Muskelrelaxans, z. B. Rocuronium 0,15 mg/kg alle 30 min i.v.
- Beachte: alle Dosierungen gelten als grober Anhalt: Analgetika und/oder Sedativa bei Hypotension reduzieren, bei Hypertension erhöhen

Ausleitung der Narkose Die Ausleitung einer präklinisch begonnenen Narkose bleibt grundsätzlich der Klinik vorbehalten. Nur in Ausnahmefällen wird der Patient präklinisch wieder extubiert. Der Tubus kann entfernt werden, wenn der Patient sicher kreislaufstabil, atemsuffizient und bei Bewusstsein ist sowie intakte Schluck- und Hustenreflexe vorhanden sind.

Praktisches Vorgehen

Durchführung einer präklinischen Narkose
- Kritische Indikationsstellung zur Durchführung einer Notfallnarkose
- Kommunikation der Indikation einer Notfallnarkose an alle Teammitglieder
- Optimierung der Umgebungsbedingungen (z. B. Verbringen in den Rettungswagen, Kopfposition)
- Unmittelbarer Beginn mit der Präoxygenierung beim spontanatmenden Patienten
- Vorbereitung der Narkosemedikamente und des Equipments zur Atemwegssicherung (Absaugeinrichtung, Beatmungsbeutel, Maske, Laryngoskop, Endotrachealtubus, Führungsstab, Blockerspritze, Tubusfixiermaterial, Tubusalternativen griffbereit, Koniotomieset in Reichweite)
- Monitoring des Patienten (Anlegen von EKG, SpO$_2$, NIBP automatisch, Kapnographie bereithalten)
- Mindestens einen, besser zwei sichere periphervenöse Zugänge mit angeschlossener Infusionslösung
- Einleitung der Intubationsnarkose (»rapid sequence induction«):
  – Ggf. Lockern der HWS-Stütze und manuelle Inline-Stabilisation: Ein Helfer stabilisiert den Kopf des Patienten mit beiden Händen (◻ Abb. 18.8)
  – Ansage der Narkosemedikamente mit Wirkstoff und Dosierung, Applikation Schritt für Schritt
  – Abwarten von Bewusstseinsverlust und der Relaxanzienwirkung
  – Atemwegssicherung ohne Zwischenbeatmung bei normoxämen Patienten, Zwischenbeatmung bei drohender Hypoxie jedoch möglich
  – Tubuslagekontrolle (Kapnographie, Auskultation, Einführungstiefe)
  – Ggf. manuelle Inline-Stabilisation beenden und HWS-Stütze wieder schließen
- Kontinuierliches Monitoring incl. Kapnographie und Beatmungsgeräteinstellung (◻ Tab. 4.5)
- Narkoseaufrechterhaltung und Überwachung
- Erkennen und Behandeln von Vitalfunktionsstörungen
- Management von Komplikationen, wenn erforderlich

Kardiopulmonale Reanimation (CPR)

T. Ziegenfuß

T. Ziegenfuß, *Notfallmedizin*,
DOI 10.1007/978-3-662-52775-7_7, © Springer-Verlag Berlin Heidelberg 2017

Hauptziel der kardiopulmonalen Reanimation (CPR) ist die rasche Wiederherstellung eines ausreichenden Kreislaufs unter Vermeidung irreversibler zerebraler Schäden. Die grundsätzlichen Maßnahmen lassen sich nach dem erweiterten ABC-Schema merken: **A**temwege freimachen, **B**eatmung, **C**ompression des Thorax (Herzdruckmassage, HDM), **D**rugs (Medikamente), **E**KG-Diagnose, Fibrillationsbehandlung (Defibrillation). Einige Maßnahmen können von jedermann durchgeführt werden, sog. **Basismaßnahmen** (BLS), andere nur durch den professionellen Rettungsdienst, sog. erweiterte Maßnahmen (ALS). Die wichtigste Basismaßnahmen sind eine effektive und möglichst wenig unterbrochene HDM (100–120/min, HDM/B 30:2) und die Anwendung eines automatischen Defibrillators (AED); dazu kommen Freimachen und Freihalten der Atemwege durch Überstrecken des Kopfes plus Hochziehen des Kinns und die Mund-zu-Mund-Beatmung. Die wichtigsten **erweiterten Maßnahmen** bestehen – neben der HDM wie bei BLS – in einer effektiveren Atemwegssicherung (Intubation oder Tubusalternativen), Beatmung mit erhöhter Sauerstoffkonzentration, der Gabe vasokonstringierender (Adrenalin) und antiarrhythmischer (Amiodaron) Medikamente und – wenn noch nicht durch AED geschehen – der schnellstmöglichen Defibrillation bei Kammerflimmern oder pulsloser Kammertachykardie (VF/pVT). Unter besonderen Umständen kann die CPR mit mechanischen Reanimationsgeräten wie Auto-Pulse oder extrakorporalen Reanimationssystemen (eCPR) fortgeführt werden. Parallel zur CPR müssen die **Ursachen des Kreislaufstillstands** gesucht und therapiert werden. Im Erwachsenenalter dominieren primär kardiozirkulatorische Probleme als Ursache des Kreislaufstillstands, insbesondere VF/pVT im Rahmen eines akuten Koronarsyndroms, während im Kindesalter Ersticken und andere Atmungsprobleme mit sekundärem, hypoxischem Kreislaufstillstand vorherrschen. Daher ist im Kindesalter auch die Beatmung bereits zu Beginn der CPR wichtiger als im Erwachsenenalter. Nach der Reanimation muss eine **aktive Temperaturkontrolle** erfolgen, eine **therapeutische Hypothermie** kann die zerebrale Erholung fördern.

7.1   Übersicht

7.1.1   Entwicklung der CPR

Historische Entwicklung Der Ursprung der neuzeitlichen Beschäftigung mit der Reanimation liegt im 18. Jahrhundert. Seinerzeit galt das besondere Interesse in Holland und England offensichtlich der Wiederbelebung ertrunkener Patienten. Obwohl schon damals die Möglichkeit der erfolgreichen direkten Beatmung des Patienten mit der Ausatemluft eines Helfers bekannt war, wurden im 19. Jahrhundert die umständlichen und wenig effektiven Maßnahmen der indirekten Beatmung durch Thoraxbewegungen, z. B. Armbewegungen nach Sylvester angewendet; diese wurden noch bis in die 1970er Jahre in deutschen Rettungsorganisationen gelehrt. In den 1950er-und 1960er-Jahren wurden die grundlegenden Methoden der modernen kardiopulmonalen Reanimation (CPR) entwickelt oder wieder entdeckt:

- P. Safar wies 1958 nach, dass die direkte **Mund-zu-Mund-Beatmung** effektiver ist als die Methoden der indirekten Thoraxexkursion.
- W. B. Kouwenhoven, J. R. Jude und G. G. Knickerbocker entwickelten 1960 in Baltimore das im Wesentlichen heute noch gültige Konzept der **extrathorakalen Herzdruckmassage (HDM)**. Die HDM wurde übrigens bereits 1884 vom deutschen Chirurgen F. König in seinem »Lehrbuch der allgemeinen Chirurgie« beschrieben und vorgeschlagen, geriet aber (wie die Mundzu-Mund-Beatmung) zunächst wieder in Vergessenheit.
- Die Kombination beider Maßnahmen, also der Mund-zu-Mund- Beatmung und der HDM wurde 1961 explizit von P. Safar empfohlen und bildet auch heute noch, zusammen mit der zwischenzeitlich entwickelten elektrischen Defibrillation, den Kern der CPR.

Internationale Reanimationsempfehlungen Bereits seit 1966 werden von der American Heart Association (AHA) in mehrjährigen Abständen überarbeitete Empfehlungen für die Durchführung der CPR herausgegeben. Seit Anfang der 1990er Jahre folgten ähnliche Empfehlungen des »European Resuscitation Council« (ERC). Seit einigen Jahren gibt es eine internationale Arbeitsgruppe, das »International Liaison Committee on Resuscitation« (ILCOR), die evidenzbasierte Bewertungen der Reanimationgrundlagen vornimmt. Auf der Grundlage des neuesten ILCOR-Consensus-Statements wurden zuletzt Ende 2015 die Empfehlungen der europäischen und amerikanischen Fachgesellschaft aktualisiert. Die neuen **European Resuscitation Council Guidelines for Resuscitation 2015** sind sehr umfangreich und umfassen jetzt erstmals auch Erste-Hilfe-Empfehlungen. Die AHA hat sich demgegenüber entschlossen, nur ein (allerdings auch ziemlich umfangreiches) Update zu publizieren, das die Änderungen gegenüber den Empfehlungen von 2010 betont. Darüber hinaus will die AHA von nun an ihre Empfehlungen in ständig aktualisierter Form (und nicht mehr nur alle 5 Jahre) online publizieren: **American Heart Association Guidelines for CPR & ECC. New Web-Based Integrated Guidelines 2015**. Hier können die kompletten AHA-Empfehlungen (die aktualisierten und die aus 2010 unverändert übernommenen) aufgerufen werden. Nach wie vor differieren ERC- und AHA-Guidelines in einigen Punkten, auch wenn sie im Kern übereinstimmen.

Grundlage der vorliegenden CPR-Darstellung Die Darstellung richtet sich vornehmlich nach den ERC-Guidelines 2015. Zunächst wird die Reanimation Erwachsener besprochen, incl. Postreanimationsbehandlung, danach werden Besonderheiten der Kinderreanimation behandelt (► Abschn. 7.5). Auf Modifikationen

der »Standard-CPR« bei besonderen Patienten und in besonderen Situationen wird in anderen Kapiteln eingegangen:
- Neugeborenenreanimation ▶ Kap. 16.5
- Reanimation bei Anaphylaxie ▶ Kap. 9.5
- Reanimation bei Hyperkaliämie ▶ Kap. 13.3.1
- Reanimation in der Schwangerschaft ▶ Kap. 16.3
- Reanimation bei Trauma ▶ Kap. 18.10
- Reanimation bei Hypothermie ▶ Kap. 19.1.3
- Reanimation bei Ertrinkungsunfällen ▶ Kap. 19.2.1

7.1.2 Versagen der Vitalfunktionen

Atem- und Kreislaufstillstand sind die Extreme einer respiratorischen oder kardiozirkulatorischen Vitalfunktionsstörung, die untereinander und mit dem Bewusstsein wie folgt zusammenhängen (◻ Tab. 7.1):
- **Kreislauf und Atmung** bilden eine **funktionelle Einheit** zur Versorgung des Organismus mit Sauerstoff und Entsorgung des Kohlendioxids. Daher zieht das vollständige Versagen einer dieser beiden Vitalfunktionen zwangsläufig rasch das Versagen der anderen Vitalfunktion und auch aller übrigen Körperfunktionen nach sich.
- Ohne ausreichende Kreislauf- oder Atmungsfunktion erlöschen zwangsläufig **Bewusstsein** und Reaktionsfähigkeit auf äußere Reize innerhalb kürzester Zeit. Andererseits können ohne Bewusstsein sowohl Kreislauf als auch Atmung durchaus erhalten bleiben (etwa beim Komapatienten).

Primärer Atemstillstand Versagt zunächst die Atmung, treten sekundär innerhalb weniger Minuten durch zerebrale Hypoxie Bewusstlosigkeit (Reaktionslosig-

◻ **Tab. 7.1** Folge des Versagens der wichtigsten Vitalfunktionen	
Kreislaufstillstand	10–15 s nach Eintreten eines Kreislaufstillstandes erlischt das Bewusstsein 30–60 s nach Eintritt eines Kreislaufstillstandes sistiert die Atmung
Atemstillstand	3–10 min nach Aussetzen der Atmung tritt ein Herz-Kreislauf-Stillstand ein 3–10 min nach Aussetzen der Atmung (Apnoe) erlischt das Bewusstsein

keit) und durch myokardiale Hypoxie ein Kreislaufstillstand ein: **sekundärer Kreislaufstillstand** oder auch **asphyktischer Kreislaufstillstand**. Typische Ursachen sind Ersticken und Ertrinken.

Primärer Kreislaufstillstand Ein primärer Kreislaufstillstand zieht aufgrund der fehlenden Durchblutung des Gehirns und der Atemmuskeln innerhalb weniger Sekunden ein sekundäres Versagen der Atmung nach sich; ein primärer Kreislaufstillstand ist zumeist ein **kardiogener Kreislaufstillstand**. Häufigste Ursache ist ein Myokardinfarkt (bzw. akutes Koronarsyndrom).

Unterschiede zwischen asphyktischem und kardiogenem Kreislaufstillstand Ein wichtiger Unterschied zwischen beiden Formen des Kreislaufstillstands besteht darin, dass unmittelbar nach kardiogenem Kreislaufstillstand die Sauerstoffreserven in Blut und funktioneller Residualkapazität zunächst noch erhalten, aber nach asphyktischem Kreislaufstillstand bereits völlig erschöpft sind. Dies erklärt, dass auch bei sofortigem Reanimationsbeginn die Prognose eines asphyktischen Kreislaufstillstands schlechter ist als die eines kardiogenen Kreislaufstillstands. Daher hat die Beatmung zu Beginn der Reanimation beim asphyktischen Kreislaufstillstand eine höhere Bedeutung als beim kardiogenen Kreislaufstillstand.

Die **Ursachen** für einen Atem- oder Kreislaufstillstand sind vielfältig und können traumatischer oder – weitaus häufiger – nichttraumatischer Natur sein (◘ Tab. 7.2). Beim nichttraumatischen Kreislaufstillstand überwiegen im Erwach-

◘ Tab. 7.2 Ursachen eines außerklinischen Kreislaufstillstandes (nach ERC 2005)

Ursachen	Anteil (ca.)
Kardiale Erkrankung	82 %
Nichtkardiale innere Erkrankung, davon	9 %
Pulmonal	4 %
Zerebrovaskulär	2 %
Neoplasien	1 %
Sonstige	2 %
Nichtkardiale äußere Einwirkung, davon	9 %
Trauma	3 %
Ersticken	2 %
Intoxikation	2 %
Sonstige	2 %

senenalter mit über 80 % kardiale Erkrankungen, davon wiederum ist die Mehr-
zahl auf ein akutes Koronarsyndrom zurückzuführen. Im Kindes- und Säuglingsalter überwiegt das primäre Atemversagen aufgrund einer Atemwegsverlegung
oder einer zentralen Atemregulationsstörung. Andere Ursachen eines primären
Atemversagens auch im Erwachsenenalter sind Drogenintoxikationen, Ertrinken, Ersticken und Unfälle mit schwerem Thorax- oder Schädel-Hirn-Trauma.
Insgesamt ergibt sich bei etwa 5–10 % der Notarzteinsätze die Indikation zur
CPR.

7.1.3 Indikation zur CPR und Reihenfolge der Maßnahmen

Indikation für den Beginn einer Reanimation Die Indikation zur CPR besteht
grundsätzlich bei Atem- und Kreislaufstillstand. Da der Kreislaufstillstand allerdings (insbesondere für Laien) auf die Schnelle schwer zu diagnostizieren ist, die
infolge eines Kreislaufstillstands innerhalb weniger Sekunden eintretende Bewusstlosigkeit aber durch Fehlen jeglicher Reaktion auf laute Ansprache und Berührungen schnell zu erkennen ist, heißt es in den aktuellen Empfehlungen prag-
matischer: Mit der Reanimation soll begonnen werden **bei reaktionslosen Personen ohne normale Atmung**. Oberstes Ziel ist die schnellstmögliche Wiederherstellung eines ausreichenden eigenständigen Kreislaufs (sog. ROSC = »return of
spontaneous circulation«).

Indikation zum Unterlassen einer Reanimation Eine **CPR** ist **nicht indiziert** bei
Patienten mit sicheren Todeszeichen, unüberlebbaren Verletzungen oder einer
kardiozirkulatorischen, respiratorischen oder malignen Erkrankung im Endsta-
dium, außerdem bei einer eindeutigen und bekannten Ablehnung der Reanimation durch den Patienten (Patientenverfügung). Die AHA hat es einmal so formu-
liert: Die Reanimation ist indiziert für »Herzen, die zu gut sind, um zu sterben«,
und nicht für »Herzen, die zu krank sind, um zu leben«; sie sollte den Prozess des
Lebens wiederherstellen und nicht den Prozess des Sterbens verlängern. Auch in
den aktuellen ERC-Leitlinien heißt es: »CPR soll in aussichtlosen Fällen nicht
durchgeführt werden.« Es wird jedoch hinzugefügt: »Es ist aber schwierig, Aus-
sichtslosigkeit auf eine präzise und prospektive Weise zu definieren, die auf die
Mehrheit der Fälle zutrifft«.

ABC-Schema Die prinzipiellen Maßnahmen der CPR lassen sich nach dem **ABC-
Schema** merken, das 1961 von P. Safar entwickelt wurde und später nicht ganz
einheitliche alphabetische Erweiterungen erfuhr (eine Modifikation des ABC-
Schemas stellt die ABCDE-Methode dar, ▶ Kap. 2.8):

- **A**: Airway: Atemwege frei machen
- **B**: Breathing: Beatmen
- **C**: Circulation, Compression: Kompression des Thorax (Herzdruckmassage)
- **D**: Drugs: Medikamente
- **E**: ECG: EKG-Diagnose
- **F**: Fibrillation: Defibrillation

Basismaßnahmen (BLS) und erweiterte Maßnahmen (ALS) Grundsätzlich sind zu unterscheiden:

- **Basismaßnahmen** (BLS:»basic life support«): Diese können von **jedermann** durchgeführt werden.
- **Erweiterte Maßnahmen** (ALS:»advanced life support«): Diese werden von **professionellen Helfern** durchgeführt.

Reihenfolge der Maßnahmen Bei der erwähnten ABC-Aufzählung der Maßnahmen handelt es sich um eine Merkhilfe für die wesentlichen Komponenten der CPR; sie gibt nicht unbedingt die empfohlene Handlungsabfolge wider; diese kann den Algorithmen zur Reanimation entnommen werden (◪ Abb. 7.6, ◪ Abb. 7.16, ◪ Abb. 7.19, ◪ Abb. 7.20 sowie ◪ Abb. 16.2 und ◪ Abb. 19.1).

7.2 Basismaßnahmen (BLS)

Bedeutung der Basismaßnahmen Der professionelle Rettungsdienst kann auch nach sofortiger Alarmierung und unter optimalen Bedingungen meist frühestens 5–10 min nach beobachtetem Eintritt eines Kreislaufstillstands am Notfallort sein. In dieser Zeit können bereits irreversible Organschäden eingetreten sein. Bei sofort begonnener Basisreanimation durch Ersthelfer, der sog. **Laienreanimation** bis zum Eintreffen des Rettungsdienstes, kann die Überlebensrate verdoppelt oder verdreifacht werden.

Ziel der Basisreanimation Durch BLS soll ein Kreislauf mit sauerstoffhaltigem Blut aufrechterhalten werden. Dafür ist es vor allem entscheidend, die **Herzdruckmassage** (HDM) so früh wie möglich zu beginnen, so gut wie möglich durchzuführen und so selten wie möglich zu unterbrechen. Außerdem muss durch **Beatmung** die Sauerstoffbeladung des Blutes in der Lunge ermöglicht werden. Allerdings ist in den ersten Minuten nach kardiogenem Kreislaufstillstand die Beatmung gegenüber der sofortigen HDM von untergeordneter Bedeutung. Bei Kreislaufstillstand aufgrund von Hypoxie bzw. Asphyxie (Ertrinken, Tauchunfälle, Opioidintoxikation sowie den meisten kindlichen Kreislaufstillständen) ist hingegen die Beatmung von Beginn an entscheidend.

> Die gute Durchführung der Herzdruckmassage ist von entscheidender Bedeutung für die Effektivität und Prognose der Reanimation.

Hilfe anfordern Da eine definitive Versorgung des Patienten nur mit professionellem Equipment erfolgen kann, muss außerhalb medizinischer Einrichtungen grundsätzlich so rasch wie möglich um Hilfe gerufen und der Rettungsdienst aktiviert werden. Das geschieht i. d. R. telefonisch (Euronotruf: 112). Wenn möglich sollte außerdem jemand losgeschickt werden, um einen automatischen Defibrillator (AED) zu holen (▶ Abschn. 7.2.4). Insbesondere ein Kreislaufstillstand aufgrund von Kammerflimmern hat bei zügiger Defibrillation eine gute Prognose, kann jedoch ohne Defibrillator nicht zuverlässig therapiert werden.

7.2.1 Diagnostische Maßnahmen vor Reanimationsbeginn

Beurteilung der Reaktionsfähigkeit (des Bewusstseins) Bei einer leblos erscheinenden Person muss unverzüglich die Reaktionsfähigkeit (als Ausdruck des Bewusstseins) überprüft werden. Dies erfolgt durch **laute Ansprache und körperliche Berührung.** Dazu wird die kollabierte Person unter leichtem Rütteln an den Schultern laut angesprochen (»Ist alles in Ordnung?«); wenn keine Reaktion erfolgt, müssen die Atemwege geöffnet und die Atmung überprüft werden.

Öffnen und Freimachen der Atemwege Dazu muss der reaktionslose Patient in Rückenlage gebracht werden. Der Mund wird durch **Überstrecken des Kopfes und Anheben des Kinns** (engl.: Head Tilt and Chin Lift; **HTCL-Manöver**) geöffnet, Ist es offensichtlich, dass Fremdkörper den Mund verlegen, müssen diese unter Sicht durch digitales Ausräumen der Mundhöhle entfernt werden. Dann wird die Atmung überprüft.

Überprüfen der Atmung Die Überprüfung der Atmung erfolgt durch Beobachten des Brustorbs (hebt er sich wie bei normaler Atmung?), Hören auf Atemgeräusche am Mund des Patienten und Fühlen mit der eigenen Wange, ob Luft aus dem Patientenmund strömt. Abhängig vom Ergebnis dieser raschen Untersuchung, die nicht länger als **10 s** dauern soll, gibt es zwei Möglichkeiten:
- Wenn der reaktionslose Patient nach Freimachen der Atemwege normal atmet, wird er in die Seitenlage (▶ Kap. 3.3) gebracht. Er muss kontinuierlich beobachtet, und die Atmung muss wiederholt überprüft werden. Dieses Vorgehen gilt für die Erste Hilfe durch Laien oder ohne weitere Hilfsmittel;

im professionellen Rettungsdienst ist in einer solchen Situation meist eine Atemwegssicherung mit geeigneten Hilfsmitteln (z. B. Endotrachealtubus oder Larynxtubus) indiziert.

━ **Wenn keine normale Atmung festgestellt werden kann,** muss mit der Reanimation (HDM und Beatmung) begonnen werden (◼ Abb. 7.5).

Das Kriterium »keine normale Atmung« ist dem des »Atemstillstands« vorzuziehen, da viele Patienten (bis zu 40 %) nach dem Kreislaufstillstand noch für einige Minuten eine sog. **agonale Atmung (Schnappatmung)** aufweisen, die durch einzelne »schnappende« Atemzüge mit langen Pausen gekennzeichnet ist. Auch dann liegt funktionell ein Atemstillstand vor.

❯ Die agonale Atmung (Schnappatmung) darf nicht mit einer normalen Atmung verwechselt werden.

Beurteilung des Kreislaufs Früher wurde vor Beginn der Herzdruckmassage das **Tasten des Karotispulses** gefordert (◼ Abb. 2.1): Dessen Fehlen als Zeichen eines Kreislaufstillstands sollte innerhalb von maximal 10 s festgestellt werden. Diese Forderung erwies sich jedoch als praktisch unerfüllbar, was zu erheblicher Verzögerung des Reanimationsbeginns führte. Daher wird in den aktuellen Reanimationsempfehlungen bewusst darauf verzichtet, vielmehr soll von einem Kreislaufstillstand ausgegangen werden, wenn der Patient **nicht reagiert und nicht normal atmet.** Die Konstellation »Patient ohne Bewusstsein und ohne ausreichende Atmung, aber mit suffizientem Kreislauf« ist außerklinisch extrem selten; es kann sie überhaupt nur wenige Minuten geben. Die Wahrscheinlichkeit, dass einem Patienten durch unnötige HDM Schaden zugefügt wird, wird als sehr viel geringer angesehen als die Wahrscheinlichkeit, die Prognose eines Patienten durch Verzögerung des CPR-Beginns zu verschlechtern. Eine typische Situation, in der vorübergehend der Kreislauf bei fehlendem Bewusstsein und fehlender Atmung noch erhalten ist, ist das Ersticken durch Fremdkörper; auch hier ist jedoch der Beginn der Herzdruckmassage nicht nur unschädlich, sondern eine geeignete Therapie zur Expulsion des Fremdkörpers aus den Atemwegen durch die Thoraxkompressionen (▶ Abschn. 7.3.10).

❯ Kriterien für den CPR-Beginn: Reaktionslosigkeit und keine normale Atmung!

Diagnostisches Vorgehen im Rahmen des BLS
- Beurteilung der Reaktionsfähigkeit
  - Ansprechen des Patienten (»Alles in Ordnung?«)
  - Dabei sanftes Rütteln an den Schultern
- Freimachen der Atemwege
  - Patienten auf den Rücken drehen
  - Atemwege öffnen durch Überstrecken des Kopfes und Anheben des Kinns (engl.: Head Tilt and Chin Lift; HTCL-Manöver)
- Beurteilung der Atmung – Sehen, Hören und Fühlen (darf max. 10 s dauern!):
  - Beobachten des Thorax (Bewegungen vorhanden? Normale Atmung?)
  - Hören auf Atemgeräusche am Mund des Patienten
  - Fühlen mit der eigenen Wange, ob Luft aus dem Patientenmund strömt

7.2.2 Beatmung

Beatmungsmethoden Das Standardverfahren der künstlichen Beatmung ohne Hilfsmittel ist bei Erwachsenen und Kindern > 1 Jahr die **Mund-zu-Mund-Beatmung**. Alternativ ist auch die Mund-zu-Nase-Beatmung möglich. Bei Säuglingen sollen Mund und Nase zusammen umschlossen werden, und bei laryngektomierten und tracheotomierten Patienten das Tracheostoma (◘ Abb. 7.1a-c). Das Prinzip all dieser Beatmungsarten ist es, mit der eigenen **Ausatemluft**, in der noch etwa 17 % Sauerstoff enthalten sind, die Lungen des Patienten zu ventilieren und diesen zu oxygenieren; die Exspiration erfolgt passiv.

Atemhubvolumen Jeder Atemhub ist so zu dosieren, dass sich der Brustkorb des Patienten gerade eben sichtbar hebt. Dies entspricht beim Erwachsenen einem Hubvolumen von etwa 500 ml (6–7 ml/kg KG). Diese Empfehlung gilt für alle Beatmungsvarianten, d. h. Mund-zu-Mund oder mit Beatmungsbeutel, mit oder ohne Sauerstoffsupplementierung. Höhere Atemhubvolumina erhöhen die Gefahr einer deletären Hyperventilation, einer Magenüberdehnung mit Erbrechen und einer Erschöpfung des Helfers. Die Atemhübe sollen über je ca. 1 s verabreicht werden; dann etwa 2 s Zeit zum Ausatmen geben. 2 aufeinanderfolgende Atemhübe sollen innerhalb von maximal 10 s verabreicht werden. Unter CPR soll nach dem 2. Atemhub die Ausatmung nicht mehr abgewartet, sondern sogleich die HDM wieder aufgenommen werden.

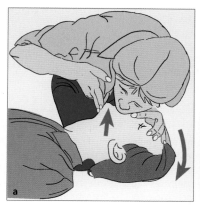
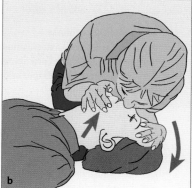
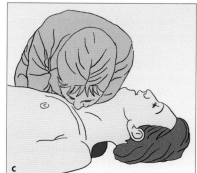

■ **Abb. 7.1a–c** Beatmung ohne Hilfsmittel.
a Mund-zu-Mund-Beatmung; **b** Mund-zu-
Nase-Beatmung; **c** Mund-zu-Tracheostoma-
Beatmung

Beatmungsfrequenz Die Beatmungshäufigkeit pro Minute ergibt sich im Rahmen der Basisreanimation durch das Verhältnis zur HDM; bei der Erwachsenenreanimation resultieren bei korrekter Durchführung knapp 6 Beatmungen/min. Wenn jedoch keine Koordination mit der HDM erfolgen muss, wird eine Beatmungsfrequenz von 8–10/min empfohlen, bei Kindern 12–20/min. Dies ist in folgenden Situationen der Fall:

- wenn nach Intubation oder Einlegen eines SAD keine Koordination mit der HDM mehr erforderlich ist.
- wenn ein Patient nur beatmet werden muss, also bei reinem Atemstillstand oder nach Wiederherstellung eines ausreichenden Spontankreislaufs (»Return of Spontaneous Circulation«, ROSC).

Mund-zu-Mund-Beatmung
- Der Helfer kniet neben dem Patienten.
- Der Kopf des Patienten wird überstreckt, das Kinn dabei angehoben.
- Die Nase wird mit Zeigefinger und Daumen der auf der Stirn liegenden Hand verschlossen.
- Der Mund des Patienten wird ein wenig geöffnet, das Kinn weiter hochgehalten.
- Der Helfer holt tief Luft, umschließt mit seinem Mund den des Patienten und atmet ca. 1 s lang in die Lunge des Patienten aus, bis sich der Thorax des Patienten sichtbar hebt.
- Der Helfer entfernt seinen Mund von dem des Patienten, lässt diesen ausatmen und atmet selber tief ein. Danach erfolgt der nächste Atemhub.

Mund-zu-Nase-Beatmung (Abweichungen von der Mund-zu-Mund-Beatmung)
- Der Mund des Patienten wird mit der unter dem Kinn positionierten Hand geschlossen gehalten.
- Der Helfer holt tief Luft, umschließt mit seinem Mund die Nasenöffnung des Patienten und atmet in die Lunge des Patienten aus, bis der Thorax sich sichtbar hebt.

Mund-zu-Mund-und-Nase-Beatmung (Abweichungen von der Mund-zu-Mund-Beatmung ◘ Abb. 7.21)
- Indiziert bei Säuglingen (Kindern < 1 Jahr).
- Der Kopf des Babys wird in Neutralstellung gehalten (nicht überstreckt), das Kinn wird leicht angehoben. Beachte: Nicht den Mundboden des Kindes komprimieren!
- Der Helfer holt Luft, umschließt mit seinem Mund Mund und Nase des Kindes und atmet in die Lunge des Kindes aus, bis der Thorax sich sichtbar hebt.

Mund-zu-Tracheostoma-Beatmung (Abweichungen von der Mund-zu-Mund-Beatmung)
- Der Helfer holt tief Luft, umschließt mit seinem Mund das Tracheostoma des Patienten und atmet in die Lunge des Patienten aus.

7.2.3 Thoraxkompressionen (Herzdruckmassage)

Prinzip Bei einem Kreislaufstillstand muss die Zirkulation so lange künstlich aufrechterhalten werden, bis der Patient wieder eigene effektive Herzaktionen hat. Die **externe (extrathorakale, indirekte) Herzdruckmassage (HDM) durch Thoraxkompressionen** ist hierfür die Routinemethode. Mit ihr soll ein ausreichender Blutdruck und Blutfluss zur Perfusion der lebenswichtigen Organe (vor allem des Gehirns und der Koronarien) aufgebaut werden. Die HDM ist über eine Kombination folgender Mechanismen wirksam (◘ Abb. 7.2a–b):

- intermittierende Erhöhung des intrathorakalen Drucks (Thoraxpumpmechanismus),
- direkte Kompression des Herzens zwischen Brustbein und Wirbelsäule (Herzpumpmechanismus).

Da also nicht nur die Kompression des Herzens, sondern die Druckerhöhung im gesamten Thorax entscheidende Mechanismen sind, wird statt HDM heute oft treffender von **Thoraxkompressionen** gesprochen; dieser Begriff ist allerdings gerade für Laien weniger vertraut als der althergebrachte Begriff. »Herzdruckdruckmassage«.

Druckpunkt und Eindrücktiefe Der optimale Druckpunkt liegt in der unteren Hälfte des Sternums. Komplizierte Methoden zur Auffindung dieses Druckpunktes werden nicht mehr gelehrt; vielmehr heißt es: **Drücken Sie in der Mitte der Brust!** Die Thoraxkompressionen sollen bei Erwachsenen kräftig mit zwei übereinander gelegten, ineinander verschränkten Händen und einer Eindrücktiefe von mindestens 5 cm (aber nicht tiefer als 6 cm) erfolgen. Nach einer Thoraxkompression soll sich der Thorax wieder vollständig ausdehnen, bevor erneut komprimiert wird.

Kompressionsfrequenz Die empfohlene Kompressionsfrequenz für die HDM beträgt 100–120/min. Niedrigere (unter 100/min) und höhere (über 120/min) Kompressionsfrequenzen gehen offenbar mit einer Verschlechterung der Reanimationsprognose einher (ILCOR 2015).

Durchführung der Thoraxkompressionen beim Erwachsenen:
- **Druckpunkt Mitte der Brust (= untere Sternumhälfte)**
- **Eindrücktiefe 5–6 cm senkrecht nach unten**
- **Kompressionsfrequenz 100–120/min**

Herzzeitvolumen unter CPR Auch mit optimal durchgeführten Thoraxkompressionen kann nur ein Herzzeitvolumen von 30–60 % der Norm erreicht werden.

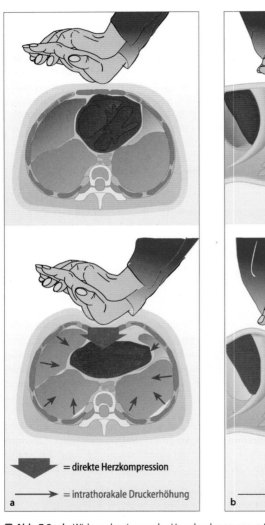
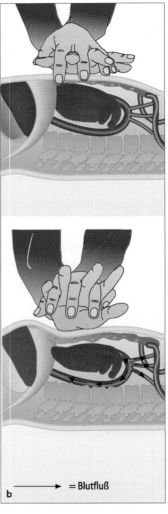

■ **Abb. 7.2a–b** Wirkmechanismen der Herzdruckmassage. **a** Durch Kompression des Sternum in Richtung Wirbelsäule wird das Herz direkt komprimiert und gleichzeitig eine globale intrathorakale Druckerhöhung erzielt; **b** Beide Mechanismen tragen zum Aufbau eines Blutflusses in der Aorta und ihren Ästen bei

Jede Unterbrechung der HDM führt zu einem sofortigen Sistieren der Zirkulation und damit der zerebralen und kardialen Perfusion. Nach Wiederaufnahme der HDM dauert es stets einige Sekunden, bis das HZV wieder im Bereich vor der Unterbrechung liegt. Häufige Unterbrechungen der HDM verschlechtern den Reanimationserfolg erheblich.

❯ Effektive, möglichst wenig unterbrochene Thoraxkompressionen sind von entscheidender Bedeutung für die Prognose des Patienten.

Praktisches Vorgehen

Thoraxkompressionen = Herzdruckmassage (HDM) (◻ Abb. 7.3a–d)
- Der Helfer kniet (oder steht, wenn der Patient im Bett/auf einer Trage liegt) neben dem Patienten.
- Der Patient muss flach auf dem Rücken und auf einer harten Unterlage liegen. Wenn nötig, muss ein Brett untergelegt werden, z. B. bei CPR im Bett.
- Der Oberkörper des Patienten wird entblößt.
- Der Ballen einer Hand wird auf die Mitte der Brust (die untere Hälfte des Sternums) gelegt.
- Der Ballen einer Hand wird auf den Rücken der anderen Hand gelegt. Die Finger beider Hände werden miteinander verschränkt, um keinen Druck auf die Rippen auszuüben.
- Die Arme werden gestreckt, und der Helfer lehnt sich mit seinem Oberkörper direkt über die Brust des Patienten, so dass seine Schultern senkrecht über dem Handballen/dem Sternum positioniert sind.
- Das Sternum wird zügig 5–6 cm (etwa 1/3 der Thoraxhöhe) streng senkrecht in Richtung Wirbelsäule niedergedrückt (Kompressionsphase).
- Danach wird losgelassen. Der Thorax soll sich vollständig wieder ausdehnen (Dekompressionsphase). Die Hände des Helfers bleiben jedoch in Kontakt mit der Haut des Patienten.
- Kompressions- und Dekompressionsphase sollten gleich lang sein (je ca. 0,3 s).
- Die Kompression soll mit einer Frequenz von 100–120 pro Minute erfolgen.

Komplikationen Durch die Thoraxkompressionen können mechanische Schäden entstehen:
- **Verletzungen des Thorax und thorakaler Organe**: Rippenfrakturen, Sternumfraktur, Pneumothorax, Herzkontusion
- **Verletzungen abdominaler Organe**: Leberruptur, Milzruptur, Magenruptur

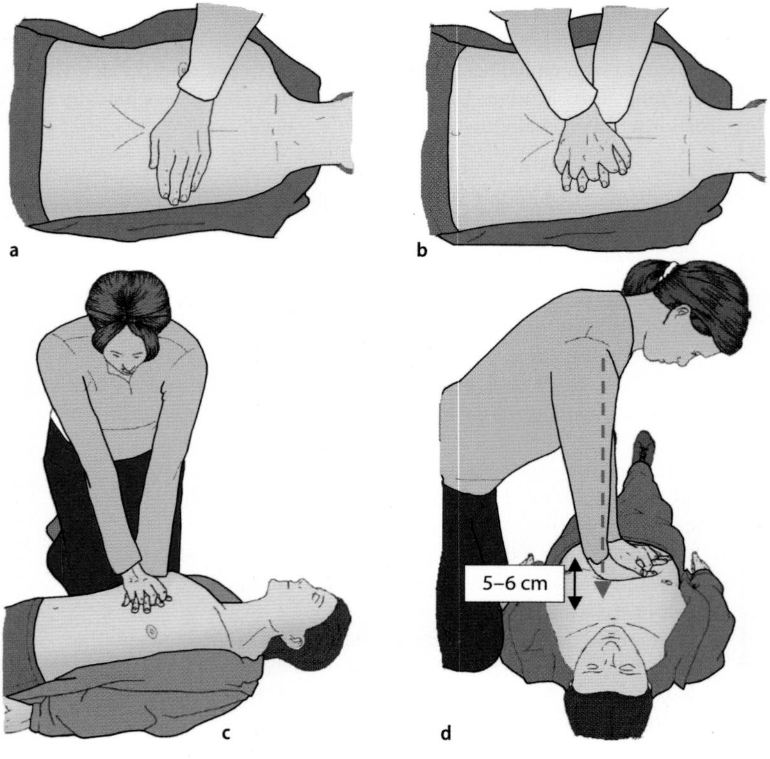

■ **Abb. 7.3a–d** Thoraxkompressionen beim Erwachsenen. **a, b** Aufsuchen des Druckpunkts (Mitte der Brust) und Fingerhaltung; **c, d** Körperhaltung

Unsachgemäße Kompressionen erhöhen die Komplikationsgefahr und mindern die Effektivität. Auch bei korrekter CPR können Komplikationen aber nicht sicher vermieden werden. Mögliche Fehler sind:

— Druckpunkt zu weit lateral → erhöhte Gefahr von Rippenfrakturen
— Druckpunkt zu tief im Oberbauchbereich → Gefahr der Ruptur von Oberbauchorganen
— Druckpunkt zu hoch → erhöhte Gefahr einer Sternumfraktur
— Richtung der Sternumkompression nicht senkrecht nach unten, sondern schräg nach lateral oder abdominal → Verminderte Effektivität der HDM

Herzdruckmassage und Beatmung

Beginn mit Beatmung oder HDM? Seit Publikation der ersten Reanimations-empfehlungen wurde jahrzehntelang gefordert, die Basis-CPR nach Freimachen der Atemwege mit der Beatmung zu beginnen (»zwei effektive Atemhübe«) und erst dann, nach Feststellen des Kreislaufstillstands, die HDM durchzuführen (ABC-Reihenfolge). Aufgrund der beim Erwachsenen überwiegend kardialen Genese eines Kreislaufstillstands wird jedoch heute empfohlen, nach Feststellen von Reaktionslosigkeit und Fehlen einer normalen Atmung **sofort mit HDM zu beginnen**. Erst nach der ersten HDM-Sequenz (30 Thoraxkompressionen) soll beatmet werden. Ausnahme: Kinderreanimation und Reanimation Ertrunkener; meist liegt ein asphyktischer Kreislaufstillstand vor, erfahrene Helfer sollen hier weiterhin nach der traditionellen ABC-Reihenfolge vorgehen.

Verhältnis von HDM zu Beatmung Für den Reanimationserfolg sind möglichst selten unterbrochene Thoraxkompressionen von großer Bedeutung. Andererseits ist es unmöglich, bei ununterbrochener HDM eine Mund-zu-Mund-Beatmung durchzuführen. Daher müssen während einer Basis-CPR zur Verabreichung von Beatmungshüben zwangsläufig Kompressionspausen gemacht werden. Früher sollte eine solche Pause nach je 5 oder 15 Thoraxkompressionen erfolgen, aber das führt zu einer mangelhaften kardialen und zerebralen Perfusion. Daher wurde im Jahr 2005 die Anzahl der HDM pro Kompressionsblock auf 30 erhöht. Seitdem lauten die Empfehlungen für die Basisreanimation: nach je 30 Thoraxkompressionen soll eine möglichst kurze Pause (maximal 10 s) zur Verabreichung von 2 Atemhüben gemacht werden; jeder Atemhub soll über etwa 1 s Inspirationszeit verabreicht werden. Nach dem 2. Atemhub soll die Ausatmung nicht mehr abgewartet werden, sondern direkt wieder mit dem nächsten Kompressionsblock begonnen werden. So ergeben sich etwa 5–6 Beatmungen pro Minute. Die Anzahl der tatsächlich verabreichten HDM pro Minute liegt dann durch die zur Beatmung notwendigen Unterbrechungen deutlich unter 100 (bei leitliniengerechter Basis-CPR zwischen 60 und 90 pro min). Nach professioneller Atemwegssicherung (Intubation oder SAD) soll die HDM für die Beatmung nicht mehr unterbrochen werden: dann soll durchgehend 100–120-mal pro Minute thoraxkomprimiert werden, eine Synchronisation mit der Beatmung ist nicht mehr erforderlich, und die empfohlenen Beatmungsfrequenzen betragen:

— Erwachsene 10/min, d. h. 1 Hub alle 6 s, und
— Kinder 12–24/min, d. h. 1 Hub alle 3–5 s.

Abweichungen von der 30:2-Regel werden bei der Reanimation von Kindern empfohlen; hier ist die Bedeutung der Ventilation aufgrund der meist hypoxischen Genese des Kreislaufstillstand höher (dies gilt umso mehr für die Neugeborenen-reanimation ▶ Kap. 16).

> ❯ **Aktuelle Empfehlungen zum Verhältnis HDM : Beatmung**
> ▬ Reanimation beim Erwachsenen: 30:2
> ▬ Reanimation beim Kind: 15:2*
>
> * Dies gilt für kundige Helfer; Laien werden zu einer Standard-CPR mit 30:2
> ermutigt.

Herzdruckmassage ohne Beatmung

Compression-only-CPR Viele Menschen scheuen vor einer Mund-zu-Mund-Beatmung zurück aus Unwissenheit, wie die Beatmungen durchzuführen sind, oder aus Ekel und Angst vor HIV/AIDS und unterlassen dann lieber jegliche Reanimationsbemühungen. Thoraxkompressionen allein können jedoch sehr leicht gelehrt und gelernt werden, sogar über eine telefonische Kurzanleitung, und dazu sind auch die meisten Menschen selbst bei unbekannten Personen bereit.

Stellenwert der Compression-only-CPR Eine reine HDM ist auf jeden Fall besser als gar keine CPR – insbesondere beim nicht-asphyktischen Kreislaufstillstand, wie er im Erwachsenenalter dominiert. In einigen Studien gab es keine erkennbaren Nachteile einer Compression-only-CPR gegenüber »klassischer« CPR.
▬ **Empfehlungen des ERC.** Die klassische CPR mit einem Kompressions-Beatmungs-Verhältnis von 30:2 bleibt die BLS-Methode der Wahl: »Helfer, die trainiert und in der Lage sind zu beatmen, sollen Herzdruckmassage und Atemspenden durchführen, weil dies für Kinder und Patienten mit einem asphyktischen Kreislaufstillstand sowie bei spätem Eintreffen des Rettungsdienstes von Vorteil für den Patienten ist« (ERC 2015). Wenn die Helfer aber nicht beatmen können oder wollen, so sollen ununterbrochene Thoraxkompressionen durchgeführt werden, also eine Compression-only-CPR.
▬ **Leitstellengestützte Telefonreanimation.** Nach den aktuellen ERC-Leitlinien soll der Leitstellendisponent telefonisch zur CPR anleiten, wenn im Notruf eine reaktionslose Person ohne normale Atmung gemeldet wird, und wenn der Anrufer sich als unkundig in der Basisreanimation bezeichnet. Bei erwachsenen Patienten soll der Disponent zur Durchführung einer ununterbrochenen HDM ermutigen, also Instruktionen zu einer Compression-only-CPR geben. Bei einem kindlichen Notfall allerdings soll auch zur Beatmung angeleitet werden.
▬ **Aktion 100 Pro – Ein Leben retten.** Im Rahmen dieser Initiative der Deutschen Gesellschaft für Anästhesie und Intensivmedizin (DGAI) wird eine Compression-only-CPR gelehrt. Zielgruppe sind medizinische Laien unter dem Motto: »Das sollte jeder können – wie lesen und schreiben«. Die Komplexizität des ERC-Basisreanimationsalgorithmus wird dadurch weiter reduziert, um die Durchdringung in der Bevölkerung zu erhöhen. Für geschulte

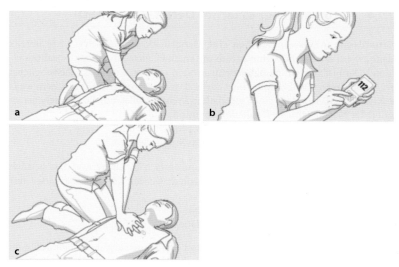

Abb. 7.4a–c Algorithmus zur Basisreanimation nach »Ein Leben Retten – 100 pro Reanimation«. Empfohlenes Vorgehen für Laienhelfer, wenn eine Person bewusstlos zusammenbricht. **a** Prüfen **b** Rufen; **c** Drücken. (Mit freundlicher Genehmigung des Berufsverbandes Deutscher Anästhesisten e. V.)

Helfer wird allerdings im Einklang mit dem ERC die interponierte Beatmung (CPR 30:2) empfohlen, Die Aktion-100-Pro-Maßnahmen lassen sich mit dem Slogan »**Prüfen – Rufen – Drücken**« leicht merken (◨ Abb. 7.4):

— **Prüfen:** Keine Reaktion? Keine oder keine normale Atmung?

— **Rufen:** 112 anrufen, oder eine andere Person zum Notruf veranlassen.

— **Drücken:** Fest und schnell in der Mitte des Brustkorbs drücken: mindestens 100-mal pro Minute. Nicht aufhören, bis Hilfe eintrifft.

Eine »High-quality-CPR« verbessert die Überlebenschance deutlich. Sie zeichnet sich vor allem durch folgende 5 Punkte aus (AHA 2015):

1. Thoraxkompressionen mit der richtigen Frequenz
2. Ausreichende Eindrücktiefe
3. Volle Wiederausdehnung des Thorax zwischen den Kompressionen
4. Minimale Unterbrechungen der Kompressionen
5. Vermeiden einer exzessiven Beatmung (keine Hyperventilation)

7.2.4 Automatischer externer Defibrillator (AED)

Grundlagen AEDs ermöglichen eine Defibrillation (▶ Abschn. 7.3.6) bereits dann, wenn noch kein Rettungsteam mit manuell auszulösendem (»traditionellem«) Defibrillator am Notfallort eingetroffen ist. Der Grund für die möglichst früh angestrebte Defibrillation liegt darin, dass bei Kammerflimmern, dem weitaus häufigsten Grund für einen plötzlichen Kreislaufstillstand, die Überlebensrate mit jeder Minute ohne Defibrillation abnimmt, und zwar

— ohne Basisreanimation um ca. 7–10 % pro Minute und
— mit Basisreanimation um ca. 3–4 % pro Minute.

Funktionsweise AEDs sind sehr robust und einfach konstruiert, so dass sie auch durch besonnene medizinische Laien bedient werden können. Sie haben nur 2 Tasten:

— eine Taste zum Einschalten des Gerätes;
— eine Taste zum Auslösen der Defibrillation.

Weiterhin verfügen sie über ein Display und eine Sprachausgabeeinheit. Mit dem AED werden 2 Klebeelektroden (Pads) verbunden, über die ein EKG abgeleitet wird und ggf. die Defibrillation erfolgt (◻ Abb. 7.5a–b). Die Defibrillationsenergie ist voreingestellt und kann vom Anwender nicht verändert werden. Die Verwendung eines AED wird für alle Patienten ≥ 1 Jahr empfohlen, bei Kindern < 8 Jahren

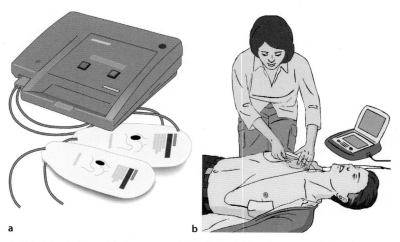

a   b

◻ **Abb. 7.5a–b** Automatischer externer Defibrillator (AED) **a** Gerät mit 2 Klebeelektroden; **b** Anbringen der Elektroden möglichst (aber nicht obligat) unter Verwendung spezieller Kinderelektroden und Software mit kinderspezifischer Energieleistung.

Verbreitung und Stellenwert AEDs sind heute weit verbreitet, insbesondere an öffentlichen Orten wie Flughafen, Bahnhof, Freizeitpark, Hotel, Supermarkt etc. Im Internetversandhandel und gelegentlich selbst bei deutschen Discountern gibt es für jedermann AEDs zu kaufen, so dass die Anzahl der Privatpersonen, die sich aus Vorsorge einen AED anschaffen, zukünftig immer weiter steigen wird. Die Geräte kosten heute etwa so viel wie ein mittelmäßiger Laptop. Umso unverständlicher ist es, dass es immer noch Arztpraxen gibt, die über keinen AED verfügen. Der Einsatz eines AED wird heute als Bestandteil der Basisreanimation angesehen.

Praktisches Vorgehen

Basisreanimation (◨ Abb. 7.6)
- Auf Sicherheit achten: Patient und Helfer dürfen nicht gefährdet sein
- Beurteilung der Reaktionsfähigkeit: laute Ansprache und Rütteln an den Schultern; wenn keine Reaktion:
- Atemwege frei machen: Patienten auf den Rücken drehen, Kopf überstrecken und Kinn anheben
- Beurteilung der Atmung (max. 10 s): Sehen, Hören und Fühlen; wenn keine normale Atmung:
- Alarmieren des Rettungsdienstes (112)
- AED holen lassen, wenn möglich; Patienten aber nicht alleine lassen
- Beginn der CPR:
  - zunächst 30 Thoraxkompressionen (Herzdruckmassage), 100–120/min
  - dann 2 Beatmungen über je 1 s Inspirationszeit; Unterbrechung der HDM für die Beatmungen max. 10 s
- Weiter immer abwechselnd 30 Thoraxkompressionen und 2 Beatmungen
- Wenn keine Bereitschaft oder Fähigkeit zur Beatmung besteht: Kontinuierliche HDM (Compression-only-CPR), 100–120/min
- Wenn ein AED gebracht wird: AED einschalten, Sprach- und Bildschirmanweisungen befolgen
  - Selbstklebende Elektroden-Pads auf die entkleidete Brust des Patienten kleben
  - CPR währenddessen fortsetzen, wenn mehr als ein Helfer anwesend ist
  - Sicherstellen, dass niemand den Patienten berührt, während der AED den Herzrhythmus analysiert
  - Wird eine Defibrillation empfohlen: Schock auslösen durch Drücken des Auslöseknopfes

- Sicherstellen, dass während der Defibrillation niemand den Patienten berührt
- Nach dem Schock unverzüglich erneut CPR 30:2 und den Anweisungen des AED folgen
- Wird keine Defibrillation empfohlen: CPR 30:2 fortführen, Anweisungen folgen
- Die CPR-Maßnahmen fortsetzen bis
  - der professionelle Rettungsdienst eintrifft;
  - der Patient aufwacht, sich bewegt, die Augen öffnet und normal zu atmen beginnt;
  - die Helfer erschöpft sind.

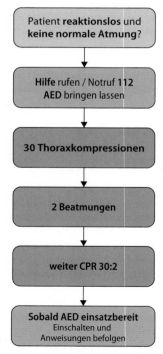

◘ Abb. 7.6 Allgemeiner Ablauf der Basismaßnahmen der Reanimation (BLS-Algorithmus). (Modifiziert nach ERC 2015)

7.3 Erweiterte lebensrettende Maßnahmen (ALS)

Ausrüstung Erweiterte Maßnahmen der Reanimation (»advanced life support«, ALS) im Rettungsdienst und in der Klinik beinhalten bzw. setzen voraus:
- Instrumentarien zur Atemwegssicherung
- Beatmungsbeutel und Beatmungsgerät, Sauerstoffquelle
- Notfallmedikamente, Infusionslösungen, Injektions- und Infusionszubehör
- Defibrillator, EKG-Monitor, Pulsoximetrie, Kapnometrie und Blutdruckmessung (noninvasiv sowie in der Klinik auch invasiv)
- Echokardiographische Diagnostik (in der Klinik bzw. dort, wo Ultraschallgeräte verfügbar sind)
- Neuerdings auch zunehmend Geräte zur extrakorporalen Herzunterstützung (in der Klinik bzw. dort, wo sie verfügbar sind)

7.3.1 Atemwegssicherung und Beatmung bei ALS

Atemwegssicherung Die **endotracheale Intubation (ETI)** ist die beste Form der Atemwegssicherung unter Reanimation – aber nur, wenn sie zügig und erfolgreich durchgeführt wird. Wird die ETI von ungeübten Anwendern vorgenommen, sind die Risiken und Nachteile des Verfahrens unverhältnismäßig groß: lange Unterbrechung der Herzdruckmassage, hohe Rate des Misslingens, hohe Fehlintubationsrate. Zudem konnte bislang in keiner Studie gezeigt werden, dass die endotracheale Intubation die Überlebensrate nach Kreislaufstillständen erhöht. Daher gilt:
- **Personen, die die ETI sicher beherrschen** (das ERC fordert: »a high level of skill and confidence«), sollten dieses Verfahren unter CPR anwenden (▸ Kap. 4.2). Für den Intubationsvorgang darf die CPR aber nicht länger als 10 s unterbrochen werden, und eine erforderliche Defibrillation darf nicht verzögert werden.
- **Personen, die die ETI nicht sicher beherrschen**, sollen stattdessen Tubusalternativen (SADs) verwenden (▸ Kap. 4.3). Larynxtubus oder Larynxmaske können auch ohne viel Übung mit hoher Erfolgsquote und in kürzerer Zeit richtig platziert werden. Sie sind auch dann indiziert, wenn eine Intubation durch den Geübten nicht zeitgerecht gelingt.

Gelingt weder eine Intubation, noch die Platzierung eines SAD, soll während CPR mit der Maske beatmet werden; ist auch das nicht möglich, ist eine Koniotomie erforderlich. Insgesamt konnte bislang nicht gezeigt werden, dass der Reanimationserfolg von der Art der Atemwegssicherung abhängt, also etwa durch eine ETI erhöht wird. Mittel- und längerfristig – nach Wiedereinsetzen des Spontankreislaufs oder wenn intubationserfahrene Ärzte zugegegen sind – werden jedoch auch diejenigen Patienten endotracheal intubiert, bei denen die CPR ohne ETI durchgeführt wurde – diejenigen Fälle ausgenommen, in denen gar keine künstliche Beatmung mehr erforderlich ist.

> **❱** Entscheidend ist eine ausreichende Ventilation und Oxygenierung – weniger entscheidend ist, ob diese über einen Endotrachealtubus, über SADs oder über Maskenbeatmung erfolgt.

Beatmung Während CPR kann die Beatmung manuell mittels Beatmungsbeutel oder mittels eines Transportrespirators erfolgen. Ob eine dieser beiden Methoden Vorteile im Hinblick auf die Prognose der CPR hat, konnte bislang nicht gezeigt werden. Die Beatmung soll mit einem Minutenvolumen von 60–70 ml/kg erfolgen, das entspricht beim Erwachsenen etwa 5 l/min (◻ Tab. 4.5):

━ Hubvolumen 6–7 ml/kg (also etwa 500 ml beim Erwachsenen)
━ Atemfrequenz 10/min.

Sind die Patienten endotracheal intubiert oder werden über einen gut und dicht sitzenden SAD beatmet, soll keine Unterbrechung der HDM mehr für die Beatmung erfolgen. Wenn aber bei Verwendung eines SADs ein relevantes Luftleck resultiert, soll wie bei einer Masken- oder Mund-zu-Mund-Beatmung eine kurze Unterbrechung der HDM für 2 Atemhübe gemacht werden.

> **❱** Eine Hyperventilation ist unbedingt zu vermeiden, da sie das Reanimationsergebnis verschlechtert.

7.3.2 Herzdruckmassage

Standardvorgehen

Das unter BLS beschriebene Vorgehen der externen Herzdruckmassage (▶ Abschn. 7.2.3) ist gleichfalls das Standardvorgehen während ALS: Kompression des Thorax mit beiden, übereinander gelegten Händen in der Mitte der Brust 5–6 cm streng senkrecht in Richtung Wirbelsäule mit einer Frequenz von 100–120/min.

Alternativen

Zur Steigerung der Effektivität der Herzdruckmassage, zur Vermeidung der Ermüdung der Helfer oder für besondere Situationen sind einige Modifikationen dieses Standardvorgehens entwickelt worden. Von keinem dieser Verfahren konnte jedoch gezeigt werden, dass es die Prognose der Reanimation wirklich verbessert.

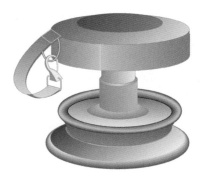

□ Abb. 7.7 Saugglocke zur aktiven Kompressions-Dekompressions-Methode

Aktive Kompressions-Dekompressions-Verfahren (ACD-CPR) Mit einer Art Saugglocke wird der Thorax nach der Kompression aktiv wieder ausgedehnt. Dies verbessert den venösen Rückstrom und die Herzfüllung in der Dekompressionsphase, das Herzminutenvolumen und den koronaren Perfusionsdruck. Eine spezielle, mit beiden Händen zu haltende Saugglocke ist kommerziell erhältlich (□ Abb. 7.7). Eine Cochrane-Metanalyse zeigte keinen Vorteil des Verfahrens gegenüber der Standard-CPR.

Mechanische Reanimationsgeräte Ähnlich wie ein Beatmungsgerät die manuelle Beatmung übernehmen kann, kann die Thoraxkompression durch mechanische Reanimationsgeräte automatisiert werden. Dabei gibt es heute vor allem zwei Verfahren, die beide auch präklinisch eingesetzt werden können:

— Die Thoraxkompression erfolgt wie bei einer ACD-CPR mittels einer Saugglocke, die über der unteren Sternumhälfte positioniert wird und automatisch auf und nieder geht (Lund University Cardiac Arrest System, LUCAS; □ Abb. 7.8).

— Die Thoraxkompression erfolgt durch die intermittierende Druckerhöhung eines breiten, um den Thorax gelegten pneumatischen Bandes (sog. »Westenreanimation« oder Reanimation durch ein »Last-verteilendes Band«). So erfolgt eine effektive und gleichmäßige Druckerhöhung im Thorax (Thoraxpumpmechanismus), und der koronare Blutfluss kann deutlich gesteigert werden: von 5–20 % bei der Standardtechnik auf 40–60 % der Norm. Ein solches Reanimationsgerät wird unter dem Namen AutoPulse (□ Abb. 7.9) vertrieben.

Bisher konnte kein genereller Überlebensvorteil bei Verwendung dieser automatisierten Thoraxkompressionssysteme gezeigt werden. Problematisch sind die

7

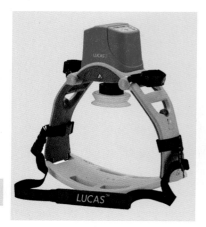

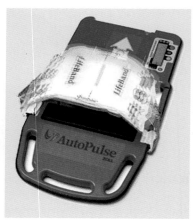

◘ **Abb. 7.8** Automatische Herzdruckmassage: Lund University Cardiac Arrest
System, LUCAS

◘ **Abb. 7.9** Westenreanimation (AutoPulse)

»Hands-off-Zeiten«, die beim Anlegen der Geräte entstehen, und die so kurz wie
möglich gehalten werden müssen. In den aktuellen Leitlinien wird der Einsatz
mechanischer Reanimationsgeräte empfohlen. wenn eine länger dauernde Reanimation sinnvoll erscheint. Insbesondere mit dem AutoPulse ist es möglich, auch
während einer perkutanen Koronarintervention die CPR kontinuierlich aufrechtzuerhalten, Zudem kann eine Reanimation mit AutoPulse oder LUCAS die Zeit
bis zur Etablierung einer eCPR überbrücken (▶ Abschn. 7.3.8).

Inspiratorische Impedanzerhöhung Während der Dekompressionsphase der
CPR erzeugen die Retraktionskräfte des Thorax einen intrathorakalen Unterdruck. Bei offenen Atemwegen strömt zum Druckausgleich Luft bzw. Atemgas in
die Lunge des Patienten. Wird dieser Druckausgleich durch ein spezielles Ventil
zwischen Beatmungsgerät und Tubus/Maske (»Inspiratory Threshold Device«)
verhindert, unterstützt der anhaltende Unterdruck den Rückstrom von Blut nach
intrathorakal und erhöht dadurch die kardiale Füllung. Die Effizienz der darauf
folgenden Kardiokompression wird damit vergrößert. Allerdings ließ sich bislang
noch keine Steigerung der Langzeitüberlebensrate mit diesem Verfahren nachweisen. Die Routineverwendung wird nicht empfohlen.

Offene (interne, direkte) Herzmassage Die heroische Eröffnung des Thorax mit
anschließender direkter Herzmassage am Notfallort kann die Prognose des Pa-

tienten wahrscheinlich nicht verbessern. In der Klinik soll jedoch bei Herzstillstand aufgrund einer traumatischen Ursache eine Thorakotomie mit interner Herzmassage erwogen werden. Im Falle einer traumatischen Herzbeuteltamponade ist die Notfallthorakotomie mit Eröffnung des Perikards meist die einzige Möglichkeit, den Patienten zu retten (► Kap. 18.10). Für die Durchführung der offenen Herzmassage bei nichttraumatischer Ursache gibt es auch innerklinisch keine allgemein akzeptierten Empfehlungen.

Hustenreanimation Wenn bei einem Patienten – beispielsweise im Rahmen einer Herzkatheteruntersuchung – ein vorhersehbarer Herzstillstand auftritt, so kann er nach vorheriger Instruktion durch kräftiges, hochfrequentes (ca. 1/s) Husten für einige Minuten einen Minimalkreislauf aufrechterhalten und so bei Bewusstsein bleiben. Dieses Phänomen gilt als wichtiger Beleg für den Thoraxpumpmechanismus.

Überprüfung der Effektivität der Herzdruckmassage

Puls und Blutdruck Die Effektivität der HDM wird unter der Reanimation oft dadurch überprüft, dass ein Helfer während der Kompressionen den **Karotispuls** (◘ Abb. 2.1) tastet; dies ist allerdings kein Bestandteil der Leitlinein. Ein tastbarer Karotispuls zeigt nur an, dass durch die HDM ein gewisser **systolischer Blutdruck** aufgebaut wird. Die **Koronardurchblutung** (deren Wiederherstellung ein wesentliches Ziel der HDM ist) wird jedoch entscheidend durch den **diastolischen Blutdruck** bestimmt. Dieser ist auch unter gut durchgeführter HDM meist sehr niedrig. So kann unter HDM zwar oft ein Herzminutenvolumen und zerebraler Blutfluss von 30–60 %, aber nur ein koronarer Blutfluss von 5–20 % der Norm erzielt werden. Präklinisch gibt es leider keine Möglichkeit, den diastolischen Blutdruck unter Reanimation zu bestimmen. Wenn im Rahmen einer innerklinischen Reanimation (im OP oder auf der Intensivstation) oder einer sog. Intensivverlegung eines Patienten von einem Krankenhaus zum anderen ein liegender arterieller Katheter eine invasive Blutdruckmessung erlaubt, kann der diastolische Blutdruck gemessen und evtl. durch gezielten Einsatz von Vasopressoren wie Adrenalin oder Vasopressin angehoben werden.

> ❯ Unter CPR sollte ein diastolischer arterieller Blutdruck ≥ 25 mmHg angestrebt werden.

Die jeweiligen Blutdruckwerte haben unter HDM zusammengefasst folgende Bedeutung:
- Der **systolische arterielle Blutdruck** bewirkt, dass der Karotispuls getastet werden kann.
- Der **mittlere arterielle Blutdruck** ist eine wichtige Determinante des Herzzeitvolumens und der Hirndurchblutung.

━ Der **diastolische arterielle Blutdruck** ist die wichtigste Determinante der Koronardurchblutung.

Kapnometrie Die Kapnometrie (▶ Kap. 2.5.3), möglichst mit graphischer Darstellung des exspiratiorischen CO_2-Verlaufs (Kapnographie), wird heute im Rahmen der CPR als wichtiges Monitoringverfahren angesehen. Laut ERC sind es vor allem 5 Aspekte, die mittels Kapnometrie beurteilt werden können:

━ **Lage des Endotrachealtubus in der Trachea:** Der Nachweis von CO_2 nach 6 Atemzügen schließt mit praktisch 100 %iger Spezifität und Sensitivität eine ösophageale Fehlintubation aus (▶ Kap. 4.2.3)

━ **Messung der Beatmungsfrequenz:** So kann eine deletäre Hyperventilation besser vermieden werden; Anhalt: 10 Atemhübe/min.

━ **Qualität der Thoraxkompressionen während CPR:** Je höher der unter CPR gemessene $pETCO_2$, desto höher das Herzzeitvolumen, und desto effektiver die CPR.

━ **Erkennen eines ROSC während CPR:** Steigt der $pETCO_2$ plötzlich an, kann dies ein Hinweis auf einen wiedereinsetzenden Spontankreislauf sein.

━ **Prognosestellung während CPR:** Niedrige endtidale CO_2-Werte können auf eine geringe Überlebenschance hindeuten; wenn es nicht gelang, innerhalb von 20 min CPR einen $pETCO_2$-Wert über 10 mmHg zu erreichen, fand sich in Beobachtungsstudien ein schlechtes Outcome.

7.3.3 Medikamentöse Therapie

Adrenalin

Adrenalin (Epinephrin, ▶ Kap. 6.4.2) gilt seit Beginn der modernen Wiederbelebung als das wichtigste Reanimationsmedikament. Entscheidend ist die vasokonstriktorische, α-mimetische Komponente, die die Effektivität der Herzdruckmassage bei allen Formen des Kreislaufstillstands erhöht. Der Rückfluss des Blutes aus der Peripherie wird gesteigert, der Tonus der Aorta nimmt zu (die Aorta wird »steifer«), der Aortendruck und damit die myokardiale und zerebrale Perfusion werden verbessert. Nach gegenwärtigem Kenntnisstand wird durch die Gabe von Adrenalin während der Reanimation die Wahrscheinlichkeit eines ROSC erhöht, nicht jedoch die Langzeitüberlebensrate; das neurologische Outcome wird möglicherweise sogar verschlechtert. Die Empfehlung zur Gabe von Adrenalin während der CPR wird jedoch auch in den aktuellen Leitlinien aufrechterhalten.

Dosierung Während der CPR soll 1 mg Adrenalin alle 3–5 min verabreicht werden. Höhere Bolusdosen (sog. »Hochdosis-Adrenalin-Therapie«) sind nicht angezeigt. Wenn kein venöser Zugang liegt, kann das Adrenalin auch intraossär gegeben werden, wohingegen die Gabe über einen Endotrachealtubus nicht mehr empfohlen wird. Wenn unter CPR ein ROSC eintritt, soll kein weiteres Adrenalin gegeben werden.

> ❯ Adrenalin ist bei allen Formen des Herz-Kreislauf-Stillstands indiziert. Die Standarddosierung beträgt 1 mg i.v., ggf. repetitiv alle 3–5 min.

Vasopressin

Vasopressin (Argipressin) ist ein alternativer Vasopressor, der seine vasokonstriktorische Wirkung nicht über eine Stimulation der α-Rezeptoren entfaltet, sondern über spezifische Vasopressinrezeptoren. Vasopressin bewirkt eine Umverteilung des Blutes von nichtvitalen Organen (Haut, Muskulatur und Darm) hin zu Gehirn, Herz und Nieren. Vorteilhaft ist vermutlich auch das Fehlen einer β_1-mimetischen Wirkung, die beim Adrenalin für eine Verstärkung der kardialen Schäden unter Reanimation verantwortlich gemacht wird. Eine Metaanalyse zeigte jedoch keinen bedeutsamen Vorteil gegenüber Adrenalin. In den aktuellen ERC-Empfehlungen wird Vasopressin nicht empfohlen, allerdings wird sein Einsatz – alternativ zu Adrenalin – für akzeptabel gehalten

Dosierung 1 Dosis entspricht 40 I.E. i.v.

> ❯ Vasopressin ist kein Standardtherapeutikum im Rahmen der CPR.

Antiarrhythmika

Indikation für Gabe von Antiarrhythmika im Rahmen einer CPR ist therapieresistentes oder rezidivierendes Kammerflimmern (VF/pVT). Hier gilt Amiodaron als Mittel der Wahl, alternativ (nur wenn Amiodaron nicht verfügbar ist) kommt Lidocain infrage. Die Gabe von Magnesium ist in besonderen Situationen angezeigt; andere Antiarrhythmika wie β-Blocker oder Propafenon werden während CPR nicht empfohlen.

Amiodaron – Indikation und Dosierung Liegt auch noch nach drei Defibrillationen VF/pVT vor, soll 300 mg Amiodaron gegeben werden. Es soll vor Applikation auf 20 ml G5 % verdünnt werden. Wenn erforderlich, können nach 5 erfolglosen Defibrillationsversuchen weitere 150 mg als Bolus appliziert werden.

Lidocain – Indikation und Dosierung Lidocain ist nur indiziert, wenn Amiodaron nicht verfügbar ist (nicht etwa zusätzlich!): 50–100 mg (1–1,5 mg/kg) i.v., Maximaldosis 3 mg/kg.

Magnesium – Indikation und Dosierung Magnesium ist kein Standardanti-arrhythmikum während einer Reanimation, aber es ist indiziert in folgenden Situationen:

- Ventrikuläre oder supraventrikuläre Tachykardie bei Hypomagnesiämie (▶ Kap. 13.3, ◼ Tab. 13.4)
- Torsade-de-pointes-Tachykardie (▶ Kap. 10.2.3 und ◼ Abb. 10.7)
- Vergiftung mit/Überdosierung von Digitalisglykosiden z. B. Digoxin (▶ Kap. 20.2.7)

Die Dosierung beträgt 2 g = 4 ml = 8 mmol Magnesiumsulfat 50 % über 1–2 min i.v.; evtl. wiederholt nach 10–15 min.

> ❯ Amiodaron ist das Antiarrhythmikum der Wahl, wenn nach der 3. Defibrillation noch kein stabiler Rhythmus erzielt werden konnte. Die **Dosierung** beträgt 300 mg i.v.

Fibrinolytika

Mehr als 70 % der Herzstillstände sind entweder durch Myokardinfarkt oder Lungenembolie bedingt, also durch akute thromboembolische Gefäßverschlüsse, die prinzipiell der fibrinolytischen Behandlung zugänglich sind (▶ Kap. 11.1). Dennoch verbessert eine routinemäßige Fibrinolytikagabe den Reanimationserfolg nicht und wird daher im Rahmen einer CPR nicht empfohlen. Lediglich bei vermuteter oder nachgewiesener **Lungenembolie** soll die Fibrinolyse unter CPR erwogen werden, z. B. 50 mg rtPA über 2 min (+ 5000 I.E. Heparin) i.v.; dann sollte die Reanimation aber auch für weitere 60–90 min fortgesetzt werden.

> ❯ Fibrinolytika sind keine Standardmedikamente der CPR. Sie sollen erwogen werden bei Lungenembolie.

Atropin

Atropin ist indiziert zur symptomatischen Therapie einer kreislaufwirksamen Bradykardie (ein weiteres wichtiges Indikationsgebiet für Atropin ist die Vergiftung mit Alkylphosphaten, ▶ Kap. 20.1.2 und ◼ Tab. 20.2). Eine Asystolie kann mit einem erhöhten Parasympathikustonus assoziiert sein, der möglicherweise die Konversion in einen effektiven Rhythmus behindert. Zur vollständigen Blockierung des Parasympathikus sind 0,04 mg/kg erforderlich, also etwa 3 mg beim Erwachsenen. Es konnte jedoch in mehreren Untersuchungen kein Nutzen von Atropin (zusätzlich zu Adrenalin) unter CPR nachgewiesen werden.

> ❯ Atropin ist kein Standardmedikament der CPR.

Natriumbikarbonat (NaHCO₃)

Während des Kreislauf- und Atemstillstands kommt es regelmäßig zur Entwicklung einer metabolischen Azidose (▶ Kap. 13.2.2). Die Pufferung mit $NaHCO_3$ ist jedoch problematisch: Bikarbonat ist ein CO_2-generierender Puffer und kann die intrazelluläre Azidose verstärken und die Sauerstoffabgabe im Gewebe erschweren (▶ Kap. 13.2.2). Andere Puffersubstanzen, die kein CO_2 generieren, z. B. Tris-Puffer (Trishydroxymethylaminomethan, THAM) haben theoretische Vorteile ohne erwiesene klinische Überlegenheit. Die Prognose der Reanimation wird durch Natriumbikarbonat (oder andere Puffer) nicht generell verbessert. Allerdings hängt die Bewertung von Bikarbonat während der Reanimation von den konkreten Umständen ab:

— **Natriumbikarbonat wird nicht empfohlen** als Routinemedikament bei CPR (besonders bei außerklinischer CPR) oder nach Wiedereinsetzen eines Spontankreislaufs;
— **Natriumbikarbonat wird empfohlen** bei lebensbedrohlicher Hyperkaliämie oder einem hyperkaliämischen Herzstillstand (▶ Kap. 13.3.1) sowie bei Überdosierung mit trizyklischen Antidepressiva (▶ Kap. 20.2.6).

Bei nachgewiesenem pH ≤ 7,1 kann die vorsichtige Gabe von Natriumbikarbonat erwogen werden (▶ Kap. 13.2.2). Eine überschießende Pufferung ist auf jeden Fall zu vermeiden! Eine Azidose wird unter Reanimationsbedingungen besser toleriert als eine Alkalose. Die beste Therapie sind die rasche Wiederherstellung einer adäquaten Gewebeperfusion und eine ausreichende Beatmung (aber **keine Hyperventilation!**).

> Natriumbikarbonat oder andere Puffersubstanzen sind keine obligaten Komponenten der Reanimation.

Calcium

Calcium wurde früher oft zur CPR gegeben; es konnte jedoch kein genereller Nutzen nachgewiesen werden, im Gegenteil: Calcium verstärkt offenbar die ischämie- und reperfusionsbedingten Organschäden nach Reanimation. Dennoch gibt es Spezialsituationen, in denen auch heute noch Calcium während CPR empfohlen wird:

— Hyperkaliämie, hyperkaliämischer Herzstillstand (hier ist auch Natriumbikarbonat indiziert) (▶ Kap. 13.3.1),
— Hypokalziämie (▶ Kap. 13.3.1, ◘ Tab. 13.4),
— Überdosierung und Vergiftung mit Calciumkanalblockern (▶ Kap. 20.2.5) oder auch β-Blockern (▶ Kap. 20.2.4).

Dosierung Die ERC empfiehlt beim Erwachsenen 10 ml Calciumchlorid i.v., entsprechend 6,8 mmol Ca^{++}. In Deutschland erhältlich ist Calciumchlorid 5,5 %; davon muss dementscprechend 20 ml gegeben werden. Allerdings ist diese Lösung nur als Infusionszusatz zugelassen. Zur Injektion ist in Deutschland derzeit lediglich Calciumgluconat 10 % erhältlich: 10 ml entsprechen dabei 2,3 mmol Ca^{++}; davon müssten dann also etwa 30 ml verabreicht werden.

❯ **Calcium ist kein Standardmedikament der CPR.**

7.3.4 EKG-Diagnose

Kreislaufstillstand Einem Kreislaufstillstand können folgende EKG-Rhythmen zugrunde liegen (◻ Abb. 7.10a–c):
— Kammerflimmern (»ventricular fibrillation«, VF) oder pulslose ventrikuläre Tachykardie (»pulseless ventricular tachycardia«, pVT),
— Asystolie,
— pulslose elektrische Aktivität (PEA).

Herzstillstand und Kreislaufstillstand Ein Herzstillstand im engeren Sinne liegt bei Asystolie vor. Bei VF/pVT oder PEA ist der Herzauswurf jedoch ebenfalls völlig ineffektiv, es besteht ein funktioneller Herzstillstand (Herzstillstand im weiteren Sinne). Jeder dieser Rhythmen führt jedenfalls ohne Therapie zwangsläufig sofort zum **Kreislaufstillstand**. Die möglichst frühe EKG-Diagnose ist für das weitere therapeutische Vorgehen im Rahmen des ALS entscheidend.

Kammerflimmern und pulslose Kammertachykardie (VF/pVT) Kammerflimmern ist der häufigste und auch am besten therapierbare primäre Rhythmus beim Kreislaufstillstand. Dem Kammerflimmern liegen ungeordnete Herzaktionen mit einer Frequenz von über 300/min zugrunde (◻ Abb. 7.10a). Ihm kann eine Kammertachykardie mit einer Frequenz zwischen 150 und 300/min vorausgehen, die jedoch rasch in Flimmern übergeht. Die Überlebensrate nimmt mit jeder Minute Kammerflimmern um ca. 4 % (mit Basisreanimation) bzw. 8 % (ohne Basisreanimation) ab.

Asystolie Am Herzen lassen sich weder elektrische noch mechanische Aktivitäten nachweisen. Die fehlende elektrische Aktivität korreliert im EKG mit einer **Nulllinie** (◻ Abb. 7.10b). Etwa 10–25 % aller Herz-Kreislauf-Stillstände sind durch primäre Asystolie verursacht. Längerfristig geht jeder Rhythmus beim Kreislaufstillstand, also auch Kammerflimmern und PEA, in eine sekundäre Asystolie über. Eine Reanimation hat dann kaum noch eine Aussicht auf Erfolg.

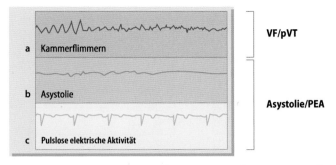

◻ Abb. 7.10a–c EKG-Formen bei Kreislaufstillstand. **a** Kammerflimmern: ungeordnete elektrische Aktivität ohne mechanische Aktivität; **b** Asystolie: fehlende elektrische und mechanische Aktivität; **c** Pulslose elektrische Aktivität (PEA): geordnete elektrische Aktivität ohne mechanische Aktivität. Kammerflimmern und pulslose Kammertachykardie werden als VF/pVT abgekürzt, und die anderen Rhythmen bei Kreislaufstillstand werden als Asystolie/PEA zusammengefasst

Pulslose elektrische Aktivität (PEA) Eine PEA (andere Bezeichnungen: Hyposystolie, elektromechanische Entkopplung bzw. Dissoziation) ist dadurch gekennzeichnet, dass koordinierte elektrische Herzaktionen zu erkennen sind, aber kein Puls getastet werden kann (◻ Abb. 7.10c). Es können unterschiedliche Störungen zugrunde liegen (◻ Abb. 7.11). Wenn die Ursachen nicht sofort erkannt und kausal therapiert werden können, ist die Prognose sehr schlecht.

VF/pVT oder Asystolie/PEA Da einerseits das Vorliegen von VF/pVT eine spezifische Therapie erfordert (nämlich die Defibrillation), und anderseits die Therapie von Asystolie und PEA im Wesentlichen zunächst gleich ist, werden die dem Kreislaufstillstand zugrunde liegenden Rhythmen seit einigen Jahren für praktische Zwecke nur noch danach eingeteilt, ob VF/pVT vorliegt oder nicht. Somit wird für praktische Zwecke unterschieden zwischen

— VF/pVT (defibrillierbarer Rhythmus) und
— Asystolie/PEA (nicht defibrillierbarer Rhythmus; frühere Sammelbezeichnung: Non-VF/pVT).

7.3.5 Präkordialer Faustschlag

Asystolie und VF/pVT Durch einen präkordialen Faustschlag (◻ Abb. 7.12) lässt sich im Herzen ein elektrischer Impuls von kurzer Dauer erzeugen (Konversion

Ursachen		Therapie	Kapitel
H	**Hypovolämie**	Volumenersatztherapie ggf. Bluttransfusion	6.3.2
H	**Hypoxie**	Sauerstoffgabe, Beatmung	4.3 4.4
H	**Hyper- / Hypokaliämie**	Hyperkaliämie: Kalzium, Nabic Hypokaliämie: Kalium (z.B. KCl)	11.3.1
H	**Hypothermie**	Wiedererwärmung, ggf. prolongierte CPR	17.1.3
T	**Tabletten/Toxine** Intoxikation	Antidote, Detoxifikationsverfahren	18
T	**Tamponade des Herzbeutels** Perikardtamponade	Herzbeutelpunktion, Thorakotomie	16.5.1
T	**Tamponade der Lunge** Spannungspneumothorax	Dekompression durch Thoraxdrainage	16.5.1
T	**Thromboembolien** Lungenembolie, Herzinfarkt	Fibrinolyse, bei Herzinfarkt Akut-PCI	9.1

◘ **Abb. 7.11** Mögliche Ursachen eines Kreislaufstillstandes: die 4 »Hs« und die 4 »Ts« (bzw. HITS). (Modifiziert nach ERC 2015). Erste Spalte: Mögliche Ursachen des Kreislaufstillstands, die bei jeder Reanimation, vor allem aber bei Asystolie/PEA differenzialdiagnostisch erwogen und gegebenenfalls möglichst rasch kausal therapiert werden müssen. Zweite Spalte: Therapie in Stichworten. Dritte Spalte: Die jeweiligen Kapitel in diesem Buch, in denen die Therapie besprochen ist

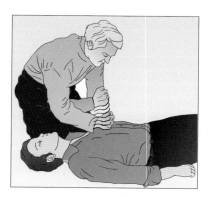

◘ **Abb. 7.12** Präkordialer Faustschlag. Mit der geschlossenen Faust wird aus etwa 30 cm Höhe ein kräftiger, senkrechter Schlag auf die Mitte des Sternums ausgeübt

von mechanischer in elektrische Energie). Dieser Impuls kann in Einzelfällen ausreichen, eine ventrikuläre Tachykardie, ein Kammerflimmern oder auch eine Asystolie in einen Rhythmus mit ausreichendem Auswurf zu konvertieren. Jedoch zeigten große Fallstudien, dass der präkordiale Faustschlag bei Kammerflimmern nicht zu einer spontanen Rückkehr der Kreislauftätigkeit führt. Komplikationsmöglichkeiten sind Sternumfrakturen, Osteomyelitis und Schlaganfall sowie die Induktion maligner Arrhythmien.

Kreislaufwirksame Bradykardie Das ERC empfiehlt rhythmisch wiederholte Faustschläge auf die linke untere Ecke des Sternums im Sekundentakt als Maßnahme bei ausgeprägter Bradykardie, um das Herz mit einer physiologischen Frequenz von 50–70/min zu stimulieren, wenn Atropin nicht wirkt und ein transkutaner Schrittmacher nicht sofort zur Verfügung steht (»fist pacing«).

> ❯❯ Der präkordiale Faustschlag kann beim beobachteten Kreislaufstillstand erwogen werden, wenn ein Defibrillator nicht sofort verfügbar ist; ansonsten ist er im Rahmen der CPR nicht indiziert.

7.3.6 Defibrillation und Kardioversion

Begriffe Unter **elektrischer Kardioversion** versteht man im weiteren Sinne alle elektrischen Verfahren zur Therapie tachykarder Herzrhythmusstörungen (im Gegensatz zur medikamentösen Kardioversion, etwa mit Amiodaron). Das Prinzip besteht darin, dass Strom mit ausreichender Energie das Herz durchfließt und zur gleichzeitigen Depolarisation der Zellen des kardialen Reizleitungssystems führt. Dadurch können ungeordnete Herzaktionen (Flimmern oder Tachyarrhythmie) unterbrochen und ein hämodynamisch effektiver Rhythmus wieder hergestellt werden. Die Energieabgabe zur Kardioversion wird meist als »Schock« bezeichnet und kann R-Zacken-synchron oder -asynchron erfolgen:

- **Synchrone Kardioversion = Kardioversion** im engeren Sinne. Wenn noch geordnete, abgrenzbare Kammerkomplexe zu erkennen sind, wird die Kardioversion synchronisiert durchgeführt, da ansonsten Kammerflimmern ausgelöst werden kann. Der Stromstoß wird automatisch etwa 20 ms nach einer R-Zacke – außerhalb der vulnerablen Phase – abgegeben.
- **Asynchrone Kardioversion = Defibrillation.** Bei Kammerflimmern sind keine geordneten R-Zacken zu erkennen. Daher muss eine asynchrone Defibrillation erfolgen. Gleichfalls sollte bei Kammerflattern und pulsloser Kammertachykardie von vornherein asynchron defibrilliert werden, um in diesen unmittelbar lebensbedrohlichen Situationen Verzögerungen und mögliche Probleme mit der R-Zacken-Erkennung und Synchronisation zu vermeiden.

7

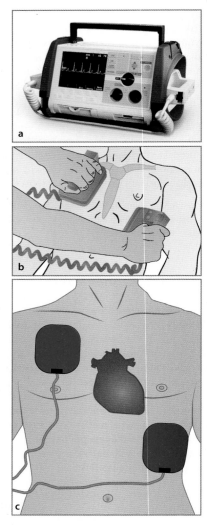

◻ **Abb. 7.13a–c** Defibrillator und Defibrillation. **a** Moderner Defibrillator mit integriertem EKG-Monitor und angeschlossenen Elektroden (hier: Paddles); **b** Platzierung der Elektroden (hier: Paddles). **c** Platzierung der Elektroden (hier: Pads)

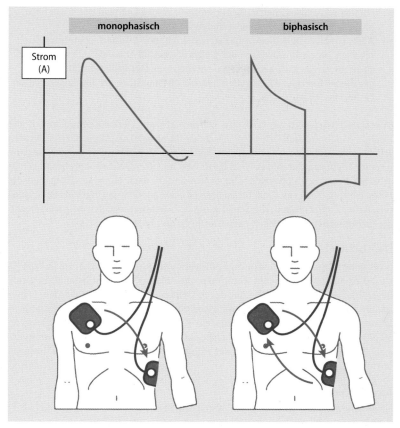

■ **Abb. 7.14** Stromkurvenverlauf bei Defibrillation. *Links*: Stromverlauf bei monophasischer Defibrillation (hier: gedämpfte Sinusschwingung); der Strom fließt in einer Richtung durchs Herz. *Rechts*: biphasische Defibrillation (hier: biphasische abgeschnittene Exponentialwellen); der Strom ändert nach Millisekunden seine Richtung und fließt zweimal durchs Herz

Geräte Die Geräte, mit denen eine Kardioversion oder Defibrillation erfolgt, werden als Defibrillatoren bezeichnet. Dabei werden manuelle (»traditionelle«) Defibrillatoren von automatischen Defibrillatoren (AEDs) unterschieden.

— **Moderne manuelle Defibrillatoren** verfügen über vielfältige Einstellmöglichkeiten und eine Schrittmacherfunktion (▶ Abschn. 7.3.7), haben immer auch einen EKG-Monitor integriert, oft auch weitere Monitoringfunktionen

(Blutdruck, Pulsoximetrie, Kapnometrie). Solche Defibrillatoren sind im professionellen Rettungsdienst üblich (◼ Abb. 7.13).

— **AEDs** sind wesentlich einfacher zu bedienen: nur 2 Tasten – eine zum Einschalten, eine zum Auslösen der Defibrillation (◼ Abb. 7.5). Allerdings sind sie nicht variabel: sie erlauben eine asynchrone Defibrillation mit fest vorgegebener Energie. AEDs gelten heute als Bestandteile der Basisreanimation (▶ Abschn. 7.2.4).

Monophasische und biphasische Defibrillatoren Defibrillatoren geben die Energie monophasisch oder biphasisch ab (◼ Abb. 7.14). Ältere Defibrillatoren arbeiten monophasisch, wobei der Stromfluss z. B. als gedämpfte Sinusschwingung in einer Richtung durch das Herz läuft. Alle neueren Defibrillatoren und AEDs arbeiten hingegen biphasisch: Der Strom ändert nach einer gewissen Zeit die Flussrichtung. Die erforderliche Energie ist etwa 40–60 % geringer als bei monophasischer Defibrillation, die Schädigung der Herzmuskelzellen ist geringer und die Erfolgswahrscheinlichkeit einer Defibrillation höher.

Defibrillation

Indikation Kammerflimmern und pulslose ventrikuläre Tachykardie (VF/pVT) sind die häufigsten primären Rhythmen, die einem Kreislaufstillstand zugrunde liegen und können zuverlässig nur durch Defibrillation therapiert werden. Daher hat die Defibrillation eine sehr hohe Priorität im Rahmen der CPR: Die Defibrillation innerhalb von 3–5 min nach dem Kollaps kann zu Überlebensraten von 50–70 % führen (ERC 2015). Die höchste Erfolgswahrscheinlichkeit hat bereits die 1. Defibrillation, die in 60–90 % der erfolgreichen Reanimation das Flimmern terminiert.

Aus der Notfallpraxis

Ein 48-jähriger Mann wird an seinem Arbeitsplatz von Kollegen bewusstlos aufgefunden. Der herbeigerufene Notarzt trifft etwa 6 min nach Alarmierung ein. Er stellt einen Atem- und Kreislaufstillstand fest und leitet als erstes ein EKG über die Elektroden des Defibrillators ab. Es liegt Kammerflimmern vor. Der Patient wird 2-mal defibrilliert. Das Flimmern kann in einen supraventrikulären Eigenrhythmus konvertiert werden. Der Karotispuls ist gut tastbar, im EKG sind jetzt ST-Streckenhebungen zu erkennen. Der Patient wird intubiert, mit 100 %-igem Sauerstoff beatmet und auf der Trage in den Notarztwagen verbracht. Der Blutdruck beträgt 130 mmHg systolisch. Auf dem Weg in die Klinik fängt der Patient an, selbstständig zu atmen und sich zu bewegen. Er erhält 10 mg Diazepam i.v. In der Klinik wird die Diagnose »Myokardinfarkt« bestätigt. Der Patient wird einer kardiologischen Rekanalisationstherapie unterzogen und ist am nächsten Tag wach, ansprechbar und kreislaufstabil. Er überlebt das Ereignis ohne erkennbare neurologische Residuen.

Keine Indikation Die Defibrillation ist grundsätzlich **wirkungslos** und nicht indiziert bei **Asystolie** und **PEA**; diese Rhythmen werden daher auch als »nicht-defibrillierbare Rhythmen« bezeichnet (früher auch als »Non-VF/pVT«). Bestehen Zweifel über den dem Kreislaufstillstand zugrunde liegenden Rhythmus, etwa bei feinem Kammerflimmern, so soll im Gegensatz zu den früheren Empfehlungen **nicht** defibrilliert, sondern sofort mit HDM und Beatmung begonnen werden. Grund: die Erfolgswahrscheinlichkeit einer Defibrillation bei feinem Kammerflimmern ist extrem gering, kann aber durch optimale Basisreanimation möglicherweise verbessert werden.

Unerwünschte Wirkungen Während der Defibrillation kommt es möglicherweise zur myokardialen Zellschädigung, die jedoch in Abwägung gegen den Nutzen der Defibrillation hingenommen werden muss. Außerdem können Hautverbrennungen an den Aufsatzstellen der Elektroden entstehen. Helfer können einen Stromschlag bekommen, wenn sie den Patienten während der Defibrillation berühren, oder wenn bei Regen und Nässe der Strom zum Helfer fortgeleitet wird.

HDM vor der ersten Defibrillation? In einer früheren Leitlinienversion wurde gefordert, vor der ersten Defibrillation 2 min Basisreanimation durchzuführen; diese Forderung ist aufgrund neuerer Studienergebnisse wieder aufgegeben worden. Vielmehr heißt es jetzt: Es soll so schnell wie möglich defibrilliert werden. Aber bis der Defibrillator geholt, vorbereitet und geladen ist, muss immer eine Basisreanimation erfolgen, also HDM und Beatmung 30:2.

> Die Defibrillation ist die wichtigste Maßnahme zur Beendigung eines Kammerflimmerns und einer pulslosen Kammertachykardie. Sie soll erfolgen, sobald der Defibrillator einsatzbereit ist. Bis dahin soll eine Basis-CPR (30:2) durchgeführt werden.

HDM nach jeder Defibrillation! Auch nach einer erfolgreichen Defibrillation wird in den ersten 1–2 min zumeist kein ausreichender spontaner Herzauswurf erzielt; daher soll in jedem Fall sofort nach einer Defibrillation die HDM wieder aufgenommen und für 2 min 30:2 reanimiert werden. Defibrillationen in einer 3er-Sequenz (ohne zwischenzeitliche HDM) werden normalerweise nicht empfohlen, da sie zu langen Unterbrechungen der HDM führen.

> Nach jeder Defibrillation soll sofort (ohne Überprüfung des Rhythmus) für 2 min CPR 30:2 durchgeführt werden; dann erst soll ein neuer Rhythmus- ± Kreislaufcheck erfolgen.

Ausnahme: Beobachtetes und überwachtes Kammerflimmern Tritt nach Herz-operation, auf der Intensivstation oder unter unter Herzkatheterisierung beim EKG-überwachten Patienten ein beobachtetes Kammerflimmern ein, und ist der Defibrillator unmittelbar einsatzbereit, dann wird eine sofortige 3er-Defibrillationssequenz (ohne vorherige oder zwischenzeitliche HDM) empfohlen. Präklinisch kann es ein analoges Szenario geben, wenn der Kreislaufstillstand im NAW eintritt. Zwischen den Defibrillationen soll kurz überprüft werden, ob die Maßnahme erfolgreich war und wieder ein suffizienter Kreislauf vorliegt. Erst nach dem dritten erfolglosen Defibrillationsversuch soll die HDM aufgenommen werden. Das weitere Vorgehen unterscheidet sich dann nicht mehr von der Therapie eines nichtbeobachteten Kreislaufstillstands.

Energiewahl Das ERC gibt folgende Empfehlungen für die Defibrillation mit biphasichen Geräten im Rahmen der Erwachsenenreanimation:

- Der erste Schock soll mit einer Energie von mindestens 150 J abgegeben werden.
- Bei Geräten mit rektilinearer biphasischer Impulsform können für den ersten Schock 120 J effektiv sein; die Herstellerangaben sind zu beachten.
- Der Vorteil einer Steigerung der Energie bei weiteren Schocks ist nicht belegt, wird aber optional empfohlen (je nach Gerät auf 200–360 J),
- Ist die geeignete Energiestufe nicht bekannt, soll immer mit der höchsten verfügbaren Energie defibrilliert werden (je nach Gerät 200–360 J),
- Sollten noch monophasische Defibrillatoren eingesetzt werden, soll immer mit 360 J defibrilliert werden.

Diese komplexen Empfehlungen könnten im konkreten Fall zu kontroversen Ansichten über die Energiewahl, zur Verzögerung der Defibrillation und längeren »Hands-off«-Zeiten der CPR führen. Folgendes, mit den ERC-Leitlinien vereinbare Vorgehen vereinfacht den Reanimationsablauf:

- Energiewahl bei Defibrillation mit biphasichen Geräten: immer 200 J.
- Energiewahl bei Defibrillation mit monophasischen Geräten: immer 360 J.

Bei Kindern ist sehr viel seltener eine Defibrillation erforderlich, die optimale Energie ist nicht bekannt. Zurzeit werden 4 J/kg empfohlen

Paddels oder Pads? Der Kontakt zwischen Patient und Defibrillator kann entweder über traditionelle feste Defi-Elektroden (»Paddels«) oder Klebeelektroden (»Pads«) erfolgen. Sowohl über Pads als auch über Paddels können Defibrillationen abgegeben und auch ein EKG-Signal abgeleitet werden.

- **Paddels** sind fest mit dem Defibrillator verbunden und werden immer wieder verwendet – vor der Applikation auf die Brust müssen sie mit sog.

Elektroden-Gel bestrichen werden, um die Impedanz zwischen Elektroden und Thorax herabzusetzen, und nach dem Einsatz an einem Patienten müssen sie gründlich gereinigt werden. Die Paddels müssen für jede Defibrillation vom Anwender an den Thorax gepresst und nach jeder Defibrillation – vor Beginn der erneuten HDM – schnell wieder entfernt werden. Die Defibrillation wird meist über Knöpfe an den Paddels ausgelöst (◘ Abb. 7.13b).

— **Pads** hingegen sind Einwegprodukte und bereits mit Elektrodengel versehen. Einmal aufgeklebt, bleiben sie für die gesamte Dauer der Reanimation am Patienten und stören die HDM nicht (◘ Abb. 7.13c). Die Defibrillation wird am Gerät ausgelöst. Über die aufgeklebten Pads kann auch eine transkutane Schrittmacherstimulation erfolgen (▶ Abschn. 7.3.7). AEDs verfügen immer über Pads.

Als Standard wird heute die Verwendung von Pads angesehen; sie führen zu geringeren Unterbrechungen der CPR, auch hygienische Gründe sprechen dafür. Paddles sollten nur dann zum Einsatz kommen, wenn keine Pads verfügbar sind (ERC 2015).

Elektrodenposition Die empfohlene Standardpositionierung während CPR ist die antero-laterale Positionierung (◘ Abb. 7.13b und c): eine Elektrode wird rechts parasternal-subklavikulär im 2. Interkostalraum (ICR) angebracht und eine Elektrode in der linken Axillarlinie unterhalb der Mamille im Bereich des 5. ICR. Bei dieser Elektrodenplatzierung kann auch – über Pads – eine externe Schrittmacherstimulation erfolgen (▶ Abschn. 7.3.7). Hierfür sollte die [+]-Elektrode parasternal und die [–]-Elektrode axillar aufgeklebt werden; für die Defibrillation ist die Polarität der Elektroden ohne Bedeutung.

Praktisches Vorgehen	

Defibrillation (biphasischer Defibrillator mit Pads)
- Der Defibrillator muss im Modus asynchron arbeiten.
- Die Elektroden (Pads) werden auf dem Thorax des Patienten entlang der Herzachse aufgeklebt:
  - eine Elektrode rechts parasternal-subklavikulär (2. ICR),
  - eine Elektrode in der linken Axillarlinie unterhalb der Mamille (5. ICR).
- Wenn nicht bereits geschehen, wird jetzt das EKG über die Elektroden abgeleitet. Bei VF/pVT:
  - Die Energie wird vorgewählt und der Defibrillator aufgeladen (während der noch laufenden HDM-Sequenz).

- Alle Helfer müssen den Patienten und das Bett auf Kommando loslassen: »Hände weg!«. (Wenn der, der HDM durchführt, das Kommando gibt, besteht keine Gefahr, dass er versehentlich »mitdefibrilliert« wird.)
- Dann wird 1 Defibrillation ausgelöst; Energiewahl: mindestens 150 J. Es kommt zu einer sichtbaren Kontraktion der Armmuskulatur.
- Die Reanimation (CPR 30:2) wird sofort wieder für 2 min aufgenommen.
- Dann wird der Rhythmus kontrolliert.
- Bei Persistenz des Flimmerns wird erneut defibrilliert.

Kardioversion

Eine Notfall-Kardioversion ist bei allen instabilen Patienten mit Tachyarrhythmien über 150/min in Erwägung zu ziehen, wenn diese medikamentös nicht günstig zu beeinflussen sind und klinische Symptome eines kardiogenen Schocks oder einer myokardialen Ischämie hervorrufen. Die Erfolgsaussichten sind grundsätzlich höher als bei medikamentöser Therapie (▸ Kap. 8.2.4).

Praktisches Vorgehen

Kardioversion
- Der Ablauf ist wie bei der Defibrillation mit folgenden Ausnahmen:
  - Der Patient muss, wenn er bei Bewusstsein ist, eine Kurznarkose erhalten.
  - Der Patient mit Vorhofflimmern soll vor der Kardioversion antikoaguliert werden (z. B. Heparin z. B. 5000 I.E. i.v.).
- Der Defibrillator muss im Modus **synchron** arbeiten.
- Die empfohlene Energie liegt bei 120–150 J.
- Entwickelt sich unter der Therapie Kammerflimmern oder eine pulslose Kammertachykardie, muss sofort asynchron defibrilliert werden.

7.3.7 Temporärer Herzschrittmacher

Prinzip und Indikation Durch rhythmische elektrische Stimulation des Herzens (»Pacing«) werden mechanische Kammerkontraktionen ausgelöst, sofern die Herzmuskulatur noch »gesund« ist. In Notfallsituationen können temporäre Schrittmacher gelegt werden, die im Erfolgsfall später wieder überflüssig oder in der Klinik ggf. durch permanente implantierte Schrittmacher ersetzt werden. Pacing ist indiziert bei ausgeprägter, kreislaufwirksamer und durch Medikamente nicht zu beeinflussender Bradykardie: Bei AV-Block Grad III oder trifaszikulärem Block, wenn im EKG **P-Wellen ohne QRS-Komplexe** zu sehen sind.

Pacing und CPR Pacing ist während einer Reanimation normalerweise nicht indiziert: Pacing ist nicht wirksam bei Asystolie durch Hypoxie oder Ischämie, und Pacing ist nicht indiziert bei Kammerflimmern oder PEA. Pacing kann erwogen werden, wenn unter CPR P-Wellen erzeugt werden, die nicht von einem QRS-Komplex beantwortet werden.

> ◗ Bei CPR ist Pacing normalerweise nicht indiziert, auch nicht bei Asystolie oder PEA.

Möglichkeiten des temporären Pacings Die temporäre Stimulation kann unterschiedlich erfolgen:

- **Transkutanes Pacing.** Die Stimulation erfolgt einfach über die Defibrillator-Pads. Diese werden hierfür wie für eine Defibrillation aufgeklebt (► Abschn. 7.3.6). Diese Art des Pacings ist in den meisten Fällen effektiv, da der Strom zwischen den Pads durch die Ventrikel fließt. In alle modernen Defibrillatoren ist ein Schrittmachermodul für die transkutane Stimulation integriert.
- **Transösophageales Pacing.** Dadurch wird vorwiegend der Vorhof stimuliert; es ist daher bei Sinusbradykardie, nicht jedoch bei den häufiger zur Asystolie führenden AV-Blockierungen sinnvoll. Für einen »Ösophagusschrittmacher« gibt es keine gesicherte Indikation.
- **Transvenöses intrakardiales Pacing.** Hierfür ist die sterile Punktion einer zentralen Vene erforderlich. Die Elektrodenspitze kann ohne Röntgenkontrolle nicht sicher intrakardial platziert werden. Dieses Verfahren ist für den Rettungsdienst nicht geeignet. Wenn jedoch transkutanes Pacing nicht effektiv ist, soll in der Klinik ein transvenöser Schrittmacher gelegt werden.

> ◗ Die transkutane Schrittmacherstimulation ist heute das Verfahren der Wahl zur Notfall-Schrittmacherstimulation.

Praktisches Vorgehen

Transkutane Schrittmacherstimulation
- Wenn bereits Defibrillator-Pads korrekt aufgeklebt sind, kann über diese stimuliert werden.
- Wenn noch keine aufgeklebt sind, können die Pads wie für eine Defibrillation üblich anterior-lateral angebracht werden (◻ Abb. 7.13c): Die positive Elektrode rechts subklavikulär parasternal, die negative links in der mittleren Axillarlinie knapp unterhalb der Mamillenhöhe.
- Die Stromenergie wird schrittweise erhöht, bis ein elektrischer Impuls im EKG erkennbar wird, der mit einer effektiven mechanischen Herzkontraktion, also einem tastbaren Puls einhergeht.

- Meist ist eine relativ hohe Energie erforderlich (Ausgangsstrom über 70 mA bei einer Impulsdauer von 10–40 ms). Die Schmerzschwelle liegt bei etwa 80 mA. Wird der Patient unter der Stimulation wach, so müssen daher Analgetika oder Sedativa (z.B. Morphin 5–10 mg i.v.) verabreicht werden.
- Die Stimulationsfrequenz wird auf 70–100/min eingestellt.

7.3.8 Extrakorporale CPR (eCPR)

Prinzip Unter eCPR versteht man den Einsatz eines kardiopulmonalen Bypasss unter der Reanimation. Dies ist dank tragbarer mechanischer Unterstützungssysteme heute auch außerhalb herzchirurgischer OP-Säle möglich. Eine eCPR kann in entsprechend ausgestatteten Kliniken im Schockraum, im OP oder auf der Intensivstation begonnen werden, nachdem der Patient unter fortgesetzter konventioneller CPR vom Notfallort dorthin transportiert worden ist; auch der bereits präklinische Einsatz durch ein entsprechend geschultes Notärzteteam wird bereits erprobt. Das Grundprinzip der eCPR besteht darin, einen extrakorporalen Bypass zwischen V. femoralis und A. femoralis herzustellen. Dazu werden dicklumige Katheter perkutan in beide Gefäße eingeführt, und dazwischen wird eine Pumpe mit Membranoxygenator geschaltet (◘ Abb. 7.15). Die Blutfluss im arteriellen System des Patienten geschieht retrograd durch die A. femoralis in Richtung Herz und Gehirn. Zusätzlich erfolgt im Membranoxygenator ein Gasaustausch des extrakorporal umgeleiteten Blutes (CO_2-Elimination und Oxygenierung). Eine eCPR entspricht also einer veno-arteriellen extrakorporalen Membranoxygenierung (eCPR = v-a ECMO). Beobachtungsstudien deuten darauf hin, dass eCPR nach einem Kreislaufstillstand mit reversibler Ursache mit einer erhöhten Überlebensrate einhergeht.

Indikationen Laut den ERC-Empfehlung soll die aufwändige eCPR als Rettungsversuch für diejenigen Patienten erwogen werden, bei denen die initialen Reanimationsmaßnahmen nicht zum Erfolg führten. Etwas konkreter werden folgende Ursachen aufgeführt, bei denen eine eCPR erwogen werden kann: Myokardinfarkt, Lungenembolie, ausgeprägte Hypothermie und Intoxikationen. Zusätzlich werden weitere einschränkende Bedingungen angegeben: wenige Komorbiditäten, beobachteter Kreislaufstillstand, qualitativ hochwertige CPR vor der eCPR und frühzeitiger Einsatz der eCPR (z.B. innerhalb einer Stunde nach dem Kreislaufstillstand).

Bewertung Die eCPR stellt eine neue, aufwändige, aber erfolgversprechende Methode dar, die Prognose eines Patienten zu verbessern, der unter konventionellen

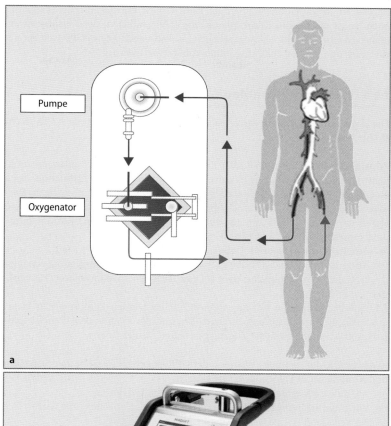

Pumpe

Oxygenator

a

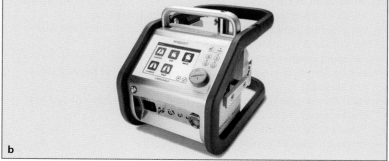

b

◻ **Abb. 7.15a,b** Extrakorporale CPR (eCPR) **a** Prinzip. **b** Transportable Herz-Lungen-Maschine für eCPR (hier: CARDIOHELP-System). (Mit freundlicher Genehmigung der Fa. Maquet)

erweiterten Reanimationsmaßnahmen keinen ROSC entwickelt. Allerdings kann noch längst nicht jedes Krankenhaus eine eCPR anbieten, der Ressourcenverbrauch ist erheblich, und die angegebenen Indikationen für eine eCPR sind bislang eher vage und müssen zukünftig weiter konkretisiert werden.

7.3.9 Reanimationsablauf

Der Algorithmus für die erweiterten Reanimationsmaßnahmen nach ERC ist in ◘ Abb. 7.16 wiedergegeben.

Prinzipielles Vorgehen bei VF/pVT Entscheidend ist neben einer guten und möglichst wenig unterbrochenen Herzdruckmassage die rasche Defibrillation. Nach einer Defibrillation soll sofort wieder eine 2-minütige CPR (30:2) erfolgen. Zwischen und nach allen weiteren Defibrillationen sind ebenfalls immer für 2 min Herzdruckmassage und Beatmung durchzuführen. Adjuvant sind Reanimationsmedikamente indiziert, und zwar vor allem

- Adrenalin alle 3–5 min; 1. Gabe nach der 3. Defibrillation; je 1 mg
- Amiodaron 1–2-mal; 1. Gabe nach der 3. erfolglosen Defibrillation; 300 mg (1. Gabe), evtl. gefolgt von einer 2. Gabe nach der 5. Defibrillation (150 mg).

Prinzipielles Vorgehen bei Asystolie/PEA Hier werden kontinuierlich Herzdruckmassage und Beatmung durchgeführt, und alle 3–5 min ist Adrenalin indiziert, sobald ein intravenöser Zugang geschaffen werden konnte.

Begleitende Maßnahmen Während der CPR ist neben der Gabe von Adrenalin und Amiodaron an Folgendes zu denken:

- Auf gute CPR achten: Frequenz, Tiefe, Wiederausdehnung
- Vor Unterbrechung der CPR einen Handlungsplan erstellen (erst nachdenken, dann Herzmassage unterbrechen)
- Sauerstoff verabreichen
- Sichere Atemwege schaffen (Intubation oder SADs) und Kapnographie anschließen
- Nach Atemwegssicherung durch Tubus oder SAD kontinuierliche Herzdruckmassage (keine Beatmungspausen mehr)
- Venenzugang schaffen (intravenös, intraossär)
- Reversible Ursachen beseitigen, sofern möglich.

Ursachenermittlung Die dem Kreislaufstillstand zugrunde liegende Ursachen müssen möglichst schnell erkannt und beseitigt bzw. behandelt werden. Die häufigsten Ursachen kann man sich im Englischen als die »4 H's« und »4 T's« merken;

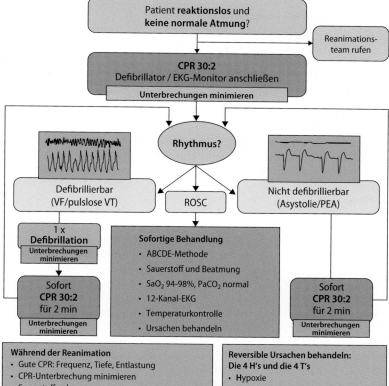

Abb. 7.16 Allgemeiner Ablauf der erweiterten Maßnahmen der Reanimation (ALS-Algorithmus). (Modifiziert nach ERC 2015). *ROSC* Wiederhergestellter Spontankreislauf

auch im Deutschen ist eine mnemotechnisch und bedeutungsmäßig gleiche Aufzählung recht zwanglos möglich (◘ Abb. 7.11):

- **4 H's: H**ypoxia, **H**ypovolemia, **H**ypo/**H**yperkalaemia (metabolic), **H**ypothermia/**H**yperthermia – **H**ypoxie, **H**ypovolämie, **H**ypo/**H**yperkaliämie, **H**ypothermie/**H**yperthermie
- **4 T's: T**hrombosis (coronary or pulmonary), **T**amponade (cardiac), **T**ension pneumothorax, **T**oxins – **T**hromboembolie (Myokardinfarkt, Lungenembolie), **T**amponade des Herzens, **T**horax: Spannungspneumothorax, **T**oxine/**T**ablettenüberdosierung

Die Autoren des GRC übersetzen in der deutschsprachigen Ausgabe der ERC-Guidelines die 4 T's etwas anders und machen daraus »HITS«: **H**erzbeuteltamponade, **I**ntoxikation, **T**hrombose (Myokardinfarkt, Lungenembolie) und **S**pannungspneumothorax. Danach soll man sich die Ursachen also merken als **die »4 H's« und »HITS«**.

Echokardiographie Viele der möglichen Ursachen für einen Kreislaufstillstand lassen sich durch eine rasche echokardiographische Untersuchung diagnostizieren oder ausschließen: schwere myokardiale Dysfunktion bei Myokardinfarkt, Herzbeuteltamponade, Lungenembolie, Pneumothorax und Hypovolämie (also quasi 3 der oben genannten T's und 1 H) Daher sollte so früh wie möglich und am besten noch während der Reanimation, wenn verfügbar, die Echokardiographie eingesetzt werden, also jedenfalls immer dann, wenn die CPR auf einer Intensivstation, im Schockraum oder in einer entsprechend ausgerüsteten Arztpraxis stattfindet.

Unmittelbar nach erfolgreicher CPR Ist der Spontankreislauf wiederhergestellt (ROSC), muss auf Folgendes geachtet werden (▸ Abschn. 7.4):

- Vorgehen nach der ABCDE-Methode (▸ Kap. 2.8)
- Oxygenierung und Ventilation sicherstellen, Hyperventilation und Hyperoxie vermeiden
- 12-Kanal-EKG ableiten
- Temperatur kontrollieren, therapeutische Hypothermie erwägen (▸ Abschn. 7.4.1)
- Zugrundeliegende Ursachen behandeln

7.3.10 Sonderfall: Atemwegsobstruktion und Ersticken

Die Atmung kann auf verschiedenen Ebenen des Respirationstraktes durch unterschiedliche Faktoren behindert sein (◘ Abb. 7.17). Besondere Maßnahmen verlangt dabei die Fremdkörperaspiration. Ursache ist häufig eine Verlegung der

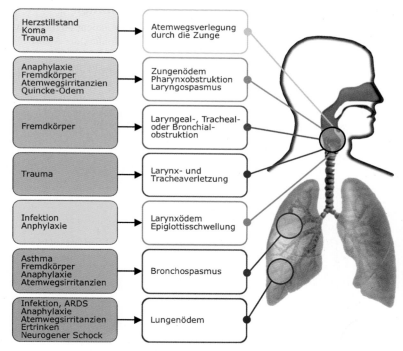

Abb. 7.17 Ursachen der Atemwegobstruktion

oberen Atemwege durch Speisebrocken. Ersticken durch Fremdkörper tritt daher oft beobachtet während einer Mahlzeit auf. Zwei Schweregradformen werden unterschieden:

- **Milde Obstruktion.** Der Fremdkörper führt zu einer partiellen Verlegung der Atemwege. Der Patient hustet stark, hat einen inspiratorischen Stridor und wirkt gequält, kann jedoch noch sprechen und vor allem atmen.
- **Schwere Obstruktion** Der Fremdkörper führt zu einer völligen Verlegung der Atemwege. Der Patient atmet nicht mehr, hustet nicht, ist unfähig zu sprechen und verliert nach einigen Minuten das Bewusstsein.

Im ersten Fall, der milden Obstruktion, sind präklinisch keine weiteren Maßnahmen als die Ermutigung zu fortgesetztem Husten erforderlich (und natürlich die Organisation eines zügigen Transports in die Klinik). Bei der schweren Obstruktion hingegen ist entschlossenes Handeln angezeigt.

Schwere Obstruktion durch Fremdkörperaspiration

Schwere Obstruktion mit erhaltenem Bewusstsein Ist der Patient mit kompletter Atemwegsverlegung noch nicht bewusstlos, wird empfohlen, die Atemwege zunächst durch Schläge auf den Rücken und dann, wenn nicht erfolgreich, durch Oberbauchkompressionen freizumachen (nicht bei Säuglingen! Hier sollen stattdessen Brustkompressionen erfolgen; ▶ Abschn. 7.5). Die Oberbauchkompressionen werden auch als **Heimlich-Handgriff** bezeichnet, dessen Gefahren vor allem in Verletzungen der Oberbauchorgane (Leber-, Milz-, Magenruptur) liegen. Zusammenfassend empfiehlt das ERC folgendes Vorgehen (◘ Abb. 7.18):

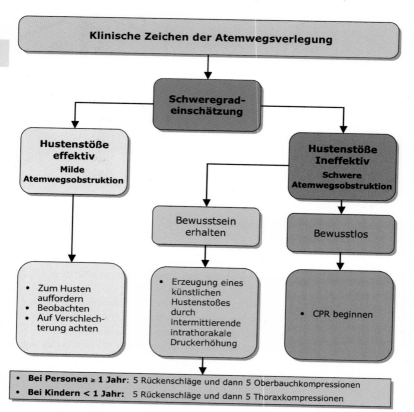

◘ **Abb. 7.18** Vorgehen bei Ersticken im Erwachsenen- und Kindesalter. Beachte: Bei Säuglingen sollen wegen der erhöhten Gefahr eine Leber- und Milzruptur keine Oberbauchkompressionen durchgeführt werden

Praktisches Vorgehen

Therapeutisches Vorgehen beim Ersticken eines Patienten ≥ 1 Jahr mit erhaltenem Bewusstsein

- Wenn der Patient noch atmet, soll er zum Husten aufgefordert werden, keine weiteren Maßnahmen.
- Wenn der Patient nicht mehr atmet oder nicht mehr husten kann, so sollen ihm scharfe Schläge auf den Rücken gegeben werden. Diese werden folgendermaßen durchgeführt:
  - Der Helfer steht neben oder etwas hinter dem Patienten.
  - Mit einer Hand unterstützt er den vornüber gebeugten Oberkörper.
  - Mit der anderen Hand gibt er dem Erstickenden bis zu 5 scharfe Schläge zwischen die Schulterblätter.
  - Anschließend wird der Erfolg der Maßnahme überprüft (Inspektion des Mundes, Extraktion etwaiger dort sichtbarer Fremdkörper unter Sicht mit dem Finger, Beatmungsversuche).
- Waren die 5 Rückenschläge erfolglos, sind Oberbauchkompressionen (Heimlich-Handgriff) wie folgt durchzuführen:
  - Beim stehenden Patienten wird der Oberbauch von hinten mit beiden zur Faust geballten Händen umfasst und ruckartig komprimiert.
  - Nach bis zu 5 Kompressionen wird der Erfolg der Maßnahme überprüft (Inspektion des Mundes, Extraktion etwaiger dort sichtbarer Fremdkörper unter Sicht mit dem Finger, Beatmungsversuche).
  - Wenn diese Maßnahmen immer noch nicht erfolgreich waren, sollen erneut 5 Schläge auf den Rücken und dann wieder 5 Oberbauchkompressionen verabreicht werden, und so fort.

Schwere Obstruktion mit erloschenem Bewusstsein Ist der Patient bewusstlos, oder wird er unter den oben geschilderten Maßnahmen bewusstlos, sollen sofort mit der **CPR** begonnen werden. Offenbar sind Thoraxkompressionen, wie sie bei einer korrekten HDM durchgeführt werden, effektiver als Rückenschläge und Oberbauchkompressionen, um den Fremdkörper durch intermittierende intrathorakale Druckerhöhungen zu mobilisieren und hinauszubefördern. Selbst wenn noch ein Kreislauf nachweisbar ist, etwa durch Palpation des Karotispulses, soll unverzüglich mit Thoraxkompressionen begonnen werden. Daher gilt für Patienten jeden Alters:

> Bei einem aufgrund schwerer Obstruktion bewusstlosen Patienten ist unverzüglich mit Basisreanimation zu beginnen.

7.3.11 **Beendigung oder Fortführen der CPR?**

Oft lässt sich unter der Reanimation kein eigenständiger, suffizienter Kreislauf wiederherstellen. Es stellt sich dann die Frage, wann die Reanimationsmaßnahmen beendet werden sollen. Darauf lassen sich keine auf jede Situation anwendbare Antworten geben, und die Antwort wird umso schwieriger, je verbreiteter Verfahren wie mechanische Reanimationsgeräte (z. B. AutoPulse) oder die eCPR werden, mit denen sich eine Reanimation über viele Stunden fortsetzen lässt. Das ERC gibt folgende allgemeine Empfehlungen:

Beendigen der CPR Die CPR sollte beendet werden wenn
- die Sicherheit des Helfers nicht länger gewährleistet ist,
- eine offensichtlich tödliche Verletzung vorliegt oder der irreversible Tod eingetreten ist,
- eine gültige und zutreffende Patientenverfügung vorliegt, in der eine Reanimation abgelehnt wird,
- es einen anderen starken Hinweis darauf gibt, dass weitere Reanimationsmaßnahmen gegen die Wertvorstellungen und Präferenzen des Patienten verstoßen würden,
- die Maßnahmen als aussichtslos betrachtet werden,
- trotz laufender erweiterter Maßnahmen und ohne reversible Ursache eine Asystolie länger als 20 min besteht.

Fortführen der CPR Die CPR sollte jedoch auch länger als 20 min fortgeführt werden, und es sollte erwogen werden, den Patienten unter laufender CPR ins Krankenhaus zu transportieren, wenn eines der folgenden Kriterien zutrifft:
- vom Rettungsdienst beobachteter Stillstand,
- Spontankreislauf (ROSC) zu irgendeinem Zeitpunkt der Reanimation,
- anhaltendes oder rezidivierendes Kammerflimmern (VF/pVT),
- mutmaßlich reversible Ursache, v. a. tiefe Hypothermie, Vergiftungen mit Barbituraten oder β-Blockern, Lysetherapie unter Reanimation bei Lungenembolie.

> Abgesehen von den genannten Sondersituationen ist es nicht sinnvoll, einen Patienten unter Reanimation ins Krankenhaus zu bringen.

7.4 Weiterführende Behandlung

7.4.1 Intensivtherapie nach ROSC

Postreanimationssyndrom (»Post-Cardiac-Arrest-Syndrome«) Nach Wiederherstellen eines Spontankreislaufs (ROSC) entwickeln sich meist multiple Organfunktionsstörungen, die eine intensivmedizinische Behandlung mit Unterstützung der Organsysteme erfordern. Das sog. Postreanimationssyndrom umfasst zerebrale und kardiozirkulatorische Funktionsstörungen, deren Ausprägung vor allem durch 2 Faktoren bestimmt wird:

- durch die zugrunde liegende Erkrankung und
- durch die Dauer des Kreislaufstillstands und damit die Dauer der globalen Ischämie und die Auswirkungen der nachfolgenden Reperfusion (sog. I/R-injury).

Ischämie und Reperfusion führen zu einer systemischen Entzündungsreaktion (SIRS) mit Endothelschädigung, Vasodilation und Mikrozirkulationsstörung. Nach sehr kurzem Kreislaufstillstand (und somit auch kurzer Ischämiezeit) und kurzer Reanimationsdauer (z. B. Kammerflimmern während Herzkatheterisierung) kann ein Postreanimationssyndrom ausbleiben.

Beatmung und respiratorisches Monitoring Hypoxie, aber auch Hyperoxie verschlechtern die neurologische Prognose. Das ERC empfiehlt, eine **Normoxie** anzustreben: eine pulsoximetrisch gemessene arterielle Zielsättigung von 94–98 %, entsprechend einem paO_2 von etwa 80–90 mmHg). Beachte: Diese Zielwerte gelten für die Phase **nach** der Reanimation – **während** der CPR soll nach wie vor mit möglichst hoher FiO_2 beatmet werden beatmet werden (Ausnahme: Neugeborenenreanimation; ▶ Kap. 16.5.2). Weiterhin sind Hypo- und Hyperventilation zu vermeiden. Der $paCO_2$ sollte zwischen 35 und 40 mmHg liegen, also: **Normoventilation** anstreben. Die Beatmung soll als lungenprotektive Beatmung mit Atemhubvolumina von 6 ml/kg ideales KG erfolgen und durch intermittierende arterielle Blutgasanalysen und kontinuierliche Pulsoxymetrie und Kapnometrie überwacht und gesteuert werden.

Kreislaufstabilisierung und kardiozirkulatorisches Monitoring Die Autoregulation des zerebalen Blutflusses ist nach einem Kreislaufstillstand zunächst gestört. Hypotension und Hypertension sollen vermieden werden, der Blutdruck soll nach ROSC im **Normbereich** liegen ($RR_{syst} > 100$ mmHg), bzw. – wenn bekannt – im Bereich des Blutdrucks vor der Reanimation. Hierzu sind meist zunächst vasopressorisch und inotrop wirkende Katecholamine erforderlich (z. B. Noradrenalin ± Dobutamin). Die Kreislauftherapie muss unter direkter arterieller Blutdruckmessung erfolgen, meist ist die Anlage eines mehrlumigen zentralen Venenkatheters zur sicheren Applikation der kreislaufwirksamen Pharmaka sinnvoll. Nach ROSC muss immer ein **12-Kanal-EKG** abgeleitet und eine **Echokardiograpie** durchgeführt werden, bei STEMI muss frühestmöglich eine **Koronarintervention** erfolgen (PCI).

Aktive Temperaturkontrolle Nach CPR entwickeln Patienten typischerweise für etwa 48 h eine erhöhte Körpertemperatur (Hyperpyrexie), die mit einer Prognoseverschlechterung assoziiert ist. Fieber muss bei bewusstlosen Patienten in den ersten drei Tagen nach ROSC durch Antipyretika (z. B. Ibuprofen, Paracetamol, Metamizol) und Kühlungsmaßnahmen unbedingt vermieden werden. Die Senkung der Körpertemperatur um 1°C führt zu einer Reduktion des zerebralen Sauerstoffverbrauchs um 6 %, und die über die Aufrechterhaltung einer Normothermie hinausgehende Induktion einer milden Hypothermie konnte in einigen Untersuchungen die zerebrale Prognose verbessern. Das ERC empfiehlt aktuell **bei allen Patienten, die nach ROSC »nicht reagieren«,** für mindestens 24 h ein **therapeutisches Temperaturmanagement** mit aktiven Kühlverfahren. Der empfohlene Zielbereich des Temperaturmanagements liegt

- bei erwachsenen Patienten zwischen 32° und 36°C Körpertemperatur (milde therapeutische Hypothermie)
- bei pädiatrischen Patienten zwischen 32° und 37,5°C Körpertemperatur (aktive Normothermie)

Alle Patienten, die bald nach ROSC adäquate Reaktionen zeigen oder ihr Bewusstsein wiedererlangen, sollen nicht gekühlt werden. Die Entscheidung zur Kühlung soll in den ersten 1–2 h nach CPR getroffen werden. Ein bereits präklinischer Beginn der Kühlung ist kein empfohlenes Standardverfahren. Wenn eine schnelle Temperatursenkung erzielt werden soll, so gilt als Anhalt: Die rasche Infusion von 30 ml/kg KG 4°C kalter Vollelektrolytlösung senkt die Körpertemperatur um 1,5°C. Die Kühlung auf der Intensivstation erfolgt aber besser mittels spezieller Hypothermiesysteme, die die Körpertemperatur (etwa über einen Blasenkatheter) messen und entsprechende Temperaturregulationen automatisch vornehmen. Es gibt dazu invasive Systeme mit intravaskulärem Wärmeaustausch (meist über die Femoralvenen eingeführt) und non-invasive Systeme, die über extern aufgeklebte Gummiauflagen mit Wasserkreislauf kühlen. Nach Beendigung der Kühlungsmaßnahmen darf die Wiedererwärmung nicht schlagartig stattfinden; vielmehr wird eine Erwärmungsgeschwindigkeit von etwa 0,25 bis maximal 0,5°C pro Stunde empfohlen.

Sedierung Es gibt keine Hinweise darauf, dass Patienten nach ROSC für einen bestimmten Zeitraum sediert oder »in ein künstliches Koma« versetzt werden müssten; wenn allerdings ein therapeutische Hypothermie induziert wird, ist für diesen Zeitraum eine Sedierung erforderlich, denn Kältezittern (sog. Shivering) muss unbedingt vermieden werden. Die intensivmedizinische Sedierung wird heute – zumindest in den ersten Tagen – meist durch kontinuierliche Infusion von Propfol vorgenommen, kombiniert mit Opioiden.

Antikonvulsive Therapie Etwa 10 % aller Patienten und bis zu 40 % aller komatösen Patienten erleiden nach Reanimation zerebrale Krampfanfälle oder Myoklonien. Da diese Anfälle den zerebralen Sauerstoffbedarf erheblich steigern, sollten sie mit Benzodiazepinen oder Valproinsäure terminiert werden. Clonazepam gilt als effektivstes Antimyoklonikum; eine prophylaktische Gabe ist nicht indiziert.

Glukosekontrolle Hyper- und Hypoglykämie nach ROSC verschlechtern die zerebrale Prognose, daher soll eine Normoglykämie eingestellt werden: Blutzuckerkonzentrationen > 180 mg% und < 90 mg% sollen vermieden werden. Eine »strenge« Blutzuckereinstellung (< 110 mg%) ist nicht indiziert.

Zusammenfassend können die wichtigsten Maßnahmen nach einem ROSC auch mit einer weiteren Modifikation und Erweiterung des **ABC-Schemas** memoriert werden:

- **A: A**irway: Atemwegssicherung überprüfen, ggf. Intubation durch Geübten
- **B: B**reathing: Beatmung optimieren, Oxygenierung und Ventilation sicher stellen, Hyperventilation und Hyperoxie vermeiden
- **C: C**irculation: Kreislauf stabilisieren, Hypo- und Hypertension vermeiden (Anhalt: RR_{syst} > 100 mmHg)
- **D: D**rugs: Medikamentöse Therapie nach den Erfordernissen des Einzelfalls etablieren (Inotropika, Vasopressoren, Antiarrhythmika, Sedativa, Antikonvulsiva)
- **E: E**CG und **E**cho: EKG-Diagnose stellen, 12-Kanal-EKG ableiten – **E**chokardiographie durchführen
- **F: F**ibrillation: Defibrillator bereithalten, auf Wiederauftreten von VF/pVT vorbereitet sein.
- **G: G**lukose: Blutzuckerkonzentration kontrollieren, Hypo- und Hyperglykämie vermeiden (BZ 90–180 mg/dl)
- **H: H**ypo-/Hyperthermia: Therapeutische Hypothermie erwägen, Hyperthermie vermeiden, aktive Temperaturkontrolle durchführen

7.4.2 Zerebrale Prognosestellung

Hypoxietoleranz und Wiederbelebungszeit Das Gehirn hat von allen Organen die geringste Hypoxietoleranz: 10–15 s nach zerebralem Perfusionsstillstand tritt

Bewusstlosigkeit ein, nach einer 3–5 min kommt es zu irreversiblen Parenchymschäden im Gehirn, im Herzen erst nach 5–15 min. Diese Zeitangaben gelten für Normothermie; in Hypothermie (und bei Barbituratvergiftung) sind diese sog. Wiederbelebungszeiten für beide Organe deutlich länger. Da die kardiale Wiederbelebungszeit länger ist als die zerebrale, kommt es immer wieder vor, dass Patienten nach einer CPR mit schweren bis schwersten Hirnschäden überleben.

Zerebroprotektion Gegenwärtig ist keine wirksame pharmakologische Interventionsstrategie zur Verhinderung der Hirnschädigungen nach ROSC bekannt. Für keine der vielen daraufhin untersuchten Substanzen (z. B. Q10, Barbiturate, Calciumkanalblocker und Kortikosteroide) konnte ein günstiger Einfluss nachgewiesen werden. Eine Prognoseverbesserung ist unter bestimmten Bedingungen lediglich von der **therapeutischen Hypothermie** zu erwarten (s. dort).

Zerbrale Prognosestellung nach ROSC Es gibt keine klinisch-neurologischen Zeichen, die unmittelbar nach der CPR zuverlässig ein schlechtes Outcome vorhersagen. Üblicherweise werden während und nach der CPR Pupillenweite und -reagibilität beurteilt. Weite Pupillen entwickeln sich nach zerebralem Perfusionsstillstand innerhalb von 30–45 s durch Hypoxie des Okulomotoriuskerngebietes. Weite Pupillen unter und unmittelbar nach der CPR sind allerdings keine geeigneten Outcome-Prädiktoren. Auch elektrophysiologische, radiologische oder biochemische Untersuchungen erlauben in den ersten drei Tagen nach ROSC meist keine sichere Prognosestellung. Daher gilt:

❯ Eine zerebrale Prognose soll bei komatösen Patienten frühestens 72 h nach ROSC gestellt werden.

Als robuste Prädiktoren für eine schlechte zerebrale Prognose gelten dann (also frühestens 72 h nach ROSC) beidseitig fehlende Pupillenreflexe und bilateral fehlende N20-SSEP-Frühpotenziale. Allerdings empfiehlt des ERC, sich nicht auf einen einzigen Prädiktor zu verlassen, sondern – nach Ausschluss von Störfaktoren wie Hypothermie oder Sedierung – eine »multimodale Prognoseerstellung« vorzunehmen unter Einbeziehung weiterer ungünstiger Prognosefaktoren wie Status myoclonicus, hoher Serumkonzentrationen der neuronenspezifischen Enolase (NSE), eines nichtreaktiven EEGs, maligner EEG-Muster (Burst-suppression, Status epilepticus), Hypodensitäten oder Furchenauslöschung im CCT oder diffusen ischämischen Veränderungen im MRT.

7.4.3 Erfolgsaussichten der CPR

Die Erfolgsaussichten hängen von vielen Faktoren ab, unter anderem von der Grundkrankheit, der Qualität der Reanimationsmaßnahmen und der Intensivbehandlung post reanimationem. Die Überlebensrate nach CPR bis zur Krankenhausentlassung liegt insgesamt bei etwa 10 %, die Rate an Überlebenden einer außerklinischen Reanimation mit guter zerebraler Funktion beträgt etwa 7–8 %. Differenziert betrachtet ist festzustellen:

- Je länger die **Zeit bis zum Beginn der CPR**, desto schlechter ist die Prognose. Nach 15 min ist die Wahrscheinlichkeit einer weitgehenden Erholung sehr gering (Ausnahmen: hypotherme Patienten oder Vergiftungen mit Barbituraten).
- Ein **traumatisch bedingter Kreislaufstillstand** hat eine sehr schlechte Prognose; allerdings ist bei den Überlebenden das neurologische Outcome offenbar viel besser als bei anderen Ursachen (▶ Kap. 18.9).
- Bei **Kammerflimmern** ist die Prognose am besten (ca. 20 % Überlebensrate), bei EMD und Asystolie erheblich schlechter (ca. 3 % Überlebensrate oder weniger).
- Die **frühzeitige Defibrillation** (mittels AEDs) innerhalb von ≤ 3 min nach Beginn des Kreislaufstillstands kann die Überlebensrate bei Kammerflimmern erheblich steigern (bis auf mehr als 50 %).

7.5 Besonderheiten bei Kindern

Das Kindesalter wird pragmatisch in 2 Phasen eingeteilt:
- Säugling: < 1 Jahr,
- Kind: ≥ 1 Jahr bis zur Pubertät, dem physiologischen Ende der Kindheit; eine klare Grenze zum Erwachsenenalter lässt sich nicht ziehen.

Die Grundprinzipien der Reanimation unterscheiden sich nicht von denen im Erwachsenenalter. Es sind jedoch gegenüber der Erwachsenenreanimation Modifikationen vorzunehmen, die durch Unterschiede in Körpergröße und Gewicht, physiologische und metabolische Besonderheiten im Säuglings- und Kindesalter sowie ein anderes dem Kreislaufstillstand zugrunde liegendes Ursachenspektrum bedingt sind (◻ Abb. 7.19 und ◻ Abb. 7.20). Ein Sonderfall der pädiatrischen Reanimation ist die Neugeborenenreanimation; sie wird zusammen mit der Erstversorgung des Neugeborenen im ▶ Kap. 16.3 besprochen.

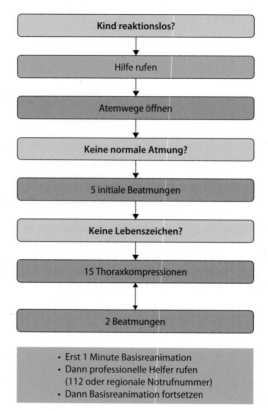

■ **Abb. 7.19** BLS-Algorithmus: Basismaßnahmen der Reanimation im Kindesalter für kundige Helfer. (Modifiziert nach ERC 2015)

7.5.1 Basismaßnahmen bei Kindern

Reanimationsablauf für Laien Der für Erwachsene geltende Reanimationsalgorithmus (■ Abb. 7.6) hat grundsätzlich auch für Kinder Gültigkeit:

❯ Laien sollen ermutigt werden, mit dem für Erwachsene gelehrten Vorgehen auch Kinder zu reanimieren.

Reanimationsablauf für kundige Helfer Das Vorgehen bei Erwachsenen ist jedoch im Kindesalter nicht optimal, da es der **größeren Bedeutung von Atem-**

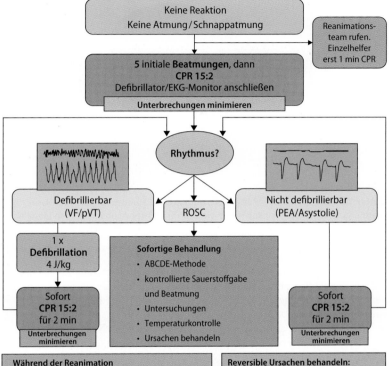

Abb. 7.20 ALS-Algorithmus: Erweiterte Maßnahmen der Reanimation im Kindesalter. (Modifiziert nach ERC 2015)

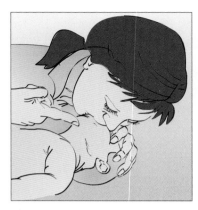

◨ Abb. 7.21 Beatmung ohne Hilfsmittel beim Säugling: Mund-zu-Mund- und -Nase-Beatmung. Beachte, dass der Kopf nicht wie beim Erwachsenen überstreckt, sondern in Neutralstellung gehalten wird

problemen als Ursache des Kreislaufstillstands nicht Rechnung trägt. Kundige Helfer (Ärzte, Pflegepersonal, Rettungspersonal, unterwiesene Betreuungspersonen) sollen daher folgende Modifikationen des Erwachsenenreanimationsablaufs vornehmen (◨ Abb. 7.19):

- Wenn der Helfer allein ist, soll er nach Entdeckung des Notfalls **zunächst für 1 min Wiederbelebungsmaßnahmen** durchführen, dann Hilfe holen. Ausnahme: Kinder mit bekannter Herzerkrankung, die plötzlich kollabieren. In diesem Fall gilt, wie bei der Erwachsenen-CPR: sofort Hilfe holen!
- Nach Feststellen des **Atemstillstands** zunächst **5 Beatmungen** verabreichen.
- Dabei und danach auf **Lebenszeichen** achten, d. h. auf Bewegungen, Husten oder normales Atmen (nicht mit Schnappatmung verwechseln). Geübte Helfer können den Kreislauf durch Palpation des Karotispulses (Kinder ≥ 1 Jahr; ◨ Abb. 2.1) oder des Brachialispulses (bei Kindern < 1 Jahr) überprüfen; dafür aber nicht mehr als 10 s aufwenden! Die Überprüfung des Pulses ergibt jedoch oft kein eindeutiges Ergebnis, daher gilt grundsätzlich: Bei fehlenden Lebenszeichen mit Thoraxkompressionen beginnen.
- Nach jeweils 15 Thoraxkompressionen 2-mal beatmen (**CPR 15:2**).

Freimachen der Atemwege Bei Kindern ≥ 1 Jahr sollen die Atemwege wie beim Erwachsenen durch vorsichtiges Überstrecken des Kopfes und Anheben des Kinns geöffnet werden. Bei Säuglingen hingegen soll der Kopf in neutraler Position gehalten und lediglich das Kinn angehoben werden (◨ Abb. 7.21).

Beatmung Es soll über je 1 s so viel Volumen insuffliert werden, bis sich der Thorax des Kindes deutlich hebt; bei korrekter Durchführung der Basisreanimation15:2 resultieren etwa 10–12 Beatmungen pro Minute. Bei kleinen Kindern < 1 Jahr umschließt der Mund des Helfers sowohl den Mund als auch die Nase des Kindes: Mund-zu-Mund-und-Nase-Beatmung (◘ Abb. 7.21). Bei älteren Kindern ist die Mund-zu-Mund-Beatmung die Methode der Wahl.

Herzdruckmassage Die empfohlene Technik der Thoraxkompression hängt vom Alter des Kindes ab.

Praktisches Vorgehen

Herzdruckmassage bei Kindern ≥ 1 Jahr
- **Ein-Hand-Methode:** Die Kompression erfolgt nur mit einer Hand (◘ Abb. 7.22a). Zu empfehlen bei jüngeren Kindern.
- **Zwei-Hände-Methode:** Die Kompression erfolgt wie beim Erwachsenen mit 2 ineinander verschränkten Händen (◘ Abb. 7.22b). Je nach Vorliebe des Helfers und Alter des Kindes kann die Ein-Hand-Methode oder die Zwei-Hände-Methode angewendet werden.

Herzdruckmassage bei Kindern < 1 Jahr
- **Zwei-Daumen-Methode:** Der Oberkörper des Säuglings wird so umfasst, dass beide Daumen über der unteren Sternumhälfte zu liegen kommen und die Finger den Thorax umschließen; die Fingerspitzen zeigen zum Kopf des Kindes. Mit beiden Daumen wird der Brustkorb in der Mitte der unteren Sternumhälfte komprimiert (◘ Abb. 7.23). Einzelhelfer können das Sternum auch mit zwei Fingerspitzen komprimieren, allerdings ist die CPR-Effektivität mit der 2-Daumen-Methode derjenigen mit 2 Fingerspitzen überlegen. Nach der Zwei-Daumen-Methode soll auch bei Neugeborenen vorgegangen werden (▶ Kap. 16).

Unabhängig von der verwendeten Kompressionsmethode gelten für **Kinder jeder Altersklasse** folgende Empfehlungen (Ausnahme Neugeborene; ▶ Kap. 16.3):
- Kompressionsfrequenz 100–120/min,
- Kompressionspunkt untere Sternumhälfte,
- Kompressionstiefe etwa ⅓ Thoraxhöhe und
- Kompressions-/Beatmungsverhältnis 15:2.

AED im Kindesalter Wenn verfügbar, wird die Reanimation mit AED für alle Kinder über 1 Jahr empfohlen, bei Kindern < 8 Jahren möglichst (aber nicht obli-

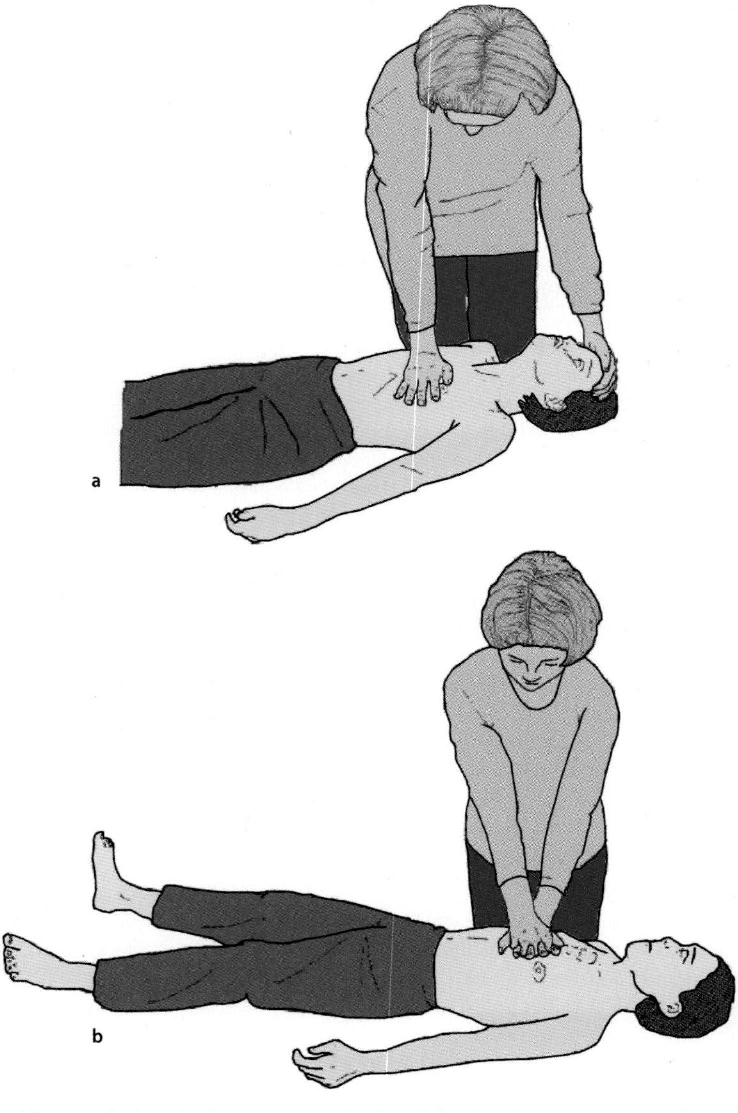

7

■ **Abb. 7.22a–b** Herzdruckmassage beim Kind ≥ 1 Jahr. **a** Methode mit einer Hand; **b** Methode mit 2 Händen

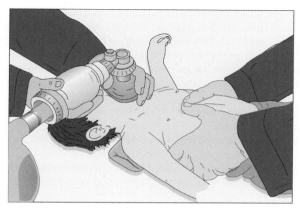

☐ **Abb. 7.23** Herzdruckmassage bei Säuglingen und Neugeborenen: 2-Daumen-Methode

gat) unter Verwendung von AEDs mit speziellen Kinderelektroden und/oder Software mit kinderspezifischer Energieleistung (50–75 J). Solche AEDs werden inzwischen von vielen Herstellern angeboten.

Sonderfall Ersticken durch Fremdkörperaspiration Ersticken durch tief sitzende Fremdkörper in den oberen Atemwegen ist bei Kindern eine relativ häufige Ursache des Atemversagens und sekundären Kreislaufstillstands. Allgemeine Hinweise einer Verlegung der Atemwege durch einen Fremdkörper sind plötzliches Husten oder Erstickungszeichen während bzw. unmittelbar nach dem Essen oder dem Spielen mit kleinen Gegenständen (meist wird der Vorfall beobachtet). Wichtig für die Unterscheidung zwischen milder, (noch) nicht lebensbedrohlicher Obstruktion und schwerer, lebensbedrohlicher Obstruktion ist die Fähigkeit des Kindes, effektiv zu husten:

— **Das Kind hustet effektiv** und laut: Dies deutet auf eine milde Atemwegsobstruktion hin. Weitere Anzeichen hierfür sind Weinen, verbale Reaktion auf Ansprache und erhaltenes Bewusstsein. Effektives Husten impliziert, dass das Kind vor jedem Hustenstoß ausreichend einatmen kann.

— **Das Kind hustet ineffektiv** und leise. Dies deutet auf eine schwere, lebensbedrohliche Atemwegsobstruktion hin. Das Kind kann nicht sprechen, bekommt schlecht oder kaum Luft, entwickelt eine Zyanose und verliert das Bewusstsein.

Falls das Kind effektiv hustet, soll es lediglich zum weiteren kräftigen Husten ermuntert werden. Ausreichend spontan atmende Kinder müssen zügig in eine Klinik gebracht werden, wo der Fremdkörper mittels Bronchoskopie entfernt werden kann. Bei ineffektivem Husten muss versucht werden, den Fremdkörper durch schlagartige intrathorakale Druckerhöhungen zu mobilisieren. Das empfohlene Vorgehen ist ähnlich wie bei Erwachsenen (◘ Abb. 7.18), der wichtigste Unterschied besteht darin, dass bei Säuglingen wegen der sehr hohen Gefahr der Ruptur von Oberbauchorganen keine abdominellen Kompressionen durchgeführt werden sollen:

- **Wache Kinder jeden Alters mit effektivem Husten:** Zum Husten auffordern, Transport in die Klinik.
- **Wache Kinder ≥ 1 Jahr mit ineffektivem Husten:** Schläge auf den Rücken und Oberbauchkompressionen (abwechselnd je 5).
- **Wache Säuglinge (Kinder < 1 Jahr) mit ineffektivem Husten:** Schläge auf den Rücken und – bei Wirkungslosigkeit – Thoraxkompressionen (abwechselnd je 5)
- **Bewusstlose Kinder jeden Alters mit schwerer Obstruktion:** Sofortige CPR. Die dabei ausgeübten Thoraxkompressionen auf harter Unterlage sollen den Fremdkörper aus den Atemwegen herausbefördern (◘ Abb. 7.19).

❗ Auf keinen Fall soll mit den Fingern blind im Mund/Rachen des Kindes nach Fremdkörpern gefahndet werden, da diese dadurch noch tiefer in die Atemwege hineingedrückt werden können.

7.5.2 Erweiterte Maßnahmen bei Kindern

Reanimationsablauf Der empfohlene ALS-Algorithmus für die Kinderreanimation ist in ◘ Abb. 7.20 wiedergegeben. Nachfolgend werden wichtige Besonderheiten gegenüber dem Vorgehen beim Erwachsenen erläutert.

Atemwegssicherung Auch im Kindesalter ist die endotracheale Intubation die sicherste und effektivste Methode der Atemwegssicherung – sofern sie durch geübte Helfer erfolgt. Wenn keine Intubation möglich ist oder die Helfer nicht in der Kinderintubation geübt sind, soll eine Tubusalternative wie Larynxtubus oder Larynxmaske verwendet werden.

Beatmung Sobald das Kind intubiert ist, soll ohne Unterbrechung der CPR mit einer Frequenz von 10/min beatmet werden, d. h. 1 Inspiration alle 6 s. Nach ROSC beträgt die empfohlene Beatmungsfrequenz 12–24/min, d. h. 1 Inspiration alle 3–5 s. Eine Hyperventilation muss unbedingt vermieden werden, und zur Einstellung der Atemfrequenz und des Atemminutenvolumens sollen Kapnometrie und – in der Klinik – Blutgasanalysen herangezogen werden (Ziel: $paCO_2$ 35–40 mmHg).

Venenzugang Wenn nicht rasch ein peripherer Venenzugang gelegt werden kann, ist ein intraossärer Zugang indiziert, über den die erforderlichen Medikamente genauso dosiert werden können wie über einen venösen Zugang (▶ Kap. 5.2.1).

Rhythmus VF/pVT kommt bei Kindern zwar selten vor, muss dann jedoch – wie beim Erwachsenen – sofort durch Defibrillation behandelt werden. Die empfohlene Energiemenge pro Defibrillation beträgt 4 J/kg. Beim kindlichen Kreislaufstillstand dominieren jedoch nicht-defibrillierbare Rhythmen, also Asystolie und PEA.

Reanimationsmedikamente Das wichtigste und meist einzig erforderliche Medikament bei Kinderreanimation ist **Adrenalin**. Dosierung: 10 µg/kg alle 3–5 min i.v. oder i.o. Bei defibrillationsrefraktärem VF/pVT wird analog zur Erwachsenenreanimation **Amiodaron** empfohlen, und zwar 5 mg/kg KG nach der dritten vergeblichen Defibrillation (kann nach dem fünften Schock wiederholt werden). Die anderen in ▶ Abschn. 7.3.3 erwähnten Medikamente können in entsprechend reduzierter Dosis auch während einer Kinderreanimation indiziert sein.

Ursachenermittlung Die zugrunde liegenden Ursachen müssen wie beim Erwachsenen gesucht und wenn möglich behandelt werden (▶ Abschn. 7.3.4, ◘ Abb. 7.11). Gerade im Säuglingsalter wird oft keine offensichtlich erkennbare Ursache zu finden sein (plötzlicher Kindstod, SIDS, ▶ Kap. 15.5).

Bradykardie Im Gegensatz zu Erwachsenen ist das Herzzeitvolumen bei Säuglingen und Kleinkindern weitgehend frequenzabhängig. Eine Bradykardie (weniger als 60/min) geht daher oft mit einer behandlungsbedürftigen Kreislaufinsuffizienz und Zentralisation einher. Da häufig ein primär respiratorisches Problem zugrunde liegt, ist zunächst für eine ausreichende Oxygenierung und Ventilation zu sorgen (Sauerstoffgabe, Beatmung). Bessert sich die Bradykardie nicht sehr schnell, muss eine Herzdruckmassage begonnen und Adrenalin gegeben werden, auch wenn noch kein Herzstillstand eingetreten ist.

Störungen der Vitalfunktionen

T. Ziegenfuß

T. Ziegenfuß, *Notfallmedizin*,
DOI 10.1007/978-3-662-52775-7_8, © Springer-Verlag Berlin Heidelberg 2017

Störungen der Atmung können mit unzureichender Ventilation (CO_2-Abgabe) oder Oxygenierung (O_2-Aufnahme) einhergehen. Ventilationsstörungen führen ohne zusätzliche Sauerstoffgabe zu einer hyperkapnischen Hypoxie mit respiratorischer Azidose (Beispiel: dekompensierte COPD). Primäre Oxygenierungsstörungen bewirken dagegen zunächst eine hypokapnische Hypoxie (Beispiel: akutes Lungenversagen, ARDS). Die Therapie besteht grundsätzlich in der Gabe von Sauerstoff und, wenn erforderlich, der respiratorischen Unterstützung durch künstliche Beatmung. Bei obstruktiven Ventilationsstörungen (Asthma, COPD) ist zusätzlich eine bronchodilatatorische (β_2-Mimetika) und ggf. antientzündliche (Kortikosteroide) Therapie indiziert. **Störungen des Herz-Kreislauf-Systems** beinhalten neben Schock und Herzrhythmusstörungen vor allem das akute Herzversagen (mit oder ohne Lungenödem) und die hypertensive Krise. Die präklinische Therapie des akuten Herzversagens muss abhängig vom Blutdruck erfolgen und beinhaltet meist eine Kreislaufstabilisierung mit Katecholaminen; bei begleitendem Lungenödem sind bei ausreichendem Blutdruck Nitrate und Diuretika indiziert. Bei der hypertensiven Krise muss eine vorsichtige Blutdrucksenkung erfolgen (z. B. mit Urapidil), um Komplikationen wie Hirnblutung und Schlaganfall zu vermeiden. Präklinisch relevante **Bewusstseinsstörungen** umfassen vor allem das Koma und den akuten Erregungszustand. Kann ein Koma nicht sofort behoben werden, müssen eine ausreichende Ventilation und Oxygenierung durch Atemwegssicherung und Beatmung aufrechterhalten werden. Bei akutem Erregungszustand ist meist eine pharmakologische Sedierung/antipsychotische Therapie mit Neuroleptika und Benzodiazepinen indiziert.

Bedeutung für die Notfallmedizin Die 3 wichtigsten Vitalfunktionen sind Atmung, Herz-Kreislauf-System und Bewusstsein. Schwere Störungen der Vitalfunktionen dominieren den größten Teil der notfallmedizinisch relevanten Erkrankungen (◘ Tab. 8.1 und ◘ Tab. 8.2). So stehen bei den meisten notfallmedizinischen Maßnahmen die Diagnostik und Therapie zirkulatorischer und respiratorischer Störungen im Mittelpunkt, auch wenn andere Organsysteme ebenfalls betroffen oder primär geschädigt sind. Für das praktische Vorgehen der Vitalfunktionsdiagnostik und -therapie wird grundsätzlich die Befolgung der »**ABCDE-Methode**« empfohlen, also zunächst die Überprüfung der Atemwege und der Atmung (A – Airway und B – Breathing), dann des Kreislaufs (C – Circulation), des Bewusstseins und der neurologischen Situation (D – Disability) und schließlich die gründlichere Untersuchung des (situationsangepasst) entkleideten Patienten (E – Exposure) (► Kap 2.8).

◨ **Tab. 8.1** Überblick über die Diagnose der Vitalfunktionsstörungen	
Atmung	Atmung fehlt?* Atemwege verlegt? Atmung zu schnell? zu langsam? zu flach? Dyspnoe? Zyanose? Sauerstoffsättigung (psaO$_2$) < 90 %?
Kreislauf	Puls fehlt?* Puls zu schnell? Zu langsam? Blutdruck zu niedrig? Zu hoch? Kapillare Reperfusionszeit verlängert?
Bewusstsein	Patient nicht ansprechbar und auf Rütteln oder Schmerzreize hin nicht erweckbar?* Pupillen weit (Mydriasis)? Eng (Miosis)? Reaktionslos? Patient verlangsamt? Verwirrt? Delirant? Akute Lähmungszeichen? Blutglukose zu niedrig oder extrem hoch?

Anmerkungen

* Wenn eine mit (*) gekennzeichnete Frage mit ja beantwortet werden muss, so liegt stets eine schwere Vitalfunktionsstörung vor, nämlich Atemstillstand, Kreislaufstillstand oder Bewusstlosigkeit

Die folgenden Fragen erlauben eine grobe Differenzierung eines Zustandes mit zumindest noch vorhandenen Vitalfunktionen. Bei Beantwortung einer dieser Fragen mit ja muss normalerweise eine vitalfunktionssichernde Therapie (Schockbehandlung, Atemwegssicherung, Beatmung) erfolgen.

Muss keine der Fragen mit ja beantwortet werden, so liegt zum Untersuchungszeitpunkt wahrscheinlich keine akute Vitalbedrohung vor. Dennoch sind auch dann oft eine intensive Überwachung und spezifische Therapie der Grunderkrankung erforderlich.

8.1 Störungen der Atmung

Physiologie Das respiratorische System hat zwei lebenswichtige Aufgaben:

- **Ventilation**: Abgabe von Kohlendioxid (CO_2)
- **Oxygenierung**: Aufnahme von Sauerstoff (O_2).

Beide Funktionen sind bei normaler Atmung eng miteinander verknüpft: Durch die **Ventilation** der Alveolen mit Hilfe der Atempumpe (Atemantrieb, Atemmuskulatur und intakter Brustkorb) wird die kohlendioxidreiche Luft aus der Lunge

◘ Tab. 8.2 Überblick über die Therapie der Vitalfunktionsstörungen

Atmung	Atemstillstand	Atemwegssicherung, Beatmung
	Ateminsuffizienz	Sauerstoffgabe, Beatmung, Bronchospasmolytika
Kreislauf	Kreislaufstillstand	CPR
	Hypotension, Schock	Volumentherapie, Katecholamine
	Hypertensiver Notfall	Antihypertensiva
	Bradykardie	Atropin, Adrenalin, externe Schrittmachertherapie
	Tachykardie	Antiarrhythmika, Defibrillation
Bewusstsein	Anhaltende Bewusstlosigkeit	Atemwegssicherung, Beatmung, Kreislaufstabilisierung
	Akuter Erregungszustand	Neuroleptika, Sedativa

heraus und gleichzeitig die sauerstoffreiche Umgebungsluft in die Lunge hinein befördert. Dadurch wird in der funktionellen Residualkapazität (FRC) immer eine ausreichende Sauerstoff- und hinreichend niedrige Kohlendioxidkonzentration aufrechterhalten. Dies ist die Voraussetzung für eine adäquate **Oxygenierung** des Blutes, die darüber hinaus noch ein intaktes Lungenparenchym mit ventilations-angepasster Lungendurchblutung erfordert.

8.1.1 Akute respiratorische Insuffizienz

Symptome Die akute respiratorische Insuffizienz (akutes Atemversagen) ist eine häufige lebensbedrohliche Störung im Notarztdienst. Sie wird durch Ventilations-störungen, Oxygenierungsstörungen oder eine Kombination beider verursacht (◘ Tab. 8.3). Leitsymptome sind:

– Dyspnoe (Atemnot)
– Tachypnoe (hohe Atemfrequenz) oder Bradypnoe (sehr niedrige Atem-frequenz)
– Pathologische oder paradoxe Atemtypen

◨ **Tab. 8.3** Unterschiedliche Formen und Bezeichnungen der akuten respiratorischen Insuffizienz

	Folge	Blutgasanalyse
Primäres Versagen der Ventilation	Hyperkapnische Hypoxie und respiratorische Azidose Sekundäre Oxygenierungsstörung Respiratorisches Versagen Typ II Globalinsuffizienz	$paO_2 \downarrow$; $paCO_2 \uparrow$; $pH \downarrow$
Primäres Versagen der Oxygenierung	Hypokapnische oder normokapnische Hypoxie Primäre Oxygenierungsstörung Respiratorisches Versagen Typ I Partialinsuffizienz	$paO_2 \downarrow$; $paCO_2 \downarrow$ bis $\leftrightarrow$
	Im weiteren Verlauf: Hyperkapnie durch Erschöpfung der Atemmuskulatur Sekundäres Ventilationsversagen Globalinsuffizienz	$paO_2 \downarrow\downarrow$; $paCO_2 \uparrow$; $pH \downarrow$

— Inspiratorische oder exspiratorische Atemnebengeräusche (Stridor, Rasselgeräusche)
— Zyanose und Abfall der $psaO_2$ auf unter 85–90 % (Hypoxämie)

Pathologische Atemtypen Sie werden bei zentralen Atemregulationsstörungen und Stoffwechselentgleisungen beobachtet. Nicht alle pathologischen Atemtypen sind Ausdruck eines Atemversagens; sie deuten jedoch immer auf eine ernsthafte Vitalfunktionsstörung hin. Folgende pathologische Atemtypen werden unterschieden:

— **Biot-Atmung** bei Meningitis und anderen zerebralen Erkrankungen: intermittierende, tiefe Atmung mit plötzlichen Atempausen
— **Cheyne-Stokes-Atmung** bei Hirnstammschaden und Apoplex: periodische Atmung mit jeweils zu- und abnehmender Atemtiefe
— **Kußmaul-Atmung** bei metabolischer Azidose und diabetischem Koma: sehr tiefe, regelmäßige Atemzüge
— **Schnappatmung** (agonale Atmung): präterminale, weitgehend ineffektive Atemzüge; funktionell liegt ein Atemstillstand vor.

Paradoxe Atemtypen Normalerweise heben sich Thorax und Abdomen synchron und symmetrisch bei der Inspiration und senken sich bei der Exspiration. Bei Störungen dieser Gleichsinnigkeit und Symmetrie spricht man von paradoxer Atmung (◘ Abb. 8.1a–b). Es gibt 2 Formen:

— **Thorakoabdominale paradoxe Atmung** (Schaukelatmung): Bei Inspiration senkt sich der Thorax bei gleichzeitiger Vorwölbung des Abdomens; bei Exspiration hebt sich der Thorax bei gleichzeitigem Einsinken des Abdomens. Vorkommen: bei hoher Querschnittslähmung (hochthorakal oder im unteren Zervikalbereich) durch Ausfall der thorakalen Atemmuskulatur (reine Zwerchfellatmung) und bei Teilverlegung der Atemwege (z. B. Epiglottitis, Glottisödem). Die maximale Zwerchfellkontraktion bewirkt bei Teilverlegung der Atemwege einen Sog im Thorax, der zum Einsinken führt.

— **Thorakale paradoxe Atmung** (seitenparadoxe Atmung): Bei Inspiration hebt sich die gesunde Thoraxseite, während die andere einsinkt, bei der Exspiration ist es umgekehrt. Ursache ist ein **instabiler Thorax** (»flail chest«) bei einseitiger Rippenserienfraktur.

Zyanose

Als Zyanose bezeichnet man die Blaufärbung der Haut oder Schleimhaut. Ursache ist zumeist ein erhöhter Anteil an nicht-oxygeniertem Hämoglobin, selten eine Dyshämoglobinämie: Methämoglobinämie bei Intoxikation mit Methämoglobinbildnern oder Sulfhämoglobinämie bei Einatmung von Schwefelwasserstoff. Differenzialdiagnostisch und für die zu ergreifenden therapeutischen Maßnahmen bedeutsam kann die Unterscheidung zwischen **zentraler** und **peripherer Zyanose** sein:

— Bei der **zentralen (generalisierten) Zyanose** ist die Sauerstoffsättigung des arteriellen Blutes so weit reduziert, dass die Konzentration an nicht-oxygeniertem Hämoglobin im Kapillarblut mindestens 5 g % beträgt. Alle sichtbaren Körperregionen (bei Inspektion des Mundes **Zunge** und **Lippen**) sind zyanotisch. Häufigste Ursache ist eine schwere Oxygenierungsstörung. Therapeutisch muss die Verbesserung der Oxygenierung durch Sauerstoffgabe und ggf. Beatmung im Vordergrund stehen.

— Bei der isoliert **peripheren Zyanose** ist die Sauerstoffsättigung des arteriellen Blutes normal, es findet jedoch eine erhöhte Sauerstoffausschöpfung in »peripheren« Körperregionen statt (vergrößerte arteriovenöse Sauerstoffdifferenz). Insbesondere die Akren (**Akrozyanose**), die Nägel und (bei Inspektion des Mundes) die **Lippen**, aber **nicht die Zunge**, sind zyanotisch. Mögliche Ursachen sind Herzinsuffizienz und Schock, aber auch Kälte. Im Schock ist das therapeutische Ziel die Verbesserung der Gewebeperfusion durch Erhöhung des Herzzeitvolumens.

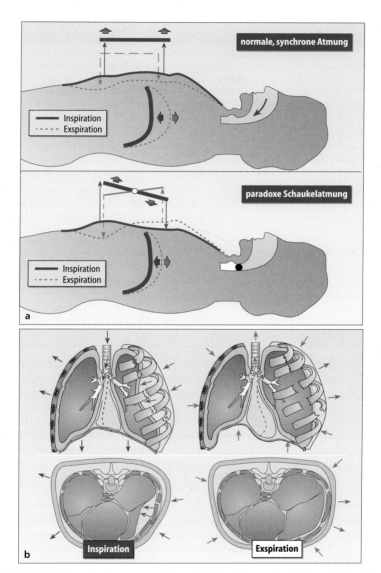

□ **Abb. 8.1a–b** Paradoxe Atemtypen. **a** Thorakoabdominale paradoxe Atmung (Schaukel-atmung); **b** thorakale paradoxe Atmung

❯❯ Die zentrale Zyanose ist meist Zeichen einer ausgeprägten Hypoxie; die periphere Zyanose ist oft Zeichen einer Minderperfusion durch ein vermindertes Herzzeitvolumen im Schock. Differenzialdiagnostisch muss auch an eine Dyshämoglobinämie durch Intoxikation gedacht werden.

Zentrale Zyanose und Sauerstoffsättigung Bei normaler Hämoglobinkonzentration (15 g%) entsprechen 5 g% nichtoxygeniertes Hämoglobin einer saO_2 von etwa 75% (und einem paO_2 von etwa 40 mmHg). Bei Patienten mit ausgeprägter Erhöhung der Hämoglobinkonzentration (Polyglobulie) kann es bereits bei höheren Sauerstoffsättigungswerten als 75% zur Zyanose kommen, wohingegen bei anämischen Patienten (nach großen Blutverlusten oder beim chronischen Nierenversagen) erst bei einer schweren Hypoxie und unter Umständen selbst dann keine Zyanose sichtbar wird. Bei ungünstigem Umgebungslicht und langsamer Entwicklung wird selbst eine manifeste Zyanose manchmal nicht entdeckt. Demgegenüber ist der Abfall der $psaO_2$ zur Feststellung einer arteriellen Hypoxie erheblich sensitiver.

❯❯ Entscheidend für das Auftreten einer Zyanose ist die absolute – und nicht die relative – Menge an nichtoxygeniertem Hämoglobin. Die Zyanose ist ein spätes und unsicheres Zeichen der Hypoxie. Pulsoxymetrische Messungen sind zur Diagnose eines Sauerstoffmangels zu bevorzugen.

8.1.2 Ventilationsversagen

Pathophysiologie Eine Verminderung der Ventilation führt zum Anstieg der CO_2-Konzentration und unter Atmosphärenluftatmung parallel zwangsläufig zum Abfall der O_2-Konzentration in Alveolen und Blut (◼ Abb. 8.2). Blutgasanalytisch resultieren Hyperkapnie und Hypoxie (**hyperkapnische Hypoxie**). Der vermehrte CO_2-Anfall führt zur **respiratorischen Azidose**: $CO_2 + H_2O \leftrightarrow HCO_3^- + H^+$. Da die Sauerstoffaufnahme nicht primär gestört, sondern Folge der Ventilationsstörung ist, spricht man auch von einer **sekundären Oxygenierungsstörung**, und da letztendlich die Homöostase beider Gase (CO_2 und O_2) gestört ist, auch von Globalinsuffizienz (◼ Tab. 8.3). Die Extremform jedes Ventilationsversagens ist der **Atemstillstand**.

Therapie Das grundsätzliche therapeutische Ziel ist stets die Verbesserung der alveolären Ventilation. Wenn sich dies nicht zufrieden stellend erreichen lässt, muss zumindest durch **Sauerstoffzufuhr** die sekundäre Hypoxie vermieden werden. Häufig ist eine ausreichende Verbesserung der alveolären Ventilation nur durch eine **künstliche Beatmung** möglich. Bei Atemstillstand muss immer künstlich beatmet werden.

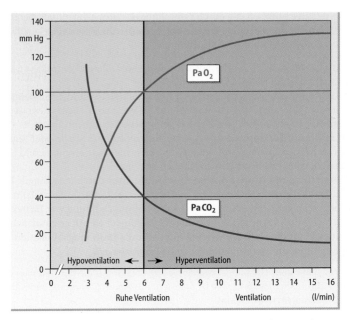

◘ **Abb. 8.2** Abhängigkeit des paO_2 und $paCO_2$ von der Ventilation (für normale Lungen-, Kreislauf- und Stoffwechselverhältnisse in Ruhe und unter Raumluftatmung)

> Durch Sauerstoffzufuhr bei hyperkapnischer Hypoxie lässt sich die Hypoxie oft beseitigen. Hyperkapnie und respiratorische Azidose bleiben jedoch bestehen.

Akute Obstruktion der unteren Atemwege

Eine schwere intrapulmonale Atemwegsobstruktion liegt dem **Asthmaanfall** (▶ Kap. 11.5) und der **dekompensierten chronisch obstruktiven Lungenerkrankung** (COPD) (▶ Kap. 11.6) zugrunde. Zunächst ist vor allem die Exspiration betroffen. Das intrapulmonale Gasvolumen ist deutlich erhöht. Einige Alveolarbezirke sind im Verhältnis zu ihrer Durchblutung zu stark gebläht, was zu einer Erhöhung der Totraumventilation und somit zu einer weiteren Ventilationsbeeinträchtigung führt. Klinisch dominiert neben den allgemeinen Zeichen des respiratorischen Versagens ein vorwiegend **exspiratorischer Stridor**. In schweren Fällen ist schließlich auch die Inspiration gestört. Auch beim kardiogenen Lungenödem (Asthma cardiale) und Inhalationstrauma (je nach Art des Reizgases) kann eine obstruktive Komponente durch Schwellung des Bronchialepithels beobachtet werden, dabei liegen oft zusätzlich primäre Oxygenierungsstörungen vor, die dann meist über die obstruktive Störung dominieren.

Therapie Grundsätzlich ist die **Soforttherapie** der akuten obstruktiven Atemwegserkrankung auf folgende **Ziele** ausgerichtet:

- **Beseitigung der Obstruktion** durch Bronchodilatoren und ggf. entzündungshemmende Kortikosteroide. Beim kardiogenen Lungenödem ist zudem eine kardiozirkulatorische und diuretische Therapie indiziert.
- **Beseitigung der Hypoxie** durch Sauerstoffzufuhr über Sonde oder Maske; der durch den hohen pCO_2 unter Raumluft erniedrigte alveoläre und arterielle pO_2 kann dadurch angehoben werden.
- **Unterstützung der erschöpften Atemmuskulatur** durch maschinelle Beatmung mit ausreichend langer Exspirationszeit (▶ Kap. 9.5). Sie ist dann indiziert, wenn ausgeprägte klinische Zeichen der Erschöpfung wie Tachykardie, Tachypnoe und Kaltschweißigkeit vorliegen. In der Klinik ist zusätzlich die Entwicklung einer ausgeprägten Azidose für die Beatmungsindikation maßgebend (präklinisch zurzeit nicht zu diagnostizieren).

❯❯ Entscheidend ist stets die Vermeidung oder Beseitigung einer Hypoxie; die Beseitigung der Hyperkapnie ist demgegenüber von geringerer Bedeutung (Ausnahme: SHT, Hirnödem).

Akute Obstruktion der oberen Atemwege

Ursachen Die häufigste Ursache für eine Atemwegsverlegung ist die zurückfallende Zunge beim komatösen Patienten. Verlegungen der oberen Atemwege durch Fremdkörper (vor allem große Speiseteile) kommen gehäuft bei Kindern und mental retardierten Patienten vor. Epiglottitis, glossopharyngeale Schwellung (**Quincke-Ödem**) und subglottisches Ödem (**Krupp-Syndrom**) führen ebenfalls zur akuten Obstruktion der oberen Atemwege. Diese Störungen der Atmung behindern zunächst vor allem die Inspiration; dies führt klinisch zum inspiratorischen Stridor und evtl. zur thorakoabdominal paradoxen Atmung.

Therapie Die Therapie ist ähnlich wie bei der unteren Atemwegsobstruktion auf dreierlei ausgerichtet:

- **Beseitigung der Obstruktion** durch Freimachen der Atemwege (▶ Abb. 7.5); beim Krupp-Syndrom sind abschwellende Kortikoide indiziert. In einigen Fällen lassen sich die Atemwege nur durch Einführen eines Endotrachealtubus über die Obstruktion hinaus oder eine Koniotomie freimachen.
- **Beseitigung der Hypoxie** ergibt sich sekundär aus der Beseitigung der Obstruktion. Dennoch sollte auch hier stets eine Sauerstoffzufuhr erfolgen, vor allem, wenn die Obstruktionsbeseitigung nicht oder nur partiell gelingt.

- **Unterstützung der erschöpften Atemmuskulatur** ist nach Beseitigung der Obstruktion oft nicht mehr erforderlich. Ansonsten muss bei den oben erwähnten Zeichen der atemmuskulären Erschöpfung augmentierend oder kontrolliert beatmet werden.

Zentrale Atemregulationsstörungen

Ursachen Für eine zentrale Atemregulationsstörung bzw. Atemdepression sind meist Medikamentenüberdosierungen oder schwere zerebrale Schädigungen die Ursache. Auch der plötzliche Kindstod (SIDS) ist wahrscheinlich meist Folge einer zentralen Atemregulationsstörung, die heute der Gruppe der Schlaf-Apnoe-Syndrome zugerechnet wird. Eine schwere Hirnstammhypoxie gleich welcher Genese führt letztlich immer zu einer schweren zentralen Atemregulationsstörung und zum Atemstillstand. Ursachen für eine solche Hypoxie können sein:

- globale zerebrale Ischämie, z. B. beim Herz-Kreislauf-Stillstand,
- regionale zerebrale Ischämie, z. B. beim Hirnstamminfarkt,
- Hypoxämie, z. B. bei schweren Oxygenierungsstörungen.

Therapie In schweren Fällen ist nur die kontrollierte **künstliche Beatmung** therapeutisch wirksam. Lediglich bei Intoxikationen mit Opioiden, evtl. auch mit Benzodiazepinen, kann durch Antagonisierung der Atemdepression mit spezifischen Antagonisten (Naloxon und Flumazenil) möglicherweise die Beatmung umgangen werden. Sauerstoffzufuhr allein ist bei schweren Atemregulationsstörungen unzureichend. Atemantriebssteigernde Medikamente, sog. Atemanaleptika wie z. B. Doxapram oder Amiphenazol (auch Theophyllin hat eine atemanaleptische Wirkung) sind nicht ausreichend sicher wirksam und daher im Notarztdienst obsolet.

Innervationsstörungen der Atemmuskulatur

Ursachen Die wichtigste Ursache ist die akute hohe Querschnittslähmung Auch neurologische Erkrankungen wie das Guillain-Barré-Syndrom können zur Ateminsuffizienz führen. Da der Beginn jedoch schleichend ist, sucht der Patient praktisch immer schon vorher die Klinik auf. Der Atemantrieb ist grundsätzlich nicht gestört. Wenn die Patienten bei Bewusstsein sind, leiden sie unter starker Atemnot.

Schädigungen unterhalb von C4 Sie führen zum Ausfall der thorakalen Atemmuskulatur bei erhaltener Zwerchfellatmung (der N. phrenicus ist noch funktionstüchtig), daraus resultiert eine thorakoabdominale paradoxe Atmung.

Schädigungen oberhalb von C4 Diese führen zum Ausfall jeglicher Atemmuskulatur. Therapeutisch führt in dieser schlimmen Situation nur die kontrollierte künstliche Beatmung zu einer ausreichenden Ventilation und Oxygenierung.

Störungen der Atempumpe

Ursachen Akute Störungen der Atempumpe sind meist traumatologischer Natur: instabiler Thorax bei Rippenserienfraktur, offener Pneumothorax, Spannungspneumothorax (der auch spontan – ohne Trauma – entstehen kann). Ein Thoraxtrauma kann zudem durch Lungenkontusion und -kompression zu primären Oxygenierungsstörungen führen. Muskelrelaxanzien wie Succinylcholin oder Rocuronium, die während einer Allgemeinanästhesie verwendet werden, induzieren gewissermaßen ein iatrogenes Ventilationsversagen und machen eine kontrollierte Beatmung zwingend erforderlich.

Therapie Wichtig ist beim Thoraxtrauma immer eine gute Analgesie, ohne die die Hypoventilation durch schmerzbedingte Schonatmung weiter verstärkt werden kann. Ein Spannungspneumothorax muss sofort drainiert werden. In schweren Fällen ist eine Beatmung nicht zu umgehen.

Praktisches Vorgehen

Allgemeines Vorgehen bei Ventilationsversagen
- Sauerstoffzufuhr
- Adäquate Lagerung, wenn möglich sitzend
- Therapie der Grunderkrankung, wenn möglich
- Beseitigung der Obstruktion bei Atemwegsverlegung
- Bronchodilation mit β_2-Mimetika (± Theophyllin) bei Asthma bronchiale und COPD
- Antientzündliche Therapie mit Kortikoiden bei Asthma bronchiale und Krupp-Syndrom
- Entlastung (Drainierung) eines Spannungspneumothorax
- Antagonisierung atemdepressiver Medikamente
- Analgesie (mit fiebersenkenden Analgetika und Opioiden) beim Thoraxtrauma
- Intubation und Beatmung bei persistierender Hypoxie, fortbestehender Dyspnoe und atemmuskulärer Erschöpfung

8.1.3 Oxygenierungsversagen

Hypoxie Schwere Störungen der Oxygenierung führen letztlich immer zur Hypoxie. Unter Hypoxie im engeren Sinne versteht man einen **herabgesetzten Sauerstoffpartialdruck** im arteriellen Blut. Als Grenze wird meist ein paO_2 von 60 mmHg angesehen, der bei normaler Sauerstoffbindungskurve mit einer Sauer-

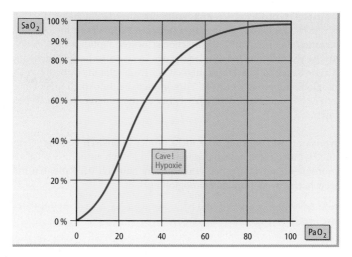

◻ Abb. 8.3 Normale Sauerstoffbindungskurve

stoffsättigung von etwa 90 % korreliert (◻ Abb. 8.3). Im weiteren Sinne bezeichnet Hypoxie auch einen verminderten Sauerstoffpartialdruck in den Organen, Geweben oder Zellen (z. B. Gewebehypoxie, zerebrale oder myokardiale Hypoxie).

> Von Hypoxie spricht man üblicherweise bei einem paO_2 unter 60 mmHg bzw. einer saO_2 unter 90 %.

Kompensatorisch reagiert der Patient auf eine Hypoxie bei primären Oxygenierungsstörungen zunächst mit Hyperventilation. Im weiteren Verlauf kann dieser Kompensationsmechanismus jedoch durch Erschöpfung der Atemmuskulatur versagen (sekundäres Ventilationsversagen). Auch in diesem Fall liegt eine Globalinsuffizienz vor, d. h. Hypoxie plus Hyperkapnie (◻ Tab. 8.3).

Hypoxämie Hypoxämie bezeichnet einen **herabgesetzten Sauerstoffgehalt** des arteriellen Blutes. Der Normalwert beträgt etwa 20 ml/100 ml. Folgende Formen sind zu unterscheiden:

— **Hypoxische Hypoxämie**: Verminderung des Sauerstoffgehaltes durch einen verminderten Sauerstoffpartialdruck; Vorkommen: bei primären oder sekundären Oxygenierungsstörungen jeglicher Ursache, insbesondere bei nichttraumatischen Notfällen, aber auch im Rahmen schwerer Verletzungen (Thorax-, Schädel-Hirn-Trauma).

- **Anämische Hypoxämie:** Verminderung des Sauerstoffgehaltes durch eine niedrige Hämoglobinkonzentration (▶ Kap. 6.3.2); Vorkommen: bei allen traumatischen und nichttraumatischen schweren Blutungen.
- **Toxische Hypoxämie:** Verminderung des Sauerstoffgehaltes durch eine erniedrigte Sauerstoffbindungsfähigkeit des Hämoglobins (z. B. durch Dyshämoglobinämien, ◨ Tab. 20.4); Vorkommen: bei Intoxikationen, vor allem durch Kohlenmonoxid; deutlich seltener als die anderen beiden Hypoxämieformen.

Eine Hypoxämie ist somit oft, aber nicht immer hypoxisch bedingt. Umgekehrt führt eine Hypoxie meist zur Hypoxämie, kann jedoch ausnahmsweise auch mit einem normalen Sauerstoffgehalt einhergehen: nämlich bei Patienten mit Polyglobulie, d. h. einem sehr hohen Hämoglobingehalt.

> ❯ Eine anämische Hypoxämie wird bei Normovolämie besser toleriert als eine toxische oder hypoxische Hypoxämie.

Extrapulmonale Ursachen für eine Hypoxie Das Einatmen hypoxischer Gasgemische ($FiO_2 \leq 17–21\%$) führt auch ohne Lungenerkrankung zwangsläufig zur arteriellen Hypoxie, kombiniert oft mit ausgeprägter hyperventilationsbedingter Hypokapnie. Diese wird durch Sauerstoffzufuhr therapiert bzw. durch Verbringung in eine Atmosphäre mit ausreichendem Sauerstoffgehalt – sofern dies möglich ist.

Primäre pulmonale Oxygenierungsstörungen Die Sauerstoffaufnahme in der Lunge kann durch Diffusionsstörungen und Ventilations-/Perfusionsstörungen beeinträchtigt sein. Ursache ist meist ein kardiogenes (▶ Kap. 11.2.1) oder nichtkardiogenes Lungenödem (z. B. ARDS, ▶ Kap. 11.2.2, ◨ Tab. 11.1).
- **Diffusionsstörungen** werden durch Verlängerung der Transitstrecke zwischen Alveole und Kapillarblut hervorgerufen, z. B. bei interstitiellem Lungenödem und Lungenfibrose. Die Bedeutung der Diffusionseinschränkung für die Entwicklung einer klinisch relevanten Hypoxie ist jedoch gering – auch bei den beiden erwähnten Erkrankungen. Vielmehr liegen praktisch allen klinisch relevanten Oxygenierungsstörungen Ventilations-/Perfusionsstörungen oder ein Rechts-Links-Shunt zugrunde.
- **Ventilations-Perfusions-Störungen (V/Q-Mismatching,** ◨ Abb. 8.4). Wenn sauerstoffarmes venöses Blut nicht durch gut ventilierte und hinreichend mit Sauerstoff gefüllte Alveolarbezirke fließt, kommt es auch nicht zu einer O_2-Aufsättigung des Blutes. Es resultiert ein **Rechts-Links-Shunt,** der zur **venösen Beimischung** des arteriellen Blutes, zum Abfall

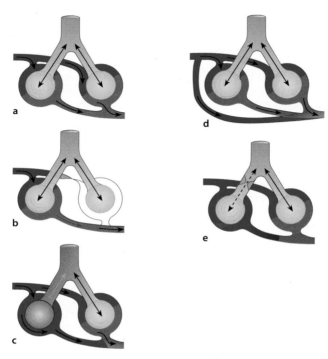

□ Abb. 8.4a–e Ventilations-Perfusions-Störungen. **a** Normale Ventilations-Perfusions-Verhältnisse (V/Q); **b** regional unterbrochene Perfusion bei erhaltener Ventilation (V/Q erhöht; erhöhte Totraumventilation); **c** regional unterbrochene Ventilation bei erhaltener Perfusion (V/Q erniedrigt; wahrer Shunt); **d** anatomischer Shunt (wahrer Shunt); **e** regional gestörte, aber noch erhaltene Ventilation bei erhaltener Perfusion (V/Q erniedrigt; effektiver Shunt); die in **c**, **d** und **e** dargestellten Störungen führen zur venösen Beimischung und werden als funktioneller Shunt zusammengefasst

des paO_2 und schließlich zur Hypoxie führt. Die venöse Beimischung ist die Hauptursache für primäre Oxygenierungsstörungen. Die effektive Gasaustauschfläche (FRC) ist dabei meist erniedrigt. Die CO_2-Abgabe wird durch venöse Beimischung kaum beeinträchtigt. Somit kommt es (bei erhaltenem Atemantrieb) aufgrund einer kompensatorischen Ventilationssteigerung zur **hypokapnischen Hypoxie.** Da zunächst nur die Sauerstoffaufnahme, nicht aber die Kohlendioxidabgabe gestört ist, spricht man auch von **Partialinsuffizienz** (□ Tab. 8.3).

Terminologie Folgende Begriffe sind zu unterscheiden (◻ Abb. 8.4):

- **Effektiver Shunt:** Das Blut fließt durch **Alveolarbezirke**, die **schlecht ventiliert** werden. Eine durch effektiven Shunt ausgelöste Hypoxie lässt sich meist gut durch Sauerstoffzufuhr therapieren.

- **Wahrer Shunt:** Das Blut fließt durch **Alveolarbezirke**, die **gar nicht ventiliert** werden, oder es fließt an Alveolarbezirken vorbei (**anatomischer Shunt**). Bei wahrem Shunt lässt sich die Hypoxie durch Sauerstoffzufuhr kaum kaum therapieren.

- **Funktioneller Shunt:** Effektiver und wahrer Shunt führen beide zur **venösen Beimischung**; beide Shuntformen zusammen werden als funktioneller Shunt bezeichnet.

❯ Ein funktioneller (effektiver plus wahrer) Rechts-Links-Shunt bei reduzierter Gasaustauschfläche ist die wichtigste Ursache für eine primäre Oxygenierungsstörung. Diffusionsstörungen spielen nur eine untergeordnete Rolle.

Therapie Therapeutisches Ziel ist vor allem die Beseitigung der Hypoxie. Dieses Ziel gilt üblicherweise bei einer $psaO_2 \geq 90\,\%$ als erreicht. In Sonderfällen kann auch eine $psaO_2$ von $\geq 80\,\%$ akzeptiert werden. Parallel muss möglichst die Grundkrankheit therapiert werden, z. B. beim kardiogenen Lungenödem die Linkherzinsuffizienz. Eine gesicherte medikamentöse Therapie des nichtkardiogenen Lungenödems gibt es nicht.

- **Erhöhung der inspiratorischen Sauerstoffkonzentration.** Überwiegt ein effektiver Shunt, wird durch FiO_2-Erhöhung die Sauerstoffkonzentration in den schlecht belüfteten Alveolen erhöht und so der paO_2 verbessert. Überwiegt jedoch ein wahrer Shunt, so bewirkt die Erhöhung der FiO_2 keine wesentliche Oxygenierungsverbesserung. Beide Shuntformen liegen bei primären Oxygenierungsstörungen meist in unterschiedlichem Verhältnis kombiniert vor.

- **Beatmung mit PEEP.** Bei schweren Oxygenierungsstörungen reicht die Sauerstoffgabe allein nicht aus. Die Beatmung mit positivem endexspiratorischen Druck (PEEP) kann durch Erhöhung des intrapulmonalen Volumens die FRC und damit die Gasaustauschfläche vergrößern, den Rechts-Links-Shunt reduzieren und die Oxygenierung verbessern. Meist wird ein PEEP von 5–10 mbar eingestellt, in schweren Fällen bis 15 mbar oder auch höher. Die Beatmung ohne PEEP ist weniger effektiv (▶ Kap. 4.5).

❯ Für notfallmedizinische Belange gilt: Bei jeder Oxygenierungsstörung ist die Erhöhung der inspiratorischen Sauerstoffkonzentration sinnvoll, auch wenn sie nicht immer gleich effektiv ist.

Praktisches Vorgehen

Allgemeines Vorgehen bei Oxygenierungsversagen
- ▬ Sauerstoffzufuhr über Maske oder Sonde
- ▬ Bei persistierender Hypoxie oder Erschöpfung: Intubation und Beatmung, möglichst mit PEEP
- ▬ Adäquate Lagerung (beim Lungenödem möglichst sitzend)
- ▬ Therapie der Grunderkrankung, wenn möglich, z. B.
  - – Vorlastsenkung mit Nitroglycerin beim akuten Herzversagen mit Lungenödem (► Abschn. 8.2.1)
  - – Myokardiale Inotropiesteigerung mit Katecholaminen bei akutem Herzversagen mit Hypotonie (► Abschn. 8.2.1)
  - – Diuresesteigerung bei akutem Herzversagen (► Abschn. 8.2.1) und Überwässerung
  - – Therapie des Ventilationsversagens bei sekundären Oxygenierungsstörungen (► Abschn. 8.2.1)

8.2   Störungen des Kreislaufes

Übersicht Notfallmedizinisch besonders wichtige Störungen des Herz-Kreislauf-Systems sind Schock (► Kap. 9) und kreislaufwirksame Herzrhythmusstörungen (► Kap. 10), die mit erniedrigtem Herzzeitvolumen und Hypotension einhergehen. Daneben haben auch hypertensive Kreislaufentgleisungen notfallmedizinische Bedeutung. Wichtigste kardiogene Störung des Herz-Kreislauf-Systems ist das **akute Herzversagen**, das mit allen genannten Herz-Kreislauf-Störungen in Zusammenhang stehen kann.

8.2.1   Akutes Herzversagen

Charakterisierung Das akute Herzversagen (oder akute Herzinsuffizienz; gängige Abkürzung AHF: »acute heart failure«) zeichnet sich dadurch aus, dass das Herz trotz ausreichenden intravasalen Volumens nicht in der Lage ist, ein ausreichendes Herzzeitvolumen aufzubauen. Im Extremfall resultiert ein kardiogener Schock (► Kap. 9.2).

Ursachen Ein AHF wird durch Kontraktilitätsstörungen (**akute Myokardinsuffizienz**) oder schwere Rhythmusstörungen ausgelöst. Meist entsteht es auf dem Boden einer chronischen Herzinsuffizienz oder infolge eines akuten Koronarsyn-

◘ **Tab. 8.4** Wichtige klinische Zeichen des Herzversagens		
	Linksherzversagen	Rechtsherzversagen
Vorwärtsversagen	Hypotension	Hypotension
Rückwärtsversagen	Lungenödem	Gestaute Halsvenen

droms (eine koronare Herzerkrankung ist in etwa 2/3 der Fälle an der Entstehung des AHF beteiligt). Andere Ursachen können sein: hypertensive Krise, Herzklappenfehler, eine Myokarditis oder primär nicht-kardiale Faktoren wie Medikamentenüberdosierungen, Sepsis, hyperthyreote Krise, Phäochromozytom oder Status asthmaticus. Auch ein Perikarderguss, eine Herzbeuteltamponade und eine Lungenembolie können selbst bei primär gesundem Myokard zum Bild des AHF führen (obstruktiver Schock; ► Kap. 9.3).

Symptomatik Die Auswirkungen des Herzversagens lassen sich grob einteilen in Symptome des Vorwärts- und Rückwärtsversagens:
- **Vorwärtsversagen.** Die klinischen Zeichen resultieren aus dem verminderten Herzzeitvolumen: **Hypotension** und **Perfusionsstörungen** der Haut und Akren (blasse, kalte Haut und Extremitäten mit verminderter kapillärer Reperfusionszeit; Akrozyanose). Reaktiv findet sich meist eine Tachykardie.
- **Rückwärtsversagen.** Dies führt zur venösen Stauung, die im kleinen Kreislauf zum **Lungenödem** mit feuchten Rasselgeräuschen ► Kap. 11.2) und im großen Kreislauf zu einem erhöhten zentralen Venendruck und sichtbar gestauten Halsvenen führt (◘ Tab. 8.4). Folge des Lungenödems sind Atemnot, Tachypnoe, Orthopnoe und Hypoxie.

Schweregradklassifikation nach Killip Diese aus den 1960er Jahren stammende Klassifikation ist auch heute noch weit verbreitet, Sie wurde entwickelt zur Risikoeinschätzung bei **Herzinsuffizienz nach akutem Myokardinfarkt** und beruht auf klinischen Kriterien.
- Killip-Klasse I: Keine Zeichen der Herzinsuffizienz.
- Killip-Klasse II: Feinblasige Rasselgeräusche der Lunge, 3. Herzton, Jugularvenenstauung.
- Killip-Klasse III: Lungenödem
- Killip-Klasse IV: Kardiogener Schock

Je höher die Killip-Klasse, desto höher ist die Letalität – das war schon in den 1960er Jahren so (als es noch keine flächendeckenden Intensivstationen und Rekanalisationsverfahren gab), und das gilt auch heute noch – allerdings ist es durch die modernen Behandlungsverfahren gelungen, die Letalität in allen Klassen deutlich zu senken (in der Killip-Klasse IV beispielsweise von 80 % auf 40–50 %).

Schweregradklassifikation nach Forrester Diese Einteilung erfordert eigentlich die Erhebung hämodynamischer Variablen mittels invasivem Monitoring (Pulmonalarterienkatheter). Als klinische Substitutparameter können aber hilfsweise auch die Parameter »Temperatur der Körperperipherie« (**warm oder kalt** als Ausdruck der Perfusion) und »Auskultationsbefund der Lunge« (**trocken oder feucht** als Zeichen des Rückwärtsversagens des linken Herzens) dienen:

- Forrester-Klasse I: **warm und trocken** (Normalzustand): ausreichendes Herzzeitvolumen, kein Lungenödem
- Forrester-Klasse II: **warm und feucht** (Lungenödem): ausreichendes Herzzeitvolumen, aber Lungenödem
- Forrester-Klasse III: **kalt und trocken** (generalisierten Minderperfusion): erniedrigtes Herzzeitvolumen, kein Lungenödem
- Forrester-Klasse IV: **kalt und feucht** (generalisierte Minderperfusion und Lungenödem): erniedrigtes Herzzeitvolumen und Lungenödem

Der auffälligste Unterschied gegenüber der Killip-Klassifikation ist die Forrester-Klasse III, die bei Killip keine klare Entsprechung hat. Die Prognose eines trockenen Herzversagens (ohne Lungenödem) ist grundsätzlich besser als die eines feuchten. Dieser Unterschied hat auch Auswirkungen auf die Therapie: »Feuchte Patienten« bessern sich oft unter der Gabe von Diuretika und Vasodilatoren, trockne hingegen profitieren meist von einer Volumenzufuhr.

Diagnostik EKG-Ableitung, Messung der Sauerstoffsättigung, Blutdruckmessung und Auskultation sind obligat. Das EKG (12-Kanal-Ableitung) ist wichtig zur Beurteilung eines häufig dem AHF zugrunde liegenden akuten Koronarsyndroms oder schwerer Herzrhythmusstörungen. Auskultatorisch hört man bei Lungenödem deutliche basal betonte Raschelgeräusche. Die Sauerstoffsättigung ist bei Lungenödem erniedrigt; das Ausmaß der Erniedrigung kann ein wichtiges Kriterium für die Notwendigkeit einer Beatmung sein. Die kontinuierliche $psaO_2$-Messung dient zudem der Erfolgskontrolle und Steuerung der respiratorischen und kardiozirkulatorischen Therapie. Die kapillare Reperfusionszeit ist als Ausdruck des erniedrigten Herzzeitvolumens und der reaktiven Vasokonstriktion verlängert. Der Blutdruck ist im kardiogenen Schock erniedrigt, kann jedoch auch normal oder durch Vasokonstriktion erhöht sein (hypertensives Herzversagen). Eine wiederholte Blutdruckmessung ist zur Steuerung der Therapie mit vasoaktiven Substanzen wichtig. In der Klinik müssen weitere diagnostische Verfahren zur Anwendung kommen, insbesondere die Echokardiographie. Neuerdings wird auch oft die Bestimmung des Pro-BNP oder BNP diagnostisch genutzt (BNP = B-Typ-natriuretisches Peptid; Pro-BNP-Werte über 300 pg/ml bzw. BNP > 100 pg/ml gelten als charakteristisch für ein AHF).

Therapie Die Schlüsselmedikamente in der Therapie der akuten Herzinsuffizienz sind Diuretika, Vasodilatoren und Sauerstoff, im kardiogenen Schock auch Katecholamine Die konkreten Therapiemaßnahmen richten sich vor allem nach der Höhe des Blutdrucks und danach, ob der Patient ein Lungenödem hat oder nicht:

- **Diuretika**: Bei allen Patienten mit akutem Herzversagen und Lungenödem (Killip-Klasse II–IV, Forrester-Klasse II und IV) empfiehlt die ESC-Leitlinie 2012 als initiale Therapiemaßnahme die Gabe eines Schleifendiuretikums wie Furosemid.
- **Analgetika/Sedativa**: Die meisten Patienten haben Angst oder Schmerzen; dann ist die Analgesie/Sedierung mit Opioiden angezeigt. Mittel der Wahl hierfür ist traditionell Morphin, das auch eine vasodilatierende, vorlastsenkende Wirkung hat; andere Opioide oder Benzodiazepine in niedriger Dosierung sind auch geeignet.
- **Sauerstoffgabe und Beatmung**: Patienten mit Lungenödem sind hypoxisch oder hypoxiegefährdet ($psaO_2$ < 95 %). Wichtig ist die Sauerstoffgabe mit hohem Fluss, bei therapierefraktärer Hypoxie und insb. bei Vorliegen eines kardiogenen Schocks auch Intubation und Beatmung mit einem leichten PEEP (5–10 mbar). In der Klinik können viele Lungenödem-Patienten (vor allem solche ohne Hypotension) bis zur Rekompensation mit nicht-invasiven Beatmungsverfahren (d. h. ohne Intubation) behandelt werden, z. B. mit druckunterstützender Beatmung über eine Maske (PEEP 5–10 mbar). Auch präklinisch steht hierfür zunehmend Equipment zur Verfügung; der Stellenwert der präklinischen nicht-invasiven Beatmung ist allerdings gegenwärtig unklar.
- **Vasodilatoren** (Nitrate wie Nitroglycerin) können die Vorlast senken und die Herzleistung verbessern. Sie sind nach ESC indiziert bei Patienten mit AHF und einem systolischen Blutdruck > 110 mmHg.
- **Katecholamine** (Inotropika) werden erst bei einem systolischen Blutdruck < 85 mmHg empfohlen. Als Katecholamin kann Adrenalin, Noradrenalin, Dopamin und/oder Dobutamin verwendet werden (▸ Kap. 6.4). Innerklinisch werden heute als Inotropikum meist Dobutamin und als Vasopressor Noradrenalin eingesetzt (▸ Kap. 9.2). In einer großen intensivmedizinischen Studie war Dopamin gerade bei kardiogenem Schock mit schlechterem Outcome assoziiert als Noradrenalin.
- **Volumengabe**. Bei trockenen Patienten mit Hypotension und Minderperfusion (Forrester-Klasse III) kann – zusätzlich oder noch vor der Katecholamingabe – eine vorsichtige Volumenzufuhr die Hämodynamik verbessern. Hierzu werden 250-ml-Portionen Vollelektrolytlösung über 10 min i.v. gege-

ben, und der Effekt auf die Hämodynamik wird beobachtet. Durch Volumengabe allein können manche Patienten vom Forrester-Klasse III (kalt und trocken) in die Klasse I (warm und trocken) überführt werden.

— **Antiarrhythmika.** Das AHF kann mit bedrohlichen bradykarden oder tachykarden Herzrhythmusstörungen einhergehen. Bei bradykarden Rhythmusstörungen sind Anticholinergika wie Atropin oder β-mimetische Katecholamine wie Adrenalin indiziert, bei Tachyarrhythmien Antiarrhythmika wie Amiodaron. Bei instabilen Patienten ist eine elektrische Therapie (Pacing, Kardioversion) angezeigt; ► Kap. 10.

❶ Bei allen Patienten mit akutem Herzversagen als Folge eines akuten Koronarsyndroms muss so schnell wie möglich eine Koronarintervention erfolgen.

Weitere mögliche Therapiemaßnahmen **Digitalisglykoside** waren früher gängige Mittel bei AHF; sie sind heute aufgrund ihrer fraglichen Wirksamkeit, schlechten Steuerbarkeit und geringen therapeutischen Breite nicht mehr indiziert. **Phosphodiesterase-Inhibitoren** wie Enoximon wirken sowohl positiv inotrop als auch vasodilatierend (sog. Inodilatatoren). Sie sind im Notarztdienst unüblich und können offenbar auch auf der Intensivstation nicht generell zur Prognoseverbesserung des Patienten im kardiogenen Schock beitragen. Ähnliches gilt für **Calciumsensitizer** wie Levosimendan, das vom ESC 2012 insbesondere für Patienten mit AHF unter β-Blocker-Therapie empfohlen wird. In der Klinik können beim schweren kardiogenen Schock auch mechanische kardiozirkulatorische Unterstützungsverfahren eingesetzt werden.

Praktisches Vorgehen

Präklinische Therapie des akuten Herzversagens (mod. nach ESC 2012)
- Furosemid 20–40 mg bei Lungenödem
- Sedierung des agitierten und ängstlichen Patienten, z. B. mit Morphin 2,5–5 mg i.v.
- Sitzende Lagerung bei erhöhtem oder normalem Blutdruck, im Schock Flachlagerung
- Sauerstoffzufuhr 6–10 l über Sonde; bei persistierender Hypoxie oder im Schock Intubation und Beatmung (ggf. NIV)
- Stratifizierung nach der Höhe des Blutdrucks:
  - **Systolischer Blutdruck > 110 mmHg** → Nitroglycerin; Dosierung: als Spray: 1–3 Sprühstöße = 0,4–1,2 mg unter die Zunge; ggf. nach 10 min wiederholen; intravenös: 10–20 µg/min zu Beginn, ggf. steigern bis zu 200 µg/min

- **Systolischer Blutdruck 85–110 mmHg** → zunächst keine weitere kardiozirkulatorische Therapie (»watchful waiting«)
- **Systolischer Blutdruck < 85 mmHg** → Katecholamine (Inotropika), z. B. Noradrenalin + Dobutamin; Dosierung: Noradrenalin 0,2–1 µg/kg/min i.v.; Dobutamin 2–20 µg/kg/min i.v.

— Volumengabe bei Hypotension ohne Lungenödem: 250 ml RL über 10 min
— Antiarrrhythmikatherapie bei schweren Rhythmusstörungen oder elektrischer Kardioversion (► Kap. 10)

8.2.2 Hypertensive Krise

Definition Von hypertensiver Krise spricht man bei akutem Blutdruckanstieg auf über 230 mmHg systolisch und/oder über 130 mmHg diastolisch. Wenn dieser Anstieg mit neurologischen oder kardiopulmonalen Symptomen (Enzephalopathie, Schlaganfall, Lungenödem, akutes Koronarsyndrom) einhergeht, liegt ein **hypertensiver Notfall** vor.

Ursachen Eine hypertensive Krise kann ausgelöst werden:
- auf dem Boden einer essentiellen oder renalen Hypertension,
- bei Schwangeren durch eine Präeklampsie,
- durch ein Phäochromozytom (Tumor des Nebennierenmarks mit überschießender Katecholaminproduktion),
- durch sympathomimetische Drogen (Kokain, Amphetamine, Adrenalininjektionen).

Symptome und Gefahren Eine hypertensive Krise kann vor allem in 2 Organen zu akuten Komplikationen führen: Gehirn und Herz.
- **Zerebrale hypertensive Schäden** subsummiert man unter dem Begriff **hypertensive Enzephalopathie**: Kopfschmerzen, Sehstörungen, Schwindel, Bewusstseinsstörung, neurologische Ausfälle und Krämpfe. Das klinische Bild wird weiterhin durch mögliche zerebrale Organkomplikationen wie Hirnblutung und Schlaganfall bestimmt.
- **Kardiale Komplikationsmöglichkeiten** beinhalten akutes Herzversagen, Lungenödem, Angina pectoris und Myokardinfarkt.

Therapie Therapeutisches Ziel ist die vorsichtige Senkung des Blutdrucks mit Antihypertensiva und evtl. Sedativa um nicht mehr als 30 % pro Stunde. Ein ausgeprägter Blutdruckanstieg kann auch durch starke Schmerzen (Trauma, Koliken,

Myokardinfarkt) und andere Stressoren ausgelöst werden. In diesem Fall sind natürlich zunächst Analgetika und/oder Sedativa indiziert.

Praktisches Vorgehen

Therapie der hypertensiven Krise
- Initialtherapie (ohne Notwendigkeit eines venösen Zugangs)
  - **Nitroglycerin** 1,2 mg sublingual (3 Hübe à 0,4 mg oder 1 Kapsel à 1,2 mg); Mittel der Wahl bei Lungenödem und akutem Koronarsyndrom; oder
  - **Nitrendipin** (oder Nifedipin) 5 mg p.o. (zerbeißen und herunterschlucken); Achtung: kontraindiziert beim akuten Koronarsyndrom! Nifedipin kann zu ausgeprägten Reflextachykardien führen; daher ist Nitrendipin zu bevorzugen.
- Bei ausbleibender Wirkung intravenöse Therapie (kann auch als erste Maßnahme erfolgen):
  - **Urapidil** 25–50 mg i.v.; Mittel der Wahl bei neurologischen Notfällen mit ausgeprägter Hypertension oder
  - **Clonidin** 0,075–0,15 mg langsam i.v.; besonders geeignet bei begleitender Tachykardie, Unruhe oder bekannter KHK
- Adjuvante Therapie:
  - Sitzende Lagerung des Patienten
  - Sedierung erwägen: **Diazepam** oder **Midazolam** 5 mg i.v.
  - Schleifendiuretikum wie **Furosemid** 20–40 mg i.v., sofern keine Kontraindikationen wie Exsikkose vorliegen
  - Vorsichtige β-Blockierung bei Reflextachykardie durch Nitroglycerin oder Nifedipin: **Metoprolol** 1–5 mg i.v.
- Bei unzureichender Wirkung:
  - Kombination der o. g. Maßnahmen
  - Dauerinfusionen mit Nitroglycerin, Nifedipin, Urapidil, Clonidin oder Enalapril sind i. d. R. der Klinik vorbehalten.

❗ Überschießende oder zu rasche Blutdrucksenkung kann zur zerebralen Minderperfusion führen.

Besondere Situationen

Präeklampsie Eine hypertensive Krise in der Spätschwangerschaft ist meist Folge einer Präeklampsie. Hierbei kommt es zu einer generalisierten Gefäßverengung aus nicht genau geklärter Ursache. Blutdruckwerte über 160 mmHg systolisch oder > 110 mmHg diastolisch müssen therapiert werden, allerdings darf die Initialtherapie nur unter **CTG-Überwachung** erfolgen und ist daher der Klinik vorbehalten, da eine zu starke Blutdrucksenkung mit einer akuten fetalen Gefährdung einhergeht (Leitlinie der Deutsche Gesellschaft für Gynäkologie 2013 zur Diagnostik und Therapie hypertensiver Schwangerschaftserkrankungen). Therapeutisch sind Pharmaka zu verwenden, die die Uterusdurchblutung möglichst nicht negativ beeinflussen. Hier galt lange Zeit Dihydralazin das Mittel der Wahl; mit Nifedipin oder Urapidil kann die hypertensive Krise im Rahmen der Präeklampsie jedoch nach heutiger Einschätzung mindestens genauso gut therapiert werden (► Kap. 6.5).

Hypertension und akute neurologische Erkrankungen   Eine Hypertension kann einerseits selbst zu einer ernsten neurologischen Erkrankung führen, andererseits aber auch Folge einer schweren neurologischen Störung, z. B. eines Hirnödems sein. Bei Patienten mit Schlaganfall oder schwerem Schädel-Hirn-Trauma ist der Blutdruckanstieg meist ein sinnvoller körpereigener reaktiver Mechanismus zur Aufrechterhaltung der zerebralen Perfusion (**Erfordernishochdruck**). Die Senkung des Blutdrucks führt in diesem Fall unter Umständen zu einer deutlichen Verschlechterung der Hirndurchblutung. Meist wird empfohlen, systolische Blutdruckwerte über 220 mmHg (vorzugsweise mit Urapidil) vorsichtig zu senken. Eine Ausnahme stellt die akute Subarachnoidalblutung dar, bei der initial ein großes Nachblutungsrisiko besteht. Hier ist ein RR_{syst} um 140 mmHg anzustreben.

8.3   Störungen des Bewusstseins

Einteilung   Bewusstseinsstörungen sind häufige Symptome der verschiedensten Grunderkrankungen (◻ Tab. 8.5 und ◻ Tab. 8.6). Sie können grob eingeteilt werden in:

- Störungen der Bewusstseinshelligkeit oder Wachheit (quantitative Bewusstseinsstörungen),
- Störungen der Bewusstseinsinhalte (qualitative Bewusstseinsstörungen).

Einige Erkrankungen können beide Störungen hervorrufen. Notfallmedizinisch bedeutsam sind vor allem der akute Erregungszustand sowie kurz dauernde und länger anhaltende Bewusstseinstrübungen.

8.3.1   Akuter Erregungszustand

Psychiatrischer Notfall   Ein akuter Erregungszustand kann Ausdruck einer **endogenen** (ohne bekannte, organisch greifbare Ursache) oder **exogenen** (symptoma-

◻ **Tab. 8.5** Ursachen akuter Psychosen und Erregungszustände

Endogene Psychosen	Manisch-depressive Erkrankung Schizophrenie
Symptomatische Psychosen	Schädel-Hirn-Trauma Neurologische Erkrankungen (z. B. Huntington-Chorea) Metabolisch-endokrine Erkrankungen (z. B. Hypoglykämie) Intoxikationen (z. B. Alkohol oder Halluzinogene) Medikamenten- oder Alkoholentzug Infektionen (z. B. Meningitis)

◻ **Tab. 8.6** Ursachen akuter Bewusstseinstrübungen (Somnolenz, Sopor, Koma)

Traumatische Ursachen	Schädel-Hirn-Trauma
Respiratorische Ursachen	Hypoxie Hyperkapnie
Kardiozirkulatorische Ursachen	Schock Hypertensiver Notfall
Metabolische Ursachen	Hypokaliämie Hypochlorämie Leberversagen (Coma hepaticum) Nierenversagen (Coma uraemicum)
Endokrine Ursachen	Hypo- und Hyperglykämie Hypo- und Hyperthyreose Addison-Krise (Nebenniereninsuffizienz)
Toxische Ursachen	Alkohol Barbiturate Benzodiazepine
Primär zerebrale Ursachen	Intrazerebrale Blutung Subarachnoidalblutung Schlaganfall Epileptischer Anfall (postiktale Bewusstseins-störung) Meningoenzephalitis Hirnabszess Hirntumor

tischen, organischen) **Psychose** sein (◘ Tab. 8.5). Auch eine akute Belastungsreaktion kann mit Erregungssymptomen einhergehen (umgangssprachlich »psychischer Schock«).

Symptome Die Symptomatik ist vielfältig: Agitiertheit, Aggressivität, Verwirrtheit, Halluzinationen, Paranoia, Delirium, manischer Erregungszustand. Die Patienten sind durch die Symptome selbst nicht unmittelbar vital bedroht, können jedoch eigen- oder fremdgefährdende Handlungen vornehmen. Handelt es sich um einen psychotischen Schub auf dem Boden einer organischen Störung, so können die Patienten außerdem durch die zugrunde liegende Erkrankung bedroht sein.

Therapie Der Zugang zum Patienten ist naturgemäß meist schwierig. Grundsätzlich soll versucht werden, den Patienten – verbunden mit besonnenem Verhalten – verbal zu beruhigen. Meist sind jedoch zusätzlich Sedativa oder Neuroleptika erforderlich. Wichtig ist es daran zu denken, dass auch eine hypoglykämische Krise mit einem Erregungs- und Verwirrtheitszustand einhergehen kann. Hier kann bereits am Notfallort eine kausale Therapie erfolgen (Glukosegabe, ► Kap. 13.1.1). Oft wird es notwendig sein, den Patienten aufgrund akuter Selbstgefährdung in eine psychiatrische Klinik einzuweisen. Sofern er im Gespräch von der Notwendigkeit dieser Maßnahme zu überzeugen ist und sich damit einverstanden erklärt, ist dies kein Problem. Wenn er sich jedoch weigert, muss die Polizei verständigt werden. Diese entscheidet dann auf Grundlage der Empfehlungen des Notarztes über die Einlieferung in die psychiatrische Klinik auch gegen den Willen des Patienten und nimmt diese ggf. auch vor. Das genaue Vorgehen bei einer »Zwangseinweisung« regeln die Unterbringungsgesetze der einzelnen Bundesländer.

Praktisches Vorgehen

Medikamentöse Therapie des akuten Erregungszustandes
- Starke Neuroleptika: z. B. Haloperidol 5–10 mg i.v. oder i.m. (der Hersteller empfiehlt die i.m.-Injektion)
- Schwache, eher sedierend wirkende Neuroleptika: z. B. Promethazin 25–50 mg i.v.
- Benzodiazepine: z. B. Diazepam 10–20 mg i.v.
- In schweren Fällen können 2 oder auch alle 3 dieser Substanzklassen kombiniert werden; gelegentlich sind erheblich höhere Dosen erforderlich.
- Immer auch an die Möglichkeit einer Hypoglykämie denken! Bei BZ < 60 mg % etwa 20 g Glukose = 50 ml G 40 % i.v.

8.3.2 Synkope

Definition Als Synkope wird eine anfallsartige, kurz dauernde und vollständig reversible Bewusstlosigkeit (Ohnmacht) bezeichnet, die auf einer vorübergehenden Durchblutungsverminderung des Gehirns beruht. Folgende Formen werden unterschieden (nach DGK-Leitlinie »Diagnostik und Therapie von Synkopen« 2009):

- **Reflexsynkope** (nerval-vermittelt): z. B. vasovagale Synkope (etwa nach langem Stehen oder Erschrecken), Karotissinus-Synkope (beim Kopfdrehen, beim Frisör, beim Kragenzuknöpfen). Es handelt sich bei den Reflexsynkopen um die häufigste Synkopenform überhaupt: Bei jungen Menschen dominiert die vasovagale Form, bei älteren die Karotissinus-Synkope.
- **Synkope infolge orthostatischer Hypotonie:** Ohnmacht nach dem Aufstehen bei primärer oder sekundärer autonomer Dysfunktion oder medikamentös induzierter orthostatischer Hypotonie oder Volumenmangel. Orthostatische Synkopen sind selten bei jungen Menschen und betreffen überwiegend sehr alte Patienten.
- **Kardiovaskuläre Synkopen:** z. B. Arrhythmie als primäre Ursache oder strukturelle Erkrankung (Herzklappenfehler). Kardiovaskuläre Synkopen sind die zweithäufigsten Synkopen, v. a. bei älteren Menschen.

Differenzialdiagnosen Die Synkope ist vor allem abzugrenzen gegenüber der Epilepsie (postiktualer Nachschlaf, ► Kap. 14), der traumatischen Ursache einer kurzdauernden Bewusstlosigkeit: leichtes Schädelhirntraume (► Kap. 18.4.1) und dem Schlaganfall bzw. der TIA (► Kap. 14.1.1)

Präklinisches Vorgehen Meist sind die Patienten schon wieder wach, wenn der Notarzt eintrifft. Eine präklinische Therapie ist in der Regel nicht erforderlich, ggf. Infusionstherapie bei Volumenmangel und Antiarrhythmika bei persistierenden bedrohlichen Rhythmusstörungen (► Kap. 10). Häufig ist es mit den präklinischen Mitteln nicht möglich, die Ursache der Synkope sicher herauszufinden. Patienten mit einmaligen Synkopen ohne Hinweis auf strukturelle Herzerkrankung und mit normalem EKG müssen nicht unbedingt stationär eingewiesen werden. Hingegen sind Klinikeinweisung und intensivere Abklärung laut DGK-Empfehlungen erforderlich bei:

- Herzinsuffizienz, niedrige Auswurffraktion oder früherer Myokardinfarkt,
- klinischen oder EKG-Merkmalen, die eine arrhythmogene Synkope vermuten lassen, z. B. Synkope während körperlicher Belastung oder im Liegen, Palpitationen zum Synkopenzeitpunkt und Familiengeschichte eines plötzlichen Herztodes.

8.3.3 Bewusstseinstrübung

Terminologie Im deutschsprachigen Raum sind folgende Bezeichnungen für unterschiedliche Ausprägungen der Bewusstseinstrübung gängig:

- **Somnolenz:** Der somnolente Patient ist schläfrig, aber auf Anruf erweckbar.
- **Sopor:** Der soporöse Patient ist bewusstlos, aber durch laute Ansprache oder Schmerzreize erweckbar.
- **Koma:** Der komatöse Patient ist bewusstlos und auch durch Anruf und Schmerzreize nicht erweckbar. Die Augen bleiben stets geschlossen. Die Tiefe des Komas kann weiter in 4 Stadien unterteilt werden (◘ Tab. 8.7).

Glasgow-Coma-Scale (GCS) Im Notarztdienst wird die Schwere der Bewusstseinsstörung meist nach der GCS vorgenommen, die ursprünglich für das Schädel-Hirn-Trauma entwickelt wurde, mittlerweile aber auch für nichttraumatische Erkrankungen herangezogen wird (◘ Tab. 8.8). In diesem Score gehen die Aspekte »Öffnen der Augen«, »verbale Äußerungen« und »motorische Reaktionen« ein. Die maximale (beste) Punktzahl beträgt 15, die minimale (schlechteste) 3 Punkte. Punktwerte unter 8 gelten als bedrohlich, aber bereits ein Score < 15 kann auf eine ernsthafte Erkrankung des Patienten hindeuten (► Kap. 9.7).

Diagnostik und kausale Therapie Anamnese und klinische Untersuchung können Hinweise auf die Komaursache geben; oft bleibt diese jedoch präklinisch unklar oder spekulativ (◘ Tab. 8.6). Sie kann meist erst in der Klinik durch laborchemische Untersuchungen und bildgebende neuroradiologische Verfahren (CCT, MRT) festgestellt werden, und erst dann kann eine kausale Therapie der Bewusstseinstrübung erfolgen. Hiervon gibt es jedoch Ausnahmen:

- **Hypoglykämie.** Durch präklinische Blutzuckerbestimmung kann diese häufige Komaursache bereits präklinisch diagnostiziert und durch Glukoseinfusion therapiert werden (► Kap. 13.1.1).
- **Opioidintoxikation.** Hier kann das Koma oft durch Gabe von Naloxon beendet werden (► Kap. 20.2.4).
- **Benzodiazepinintoxikation.** Auch hier steht ein spezifischer Antagonist – Flumazenil – zur Verfügung; allerdings wird dessen routinemäßiger Einsatz bei komatösen Patienten wegen der Gefahr von Krampfanfällen nicht empfohlen (► Kap. 20.2.2).

Symptomatische Therapie Bewusstlose Patienten sind durch sekundäre Störungen bedroht: Aufhebung der Schluck- und Hustenreflexe, Verlegung der Atemwege, Aspiration, Hypoventilation, Hypoxie und Hypotension. Im Vordergrund der symptomatischen Therapie stehen daher Maßnahmen der Atemwegssicherung und Kreislaufstabilisierung.

◘ **Tab. 8.7** Komastadien nach der Einteilung des neurochirurgischen Weltverbandes (WFNS); Abgrenzung vom Hirntod

Koma I	Bewusstlosigkeit ohne neurologische Störung (keine Paresen, keine Störung der Pupillomotorik); erhaltene Abwehrbewegung auf Schmerzreize
Koma II	Bewusstlosigkeit mit neurologischen Störungen (Paresen, Störung der Pupillomotorik)
Koma III	Bewusstlosigkeit mit Hirnstamm- und Mittelhirnsymptomatik: spontane oder durch Schmerzreiz ausgelöste Streck- oder Beugesynergismen, jedoch erhaltene Lichtreaktion
Koma IV	Tiefe Bewusstlosigkeit, reaktionslose Pupillen, aber noch erhaltene Spontanatmung (Bulbärhirnsyndrom)
Hirntod	Zusätzlich zum Komastadium IV fallen Atmung und alle Hirnnerven- und Hirnstammreflexe aus; der Hirntod ist irreversibel

◘ **Tab. 8.8** Glasgow-Coma-Scale

Kategorie	Parameter	Punkte
Augen öffnen	Spontan	4
	Auf Aufforderung	3
	Auf Schmerzreiz	2
	Nicht	1
Verbale Reaktion	Orientiert	5
	Verwirrt	4
	Inadäquat	3
	Unverständlich	2
	Keine	1
Motorische Reaktion	Gezielt auf Aufforderung	6
	Gezielt auf Schmerzreiz	5
	Ungezielt auf Schmerzreiz	4
	Beugemechanismen	3
	Streckmechanismen	2
	Keine	1
Summe	(Mindestens 3 bis maximal 15 Punkte)	

> Bei jedem bewusstseinsgetrübten oder komatösen Patienten muss eine Blutzuckeruntersuchung durchgeführt werden! Ein Patient im präklinisch nicht rasch zu behebenden Koma soll möglichst intubiert und beatmet werden.

Praktisches Vorgehen

Grundsätzliches Vorgehen bei Bewusstlosigkeit und Koma
- Atemwege freimachen und Atemwegssicherung
- Therapie der Grunderkrankung, sofern möglich:
  - Hypoglykämisches Koma → Glukose 20 g (0,3 g/kg) i.v.
  - Opioidinduziertes Koma → Naloxon 0,4–0,8 mg (10 µg/kg) i.v.
- Bei Hypotension: Kreislaufstabilisierung durch Schocklagerung, ggf. Infusionstherapie
- Bei Bradykardie: Herzfrequenzbeschleunigung, z. B. durch Atropin
- Bei Ateminsuffizienz: Sauerstoffgabe, ggf. Intubation und Beatmung
- Bei weiterhin bestehendem Koma: endotracheale Intubation und Beatmung

Schock und Schockformen

T. Ziegenfuß

T. Ziegenfuß, *Notfallmedizin*,
DOI 10.1007/978-3-662-52775-7_9, © Springer-Verlag Berlin Heidelberg 2017

Unter Schock versteht man ein akutes Kreislaufversagen mit unzureichender Sauerstoffversorgung der Organe. Es gibt kardiogene, obstruktive, hypovolämische und distributive Schockformen, zu den letzteren gehören der septische, anaphylaktische und neurogene Schock. Die symptomatische Therapie besteht bei den meisten Schockformen im Volumenersatz, kombiniert mit Katecholaminen. Der **kardiogene Schock** ist eine schwere Verlaufsform des akuten Herzversagens. Häufigste Ursachen sind Myokardinfarkt und dekompensierte chronische Herzinsuffizienz. Symptomatisch sind Katecholamine zur Blutdruck- und Perfusionssteigerung indiziert, bei Myokardinfarkt muss schnellstmöglich eine Rekanalisationstherapie erfolgen. **Die obstruktiven Schockformen** Lungenembolie, Herzbeuteltamponade und Spannungspneumothorax sind mit symptomatischer Schocktherapie oft nicht zu beherrschen und bedürfen einer schnellen kausalen Therapie: Thrombolyse, Perikardentlastung, Pleuradrainage. Beim **hypovolämischen Schock** durch Blutung, Ileus oder Verbrennung liegt der Schwerpunkt der symptomatischen Therapie auf der Zufuhr von Vollelektrolytlösungen. Zu den **distributiven Schockformen** zählen septischer, anaphylaktischer und neurogener Schock. Therapeutisch sind Volumengabe und vasopressorisch wirkende Katecholamine indiziert. Beim septischen Schock muss zusätzlich so früh wie möglich die Antibiotikatherapie beginnen, und beim anaphylaktischen Schock ist eine hochdosierte Kortikoidgabe wichtig.

9.1   Überblick

Definition Als Schock wird ein akutes Kreislaufversagen bezeichnet, das mit einem kritischen Abfall der globalen Sauerstoffversorgung einhergeht. Oft liegt zusätzlich auch eine Sauerstoffverwertungsstörung vor, so dass der angebotene Sauerstoff nicht adäquat oxidativ verwertet werden kann. Der Sauerstoffbedarf der Organe kann nicht mehr vollständig gedeckt werden.

> Unter Schock versteht man ein durch Zirkulationsversagen hervorgerufenes Missverhältnis zwischen Sauerstoffangebot und Sauerstoffbedarf.

Pathophysiologie Eine verminderte Organdurchblutung führt zu hypoxischen Zellschäden. Daneben werden aus Zellen des Immunsystems (Makrophagen, Leukozyten) und anderen Zellen (Endothelzellen, Enterozyten) sog. Schockmediatoren (z. B. Zytokine, Sauerstoffradikale) freigesetzt, die eine generalisierte Entzündungsreaktion (»systemic inflammatory response syndrome«: SIRS) mit Membranschädigungen, Erhöhungen der kapillaren Permeabilität und Zellfunktionsstörungen bis zum Multiorganversagen in Gang setzen können.

Symptome Typische klinische Zeichen eines Schocks sind:
- Blutdruckabfall,
- Tachykardie (bei einigen kardiogenen Schockformen sowie terminal auch Bradykardie),
- blasse, kaltschweißige Haut (im hyperdynamen septischen Schock: rote, warme Haut),
- Bewusstseinsstörungen (Somnolenz, Verwirrtheit),
- verzögerte oder fehlende kapillare Reperfusion,
- verminderte Urinproduktion.

Kompensierter und dekompensierter Schock Sind die beschriebenen klinischen Symptome deutlich ausgeprägt und ist der Patient hypotensiv, so liegt ein voll entwickelter, **dekompensierter Schock** vor; meist wird hierfür ein willkürlicher Blutdruckgrenzwert von 90 mmHg systolisch festgelegt. Körpereigene Kompensationsmechanismen oder exogen zugeführte Katecholamine können jedoch über eine Vasokonstriktion den Blutdruck vorübergehend im normalen oder sogar erhöhten Bereich halten, dann spricht man vom **kompensierten Schock**. Eine ausreichende globale Organdurchblutung liegt jedoch auch hier nicht vor. Grundsätzlich gilt daher:

> Eine Hypotension (< 90 mmHg systolisch) ist Zeichen eines voll entwickelten Schocks. Ein ausreichender Blutdruck ist jedoch nicht gleichbedeutend mit einer ausreichenden Durchblutung, es kann durchaus ein kompensierter Schockzustand vorliegen.

Laborchemische Zeichen eines Schocks sind Azidose, ausgeprägtes Basendefizit (= negativer Base-Exzess) und erhöhte Laktatkonzentration im Blut (▶ Kap. 13.2.2). Diese Zeichen entwickeln sich innerhalb von Minuten bis Stunden, können jedoch zurzeit präklinisch nicht nachgewiesen werden, sondern frühestens in der Notaufnahme der Klinik.

Ursachen und Terminologie Die prinzipiellen Ursachen eines Schocks sind Herzversagen (**kardiogener Schock**), Obstruktion der Blutbahn (**obstruktiver Schock**), Volumenmangel (**hypovolämischer Schock**) und unkontrollierte Vasodilation (**distributiver Schock** mit seinen Unterformen anaphylaktischer, neurogener und septischer Schock, ◼ Abb. 9.1). Mehrere Ursachen können zusammenkommen, z. B. ein obstruktiver und hypovolämischer Schock beim schweren Thoraxtrauma mit Herzbeuteltamponade und hohem Blutverlust.

Generelle Therapie Jede Schocktherapie hat die Beseitigung der Schockursache und die Wiederherstellung eines ausreichenden Blutflusses (Herzminutenvolumens), Sauerstoffangebots und Blutdrucks zum Ziel. Eine definitive kausale Therapie ist präklinisch meist nicht möglich, deshalb ist die Therapie oft nur sympto-

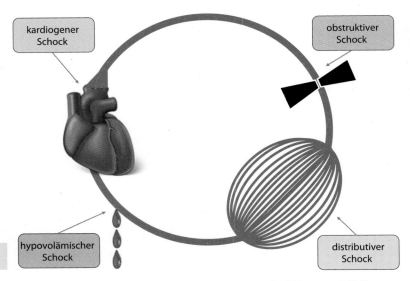

◘ Abb. 9.1 Pathophysiologisch orientierte Einteilung der Schockformen nach Weil. Wichtige Ursachen:

- **Kardiogener Schock:**
  Myokardinfarkt
  dekompensierte Herzinsuffizienz
  Myokarditis
- **Obstruktiver Schock:**
  Lungenembolie
  Herzbeuteltamponade
  Spannungspneumothorax

- **distributiver Schock:**
  Sepsis
  Anaphylaxie
  Neurotrauma
- **hypovolämischer Schock:**
  Blutung
  Ileus
  Verbrennung

matisch. Obwohl letztlich der **Blutfluss** für die Organdurchblutung entscheidend ist, muss immer auch ein ausreichender **Blutdruck** aufgebaut werden, da Koronar- und Gehirndurchblutung entscheidend vom arteriellen Druck abhängen. Die Sauerstoffzufuhr als therapeutische Routinemaßnahme reicht zur adäquaten Oxygenierungsverbesserung oft nicht aus, da ein schwerer Schock über eine kritische Durchblutungsverminderung der Atemmuskulatur auch zum Ventilationsversagen führen kann. Dann muss der Patient beatmet werden. Die mit jedem Schock einhergehende metabolische Azidose ist eher Symptom der Organschädigung als deren Ursache; ihre Therapie mit Puffersubstanzen hat keinen gesicherten Einfluss auf den Therapieerfolg.

❶ Eine präklinische Blindpufferung der vermuteten Azidose ist nicht indiziert!

9.2 Kardiogener Schock

Symptomatik Der kardiogene Schock ist eine schwere Verlaufsform des akuten Herzversagens (▶ Kap. 8.2.1). Klinische Zeichen sind: **Hypotension** und **Perfusionsstörungen** der Haut und Akren (blasse, kalte Haut und Extremitäten mit verminderter kapillärer Reperfusionszeit), oft zusammen mit Zeichen eines **Lungenödems**: Rasselgeräusche basal betont oder über allen Lungenpartien, Atemnot, Tachypnoe, Orthopnoe, Zyanose. Gestaute Halsvenen sind klinische Zeichen zur differenzialdiagnostischen Abgrenzung gegenüber dem hypovolämischen Schock mit niedrigem zentralen Venendruck und dementsprechend auch kollabierten Halsvenen:

- kardiogener Schock → Halsvenen meist gestaut,
- hypovolämischer Schock → Halsvenen kollabiert.

Ursachen Am häufigsten sind ein akutes Koronarsyndrom und eine dekompensierte Kardiomyopathie (akut dekompensiertes chronisches Herzversagen, ADCHF). Weitere mögliche Ursachen ▶ Kap. 8.2.1. Schwere Kontraktilitätsstörungen (akute Myokardinsuffizienz) oder Rhythmusstörungen führen zu einem unzureichenden Herzzeitvolumen, das oft in einen **tödlichen Circulus vitiosus** aus Gewebehypoxie und Myokardschaden mündet. Der kardiogene Schock kann, je nach Ursache, in eine der 3 Arten des Kreislaufstillstands übergehen, die somit gewissermaßen dessen Maximalvarianten darstellen:

- Kontraktilitätsstörungen → pulslose elektrische Aktivität, PEA
- Bradykarde Rhythmusstörungen → Asystolie
- Tachykarde Rhythmusstörungen → pulslose Kammertachykardie und Kammerflimmern (VF/pVT)

Die Prognose ist schlecht (80–90 % Letalität), wenn die Ursache nicht beseitigt werden kann. Wenn hingegen (wie es häufig der Fall ist) ein Myokardinfarkt zugrunde liegt und dieser mit Koronarintervention (PCI) behandelt wird, ist die Prognose deutlich besser: Die Letalität kann dann halbiert werden auf unter 50 %.

Therapie Der kardiogene Schock stellt die schwerste Ausprägung des akuten Herzversagens dar (Killip-Klasse IV); die Therapie ist in ▶ Kap. 8.2.1 dargestellt.

9.3 Obstruktiver Schock

Ursachen Lungenembolie (▶ Kap. 11.3), Herzbeuteltamponade (▶ Kap. 18.6.4) und Spannungspneumothorax (▶ Kap. 18.6.2) können das Herzzeitvolumen – wie beim kardiogenen Schock – erheblich reduzieren und zum Kreislaufstillstand führen. Eine symptomatische Therapie ohne Beseitigung der Ursache ist in schweren Fällen wenig aussichtsreich. Daher muss immer die Ursache spezifisch behandelt werden:

- Bei Schock durch Lungenembolie muss eine Lysetherapie erwogen werden.
- Bei hämodynamisch wirksamer Herzbeuteltamponade ist eine Punktionsentlastung des Perikards unter Ultraschall zu erwägen (präklinisch meist nicht möglich); erfolgversprechender ist bei der traumatisch bedingten Tamponade eine zügige Notfallthoraktotomie.
- Ein Spannungspneumothorax muss unverzüglich mittels Nadeldekompression, gefolgt von einer chirurgischen Eröffnung des Pleuraspaltes und Einlegen einer Thoraxdrainage entlastet werden.

Praktisches Vorgehen

Therapie des obstruktiven Schocks
- So schnell wie möglich spezifische Therapie der zugrunde liegenden Erkrankungen:
  - Lungenembolie → Lyse, ggf. operative Thrombektomie
  - Herzbeuteltamponade → Perikardpunktion, Perikardiozentese; bei traumatischer Tamponade so schnell wie möglich Notfallthorakotomie
  - Spannungspneumothorax → Nadeldekompression, Thoraxdrainage
- Sauerstoffzufuhr; bei persistierender Hypoxie oder im schweren Schock Intubation und Beatmung
- Flachlagerung bei sehr niedrigem Blutdruck (dekompensierter Schock), ansonsten Oberkörperhoch- oder sitzende Lagerung (kompensierter Schock)
- Symptomatische Kreislauftherapie mit Katecholaminen, z. B. Adrenalin

9.4 Hypovolämischer Schock

Ätiologie und Pathophysiologie Ein Volumenmangelschock liegt vor, wenn das Herz aufgrund eines zu geringen intravasalen Volumens nicht in der Lage ist, ein ausreichendes Herzzeitvolumen aufzubauen. Man spricht vom hypovolämischen Schock, wenn Volumen aus dem Gefäßsystem verloren gegangen ist (**absoluter Volumenmangel**). Darüber hinaus können intravasale Volumenprobleme jedoch auch entstehen, wenn das Gefäßsystem für das vorhandene Volumen plötzlich zu groß wird (**relativer Volumenmangel**). Dies ist der Fall bei den distributiven Schockformen. Wird der hypovolämische Schock durch eine akute Blutung ausgelöst, so liegt ein **hämorrhagischer Schock** vor: dies ist die notfallmedizinisch wichtigste hypovolämische Schockform. Zusätzlich zur Hypovolämie/Blutung

◻ Tab. 9.1 Sonderformen des hypovolämischen Schocks (Terminologie der interdisziplinären DIVI-Arbeitsgruppe Schock 2005)

Bezeichnung	Definition	Beispiele
Hypovolämischer Schock im engeren Sinne	Kritische Abnahme des zirkulierenden Plasmavolumens ohne akute Blutung	Exsikkose, Diarrhö, Erbrechen, Fieber, mangelnde Flüssigkeitszufuhr
Hämorrhagischer Schock	Akute Blutung ohne wesentliche Gewebeschädigung	Schnittverletzung einer Arterie
Traumatisch-hämorrhagischer Schock	Akute Blutung mit ausgedehnter Gewebeschädigung	Stumpfes Trauma, Polytrauma
Traumatisch-hypovolämischer Schock	Kritische Abnahme des zirkulierenden Plasmavolumens ohne akute Blutung mit ausgedehnter Gewebeschädigung	Großflächige Verbrennung

besteht oft noch eine Gewebetraumatisierung, die den Krankheitsverlauf erheblich erschweren kann. Dementsprechend werden mehrere Unterformen des hypovolämischen Schocks unterschieden (◻ Tab. 9.1).

Hämorrhagischer Schock Der hämorrhagische Schock ist dadurch gekennzeichnet, dass neben einem Plasmaverlust auch zelluläre Blutbestandteile und Sauerstoffträger verloren gehen. Er kann traumatischer oder nichttraumatischer Genese sein (◻ Tab. 9.2). Die Blutungen können nach außen oder nach innen ins Gewebe, in eine Körperhöhle (Schädel, Thorax oder Abdomen) oder in den Magen-Darm-Trakt erfolgen. Blutungen nach außen sind gut zu erkennen, Blutungen nach innen sind präklinisch oft nur zu vermuten.

❗ Auch ohne sichtbares Blut kann ein **hämorrhagischer Schock** vorliegen!

Abschätzung des Blutverlusts – Schockindex Der Schockindex nach Allgöwer ist definiert als Quotient aus Herzfrequenz (HF) und systolischem Blutdruck:

$$Schockindex = {HF_{pro\ Minute}} \Big/ {RR_{syst[mmHg]}}$$

▣ **Tab. 9.2** Ursachen eines hämorrhagischen Schocks	
Traumatische Ursachen	Thoraxtrauma
	Bauchtrauma
	Beckentrauma
	Extremitätenfrakturen
	Gefäßverletzungen
	Polytrauma
Nichttraumatische Ursachen	Gastrointestinale Blutung
	Gefäßarrosionen durch Tumoren
	Ruptur eines Bauchaortenaneurysmas
	Ruptur eines thorakalen Aortenaneurysmas
	Postpartale Blutungen
	Intraabdominelle Blutung durch Organruptur

Er gibt einen gewissen, allerdings aufgrund der vielfältigen medikamentösen und nichtmedikamentösen Einflussmöglichkeiten auf Blutdruck und Herzfrequenz sehr ungenauen Anhalt für die Schwere des hypovolämischen Schocks. Der Normalwert liegt bei 60/120 = 0,5. Wird der Schockindex größer als 1, d. h. ist die Herzfrequenz (pro Minute) größer als der systolische Blutdruck (in mmHg), so deutet dies auf einen intravasalen Volumenverlust von mehr als 30 % hin (also bei Erwachsenen mehr als ca. 1500 ml). Eine bessere Abschätzung des Blutverlustes kann anhand der Beurteilung mehrerer Parameter erfolgen (▣ Tab. 9.3).

Therapie Zur Schocktherapie muss die Ursache des Volumenverlustes identifiziert und möglichst behoben werden (Kompression der Blutungsquelle). Die Sauerstoffzufuhr ist zwar keine kausale Therapie, kann aber bei gegebener Reduktion des Herzzeitvolumens und gegebenem Blutverlust den Sauerstoffgehalt des Blutes erhöhen und somit auch die Oxygenierung der Organe verbessern. Faustregel nach Zander:

> Durch Hyperoxie mit 100 % O_2-Atmung kann kurzfristig ein Hb-Defizit von 1,5 g/dl entsprechend einer Transfusion von 2 Erythrozytenkonzentraten ersetzt werden.

Zur Vermeidung schockbedingter sekundärer Organschädigungen ist weiterhin eine **Volumenersatztherapie** indiziert, unterstützt durch Autotransfusion (Schocklagerung). Ziel ist zumeist die Anhebung des systolischen Blutdrucks auf etwa 90 mmHg. Beim unkontrollierten hämorrhagischen Schock ist vor der definitiven Blutungskontrolle ein starker Blutdruckanstieg zu vermeiden, da an-

◻ Tab. 9.3 Abschätzung des Blutverlustes. (Nach American College of Surgeons 1989)

	Grad I	Grad II	Grad III	Grad IV
Herzfrequenz	< 100	> 100	> 120	> 140
Blutdruck	Normal	Normal	Niedrig	Sehr niedrig
Puls	Kräftig	Schwach	Schwach	Fadenförmig
Atemfrequenz/min	14–20	20–30	30–40	> 35
Kapillare Reperfusion	Normal	Verlängert	Verlängert	Verlängert
Bewusstsein	Normal	Ängstlich	Ängstlich, verwirrt	Verwirrt, lethargisch
Blutverlust	< 750 ml (15 %)	750–1500 ml (15–30 %)	1500–2000 ml (30–40 %)	2000 ml (> 40 %)

sonsten die Blutung bis hin zum Ausbluten verstärkt und die Letalität schwerer Traumen (besonders penetrierender Thoraxtraumen) gesteigert werden kann (▶ Kap. 18.1). Katecholamine (Vasopressoren) sind bei schweren hypovolämischen Schockzuständen begleitend zur Infusionstherapie indiziert, wenn durch Volumenzufuhr allein kein ausreichender Blutdruck erzielt wird. In der Klinik muss die Infusionstherapie ggf. durch chirurgische Maßnahmen und eine Transfusionstherapie ergänzt werden.

Praktisches Vorgehen

Therapie des hypovolämischen Schocks
- Schocklagerung
- Sauerstoffzufuhr; im schweren Schock Intubation und Beatmung
- Volumenersatztherapie
- Beim hämorrhagischen Schock: Kompression und Kontrolle der Blutungsquelle, wenn möglich
- Im schweren Schock ggf. zusätzlich Vasopressoren wie Noradrenalin oder Dopamin
- Analgesie mit Opioiden und/oder Ketamin

9.5   Anaphylaktischer Schock

Ätiologie und Pathophysiologie Der anaphylaktische Schock gehört zu den distributiven Schockformen. Er ist die Maximalvariante einer Unverträglichkeitsreaktion auf Medikamente (z. B. Antibiotika, kolloidale Volumenersatzmittel, Röntgenkontrastmittel), tierische Gifte (vor allem Insektenstiche), Nahrungsmittel (vor allem Nüsse, Meeresfrüchte, Weizen) oder Latex. Zugrunde liegt eine unkontrollierte Freisetzung von Mediatoren wie Histamin und Leukotrienen aus Zellen des Immunsystems, die zu einer akuten Weitstellung der Gefäßperipherie und zu einer Erhöhung der kapillaren Permeabilität führt. Etwa die Hälfte aller anaphylaktischer Reaktionen sind **echte allergische Reaktionen** unter Beteiligung von IgE, deren Schwere weitgehend unabhängig von der Menge des Allergens ist. Der anderen Hälfte liegt eine **nicht-allergische Freisetzung von Mediatoren** zugrunde, deren Schwere wesentlich von der Menge des auslösenden Agens abhängt. Beide Formen sind anhand ihrer klinischen Symptome nicht zu unterscheiden. Manchmal werden nicht-allergische anaphylaktische Reaktionen als »anaphylaktoid« bezeichnet (also »anaphylaktoider Schock«); dieser Begriff sollte jedoch nach terminologischer Empfehlung des ERC nicht mehr verwendet werden.

Symptome Die klinischen Auswirkungen betreffen viele Organsysteme und entwickeln sich meist innerhalb weniger Minuten nach Allergenexposition:

- **Haut und Schleimhaut**: Erythem, Urtikaria, Ödem
- **Magen-Darm-Trakt**: Übelkeit, Erbrechen, Defäkation
- **Atmungssystem**: Bronchospastik, Hustenreiz, Glottisödem
- **Kreislauf**: Periphere Vasodilation (Vasoplegie), Tachykardie, Hypotension.

Die kardiozirkulatorischen Veränderungen lassen sich weitgehend auch als **relativer Volumenmangelschock** beschreiben: Das Gefäßsystem ist für das vorhandene Volumen plötzlich zu groß geworden. Die **anaphylaktische Reaktion** wird üblicherweise nach Ring und Messmer in 4 Stadien eingeteilt, die rasch ineinander übergehen, aber auch auf jeder Stufe spontan zum Stillstand kommen können (◘ Tab. 9.4). Stadium III entspricht dem anaphylaktischen Schock.

Prognose Die Letalität einer anaphylaktischen Reaktion beträgt etwa 1 %. Schwere und tödliche Verläufe entwickeln sich meist sehr schnell nach Allergenkontakt: innerhalb von 5 min nach i.v.-Gabe, ca. 10–15 min nach Insektenstichen und etwa ½ h nach Nahrungsmittelaufnahme. Todesfälle sind nach mehr als 6 h nicht mehr zu erwarten.

Therapie Wenn immer möglich, muss sofort die Allergenexposition beendet werden; bei Insektenstichen sollen sämtliche Insektenteile, die sich evtl. noch in der

◘ Tab. 9.4 Anaphylaktische Reaktion – Stadien (nach Ring und Messmer) und Therapie. Die Dosierungen gelten für Erwachsene, die Maßnahmen bei fortgeschrittenen Stadien bauen auf den Maßnahmen bei leichteren Stadien auf

Stadium	Symptome	Maßnahmen
I	Ödeme Erythem Juckreiz	Stoppen der Allergenexposition Antihistaminika, z. B. Dimetinden = Fenistil 4–8 mg oder Clemastin = Tavegil 2–4 mg i.v.
II	Übelkeit Tachykardie Blutdruckabfall Atemnot Beginnende Bronchospastik	Sauerstoffgabe mit hohem Fluss Infusionstherapie, z. B. initial RL 500–1000 ml i.v. Kortikosteroide, z. B. Prednisolon (Solu-Decortin H) oder Methylprednisolon (Urbason) 250 mg i.v. Bei Bronchospastik: inhalative β_2-Mimetika, z. B. Fenoterol 2 Hübe repetitiv p.i.
III	Schock Erbrechen Defäkation Schwere Bronchospastik Larynxödem Zyanose Bewusstlosigkeit	Sauerstoffgabe mit hohem Fluss Adrenalin 0,5 mg i.m. oder 0,05–0,1 mg repetitiv im Abstand von 1–3 min i.v. Infusionstherapie, z. B. RL 500–2000 ml oder auch deutlich mehr Kortikosteroide, z. B. Prednisolon (Solu-Decortin H) oder Methylprednisolon (Urbason) 250 mg i.v. Bei schwerer Ateminsuffizienz und Bewusstlosigkeit: Intubation und Beatmung
IV	Kreislauf- und Atemstillstand	CPR

Einstichstelle befinden, entfernt werden. Mit Kortikosteroiden und Antihistaminika soll die anaphylaktische Reaktion begrenzt werden. Für die optimale Dosierung der **Kortikosteroide** gibt es keine gute Datengrundlage, meist werden 250 mg Prednisolonäquivalent empfohlen; unklar ist, ob eine Dosissteigerung bei sehr schweren Verlaufsformen zusätzlichen Nutzen hat. Als **Antihistaminika** sind vor allem H_1-Rezeptorenblocker indiziert, für die Effektivität und Notwendigkeit der oft empfohlenen zusätzlichen Gabe von H_2-Blockern (Ranitidine, Cimetidine) gibt es keinen Beleg. Das vom ERC empfohlene Antihistaminikum Chlorphenamin ist in Deutschland nicht im Handel; alternativ kommen Dimetinden oder Clemastin infrage. Dringlicher als die Gabe von Kortikosteroiden und Antihistaminika ist aber bei schweren anaphylaktischen Reaktion die Gabe von **Adrenalin** und eine ausreichende **Volumentherapie**. Die schweregradabhängigen therapeutischen Maßnahmen sind in ◨ Tab. 9.4 zusammengefasst, das vom ERC empfohlene Vorgehen bei anaphylaktischen Reaktionen in ◨ Abb. 9.2.

Adrenalin Aufgrund seiner vasokonstriktiven, bronchodilatierenden und abschwellenden Eigenschaften ist Adrenalin das **wichtigste Medikament im anaphylaktischen Schock**, es kann intramuskulär oder intravenös gegeben werden.

Intramuskuläre Adrenalingabe. Die intravenöse Gabe von Adrenalin kann schwerwiegende Nebenwirkungen haben (hypertensive Krise, Tachykardie, Myokardinfarkt), die intramuskuläre Gabe gilt dagegen als sicher und dennoch effektiv:

- Die therapeutische Sicherheit ist größer.
- Ein venöser Zugang wird (zunächst) nicht benötigt; also kein Zeitverlust durch Venenpunktion.
- Die i.m.-Gabe ist einfach zu erlernen: Injektion mit ausreichend langer Nadel (ca. 3 cm) seitlich in das mittlere Drittel des Oberschenkels.

Patienten mit bekannten Allergien können sich Adrenalin selber i.m. verabreichen; viele Allergiker tragen daher auch Adrenalin-Notfall-Fertigspritzen mit sich. Bei allen Patienten mit klinischen Zeichen eines Schocks, Schwellungen der Luftwege oder Atemschwierigkeiten wird vom ERC Adrenalin i.m. empfohlen:

- Erwachsene und Kinder > 12 Jahre: 0,5 mg Adrenalin i.m.
- Kinder 6–12 Jahre: 0,3 mg Adrenalin i.m.
- Säuglinge und Kleinkinder 0,15 mg Adrenalin i.m.

Intravenöse Adrenalingabe. Nur erfahrene Ärzte, die im Umgang mit Vasopressoren geübt sind, sollen Adrenalin auch oder statt dessen i.v. geben. Dosierungsanhalt für die Initialdosis (ggf. wiederholt nach einigen Minuten):

- Erwachsene 50 µg Adrenalin i.v. = 5 ml 1:100.000
- Kinder 1 µg/kg Adrenalin i.v. = 1 ml 1:100.000 pro 10 kg

Hintergrundinformation Adrenalin liegt normalerweise in der Verdünnung 1:1.000 vor: 1 Ampulle = 1 ml = 1 mg. Zur intravenösen Therapie des **anaphylaktischen Schocks** soll es auf **1:100.000** verdünnt werden; dazu wird 1 Amp. Adrenalin in 100 ml NaCl 0,9 % gegeben; die dann entstandene Lösung enthält in 1 ml ≈ 10 µg, davon also beim Erwachsenen also 5 ml i.v., ggf. repetitiv. Zur **Reanimation** hingegen (also auch im Stadium IV des anaphylaktischen Schocks) wird die Verdünnung **1:10.000** empfohlen, d.h. 1 mg Adrenalin auf 10 ml Kochsalz; hiervon sind dann beim Erwachsenen Boli von 10 ml alle 3–5 min indiziert (▶ Kap. 7).

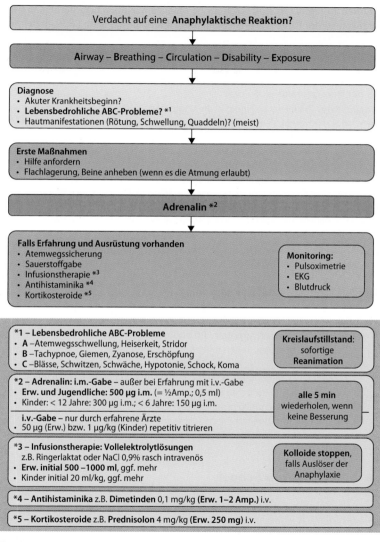

Verdacht auf eine Anaphylaktische Reaktion?

↓

Airway – **B**reathing – **C**irculation – **D**isability – **E**xposure

↓

Diagnose
- Akuter Krankheitsbeginn?
- **Lebensbedrohliche ABC-Probleme?** *1
- Hautmanifestationen (Rötung, Schwellung, Quaddeln)? (meist)

↓

Erste Maßnahmen
- Hilfe anfordern
- Flachlagerung, Beine anheben (wenn es die Atmung erlaubt)

↓

Adrenalin *2

↓

Falls Erfahrung und Ausrüstung vorhanden
- Atemwegssicherung
- Sauerstoffgabe
- Infusionstherapie *3
- Antihistaminika *4
- Kortikosteroide *5

Monitoring:
- Pulsoximetrie
- EKG
- Blutdruck

---

*1 – Lebensbedrohliche ABC-Probleme
- **A** –Atemwegsschwellung, Heiserkeit, Stridor
- **B** –Tachypnoe, Giemen, Zyanose, Erschöpfung
- **C** –Blässe, Schwitzen, Schwäche, Hypotonie, Schock, Koma

Kreislaufstillstand:
sofortige
Reanimation

*2 – Adrenalin: i.m.-Gabe – außer bei Erfahrung mit i.v.-Gabe
- **Erw. und Jugendliche: 500 µg i.m.** (= ½Amp.; 0,5 ml)
- Kinder: < 12 Jahre: 300 µg i.m.; < 6 Jahre: 150 µg i.m.

i.v.-Gabe – nur durch erfahrene Ärzte
- 50 µg (Erw.) bzw. 1 µg/kg (Kinder) repetitiv titrieren

alle 5 min
wiederholen, wenn
keine Besserung

*3 – Infusionstherapie: Vollelektrolytlösungen
z.B. Ringerlaktat oder NaCl 0,9% rasch intravenös
- **Erw. initial 500 –1000 ml**, ggf. mehr
- Kinder initial 20 ml/kg, ggf. mehr

Kolloide stoppen,
falls Auslöser der
Anaphylaxie

*4 – Antihistaminika z.B. **Dimetinden** 0,1 mg/kg **(Erw. 1–2 Amp.)** i.v.

*5 – Kortikosteroide z.B. **Prednisolon** 4 mg/kg **(Erw. 250 mg)** i.v.

⬛ **Abb. 9.2** Vorgehen bei anaphylaktischer Reaktion. (Modifiziert nach ERC 2015)

Volumentherapie Oft sind rasch große Mangen Volumen erforderlich, um das Gefäßsystem des Patienten wieder aufzufüllen und die kapilläre Leckage zu kompensieren. Beim Kind werden zunächst 20 ml/kg empfohlen, beim Erwachsenen 500–1000 ml als Initialgabe; oft sind mehrere Liter erforderlich. Es gibt keinen Beleg dafür, dass Kolloide den Kristalloiden überlegen sind.

Aus der Notarztpraxis

Während eines Grillfestes an einem heißen Sommertag wird ein 30-jähriger Gast von einem Insekt, vermutlich einer Wespe, in die Schulter gestochen. Nach einer Weile wird ihm etwas komisch zumute, er wird blass und muss sich hinlegen. Die anderen Partygäste sind beunruhigt und rufen den Notarzt. Dieser trifft einen wachen, hypotensiven, tachykarden Patienten an: Blutdruck 80 mmHg systolisch, Herzfrequenz 140/min. Der Notarzt vermutet einen anaphylaktischen Schock und legt einen venösen Zugang. Noch während dieses Vorgangs wird der Patient plötzlich bewusstlos. Er entwickelt zudem einen generalisierten rötlichen Ausschlag am ganzen Körper. Der Notarzt lässt die Beine anheben, infundiert insgesamt 2000 ml Volumenersatzlösung und injiziert insgesamt 0,2 mg Adrenalin fraktioniert i.v., 250 mg Methylprednisolon i.v. und 5 mg Clemastin i.v. Der Patient kommt rasch wieder zu sich und wird mit stabilen Vitalfunktionen in die Klinik transportiert.

Praktisches Vorgehen

Therapie des anaphylaktischen Schocks (◨ Abb. 9.2)
- Unterbrechung der Exposition des auslösenden Agens
- Atemwegssicherung, Sauerstoffzufuhr, ggf. Intubation und Beatmung
- Schocklagerung
- Adrenalin i.m. oder (nur durch Erfahrene) i.v. bis zum Verschwinden von Hypotension und Bronchospastik
- Infusionstherapie mit Volumenersatzlösungen
- Glukokortikosteroide wie Prednisolon und Antihistaminika

9.6   Neurogener Schock

Pathophysiologie Schwere Traumen oder akute Erkrankungen des zentralen Nervensystems (Gehirn, Rückenmark) können über Störungen der peripheren Vasomotion aufgrund einer Imbalance zwischen sympathischer und parasympathischer Regulation zum Schock führen. Ähnlich wie beim anaphylaktischen Schock kommt es zum akuten, relativen Volumenmangel. Daher wird auch der neurogene Schock als Sonderform eines distributiven Schocks aufgefasst. Hinzu kommt offenbar bei schweren zerebralen Läsionen oft eine negativ inotrope Wirkung auf das Myokard und eventuell auch die Induktion eines sog. **neurogenen Lungenödems**.

Symptomatik Ein neurogener Schock zeichnet sich durch folgende Symptomkonstellation aus: Plötzlicher Blutdruckabfall mit Bradykardie (im Gegensatz zu den meisten anderen Schockformen), blasse, warme, trockene Haut und neurologische Ausfälle entsprechend der Schädigungsebene des ZNS. Der Begriff des »spinalen Schocks« bezieht sich übrigens nicht auf die kardiozirkulatorischen Veränderungen, sondern wurde geprägt für die akut auftretenden neurologischen Veränderungen nach Rückenmarktrauma wie schlaffe Paresen, Areflexie und Sensibilitätsverlust.

Therapie Die Therapie des neurogenen Schocks besteht in der sofortigen Gabe von Volumen und Vasopressoren (Adrenalin, Noradrenalin, in leichteren Fällen reicht auch Akrinor). Bei Traumen oder Erkrankungen des ZNS ist die ausreichende Anhebung des Blutdrucks (RR_{syst} um 140 mmHg) zur adäquaten Perfusion besonders wichtig. Natürlich muss parallel zur kardiozirkulatorischen Therapie die neurologische Grunderkrankung diagnostiziert und behandelt werden. Beim Rückenmarktrauma kann der Einsatz von hochdosierten Glukokortikosteroiden erwogen werden (Methylprednisolon; ▶ Kap. 18.5).

Praktisches Vorgehen

Therapie des neurogenen Schocks
- Infusionstherapie mit Volumenersatzlösungen
- Zusätzlich Akrinor oder andere Vasopressoren bis zum Verschwinden der Hypotension
- Atemwegssicherung, Sauerstoffzufuhr, ggf. Intubation und Beatmung
- Therapie der neurologischen Grunderkrankung

9.7 Septischer Schock

Sepsis Voraussetzung für eine Sepsis ist das Vorliegen einer Infektion. Eine Sepsis entsteht dann, wenn sich die Immunreaktion des Körpers nicht nur gegen die Erreger, sondern auch gegen die eigenen Gewebe und Organe wendet. Sepsiserreger sind meist Bakterien, seltener auch Pilze oder Viren. Sehr häufige bakterielle Sepsiserreger sind E. coli und S. aureus, grundsätzlich wird eine Sepsis etwa gleich häufig durch Gram-neagtive und Gram-positive Erreger ausgelöst. Wie Sepsis am besten zu definieren ist, beschäftigt die Intensivmediziner seit Jahrzehnten; die aktuellste Definition (sog. Sepsis-3-Definition) lautet folgendermaßen (Third International Consensus Definitions for Sepsis and Septic Shock 2016):

> **Sepsis ist eine lebensbedrohliche Organdysfunktion aufgrund einer fehlregulierten Antwort des Körpers auf eine Infektion.**

Wichtige und einfach zu erhebende Kriterien, um gefährdete Patienten frühzeitig zu erkennen, sind im sog. **qSOFA-Score** gebündelt (qSOFA = »quick sequential organ failure assessment«; gilt für Erwachsen und Jugendliche), der auch vom Notarzt schnell erhoben werden kann:

- Atemfrequenz > 22 pro Minute
- Bewusstseinsstörung: GCS < 15
- Blutdruck ≤100 mmHg systolisch

Wenn nach einer Infektion mindestens 2 dieser 3 Kriterien vorliegen (qSOFA-Score ≥ 2), ist die Prognose der Patienten ernst, und es muss zumindest vorläufig von einer Sepsis ausgegangen werden. Die definitive Diagnose »Sepsis« kann erst nach Erheben spezifischer Laborwerte in der Notaufnahme oder auf der Intensivstation gestellt werden. Nach Sepsis-3 liegt eine Sepsis dann vor, wenn im SOFA-Score (nicht zu verwechseln mit dem einfachen qSOFA-Score) mindestens 2 Punkte gegeben werden müssen. Dabei handelt es sich um einen intensiv medizinischen Score, mit dem Funktionsstörungen der Organsysteme Kreislauf, Atmung, Gehirn, Leber, Niere und Blut eingeschätzt werden ◻ Tab. 9.5. Eine SOFA-Score-Veränderung ≥ 2 impliziert eine leichte Dysfunktion mdst. zweier Organsysteme oder eine schwerere Dysfunktion mindestens eines Organs. Begriffe wie Septikämie, Sepsissyndrom oder schwere Sepsis sollen nach den Sepsis-3-Vorschlägen nicht mehr verwendet werden (eine Sepsis nach neuer Definition ist immer schwer!). Die Sepsis wird auch nicht mehr als infektiöse Verlaufsform des SIRS definiert.

Septischer Schock Die schwerste Verlaufsform der ohnehin schon lebensbedrohlichen Sepsis ist der septische Schock; Definition nach Sepsis-3:

> **Ein septischer Schock ist eine Unterform der Sepsis, bei der die zugrundeliegenden zirkulatorischen und metabolischen Störungen so schwer sind, dass sie die Letalität stark erhöhen.**

Kriterien für das Vorliegen eines septischen Schocks sind:

- **Katecholaminpflichtige Hypotension**: Persistierende Hypotension (arterieller Mitteldruck ≤ 65 mmHg) trotz adäquater Volumentherapie, die den Einsatz von Vasopressoren notwendig macht; und
- **erhöhte Laktatkonzentration im Serum**: > 2 mmol/l (> 18 mg%).

☐ Tab. 9.5 Sequential [Sepsis-Related] Organ Failure Assessment Score nach »The Third International Consensus Definitions for Sepsis and Septic Shock (Sepsis-3) 2016«. Bei einer SOFA-Score-Veränderung ≥ 2 Punkten infolge einer Infektion liegt definitionsgemäß eine Sepsis vor

	0	1	2	3	4
paO$_2$/FiO$_2$ [mmHg]	≥ 400	< 400	< 300	< 200	< 100
Thrombozyten-zahl [10^3/µl]	≥ 150	< 150	< 100	< 50	< 20
Bilirubin [mg/dl]	< 1,2	1,2–1,9	2,0–5,9	6,0–11,9	> 12
Mittlerer arterieller Druck [mmHg] bzw. Katecholamine [µg/kg/min für mindestens 1 h]	≥ 70	< 70	Dopamin ≤ 5 oder Dobutamin	Dopamin 5,1–15 oder Adrenalin ≤ 0,1 oder Noradrenalin ≤ 0,1	Dopamin > 15 oder Adrenalin > 0,1 oder Noradrenalin > 0,1
Glasgow Coma Scale	15	13–14	10–12	6–9	< 6
Kreatinin [mg/dl]	< 1,2	1,2–1,9	2,0–3,4	3,5–4,9	> 5
Urin-ausscheidung [ml/d]				< 500	< 200

Was unter »adäquater Volumentherapie« zu verstehen ist, hängt von den konkreten Umständen ab; die Surviving Sepsis Campaign 2012 nennt für die initiale »volume resuscitation« im septischen Schock den Anhaltswert von 30 ml/kg KG Vollelektrolytlösungen, also etwa 2000–2500 ml beim Erwachsenen. Eine erhöhte Serum-Laktatkonzentration reflektiert im Zusammenhang mit dem septischen Schock die ausgeprägte zelluäre Dysfunktion.

Die Letalität des Sepsis (nach den Sepsis-3-Kriterien) liegt bei etwa 10 %, die Letalität des septischen Schocks bei mindestens 40 %.

Hyperdynamer und hypodynamer septischer Schock Der septische Schock
kann in 2 verschiedenen klinischen Ausprägungen auftreten:

- **Hyperdynamer Schock** (»warmer Schock«; »roter Schock«): Der hyper-
dyname Schock unterscheidet sich klinisch erheblich von anderen Schockformen. Die Patienten sind tachykard und hypotensiv, jedoch häufig mit gut
durchbluteter, warmer Haut und erhöhtem Herzzeitvolumen (also: prompte
oder zumindest normale kapillare Reperfusion). Voraussetzung für einen
hyperdynamen Schock sind eine ausreichende Volumenfüllung des Gefäß-
systems und eine gute Herzfunktion.
- **Hypodynamer Schock** (»kalter Schock«; »weißer Schock«): Ohne Volumensubstitution oder bei mangelnden körpereigenen Kompensationsmechanismen (Herzinsuffizienz) entwickelt sich der prognostisch erheblich ungünsti-
gere hypodyname Schock mit niedrigem Herzzeitvolumen und blasser,
kalter Haut.

Therapie Basis der symptomatischen Therapie eines septischen Schocks ist die
Stabilisierung der respiratorischen und kardiozirkulatorischen Situation:

- Sauerstoffgabe bei Hypoxie, ggf. Beatmung,
- Volumentherapie mit Kristalloiden, in der Klinik kann auch Humanalbumin
erwogen werden;
- Vasopressorische Katecholamine wie Noradrenalin.

In der Sepsis und im septischen Schock hat die frühzeitige **Antibiotikagabe** einen
großen Einfluss auf die Prognose; sie kann allerdings mangels präklinischer Verfügbarkeit von Antibiotika meist erst in der Klinik erfolgen. Nach den aktuellen
Empfehlungen der Deutschen Sepsis Gesellschaft bilden Breitspektrum-β-Lak-
tamantibiotika wie z. B. Meropenem oder Cefepim die Basis der initialen Antibiotikatherapie; sie sollen – zunächst meist in Unkenntnis des Erregers – innerhalb
der ersten Stunde nach Diagnosestellung eines septischen Schocks gegeben
werden (**kalkulierte Interventionstherapie**). Eine im englischsprachigen Raum
verbreitete Merkregel für die wichtigsten Komponenten der Initialtherapie und
Initialdiagnostik der Sepsis lautet »**The Sepsis Six**«. Sie besteht aus 3 Therapie- und
3 Diagnostikelementen.

Praktisches Vorgehen

Sepsis und septischer Schocks: The Sepsis Six
— Therapie
  1. **Antibiotics:** Antibiotikagabe so früh wie möglich, z. B. initial Meropenem
     1 g
  2. **Fluids:** Intravenöse Flüssigkeitszufuhr; im Schock z. B. initial 30 ml/kg RL,
     bei persistierender Hypotension zusätzlich vasopressorische Katechol-
     amine (Noradrenalin)
  3. **Oxygen:** Sauerstoffgabe bei Hypoxie, wenn erforderlich Intubation und
     Beatmung
— **Diagnostik** (in der Klinik)
  4. **Blood Cultures:** 2–3 Blutkulturen zur Erregeridentifikation innerhalb der
     ersten Stunde nach Aufnahme
  5. **Lactate:** Blutgasanalyse und Bestimmung von Laktat zur Einschätzung
     der Sepsisschwere
  6. **Urine output:** Messung der Urinausscheidung zur Schweregrad-
     einschätzung des Schocks und Beurteilung der Nierenfunktion.

Herzrhythmusstörungen

T. Ziegenfuß

T. Ziegenfuß, *Notfallmedizin*,
DOI 10.1007/978-3-662-52775-7_10, © Springer-Verlag Berlin Heidelberg 2017

Tachykardien werden für akutmedizinische Zwecke zunächst danach eingeteilt, ob der Patient pulslos, instabil oder stabil ist. Bewusstlose Patienten ohne Puls müssen sofort defibrilliert und reanimiert werden. Zeichen für Instabilität sind Schock, Synkope, Myokardischämie und Herzversagen. Tachykarde Patienten mit diesen Symptomen sollen zügig elektrisch kardiovertiert und ggf. zusätzlich mit Amiodaron behandelt werden. Bei stabilen Patienten ist für die weitere Therapie zwischen Tachykardien mit schmalem und breitem QRS-Komplex zu unterscheiden, und bei jeder Gruppe wiederum zwischen regelmäßigen und unregelmäßigen Formen. **Tachykardien mit schmalem Kammerkomplex** sind supraventrikulären Ursprungs; die wichtigsten regelmäßigen Formen sind die paroxysmalen AV-Knoten-Re-entry-Tachykardien, die wichtigste unregelmäßige Form ist die Tachyarrhythmia absoluta bei Vorhofflimmern. Bei regelmäßigen Formen sind zunächst Vagusstimulationsmanöver und Adenosin angezeigt. Ansonsten können supraventrikuläre Tachykardien meist mit β-Blockern, Verapamil oder Digoxin gebremst werden; in schweren Fällen ist Amiodaron indiziert. **Tachykardien mit breiten Kammerkomplexen** sind meist ventrikulären Ursprungs, aber sie können sich auch als supraventrikuläre Tachykardien mit Schenkelblockierung herausstellen. Im Zweifelsfall werden sie wie ventrikuläre Tachykardien behandelt: mit Amiodaron und/oder Kardioversion. Unregelmäßige ventrikuläre Tachykardien sind meist Torsades de pointes, hier ist Magnesium indiziert. Grundsätzlich gilt: Das heute wichtigste Antiarrhythmikum ist Amiodaron, aber noch effektiver ist bei instabilen Patienten die Elektrokardioversion. Schwere **Bradykardien** beruhen meist auf einem höhergradigen AV-Block. Therapeutisch werden hauptsächlich Atropin oder Adrenalin, in therapierefraktären Fällen auch eine externe Schrittmacherstimulation eingesetzt.

10.1 Übersicht

Ursachen Rhythmusstörungen sind häufige Symptome vieler kardialer oder nichtkardialer Erkrankungen:

- **kardial:** koronare Herzerkrankung, Kardiomyopathie, Herzkontusion, strukturelle Anomalien (pathologische Erregungsleitungsbündel), Herzklappenerkrankungen, Herzmuskelentzündung.
- **extrakardial:** Hypoxie, Elektrolytstörungen (besonders Hypo- oder Hyperkaliämie), Störungen des Säure-Basen-Haushalts (Azidose), endokrinologische Erkrankungen (Hyperthyreose, Phäochromozytom), Drogen und Medikamente, inkl. Antiarrhythmika.

Die häufigste Ursache für akute bedrohliche Rhythmusstörungen ist eine koronare (ischämische) Herzerkrankung. Oft treten ernsthafte Rhythmusstörungen in der ersten Zeit nach einer Reanimation auf, oder sie gehen dieser unmittelbar voraus (sog. **peri-arrest arrhythmias**).

Einteilung Rhythmusstörungen können nach unterschiedlichen Aspekten eingeteilt werden:

- nach der **Herzfrequenz**: tachykarde, bradykarde oder normfrequente Rhythmusstörung,
- nach den **hämodynamischen Auswirkungen**: Rhythmusstörung mit stabiler
oder instabiler Hämodynamik,
- nach der **Breite des QRS-Komplexes**: Rhythmusstörung mit engen oder
breiten Kammerkomplexen,
- nach der **Art der Rhythmusstörung**: Erregungsbildungs- oder Erregungs-
leitungsstörung,
- nach dem **Ursprung der Erregungsbildung**: supraventrikuläre Rhythmusstörung (Erregungsbildungszentrum liegt im Vorhof- oder AV-Knoten-
Bereich) oder ventrikuläre Rhythmusstörung (Erregungsbildungszentrum
liegt in einer Herzkammer).

Eine genaue Beurteilung kann nur anhand eines 12-Kanal-EKGs erfolgen.

Tachykarde und bradykarde Rhythmusstörungen Eine **Tachykardie** liegt beim
Erwachsenen definitionsgemäß vor bei einer Herzfrequenz über 90/min, eine
Bradykardie bei unter 60/min. Allerdings entstehen schwerwiegende Symptome
durch eine Tachykardie meist erst bei einer Frequenz über 150/min, und auf der
anderen Seite gibt es viele Menschen, die in Ruhe Herzfrequenzen unter 60/min
haben, die nicht behandlungsbedürftig sind. Man spricht daher von **ausgeprägter
Tachykardie** ab einer Herzfrequenz von 150/min, und von **ausgeprägter** oder
absoluter Bradykardie bei einer Herzfrequenz von unter 40/min; ausgeprägte
Tachykardien und Bradykardien sind meist schon präklinisch behandlungsbedürftig.

Extrasystolen Vorzeitig einfallende Kammeraktionen supraventrikulären oder
ventrikulären Ursprungs sind nicht akut therapiebedürftig, können jedoch Hinweis auf eine ernsthafte kardiale Erkrankung und in manchen Fällen Auslöser
schwerer Tachykardien sein.

- **Supraventrikuläre Extrasystolen** haben in der Regel einen engen Kammerkomplex, der meist genauso aussieht wie ein regulärer QRS-Komplex.
- **Ventrikuläre Extrasystolen** sind stets breit und sehen meist ganz anders aus
als die regulären Herzaktionen.

Herzfrequenz und Pulsfrequenz Die Herzfrequenz ist nicht unbedingt identisch
mit der Pulsfrequenz. Besonders bei Tachyarrhythmia absoluta und bei unmittelbar auf eine normale Kammeraktion folgenden Extrasystolen (z. B. Bigeminus)
erzeugt oft nicht jede elektrische Kammeraktion einen Puls, da die Kammer-

füllung und somit der Herzauswurf bei sehr rasch aufeinander folgenden Herzaktionen zu gering ist. Ist die Pulsfrequenz niedriger als die Herzfrequenz, so
spricht man von **Pulsdefizit.** Wenn sich Kammerkomplexe und somit eine Herzfrequenz elektrokardiographisch nachweisen lassen, ohne dass überhaupt ein Puls
tastbar ist, so spricht man von **pulsloser elektrischer Aktivität** (PEA). Klinisch
liegt dann ein Kreislaufstillstand vor.

10.2   Tachykarde Herzrhythmusstörungen

Pathophysiologie Tachykarde Rhythmusstörungen führen zu einem erhöhten
myokardialen Sauerstoffverbrauch bei gleichzeitig verminderter myokardialer
Durchblutung. Einige Tachykardieformen treten anfallartig auf und sind nach
Minuten bis Tagen selbstlimitierend. Diese werden als **paroxysmale Tachykardien**
bezeichnet. Andere Rhythmusstörungen können unbehandelt über lange Zeit be-
stehen: **anhaltende Tachykardien.**
   Die Folgen schwerer tachykarder Rhythmusstörungen können sein:
- **Schock** mit Hypotonie
- **Synkope,** Bewusstseinstrübung
- **Myokardischämie** mit Thoraxschmerzen, Angina-pectoris-Symptomatik
- **Akutes Herzversagen** mit Lungenödem und Dyspnoe, kardiogener Schock
- **Plötzlicher Herztod** (Sudden Adult Death Syndrome, SADS) durch
  Kammerflimmern oder pulslose Kammertachykardie (VF/pVT); dies stellt
  gewissermaßen die Extremform tachykarder Rhythmusstörungen dar.

Symptome Je nach Ausprägung der kardiozirkulatorischen Beeinträchtigung
entwickeln sich folgende Symptome:
- **Herzklopfen** (Palpitationen), das vom Patienten oft als bedrohlich empfunden wird, lässt aber keinen Hinweis auf die Schwere der tatsächlichen Vital-
  bedrohung zu.
- **Dyspnoe** als Folge einer durch die Rhythmusstörungen ausgelösten Links-
  herzinsuffizienz signalisiert bereits ein höheres Maß an Gefährdung.
- **Brustschmerzen** und **pektanginöse Beschwerden** werden angegeben,
  wenn die Rhythmusstörungen zur Myokardischämie führen. Das ist ernstes
  Zeichen und erfordert eine rasche therapeutische Intervention.
- **Schwindel, Hautblässe** und **verlängerte kapilläre Reperfusionszeit** sind
  Zeichen der Hypotension, Zentralisation und Organminderperfusion;
  ein unverzüglicher Therapiebeginn ist indiziert.
- **Bewusstlosigkeit, Atemstillstand** und **Pulslosigkeit** als Folge von Herz-
  rhythmusstörungen erfordern den sofortigen Beginn kardiopulmonaler
  Reanimationsmaßnahmen.

Ursachen Tachykarde Rhythmusstörungen beruhen im Wesentlichen auf zwei Mechanismen:

- **Re-entry.** Es bildet sich eine kreisende Erregung innerhalb des Vorhofs (Sinus- oder Vorhoftachykardien), innerhalb der Kammer (ventrikuläre Tachykardie) oder zwischen Vorhof und Kammer (AV-Re-entry-Tachykardien).
- **Erhöhte Automatie** (spontane Depolarisationsfrequenz) eines Erregungsbildungszentrums in Vorhof, AV-Knoten oder Kammer.

Supraventrikuläre und ventrikuläre Rhythmusstörungen Bei supraventrikulären Rhythmusstörungen liegt das Erregungsbildungszentrum im Vorhof oder im Bereich des AV-Knotens, bei ventrikulären Rhythmusstörungen liegt es in einer Kammer. Eine ventrikuläre Rhythmusstörung zeichnet sich im EKG stets durch einen deutlich verbreiterten Kammerkomplex aus. Bei supraventrikulären Rhythmusstörungen ist der Kammerkomplex hingegen meist normal (also schmal; QRS < 0,12 s; bei Kindern < 0,08s). Es kann jedoch bei Blockierung einer intraventrikulären Leitungsbahn (bei Tachykardien meist Rechtsschenkelblock) auch ein breiter Kammerkomplex vorliegen (QRS ≥ 0,12 s, bei Kindern ≥ 0,08 s):

- ventrikuläre Rhythmusstörung → breite Kammerkomplexe
- supraventrikuläre Rhythmusstörung ohne Schenkelblock → schmale Kammerkomplexe
- supraventrikuläre Rhythmusstörung mit Schenkelblock → breite Kammerkomplexe

Die genaue Identifizierung des Rhythmusursprungs ist bei tachykarden Rhythmusstörungen mit breiten Kammerkomplexen schwierig und mit präklinisch vorhandenen Mitteln oft nicht möglich. Zwar sind Patienten mit supraventrikulärer Tachykardie häufig kreislaufstabiler als Patienten mit einer ventrikulären Tachykardie gleicher Frequenz; dies trifft aber nicht immer zu. Insgesamt gehen ventrikuläre Rhythmusstörungen jedoch mit einer höheren Vitalbedrohung (v. a. Entwicklung einer VF/pVT) einher als supraventrikuläre.

> ❯❯ Tachykardien mit breiten Kammerkomplexen werden akutmedizinisch im Zweifelsfall so behandelt, als ob eine ventrikuläre Tachykardie vorliegt.

Reaktive und kompensatorische Tachykardie Von den pathologischen Tachykardien ist die **reaktive Sinustachykardie** abzugrenzen, die bei Angst, Schmerz oder Aufregung auftreten kann. Behandelt wird sie am besten mit Analgetika oder Sedativa und beruhigendem Auftreten des Rettungsteams. Eine **kompensatorische Sinustachykardie** tritt bei Anstrengung, Volumenmangelschock oder akuter Rechtsherzbelastung (z. B. Lungenembolie) auf; hier kann die Gabe »bremsender« Antiarrhythmika deletäre Wirkungen haben.

❗ Eine Therapie der kompensatorischen Tachykardie mit Antiarrhythmika
ist kontraindiziert!

Therapie Es gibt drei verschiedene präklinische Therapiemöglichkeiten tachykarder Rhythmusstörungen: Vagusstimulation, medikamentöse Therapie mit Antiarrhythmika und elektrische Kardioversion; letztere ist meist die effektivste Maßnahme. Sie ist jedoch schmerzhaft und erfordert (sofern der Patient nicht bereits
bewusstlos ist) stets eine Kurznarkose. Die Kardioversion ist in ▶ Kap. 7.3.6 beschrieben. Außerdem gilt grundsätzlich (allerdings ist dies meist erst in der Klinik
möglich):

❯ Wenn immer möglich muss die zugrunde liegende Erkrankung behandelt
werden, z. B. Elektrolytstörung oder myokardiale Ischämie.

Vagusstimulation Eine Vagusstimulation ist indiziert bei regelmäßigen Tachykardien mit engen Kammerkomplexen. So lassen sich etwa ¼ aller paroxysmalen
supraventrikulären Tachykardien terminieren. Der N. vagus kann durch viele
Maßnahmen stimuliert werden. Gängig sind vor allem folgende Methoden:

- **Karotis-Sinus-Massage:** Der N. vagus wird durch einen dosierten, 5 s
  dauernden submandibulären Druck auf die A. carotis im Bereich der Karotis-
  gabel stimuliert. Aber **Vorsicht**: Durch zu starke und zu lange Kompression
  der A. carotis können zerebrale Ischämien ausgelöst werden; besteht der
  Verdacht auf eine Karotisstenose, so darf keine Karotis-Sinus-Massage erfolgen.
- **Valsalva-Manöver:** Durch Pressen gegen die geschlossene Stimmritze oder
  Mundöffnung baut sich schlagartig ein hoher intrathorakaler Druck auf,
  der eine Vagusstimulation mit sich bringt. Das ERC empfiehlt folgendes
  praktische Vorgehen: Mann fordere den Patienten einfach auf, kräftig in eine
  20-ml-Spritze zu blasen, um den Spritzenkolben zurückzutreiben; das wird
  er nicht schaffen, aber der intrathorakale Druck steigt steil an. Eine Lungenschädigung ist dadurch übrigens nicht zu befürchten: Da intrapulmonaler
  und intrapleuraler Druck simultan ansteigen, bleibt der für eine Barotraumatisierung entscheidende transpulmonale Druck niedrig.

Medikamentöse Therapie Folgende Antiarrhythmika bzw. Antiarrhythmika-
gruppen haben akutmedizinische Bedeutung (in Klammern gängige Handels-
namen):

- **Amiodaron (Cordarex)** ist das wichtigste Notfallantiarrhythmikum. Es hat
  einen komplexen Wirkmechanismus auf Natrium-, Kalium und Calcium-
  Kanäle und verfügt zudem über α- und β-blockierende Wirkungen (sog.
  Klasse-III-Antiarrhythmikum). Amiodaron ist wirksam bei den meisten For-

men einer supraventrikulären Tachykardie (SVT) und ventrikulären Tachykardie (VT) und ist außerdem indiziert bei therapierefraktärem Kammerflimmern (zusätzlich zur CPR/Defibrillation; ▶ Kap. 7). Die Beeinträchtigung der myokardialen Kontraktilität ist gering, eine zu raschen Bolusinjektion kann aber zum Blutdruckabfall führen.

- **Adenosin (Adrekar)** bewirkt eine transiente, wenige Sekunden dauernde AV-Blockierung und kann kreisende Erregungen unterbrechen. Die Halbwertzeit beträgt 10–15 s; es muss daher als Bolus (so schnell wie möglich) injiziert werden. Adenosin ist indiziert bei regelmäßiger SVT bzw. regelmäßiger Tachykardie mit schmalen Kammerkomplexen; es kann auch bei regelmäßigen breiten QRS-Komplexen sowohl zur initialen Behandlung (wenn es sich um SVT mit Schenkelblock handelt) als auch zur Diagnose gegeben werden – um eine SVT von einer VT differenzieren zu können.
- **β-Blocker: Esmolol (Brevibloc)** oder **Metoprolol (Beloc)** verlangsamen die AV-Überleitung und reduzieren den myokardialen Sauerstoffbedarf (sog. **Klasse-II-Antiarrhythmika**). Sie sind indiziert bei SVT: bei regelmäßiger SVT, wenn Vagusmanöver und Adenosin wirkungslos waren, und bei unregelmäßiger SVT (Vorhofflimmern), um die Kammerfrequenz zu verlangsamen. Eine Kombination mit Calciumkanalblockern vom Verapamiltyp soll unterbleiben, da sich die negative Inotropie beider Substanzklassen addieren oder potenzieren kann.
- **Calciumkanalblocker:** Auch **Verapamil (Isoptin)** verlangsamt die Überleitung im AV-Knoten (sog. **Klasse-IV-Antiarrhythmikum**). Es ist alternativ zu β-Blockern indiziert bei SVT (regelmäßige und unregelmäßige Formen). Bei VT ist es wirkungslos und gefährlich, denn es kann die myokardiale Kontraktilität erheblich reduzieren (Gefahr des kardiogenen Schocks); daher auch keine Kombination mit β-Blockern.
- **Digitalisglykoside: Digoxin (Lanicor)** führt ebenfalls zu einer Verlangsamung der AV-Überleitung und kann daher bei unregelmäßiger SVT (Vorhofflimmern) zur »Bremsung« der Kammerfrequenz indiziert sein. Die myokardiale Kontraktilität wird nicht beeinträchtigt, sondern eher verbessert; daher kann Digoxin auch mit β-Blockern oder Calciumkanalblockern kombiniert und bei schlechter Myokardfunktion (Herzversagen) gegeben werden.
- **Magnesium:** Magnesiumsulfat verlangsamt gleichfalls die Überleitung im AV Konten (kann also bei SVT wirksam sein), ist aber vor allem indiziert bei einer unregelmäßigen VT, den sog. Torsades des pointes.
- **Lidocain** und andere ältere Antiarrhythmika wie Ajmalin und Propafenon (alles Natriumkanalblocker, sog. **Klasse-I-Antiarrhythmika**) wurden früher notfallmedizinisch häufig verwendet; sie spielen in den aktuellen Leitlinien keine wesentliche Rolle mehr. Lidocain etwa gilt bei VF/pVT nur noch dann als indiziert, wenn kein Amiodaron verfügbar ist.

10.2.1 Erstbehandlung von Patienten mit bedrohlichen Tachykardien

Initiale Einschätzung Dringlichkeit und Art der Therapie hängen entscheidend davon ab, ob der Patient pulslos, instabil oder stabil ist (◘ Abb. 10.1). Praktisch muss daher immer zunächst geklärt werden, ob die Tachykardie (egal, wie Kammerkomplexe oder EKG genau aussehen) mit Zeichen der akuten Vitalbedrohung einhergeht (◘ Abb. 10.2). Dazu Vorgehen nach der ABCDE-Methode (► Kap. 2.8).

Kein Puls Ist der Patient bewusstlos und ohne tastbaren Puls, so liegt eine Reanimationssituation vor, und es muss unmittelbar mit der CPR begonnen werden (► Kap. 7).

Akute Vitalbedrohung Ist der Puls tastbar, so muss überprüft werden, ob der Patient stabil ist. Zeichen der Instabilität sind:
- **Schock** mit Hypotonie ($RR_{syst} < 90$ mmHg)
- **Synkope**, Bewusstseinstrübung
- **Myokardischämie** mit Thoraxschmerzen bzw. Angina-pectoris-Symptomatik
- **Akutes Herzversagen** mit Lungenödem und Dyspnoe

Besteht einer dieser Zustände, so muss die Tachykardie so schnell wie möglich mit Kardioversion und evtl. zusätzlich Amiodaron beendet werden. Allerdings ist zu bedenken, dass solche Vitalfunktionsbedrohungen zumeist erst bei Frequenzen über 150/min auf die Rhythmusstörung selbst zurückzuführen sind.

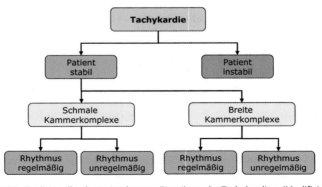

◘ **Abb. 10.1** Funktionelle, therapierelevante Einteilung der Tachykardien. (Modifiziert nach ERC 2015)

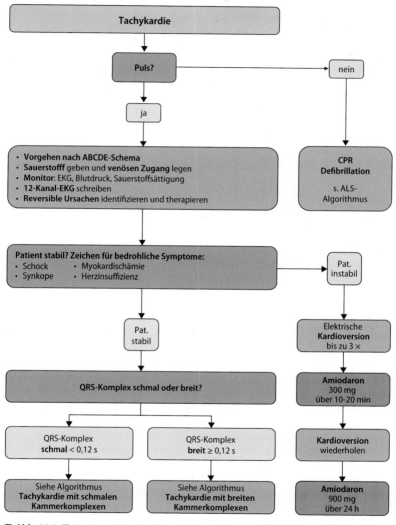

Abb. 10.2 Therapie tachykarder Herzrhythmusstörungen (Übersicht nach ERC 2015). Die Dosierungen gelten für normalgewichtige Erwachsene. ALS-Algorithmus: **Abb. 7.17; Algorithmus Tachykardie mit schmalen Kammerkomplexen: **Abb. 10.4; Algorithmus Tachykardie mit breiten Kammerkomplexen: **Abb. 10.5

Praktisches Vorgehen

Therapie tachykarder Rhythmusstörungen mit akuter Vitalbedrohung
- Kardioversion in Kurznarkose, bis zu 3-mal nacheinander (Dosierung: 120–150 J; ▶ Kap. 7.3.6); wenn erfolglos:
- Amiodaron 300 mg i.v. über 10–20 min
- Dann erneute Kardioversion und Amiodaron 900 mg über 24 h kontinuierlich i.v.
- Bei Pulslosigkeit CPR mit HDM und Defibrillation (▶ Kap. 7)

Keine akute Vitalbedrohung Ist der Patient bei Bewusstsein und ohne Zeichen einer Myokardischämie oder Herzinsuffizienz, so sollte eine nähere Charakterisierung der Tachykardien anhand der Breite ihrer Kammerkomplexe erfolgen, da dies Einfluss auf die optimale Therapie hat. Dazu soll ein 12-Kanal-EKG abgeleitet werden:
- Tachykardien mit **schmalen Kammerkomplexen** haben ihren Ursprung praktisch immer **supraventrikulär.**
- Tachykardien mit **breiten Kammerkomplexen** sind meist **ventrikulären** Ursprungs, können bei Vorliegen eines Schenkelblocks oder bei vorzeitiger Kammererregung (Präexzitationssyndrom) aber möglicherweise auch supraventrikulärer Genese sein.

Prinzipien der Antiarrhythmikatherapie Bei aller notärztlicher Freude an rhythmologischer Differenzialdiagnostik und -therapie darf nicht vergessen werden, dass ein ausgeprägt tachykarder Patient zügig in die Klinik transportiert werden muss, da dort bessere kardiologische Diagnose- und Therapiemöglichkeiten vorhanden sind als am Notfallort. Grundsätzlich gelten die hier beschriebenen Algorithmen aber auch für die Erstversorgung in der Klinik. Folgendes ist zu bedenken:
- Die bloße Diagnose einer Herzrhythmusstörung ist noch keine Indikation zur präklinischen antiarrhythmischen Therapie; diese soll nur dann erfolgen, wenn der Patient durch die Rhythmusstörung ernsthaft gefährdet ist.
- Bei instabilen Patienten ist eine elektrische Kardioversion der medikamentösen Therapie vorzuziehen.
- Alle Antiarrhythmika können gefährliche proarrhythmische Wirkungen haben. Die Häufigkeit arrhythmogener Effekte liegt je nach Situation und Pharmakon bei 5–20 %, im Mittel bei 10 %. Das Risiko ist besonders hoch bei herzkranken Patienten, intravenöser Zufuhr und vorbestehenden Elektrolytstörungen wie Hypokaliämie und/oder Hypomagnesiämie.
- Mehr als ein Antiarrhythmikum sollte üblicherweise nicht zum Einsatz kommen. Antiarrhythmische »Cocktails« bewirken letztlich eine unüber-

sichtliche elektrophysiologische Beeinflussung mit ungewissem Nutzen-/ Risiko-Verhältnis; eine Ausnahme stellt die seit vielen Jahren bewährte Kombination von Digitalisglykosiden mit β-Blockern oder Verapamil dar.

— Bei Unwirksamkeit eines Antiarrhythmikums sollte als »zweites Antiarrhythmikum« eine elektrische Kardioversion erwogen werden.

— Bei bereits gestörter myokardialer Pumpfunktion führen die meisten Antiarrhythmika zu einer weiteren Verschlechterung der Myokardfunktion. Alle Antiarrhythmika – bis auf die Digitalisglykoside – wirken negativ inotrop und können eine Herzinsuffizienz und Hypotonie verstärken. Die negativ inotrope Wirkung beruht auf einer verminderten intrazellulären Calciumbereitstellung und ist besonders ausgeprägt bei vielen Antiarrhythmika der Klassen II und IV (β-Blocker und Verapamil). Lidocain und Amiodaron sind weniger kardiodepressiv.

— Adjuvant ist bei aufgeregten Patienten eine Sedierung mit Benzodiazepinen sinnvoll. Dadurch wird der Sympathikotonus gesenkt und die tachykarde Rhythmusstörung oft günstig beeinflusst.

❶ Die Therapie mit Antiarrhythmika kann bei fehlerhafter Indikation und Durchführung den Patienten mehr gefährden als die Rhythmusstörung selbst.

10.2.2 Tachykardien mit schmalen Kammerkomplexen

Eine Tachykardie mit schmalen Kammerkomplexen (< 0,12 s) ist immer eine **supraventrikuläre Tachykardie (SVT)**. Ursache ist meist eine Re-entry-Tachykardie mit kreisender Erregung im AV-Knoten-Bereich (junktionale Tachykardie, Tachykardie bei WPW-Syndrom) oder eine Vorhoftachykardie (Vorhofflattern, Vorhofflimmern) (◙ Abb. 10.3). SVTs können regelmäßig oder unregelmäßig sein; die häufigste regelmäßige SVT ist die AV-Knoten-Re-entry-Tachykardie, eine unregelmäßige SVT ist zumeist eine Tachyarrhythmia absoluta bei Vorhofflimmern. Die allgemeinen therapeutischen Empfehlungen für Rhythmusstörungen mit schmalen Kammerkomplexen bei Patienten ohne akute Vitalbedrohung sind der ◙ Abb. 10.4 zu entnehmen.

Regelmäßige Tachykardie

AV-Knoten-Re-entry-Tachykardie (paroxysmale junktionale Tachykardie) Kreisende Erregungen im Bereich des AV-Knotens führen plötzlich zu einer hohen, regelmäßigen Kammerfrequenz meist zwischen 130 und 150/min (◙ Abb. 10.3). Eine Terminierung der Tachykardie kann oft (in etwa ¼ der Fälle) durch vagale Stimulation erzielt werden (► Kap. 10.2). Medikamentös gilt Adenosin als Mittel

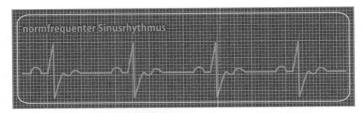

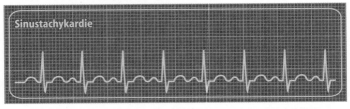

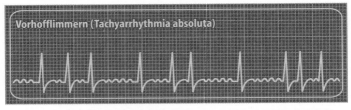

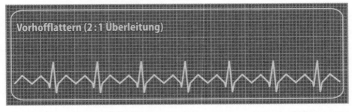

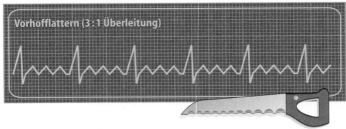

■ **Abb. 10.3** Supraventrikuläre Tachykardien

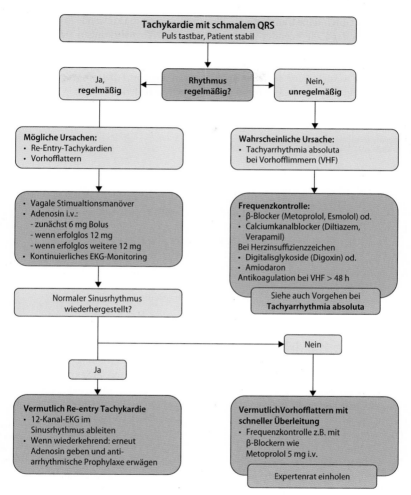

Abb. 10.4 Therapie tachykarder Herzrhythmusstörungen mit schmalen Kammerkomplexen bei stabilen Patienten mit tastbarem Puls. (Modifiziert nach ERC 2015). Vorgehen bei instabilen Patienten oder fehlendem Puls ◘ Abb. 10.2. Die Dosierungen gelten für normalgewichtige Erwachsene. Eine Kardioversion soll immer unter Sedierung oder Kurznarkose vorgenommen werden

der Wahl. Durch seine transiente AV-Blockierung kann die kreisende Erregung in über 90 % der Fälle beendet werden. Ernsthafte Nebenwirkungen sind selten, meist kommt es zu kurzzeitigem unangenehmem Wärmegefühl im Thorax. Wenn die Tachykardie (regelmäßig, QRS schmal) trotz wiederholter Adenosingabe nicht terminiert werden kann, so handelt es sich meist um Vorhofflattern mit schneller Überleitung (◘ Abb. 10.3) oder eine AV-Re-entry-Tachykardie bei WPW-Syndrom. Alternativ zu Adenosin oder bei Misserfolg können β-Blocker, Verapamil oder Amiodaron eingesetzt werden.

Praktisches Vorgehen

Therapie der AV-Knoten-Re-entry-Tachykardie
- Vagusstimulation; wenn nicht erfolgreich:
- Adenosin 6 mg i.v. über 1–3 s; bei ausbleibender Wirkung nach 1–2 min: 12 mg i.v. über 1–3 s; kann bis zu dreimal alle 1–2 min gegeben werden; wenn nicht erfolgreich:
- β-Blocker, z. B. Metoprolol 5 mg über 5 min i.v. oder Esmolol 40 mg über 1 min; oder Verapamil 5 mg i.v. (nur bei engen Kammerkomplexen und nur bei Patienten, die keine β-Blocker erhalten); oder Amiodaron 300 mg langsam i.v.
- Elektrische Kardioversion bei instabilem Kreislauf

Andere regelmäßige Tachykardien sind:
- **AV-Re-entry-Tachykardien.** Durch ein pathologisches Erregungsleitungsbündel zwischen Vorhof und Kammer erfolgt bei den sog. **Präexzitationssyndromen** eine vorzeitige Ventrikelkontraktion. Die häufigste Form ist das **Wolf-Parkinson-White-Syndrom** (**WPW-Syndrom**). Der Kammerkomplex ist dabei oft durch eine sog. Delta-Welle als elektrokardiographisches Korrelat der vorzeitigen Kammererregung verbreitert. Meist ausgelöst durch eine Vorhofextrasystole kann eine kreisende Erregung zwischen AV-Knoten und akzessorischem Leitungsbündel induziert werden. Die dadurch entstehende **paroxysmale supraventrikuläre Tachykardie** weist oft enge Kammerkomplexe auf (keine Delta-Welle mehr zu erkennen) und kann im EKG von einer AV-Knoten-Re-entry-Tachykardie nicht unterschieden werden (ist allerdings sehr viel seltener). Gelegentlich kann eine **vagale Stimulation** die paroxysmale Tachykardie unterbrechen. Gelingt dies nicht, ist Amiodaron indiziert. Nicht geeignet sind jedoch β-Blocker, Verapamil und Digitalisglykoside, da sie die Überleitung im AV-Knoten, aber nicht im akzessorischen Bündel hemmen und dadurch die Tachykardie bis zum Kammerflimmern verschlimmern können.

— **Vorhofflattern.** Regelmäßige, hochfrequente Vorhoferregungen (Frequenz meist um 300/min) werden in einem bestimmten Verhältnis (meist 2:1, aber auch 3:1 oder 4:1) in die Kammern übergeleitet. Die Vorhofaktionen imponieren dabei als »sägezahnartige P-Wellen«. Die Patienten haben meist regelmäßige Kammerfrequenzen um 150/min; bei variabler AV-Überleitung kann allerdings auch eine unregelmäßige Tachykardie resultieren. Kammerfrequenzen > 170/min machen ein Vorhofflattern unwahrscheinlich. Therapie ▶ Vorhofflimmern.

Unregelmäßige Tachykardie

Vorhofflimmern Vorhofflimmern mit schneller Überleitung führt zur **Tachyarrhythmia absoluta.** Dabei werden ungeordnete, hochfrequente Vorhofaktionen (350–600/min) übergeleitet. Es resultiert eine völlig unregelmäßige Abfolge der QRS-Komplexe ohne sichtbare P-Wellen (◻ Abb. 10.3) und mit einer Frequenz, die meist zwischen 100 und 160/min liegt, jedoch auch deutlich höher sein kann. Bei länger als 48 h bestehendem Vorhofflimmern können sich atriale Thromben bilden, die bei Rhythmisierung des Herzens zu Embolien führen können.

Praktisches Vorgehen

Antiarrhythmische Therapiemöglichkeiten einer (unregelmäßigen) Tachykardie bei Vorhofflimmern (gilt auch für das meist regelmäßige Vorhofflattern)
— β-Blocker, z. B. Metoprolol 5 mg i.v. oder Calciumantagonisten, z. B. Verapamil 5 mg i.v.; bewirken beide eine Verlangsamung der Überleitung (»rate control«); Vorsicht bei myokardialer Insuffizienz: negative Inotropie!
— Digitalisglykoside, z. B. Digoxin 0,25–0,5 mg i.v.; bewirken ebenfalls eine Verlangsamung der Überleitung (»rate control«); wirkt positiv inotrop.
— Amiodaron 300 mg langsam i.v.; bewirkt auch eine Verlangsamung der Überleitung und begünstigt die Konversion in einen Sinusrhythmus (»rhythm control«); besonders bei instabilen Patienten indiziert, kaum negativ inotrop.
— Elektrische Kardioversion bei hoch gefährdeten Patienten mit instabilem Kreislauf: soll Konversion in einen Sinusrhythmus bewirken (»rhythm control«); vorher Akut-Heparinisierung mit 5.000–10.000 I.E. i.v.

10.2.3 Tachykardien mit breiten Kammerkomplexen

Tachykardien mit breiten Kammerkomplexen (≥ 0,12 s) sind meist ventrikulären Ursprungs, aber sie können sich auch als supraventrikuläre Tachykardien mit Schenkelblockierung herausstellen. Sind sie sicher supraventrikulären Ursprungs,

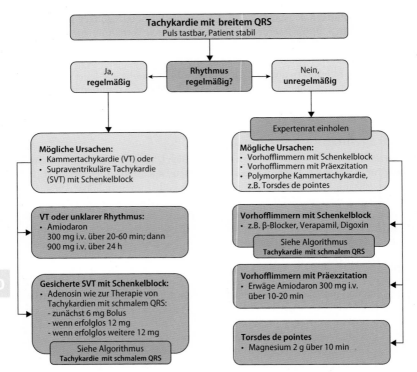

◻ Abb. 10.5 Therapie tachykarder Herzrhythmusstörungen mit breiten Kammerkomple-xen bei stabilen Patienten mit tastbarem Puls. (Modifiziert nach ERC 2015). Vorgehen bei instabilen Patienten oder fehlendem Puls ◻ Abb. 10.2. Die Dosierungen gelten für normal-gewichtige Erwachsene. Algorithmus Tachykardie mit schmalem QRS ◻ Abb. 10.4

können sie wie Tachykardien mit schmalen Kammerkomplexen therapiert werden (▶ Abschn. 10.2.2). Oft kann dies mit präklinischen Mitteln aber nicht eindeutig entschieden werden. Dann gilt:

❯❯ Da ventrikuläre Tachykardien üblicherweise mit einer höheren Vitalbedrohung einhergehen als supraventrikuläre, sollen Tachykardien mit breiten Kammer-komplexen im Zweifelsfall wie ventrikuläre Tachykardien behandelt werden.

Die allgemeinen therapeutischen Empfehlungen für Rhythmusstörungen mit breiten Kammerkomplexen bei Patienten ohne akute Vitalbedrohung sind der ◻ Abb. 10.5 zu entnehmen.

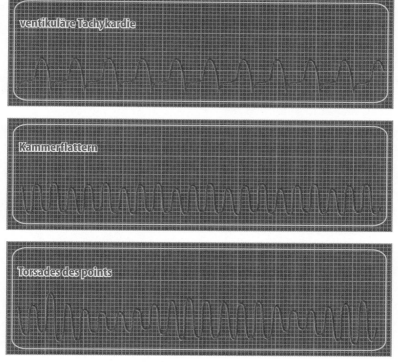

Abb. 10.6 Ventrikuläre Tachykardien

Regelmäßige Tachykardien ventrikulären Ursprungs

Ventrikuläre Tachykardie (VT) Eine ventrikuläre Tachykardie (VT) stellt sich im EKG meist als Abfolge regelmäßiger, breiter Kammerkomplexe dar (**Abb. 10.6).** Dazwischen ist oft noch eine isoelektrische Linie zu erkennen. Ist die Frequenz sehr hoch ($\geq$ 150/min), so ist der ventrikuläre Auswurf meist ineffektiv. Im Extremfall ist kein Puls tastbar: **pulslose Kammertachykardie** mit Kreislaufstillstand. Eine Kammertachykardie wird durch schwere Elektrolytstörungen, v. a. Hypokaliämie und Hypomagnesiämie begünstigt. Eine Sonderform der ventrikulären Tachykardie ist das **Kammerflattern**. Charakteristisch ist dabei eine Frequenz um 250/min mit haarnadelähnlichen, breiten Kammerkomplexen ohne dazwischen erkennbarer isoelektrischer Linie (**Abb. 10.6).** Pulslose Kammertachykardie und Kammerflattern degenerieren rasch in **Kammerflimmern** (ungeordnete Herzaktionen mit einer Frequenz über 300/min). Kammerflimmern und pulslose Kammertachykardie werden oft unter dem Kürzel VF/pVT zusammengefasst; sie erfordern die sofortige Defibrillation und den Beginn der CPR. Eine ventrikuläre Tachykardie mit noch erhaltenen Vitalfunktionen (Puls tastbar, Bewusstsein erhalten) kann auch medikamentös therapiert werden; hierbei gilt heute Amiodaron als Mittel der Wahl. Wenn nicht verfügbar, können auch Lidocain oder andere Klasse-I-Antiarrhythmika wie Ajmalin wirksam sein.

> **Praktisches Vorgehen**
>
> **Therapie der ventrikulären Tachykardie**
> - Amiodaron 300 mg langsam i.v.
> - bei bekannter Hypokaliämie/Hypomagnesiämie: Kaliumsubstitution (z. B. KCl 30 mmol/h) und Magnesiumsubstitution (5 ml Magnesiumsulfat 50 % = 2,5 g über 30 min)
> - Wenn ohne Erfolg: elektrische Kardioversion
> - Bei Pulslosigkeit und/oder Kammerflimmern (VF/pVT): sofortige Defibrillation, CPR

Unregelmäßige Tachykardien ventrikulären Ursprungs

Torsades-de-pointes-Tachykardien Sie stellen eine Sonderform der ventrikulären Tachykardie dar. Man versteht darunter eine paroxysmale, unregelmäßige Tachykardie mit polymorphen Kammerkomplexen unterschiedlicher Amplitude, die scheinbar um die isoelektrische Linie »tanzen«. Die Torsades de pointes können wieder in einen Sinusrhythmus übergehen oder zu Kammerflimmern degenerieren. Meist liegt eine verlängerte QT-Zeit (QT-Syndrom) zugrunde. Das QT-Syndrom kann entweder angeboren oder – häufiger – durch Elektrolytstörungen (Hypokaliämie, Hypomagnesiämie), Antiarrhythmika (v. a. Klasse I und Amiodaron) oder andere Medikamente (z. B. Psychopharmaka, Fluorochinolone) induziert sein. Wichtig ist, dass die »üblichen« Antiarrhythmika hier meist nicht wirksam sind oder die Situation sogar verschlechtern können. Therapeutisch hat sich Magnesium als besonders effektiv erwiesen. In schweren Fällen muss defibrilliert werden.

> **Praktisches Vorgehen**
>
> **Therapie der Torsades-de-Pointes-Tachykardie**
> - Magnesiumsulfat 2 g über 1–2 min, dann ggf. weitere 2 g kontinuierlich über 1 h. 2 g Mg-Sulfat = 4 ml Mg-sulfat 50 % = 8 mmol
> - Wenn ohne Erfolg: Kardioversion erwägen
> - Bei schwerer Kreislaufdepression sofortige Defibrillation

10.3 Bradykarde Herzrhythmusstörungen

Schwere, therapiebedürftige Bradykardien können folgende Ursachen haben:

- Kardiale Ursachen: koronare Herzerkrankung, Myokardinfarkt, Syndrom des kranken Sinusknotens (»sick sinus syndrome«),
- Extrakardiale Ursachen: Hypothermie, vasovagale Synkope, Hypoglykämie, Hypothyreose, erhöhter intrakardialer Druck, erhöhter Hirndruck (Cushing-Reflex = Hypertension plus (oft) Bradykardie aufgrund verminderter Hirndurchblutung),
- Medikamentenwirkungen: Digoxin, β-Blocker, Calciumkanalblocker.

Die Folge einer ausgeprägten Bradykardie ist ein vermindertes Herzzeitvolumen mit Hypotension, Bewusstlosigkeit und Schocksymptomatik. Die Extremvariante ist die Asystolie.

10.3.1 Bradykarde Rhythmen

Sinusbradykardie Vor jedem Kammerkomplex sind P-Wellen zu erkennen. Als Ursachen kommen infrage: erhöhter Vagotonus, Syndrom des kranken Sinusknotens, sinuaurikulärer Block sowie Überdosierungen mit β-Blockern oder anderen Antiarrhythmika.

Langsamer Knotenrhythmus Der Reizursprung liegt in der Nähe des AV-Knotens. P-Wellen sind entweder nicht zu erkennen, oder sie sind negativ.

Atrioventrikulärer Block Beim AV-Block ist die Erregungsleitung zwischen Vorhöfen und Kammern verzögert oder aufgehoben (◘ Abb. 10.7). Dadurch kann die Kammerfrequenz unter Umständen bedrohlich abnehmen (inkompletter AV-Block) bis hin zum völligen Sistieren der Überleitung (kompletter AV-Block).

AV-Block I° Alle Vorhofaktionen werden übergeleitet, jedoch mit einer pathologischen Verzögerung (PQ-Zeit ≥ 0,2 s); eine akute Gefährdung liegt nicht vor.

AV-Block II° Einige Vorhofaktionen werden nicht mehr übergeleitet. Hier werden wiederum 2 Typen unterschieden:

- Beim **Typ Mobitz I** (oder **Wenkebach-Typ**) mit inkonstanter Überleitungszeit verlängert sich die Überleitung immer mehr, bis schließlich eine Vorhofaktion nicht mehr übergeleitet wird (in der Regel nach 3–5 Aktionen). Dieser Vorgang wiederholt sich periodisch (sog. **Wenkebach-Periodik**). Eine akute Gefährdung liegt meist nicht vor.

10

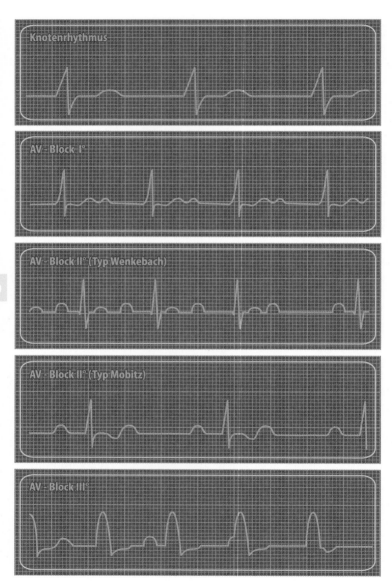

◩ **Abb. 10.7** Bradykarde Rhythmen

- Beim **Typ Mobitz II** mit konstanter Überleitungszeit wird nur jede 2. oder 3. Vorhofaktion übergeleitet (2:1- oder 3:1-Block; die Überleitung kann auch noch seltener erfolgen). Es liegt eine akute Gefährdung vor, da dieser AV-Block zum kompletten AV-Block fortschreiten kann.

AV-Block III° (kompletter AV-Block) Keine Vorhofaktion wird mehr übergeleitet. Daher muss ein Ersatzzentrum in AV-Knoten oder Kammer die Schrittmacherfunktion übernehmen. Vorhof und Ventrikel depolarisieren sich völlig unabhängig voneinander (**AV-Dissoziation**). Liegt das Ersatzzentrum im AV-Knoten, so sind die Kammerkomplexe eng, und die Herzfrequenz ist meist stabil. Liegt es jedoch weiter distal im Ventrikel, so sind die Kammerkomplexe breit, die Kammerfrequenz ist meist relativ langsam (unter 40/min), und es droht eine Asystolie. Springt kein ventrikuläres Ersatzzentrum ein, oder sistiert der ventrikuläre Ersatzrhythmus, so kommt es zum **Adams-Stokes-Anfall**: ventrikuläre Asystolie bei (zunächst) weiter nachweisbarem Vorhofrhythmus. Der Patient wird bewusstlos und asystol.

10.3.2 Therapie

Indikationen zur Therapie Bradykarde Rhythmusstörungen müssen therapiert werden, wenn bedrohliche Symptome vorliegen (◘ Abb. 10.8). Sie sind identisch mit den Zeichen der Instabilität bei Tachykardie:
- **Schock** mit Hypotonie (RR_{syst} < 90 mmHg)
- **Synkope**, Bewusstseinstrübung
- **Myokardischämie** mit Thoraxschmerzen bzw. Angina-pectoris-Symptomatik
- **Akutes Herzversagen** mit Lungenödem und Dyspnoe

Asystolierisiko In folgenden Fällen muss die Entwicklung einer Asystolie befürchtet werden, so dass auch bei ansonsten stabil erscheinenden Patienten therapeutische Maßnahmen ergriffen werden müssen:
- vorangegangene Asystolie
- AV-Block Typ Mobitz II
- AV-Block III mit breiten Kammerkomplexen
- ventrikuläre Pause länger als 3 s.

Therapeutika Medikamentös werden folgende Medikamentengruppen zur kardialen Frequenzsteigerung eingesetzt:
- **Parasympatholytika:** Atropin, alternativ auch Glykopyrrolat. Atropin ist allerdings beim AV-Block meist ohne Wirkung. Bei herztransplantierten Patienten ist Atropin kontraindiziert, da eine Asystolie auftreten kann.

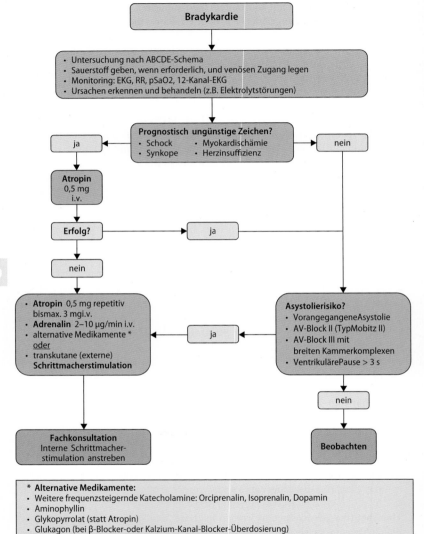

■ **Abb. 10.8** Therapie bradykarder Herzrhythmusstörungen. (Modifiziert nach ERC 2015). Die Dosierungen gelten für normalgewichtige Erwachsene

- **Sympathomimetika:** Adrenalin, Dopamin oder Orciprenalin (Isoprenalin ist in Deutschland nicht im Handel). Mit ihnen können allerdings bei ischämischer Herzerkrankung myokardiale Schäden und tachykarde Rhythmusstörungen provoziert werden. Problematisch bei Orciprenalin (und Isoprenalin) ist die vasodilatierende Begleitwirkung, die einen weiteren Blutdruckabfall bewirken kann. Daher ist bei gefährdeten Patienten Adrenalin vorzuziehen, zumal Orciprenalin für diese Indikation nicht mehr zugelassen ist.

Effektiver als eine medikamentöse Therapie ist die **elektrische Schrittmacherstimulation** (▶ Kap. 7.3.7). Ist keine elektrische Therapie verfügbar, kann eine Faustschlagstimulation mit 50–70/min versucht werden (▶ Kap. 7.3.5).

Praktisches Vorgehen

Therapie bradykarder Rhythmusstörungen
- Atropin 0,5 i.v.; ggf. wiederholt alle 3–5 min bis zu insgesamt maximal 3 mg; wenn ohne Erfolg:
- Adrenalin 2–10 µg/min (ggf. initial 10–100 µg als Bolus); wenn ohne Erfolg oder alternativ:
- Externe Schrittmacherstimulation mit 70–100/min; wenn nicht verfügbar:
- Versuchsweise: Faustschlagstimulation mit 50–70/min
- Bei Asystolie oder unzureichendem kardialen Auswurf: sofortige CPR

10.3.3 Sonderfälle: Schrittmacher und ICD

Patienten mit künstlichem Herzschrittmacher Die Patienten leiden an einer schweren dauerhaften oder intermittierenden bradykarden Rhythmusstörung. Der Schrittmacher inkl. Batterie ist meist infraklavikulär im Bereich des M. pectoralis major implantiert und kann dort getastet werden. Das Schrittmacherkabel liegt via V. subclavia im rechten Ventrikel, bei sequenziellen Schrittmachern auch im Vorhof. Schrittmacheraktionen imponieren im EKG als sehr schmale, hohe Zacken, die (normalerweise) von einer elektrischen Herzaktion gefolgt sind. Ein Ausfall des Schrittmachers kann z. B. durch Defekte der Batterie oder des Kabels verursacht sein oder durch eine Dislokation der Elektrodenspitze. Bei entsprechender Grunderkrankung führt dies zur schweren Bradykardie oder sogar zum Herzstillstand. Therapeutisch ist hier eine medikamentöse Therapie meist wirkungslos. Es muss mittels eines externen Schrittmachers stimuliert und/oder kardiopulmonal reanimiert werden, bis in der Klinik das Problem behoben oder ein neuer Schrittmacher platziert ist. Ist eine Defibrillation notwendig, sollten die

Elektroden wie sonst auch, jedoch so weit wie vertretbar vom Schrittmacher entfernt angelegt werden.

Patienten mit implantierbarem Cardioverter-Defibrillator (ICD) Ein ICD ist in der Lage, lebensbedrohliche Rhythmusstörungen zu erkennen und zu therapieren: Bradykardien durch Schrittmacherstimulation und ventrikuläre Tachykardien durch Überstimulation oder Defibrillation. ICDs werden implantiert bei Patienten mit überlebtem Kreislaufstillstand durch Kammerflimmern/Kammerflattern, lebensbedrohlichen ventrikulären Tachykardien und schwerer Herzinsuffizienz. Ein ICD wird heute – wie eine Schrittmacher – subkutan in der Infraklavikularregion implantiert und kann dort getastet werden. Störungen können die Antibradykardiefunktion oder die Antitachykardiefunktion betreffen. Nichtkonvertierbares rezidivierendes Vorhofflimmern mit schneller Überleitung kann z. B. zu wiederholten ineffektiven ICD-Entladungen führen. Dislokationen oder Defekte können umgekehrt einen völligen ICD-Ausfall bewirken. Berührungen des Patienten durch einen Helfer während einer ICD-Defibrillation sind ungefährlich, der Helfer verspürt allenfalls einen leichten Stromstoß. Inadäquat häufige Defibrillationen lassen sich bei den meisten ICDs durch Magnetauflage inhibieren, ohne dass die antibradykarde Funktion beeinträchtigt wird. Ist eine externe Defibrillation erforderlich, so soll stets mit maximaler Energie defibrilliert werden.

Spezielle kardiozirkulatorische und respiratorische Notfälle

T. Ziegenfuß

T. Ziegenfuß, *Notfallmedizin*,
DOI 10.1007/978-3-662-52775-7_11, © Springer-Verlag Berlin Heidelberg 2017

Kardiozirkulatorische und respiratorische Notfälle machen den größten Teil aller Notarzteinsätze aus. Besonders häufig ist das **akute Koronarsyndrom (ACS)**. Darunter werden die **instabile Angina pectoris** und alle Formen des **akuten Myokardinfarkts** zusammengefasst. Für die weitere Therapie ist die Unterscheidung eines ACS mit und ohne ST-Hebungen entscheidend. Beim ACS mit ST-Hebungen (STEMI) soll schnellstmöglich eine Öffnung des verschlossenen Koronargefäßes mittels perkutaner Koronarintervention (PCI) erfolgen; wenn nicht zeitnah möglich, mit intravenöser Lysetherapie. Ansonsten besteht die präklinische Therapie des ACS in der Gabe von Nitraten, Opioiden, ASS, Heparin und Sauerstoff (nur bei Hypoxie). Lebensbedrohliche Komplikationen des ACS sind schwere Rhythmusstörungen, akutes Herzversagen, kardiogener Schock und Lungenödem. Die Therapie **des Lungenödems** besteht in Sauerstoffgabe, ggf. Beatmung mit PEEP, Entlastung des Herzens mit Nitraten und Diuretika sowie der Verbesserung der myokardialen Pumpleistung durch Inotropika wie Dobutamin. Ebenfalls mit einem akuten Thoraxschmerz gehen die Krankheitsbilder **Lungenembolie** und **akutes Aortensyndrom** einher. Beide können mit präklinischen Mitteln nicht sicher diagnostiziert, sondern nur anhand der Symptomatik und Anamnese vermutet werden. Lebensbedrohlichen Störungen der Atmung liegen oft ein akuter, schwerer **Asthmaanfall** oder eine dekompensierte **COPD** zugrunde. In diesem Fall sind neben einer Sauerstoffzufuhr bronchodilatorische Maßnahmen vordringlich, insbesondere die Gabe von β_2-Mimetika.

11.1 Akutes Koronarsyndrom (ACS)

Terminologie Die notfallmedizinisch wichtigen **Ausprägungsformen der koronaren Herzerkrankung sind die instabile AP** und der **Myokardinfarkt.** Sie werden unter dem Begriff »**akutes Koronarsyndrom« (ACS)** zusammengefasst, da beiden der gleiche pathophysiologische Mechanismus zugrunde liegt (◘ Abb. 11.1 und ◘ Abb. 11.2).

> ❯ Ein akutes Koronarsyndrom beruht auf einer akuten oder subakuten Verringerung der myokardialen Sauerstoffversorgung. Ursache hierfür ist die Ruptur einer atherosklerotischen Plaque mit begleitender Entzündung, Vasokonstriktion, Thrombose und Mikroembolisation.

Symptome Die typischen klinischen Symptome des ACS sind **thorakale Schmerzen,** die hauptsächlich retrosternal lokalisiert sind und in die linke Schulter und den linken Arm ausstrahlen, gelegentlich auch in Hals, Kiefer, oder Oberbauch (◘ Abb. 11.3). Sie sind verbunden mit einem krampfartigen Engegefühl in der Brust (lateinisch: Angina pectoris) und manchmal Vernichtungsgefühl und Todesangst. Im schlimmsten Fall entwickeln sich ein akutes Herzversagen oder Kammerflimmern.

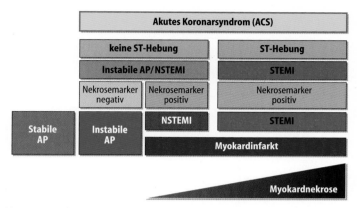

☐ Abb. 11.1 Manifestationsformen des akuten Koronarsyndroms (ACS). Ein akutes Koronarsyndrom (ACS) geht im EKG mit oder ohne ST-Hebungen einher. Im ersten Fall liegt ein Myokardinfarkt mit ST-Hebung vor (ST-Segment-Elevation Myocardial Infarction = STEMI), im zweiten Fall ein Non-STEMI-ACS, das je nach Höhe des Troponins weiter unterteilt wird in eine instabile Angina pectoris (AP; keine Troponin-Erhöhung) oder einen Myokardinfarkt ohne ST-Hebung (NSTEMI; Troponin erhöht).

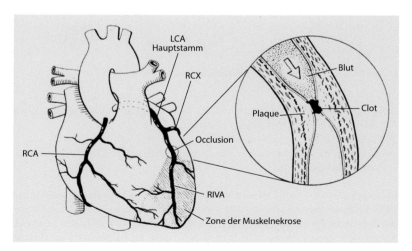

☐ Abb. 11.2 Akutes Koronarsyndrom: Myokardinfarkt bei Okklusion der Koronararterien. Nomenklatur der Koronararterien: **LCA** = Linke Koronararterie; **Hauptstamm** = LCA bis zur Aufgabelung in RIVA und RCX; **RCX** = Ramus circumflexus der LCA; **RIVA** = Ramus interventricularis anterior der LCA (»left anterior descending«, LAD); **RCA** = Rechte Koronararterie

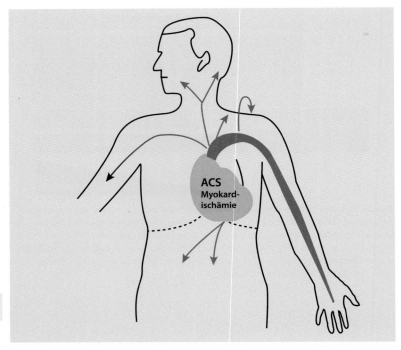

Abb. 11.3 Schmerzausstrahlung bei akutem Koronarsyndrom (ACS)

Differenzierung Die Differenzierung des ACS erfolgt unter akutmedizinischen Aspekten vor allem nach folgenden Kriterien:
- Veränderungen im EKG (insbesondere der ST-Strecke),
- Nachweis von myokardialen Zellnekrosen mittels entsprechender biochemischer Marker im Blut.

EKG-Veränderungen (STEMI und NSTEMI) Das ACS geht praktisch immer mit EKG-Veränderungen einher. Die EKG-Diagnostik ist nach wie vor von überragender Bedeutung für die Diagnose eines ACS, daher soll bereits präklinisch so schnell wie möglich (innerhalb von 10 min nach dem ersten medizinischen Kontakt) ein 12-Kanal-EKG abgeleitet werden. Vielerorts ist es heute möglich, das abgeleitete EKG **telemetrisch** ins Krankenhaus zu übertragen, damit dort eine kardiologische Beurteilung stattfinden und das therapeutische Vorgehen beschleunigt werden kann. Besonders wichtig ist die Beurteilung der ST-Strecke:

━ **ST-Strecken-Hebungen** um ≥ 0,2 mV in mindestens 2 zusammenhängenden Brustwandableitungen und > 0,1 mV in mindestens 2 zusammenhängenden Extremitätenableitungen deuten auf einen größeren myokardialen Zelluntergang durch Verschluss eines Koronararterienastes hin (◼ Abb. 11.3); dann liegt ein **STEMI** vor, also ein Myokardinfarkt mit ST-Strecken-Hebungen (ST-Segment-Elevation Myocardial Infarction).

━ **ST-Strecken-Senkungen** und/oder Negativierungen der T-Wellen weisen im Zusammenhang mit den oben aufgeführten klinischen Symptomen auf ein **Non-STEMI-ACS** hin. Dahinter kann sich eine instabile AP verbergen oder ein Myokardinfarkt ohne ST-Strecken-Hebungen = NSTEMI (Non-ST-Segment-Elevation Myocardial Infarction).

Die Unterscheidung zwischen instabiler AP, NSTEMI und STEMI anhand der klinischen Symptome allein (ohne EKG) ist nicht sicher möglich. Schwere kardiozirkulatorische Komplikationen (kardiogener Schock, Lungenödem) sprechen für einen ausgedehnteren Myokardinfarkt (STEMI). Insgesamt haben etwa 40 % aller Patienten mit ACS einen STEMI, 50 % weisen keine ST-Streckenhebungen auf, und bei bis zu 10 % ist aufgrund von Schenkelblöcken oder eines Schrittmacher-EKGs keine eindeutige EKG-Beurteilung möglich.

❯ Die Unterscheidung zwischen einem ACS ohne ST-Hebung (Non-STEMI-ACS) und einem ACS mit ST-Hebung (STEMI) hat für die Therapie und das weitere Vorgehen in der Klinik eine entscheidende Bedeutung: Bei STEMI soll eine möglichst schnelle Öffnung der verschlossenen Herzkranzgefäßanteile erfolgen.

Biomarker eines Myokardschadens Sie zeigen an, dass myokardiale Zellnekrosen vorhanden sind. In der Regel werden sie erst in der Notaufnahme der Klinik bestimmt. Folgende Marker haben eine zentrale Bedeutung, insbesondere in der Abklärung von Patienten mit Non-STEMI-ACS:

━ **Troponin I oder T**: Der Nachweis eines dieser **kardialen Troponine** ist spezifisch für einen myokardialen Zelluntergang. Sie gelten heute als die wichtigsten biochemischen Marker im Rahmen der Diagnostik des ACS bzw. des Myokardinfarkts. Die Höhe der Troponinkonzentration im Blut korreliert mit der Masse des nekrotischen Herzgewebes; allerdings dauert es einige Zeit, bis nach einem Myokardschaden die Plasmakonzentration ansteigt; daher gilt bei Patienten, die innerhalb der ersten 6 h nach Symptombeginn aufgenommen werden: Ist die erste Troponinbestimmung nicht signifikant erhöht, sollen (bei Verwendung moderner hochsensitiver Troponin-Assays) **2–3 h später und – wenn weiter negativ – bis zu 6 h später erneute Bestimmungen** vorgenommen werden. Wenn diese ebenfalls keine pathologischen Werte aufweist, kann davon ausgegangen werden, dass kein Myokardinfarkt vorliegt, sondern entweder eine instabile AP ohne Myokardnekrose oder eine andere Erkrankung (▶ Differenzialdiagnosen).

- **CK-MB:** Eine Erhöhung der CK-MB-Konzentration ist weniger spezifisch und weniger sensitiv für einen myokardialen Zellschaden: in etwa 1/3 der Fälle von ACS ohne CK-MB-Erhöhung kann durch Troponinbestimmung doch ein Zellschaden nachgewiesen werden. Die Bestimmung der CK-MB wird empfohlen, wenn eine Troponinbestimmung nicht möglich ist.

> Die Troponinbestimmung erlaubt eine Differenzierung des Non-STEMI-ACS in instabile AP (keine signifikante Biomarkererhöhung) und NSTEMI (signifikante Biomarkererhöhung).

11.1.1 Instabile AP und Myokardinfarkt: NSTEMI und STEMI

Instabile AP Die Diagnose einer instabilen AP wird gestellt, wenn Symptome eines ACS wie Thoraxschmerzen und Engegefühl in der Brust:

- in Ruhe auftreten; oder
- in Heftigkeit und Häufigkeit zunehmen oder gar dauerhaft anhalten und schlecht auf Nitrate ansprechen; oder
- erstmalig auftreten; und
- keine infarktspezifischen EKG-Veränderungen wie ST-Hebungen oder Ausbildung von Q-Zacken vorliegen; und
- infarktspezifische Biomarker (Troponin) auch nach 6 h nicht erhöht sind.

Typisch für eine instabile AP sind im EKG ST-Strecken-Senkungen oder negative T-Wellen über den betroffenen Herzregionen (◘ Abb. 11.4). In seltenen Fällen kann das EKG auch normal erscheinen (allerdings sollten dann ernsthaft Differenzialdiagnosen in Erwägung gezogen werden). Die Troponinbestimmung erlaubt eine Differenzierung des Non-STEMI-ACS in instabile AP (keine signifikante Biomarkererhöhung) und NSTEMI (signifikante Biomarkererhöhung).

Myokardinfarkt: NSTEMI Wird bei einem Patienten mit den klinischen Zeichen eines ACS ohne ST-Stecken-Erhöhung eine Troponin- oder CK-MB-Erhöhung nachgewiesen, handelt es sich um einen **NSTEMI**, also um einen Myokardinfarkt ohne ST-Streckenhebung. Bleibt der Troponinwert im Normalbereich, so liegt eine **instabile AP** vor. Differenzialdiagnostisch müssen auch andere Erkrankung mit ACS-ähnlichen Symptomen in Erwägung gezogen werden (▶ Differenzialdiagnosen).

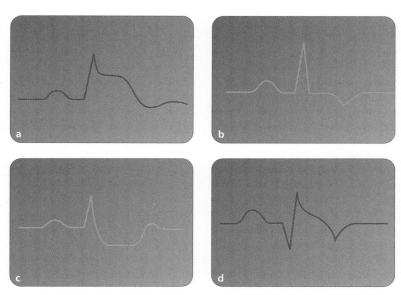

◘ **Abb. 11.4a–d** EKG-Befunde beim akuten Koronarsyndrom (ACS). **a** Hebungen der ST-Strecke sprechen für eine Außenschichtläsion und deuten auf einen Myokardinfarkt hin (STEMI); seltenere Ursachen sind Perikarditis und Lungenembolie. Eine sichere Differenzierung kann nur durch Betrachtung aller 12 EKG-Ableitungen erreicht werden; **b** T-Wellen-Negativierungen werden als Ischämiezeichen gedeutet, wenn sie terminal negativ sind (die Winkelhalbierende zeigt senkrecht nach oben oder weg vom QRS-Komplex); sie finden sich bei instabiler Angina pectoris und bei NSTEMI; **c** Senkungen der ST-Strecke (mit anschließender positiver T-Welle) sind Hinweis auf eine sog. Innenschichtläsion. Sie werden bei instabiler Angina pectoris und bei NSTEMI gefunden, können aber auch durch Digitalisglykoside hervorgerufen werden (meist muldenförmige Senkungen); **d** Q-Zacken sprechen für einen akuten Myokardinfarkt (STEMI), wenn sie tiefer als 1/4 der nachfolgenden R-Zacke sind; sie entwickeln sich innerhalb von Stunden nach dem Ereignis

> ACS plus Troponinerhöhung = Myokardinfarkt;
ACS ohne Troponinerhöhung = instabile Angina pectoris.

Myokardinfarkt: STEMI Beim ausgedehnten Myokardinfarkt sieht man im rettungsdienstlich relevanten Akutstadium im EKG über den betroffenen Myokardarealen meist die oben beschriebenen und für den Begriff STEMI namensgebenden typischen »katzenbuckelförmigen« ST-Strecken-Hebungen (Stadium I des Myokardinfarkts). Allerdings gibt es eine zeitabhängige Dynamik der EKG-Ver-

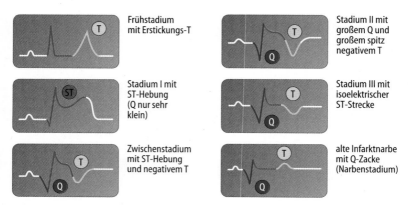

Abb. 11.5 Stadien eines STEMI (ST-Segment Elevation Myocardial Infarction)

änderungen (◻ Abb. 11.5), so dass sich abhängig von der seit dem Koronararterien-
verschluss vergangenen Zeit auch andere EKG-Bilder präsentieren können:

- **Frühstadium** (Dauer: Sekunden oder Minuten, selten bis zu ½ Stunde): **hohe, spitze T-Wellen** (»Erstickungs-T«; das Frühstadium entgeht oft der EKG-Diagnose).
- **Frisches Stadium** (Stadium I; Dauer: Stunden bis Tage): **ST-Hebungen**, die sich schon nach Sekunden aber auch erst nach 30 min ausbilden können.
- **Zwischenstadium**: Entwicklung von **Q-Zacken** bei allmählichem Rückgang der ST-Hebungen mit beginnender T-Negativierung.

Später gehen die ST-Hebungen völlig zurück, und die T-Welle wird wieder positiv.
Die Q-Zacke hingegen bleibt über viele Monate oder persistierend als Hinweis auf
einen abgelaufenen Infarkt im EKG sichtbar. Q-Zacken entwickeln sich allerdings
meist nur nach einem ausgedehnten, transmuralen Infarkt (»**q-wave-infarction**«);
beim weniger ausgeprägten Infarkt (NSTEMI) bilden sich meist keine Q-Zacken
aus (intramuraler Infarkt bzw.»**non-q-wave-infarction**«).

Infarktlokalisation Die EKG-Veränderungen finden sich jeweils nur über den
geschädigten Arealen. In anderen Ableitungen ist die ST-Strecke normal oder
spiegelbildlich erniedrigt. Durch Betrachtung und Auswertung der ST-Strecken-
veränderungen in den einzelnen EKG-Ableitungen ist eine Lokalisation des infar-
zierten Areals möglich. Grob vereinfacht treten dabei die Veränderungen je nach
dem betroffenen koronararteriellen Versorgungsgebiet in folgenden Ableitungen
auf:

- Vorderwandinfarkt: V_1-V_6, I, aVL.
- Hinterwandinfarkt: II, III, aVF (in etwa 50 % der Fälle ist dabei auch der rechte Ventrikel mit betroffen).

Komplikationsmöglichkeiten In der Akutphase drohen:
- tachykarde Rhythmusstörungen bis hin zum Kammerflimmern (seltener bradykarde Rhythmusstörungen bis zur Asystolie) oder
- eine akute Herzinsuffizienz bis zum Lungenödem und kardiogenen Schock (in 6–9 % der Fälle).

> Die meisten Todesfälle nach einem Myokardinfarkt ereignen sich innerhalb der ersten Stunde infolge schwerer tachykarder Rhythmusstörungen (Kammerflimmern).

Differenzialdiagnosen Differenzialdiagnostisch zum ACS abzugrenzen sind andere **thorakale Erkrankungen** wie Lungenembolie (► Abschn. 11.3), akutes Aortensyndrom (► Abschn. 11.4), Takotsubo-Kardiomyopathie, Perikarditis oder funktionelle Herzbeschwerden, aber auch **extrathorakale Erkrankungen** wie Pankreatitis, Gallenkolik, perforiertes Magen- oder Duodenalulkus (► Kap. 12.1 und 12.2) oder selten auch einmal ein Glaukomanfall (► Kap. 17.1).
- **Takotsubo-Kardiomyopahthie**: Akutes, reversibles, durch Stress ausgelöstes Herzversagen mit linksventrikulär-apikaler Hypokinesie, EKG-Veränderungen und Symptomen wie beim Myokardinfarkt, aber normalen Koronararterien. Alternative Bezeichnungen lauten: Stresskardiomyopathie oder Broken-Heart-Syndrom. Betroffen sind vor allem ältere Frauen. Die Therapie ist symptomatisch.
- **Perikarditis**: Eine Herzbeutelentzündung kann ähnliche Schmerzsymptome wie ein ACS hervorrufen. Häufig liegt gleichzeitig hohes Fieber vor. Auskultatorisch hört man schabende Geräusche (Perikardreiben). Die EKG-Veränderungen (ST-Hebungen) sind als Ausdruck eines globalen Myokardschadens im Gegensatz zum Infarkt meist in allen Ableitungen gleichsinnig ausgeprägt.
- **Funktionelle Herzschmerzen** treten oft bei jungen Patienten auf und imponieren als linksthorakale »Herzstiche« ohne erkennbare organische Ursache, ohne Vitalgefährdung und ohne EKG- oder Enzymveränderungen.

11.1.2 Therapie des akuten Koronarsyndroms

Ziele Für allen Formen des ACS gelten folgende initialen Therapieziele:
- Senkung des myokardialen Sauerstoffbedarfs und Besserung der Schmerzsymptomatik durch antiischämische Substanzen und Analgetika; und

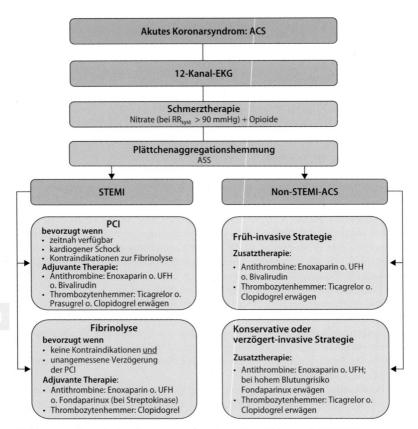

Abb. 11.6 Therapie des akuten Koronarsyndroms. (Modifiziert nach ERC 2015)
UFH Unfraktioniertes Heparin

— Verhinderung einer (fortschreitenden) Thrombosierung im Koronarsystem
   durch gerinnungs- und thrombozytenaggregationshemmende Substanzen.

Beim Myokardinfarkt mit ST-Hebungen (STEMI) muss schnellstmöglich die Rekanalisierung des verschlossenen Koronararterienanteils folgen. Eine Übersicht
über die aktuellen Therapieempfehlungen des ERC gibt ◘ Abb. 11.6.

Antiischämische Therapie

Antiischämische und analgetische Therapiemaßnahmen zur Minimierung des myokardialen Zellschadens und Besserung der Schmerzsymptome bilden die Basis jeder symptomatischen Therapie des ACS.

- **Nitrate** wie Nitroglycerin wirken venodilatierend, senken die myokardiale Wandspannung und das enddiastolische Volumen des linken Ventrikels, reduzieren den myokardialen Sauerstoffverbrauch und steigern den koronararteriellen Blutfluss. Häufig führen sie zu einer deutlichen Schmerzlinderung bei ischämisch bedingten thorakalen Schmerzen. Ob sie allerdings auch einen günstigen Effekt auf das »Outcome« haben, wird kontrovers beurteilt. Nitrate sollen als Initialtherapie eingesetzt werden werden, sofern keine **Kontraindikationen** wie **Hypotension** (< 90 mmHg systolisch), **Bradykardie** (< 50/min), **erhebliche Tachykardie** und **Hinweise auf** einen **rechtsventrikulären Infarkt** vorliegen. Als **unerwünschte Wirkungen** können vor allem Blutdruckabfall, Tachykardie und Kopfschmerzen auftreten.

- **Opioide: Morphin** gilt international als Schmerztherapeutikum der Wahl beim Myokardinfarkt. Es hat zusätzlich zur analgetischen Wirkung einen venodilatierenden Effekt und reduziert dadurch (ähnlich wie Nitrate) die Vorlast, allerdings kann damit auch ein Blutdruckabfall verbunden sein. Andere Opioide können auch gegeben werden. Für kardiozirkulatorisch instabile Patienten ist **Piritramid** möglicherweise besser geeignet als Morphin.

- **β-Blocker** wie Metoprolol oder Esmolol reduzieren den myokardialen Sauerstoffverbrauch und lindern die ischämisch bedingten Symptome. β-Blocker sind Standardtherapeutika bei koronarer Herzerkrankung. Allerdings gibt es gegenwärtig keine ausreichenden Belege dafür, dass die präklinische Routinegabe eines β-Blockers die Prognose eines ACS verbessert; im Gegenteil: Neuere Studien zeigen ein erhöhtes Risiko eines kardiogenen Schocks bei Patienten mit STEMI. Daher werden β-Blocker heute nur noch empfohlen, wenn ACS-Patienten tachykard oder hypertensiv sind. Laut aktueller DGK-Leitlinie gilt: Intravenöse β-Blocker sollen bei Patienten mit hohem Blutdruck und Tachykardie erwogen, aber bei Patienten mit Hypotension und Herzinsuffizienz vermieden werden.

- **Sauerstoff** über Maske oder Nasensonde wurde lange für alle Patienten mit ACS empfohlen. Mittlerweile gibt es jedoch Hinweise darauf, dass eine Hyperoxie bei unkompliziertem Myokardinfarkt schädlich sein könnte. Aktuell wird Sauerstoff nur bei (drohender) Hypoxie empfohlen: bei $pSaO_2$ < 94 %. Die $psaO_2$ sollte unter Sauerstoffzufuhr 98 % nicht übersteigen.

> Bei jedem ACS sind Nitrate und Opioide indiziert, wenn keine Kontraindikationen bestehen. Bei Hypoxie ist die Gabe von Sauerstoff angezeigt, bei Tachykardie und Hypertension kann ein β-Blocker erwogen werden.

Gerinnungs- und Thrombozytenaggregationshemmung

Eine progrediente Thrombusformation kann medikamentös verhindert werden. Dazu dienen folgende Substanzen bzw. Substanzgruppen:

- **Acetylsalicylsäure (ASS)** hemmt die Zyklooxygenase-1 und dadurch wiederum die Bildung des stark aggregationsfördernden Thromboxan A2. Die Wirkung beim ACS ist sowohl für die Akuttherapie als auch für die Langzeitbehandlung belegt. Die Gabe soll so früh wie möglich bereits präklinisch erfolgen. Über Dosierung und Applikation gibt es unterschiedliche Vorstellungen, weil ASS in den meisten Ländern nur als Tablette oder Kautablette vorliegt (mit länderspezifisch unterschiedlicher Dosis pro Tablette), in Deutschland aber auch in einer i.v.-Formulierung mit 500 mg pro Ampulle. Diese 500 mg werden dann häufig auch gegeben, was allerdings mindestens doppelt so viel ist wie von den Fachgesellschaften empfohlen. Die DGK-Leitlinien 2012 empfehlen als Aufsättigungsdosis 150–500 mg p.o. oder 80–250 mg i.v. (also nur $^1/_6$ bis ½ Ampulle!), und zwar differenziert nach dem weiteren Vorgehen: Bei geplanter primärer PCI (dies ist der häufigste Fall): 150–300 mg oral oder 80–150 mg i.v.; bei Fibrinolyse 150–500 mg oral oder 250 mg i.v.; und ohne Reperfusionstherapie 150–500 mg oral.
- **Antithrombine** sind wichtige Behandlungskomponenten eines ACS. Dazu gehören **Heparine** als indirekte Thrombininhibitoren und **Bivalirudin** als direkter Thrombininhibitor. Infrage kommen unfraktioniertes Heparin (**UFH**), niedermolekulare Heparine (**LMWH**) wie Enoxaparin, Fondaparinux (ein Pentapeptid) oder eben Bivalirudin. Früher wurde überwiegend UFH empfohlen, aber insbesondere Enoxaparin hat sich als sichere und effektive Alternative erwiesen. Fondaparinux ist besonders bei hohem Blutungsrisiko zu erwägen.
- **ADP-Rezeptorblocker.** Clopidogrel, Prasugrel und Ticlopidin gehören zur Gruppe der Thienopyridine, die die Thrombozytenaggregation über eine Blockade des $P2Y_{12}$-Rezeptors hemmen. Patienten mit ACS (STEMI oder NSTEMI) sollen leitliniengerecht frühzeitig einen ADP-Rezeptorblocker erhalten. ADP-Rezeptorblocker gibt es nur zur oralen Applikation. Ob sie – wie ASS – bereits präklinisch gegeben werden sollten, ist umstritten; diese Frage sollte mit dem jeweiligen regionalen kardiologischen Zentrum abgesprochen werden. Clopidogrel war früher das gängigste Thienopyridin, wird aber als primärer PCI heute nur noch empfohlen, falls Prasugrel oder Ticagrelor kontraindiziert oder nicht verfügbar sind.
- **Glykoprotein-IIb/IIIa-Antagonisten.** Eptifibatide, Tirofiban und Abciximab wirken über eine Blockade des thrombozytären Fibrinogenrezeptors, des gemeinsamen Endglieds der Plättchenaggregation. Frühere Untersuchungen ließen therapeutische Vorteile erkennen, gegenwärtig jedoch werden Glykoprotein IIb/IIIa-Antagonisten nicht für die Routinetherapie des ACS empfohlen.

❯ Bei ACS wird präklinisch eine antikoagulatorische Kombination aus ASS und einem Antithrombin (Heparin) empfohlen, sofern keine Kontraindikationen vorliegen. Frühzeitig soll außerdem ein ADP-Rezeptorblocker gegeben werden.

Rekanalisation

Die Wiedereröffnung des verschlossenen Koronararterienanteils (Rekanalisation) ist vordringliches Ziel beim Myokardinfarkt mit ST-Hebungen (STEMI). Dafür stehen prinzipiell **2 Methoden** zur Verfügung: die perkutane Koronarintervention (PCI) und die Therapie mit Fibrinolytika.

— **PCI**: Die interventionell-radiologische Gefäßeröffnung mittels Ballondilation, meist mit Stent-Einlage, gilt heute beim akuten Myokardinfarkt mit ST-Strecken-Hebung als Verfahren der Wahl zur Wiedereröffnung verschlossener Koronargefäße, sofern es zeitnah verfügbar ist, d. h. innerhalb von 2 h. Dieses Verfahren weist bessere Langzeitergebnisse auf als die Lysetherapie. Daher soll ein Patient mit STEMI unverzüglich in eine Klinik mit der Möglichkeit zur Durchführung einer PCI gebracht werden. Die PCI verbessert die Prognose aller Patienten mit STEMI, insbesondere auch bei kardiogenem Schock.

— **Fibrinolyse**: Die Fibrinolyse ist der PCI unterlegen. Nach den aktuellen Empfehlungen der ESC / DGK wird eine fibrinolytische Therapie innerhalb von 12 h nach Symptombeginn bei Patienten ohne Kontraindikationen empfohlen, wenn die primäre PCI nicht innerhalb von 120 min nach dem ersten medizinischen Kontakt von einem erfahrenen Team durchgeführt werden kann (◧ Abb. 11.7). Bei Patienten mit weniger als 2-stündiger Symptomdauer, großem Infarkt und niedrigem Blutungsrisiko sollte schon dann eine Fibrinolyse erwogen werden, wenn die erwartete Zeit bis zur PCI mehr als 90 min beträgt. In diesen Fällen (und nur in diesen Fällen!) sollte eine Fibrinolyse erfolgen und möglichst schon präklinisch begonnen werden; dazu sollte ein fibrinspezifisches Fibrinolytikum (Tenecteplase, Alteplase oder Reteplase; ▶ Praktisches Vorgehen) verwendet werden. ASS und Clopidogrel sind zusätzlich indiziert. Schwerwiegende Komplikationsmöglichkeiten der Lysetherapie sind intrazerebrale Blutungen und schwere kardiale Rhythmusstörungen bis hin zum Kammerflimmern (sog. **Reperfusionsarrhythmien**). Eine »Ultima-ratio«-Lyse bei CPR wird gegenwärtig übrigens selbst bei begründetem Verdacht auf einen Myokardinfarkt als Ursache des Kreislaufstillstands **nicht** empfohlen.

❯ Bei STEMI soll so früh wie möglich eine PCI erfolgen. Die Lysetherapie ist nur indiziert, wenn eine PCI nicht zeitnah (< 2 h) erfolgen kann.

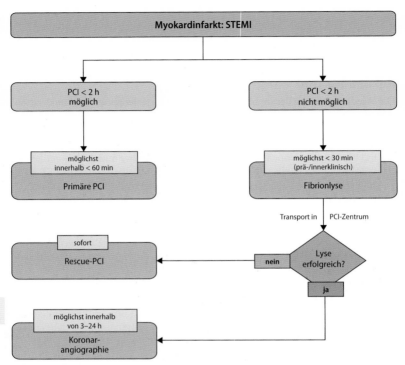

◘ Abb. 11.7 Vorgehen bei STEMI in Abhängigkeit von der Verfügbarkeit einer primären perkutanen Koronarintervention (PCI). Beachte: Der Patient mit STEMI soll möglichst primär in eine Krankenhaus mit PCI-Möglichkeit gebracht werden; ist dies nicht möglich, so ist ein früher Sekundärtransport in ein solches Krankenhaus angezeigt. (Modifiziert nach ESC 2012)

Weitere Therapiemaßnahmen beim ACS

Folgende Therapiemaßnahmen sollen die Erstbehandlung nach ACS ergänzen:

━ **Angiotensin Converting-Enzyme-Inhibitoren (ACE-I)** wie Enalapril verbessern die myokardiale Funktion und die Prognose des Patienten mit akutem
Myokardinfarkt mit oder ohne Rekanalisationstherapie signifikant. Eine
orale Therapie soll bei kardiozirkulatorisch stabilen Patienten innerhalb von
24 h nach dem Infarkt begonnen werden; eine intravenöse Gabe ist jedoch
vor allem wegen der Hypotensionsgefahr nicht angezeigt. Patienten, die

ACE-I nicht vertragen, sollten Angiotensin-II-Rezeptorenblocker (sog. Sartane) erhalten.

- **Statine (HMG-CoA-Reduktase-Hemmer** wie Simvastatin oder Atorvastatin verbessern nach ACS die Prognose durch Reduktion schwerwiegender kardiovaskulärer Ereignisse. Daher sollte eine Statintherapie immer innerhalb von 24 h nach Beginn des ACS begonnen werden; bei bereits mit Statinen vorbehandelten Patienten sind sie weiterzugeben. Allen STEMI-Patienten ohne Kontraindikationen und ohne Anamnese für Unverträglichkeit wird unabhängig von den Cholesterinwerten früh nach Aufnahme der Beginn oder die Fortsetzung einer hochdosierten Statintherapie empfohlen.

Für die die prophylaktische Behandlung mit Antiarrhythmika, die Gabe von Magnesium oder eine Glukose-Insulin-Kalium-Infusionen gibt es keine gesicherte Indikation.

Praktisches Vorgehen

Präklinische Therapie des ACS
- Therapiegrundlage
  - Bettruhe (keine Anstrengungen, kein Umherlaufen)
  - 12-Kanal-EKG so früh wie möglich (innerhalb 10 min)
- Symptomatische Therapie
  - Bei $psaO_2$ < 94%: Sauerstoff, z. B. 4 l/min per Nasensonde; Zielwert $psaO_2$ 94–98%.
  - Nitroglycerin bis zu 3 Einzeldosen à 0,4 mg sublingual als Kapsel oder Spray; nicht bei Hypotension < 90 mmHg systolisch oder Bradykardie oder Hinweis auf rechtsventrikulären Infarkt
  - Morphin oder Piritramid 3–5 mg i.v., ggf. wiederholt; wenn erforderlich: zusätzlich vorsichtig Benzodiazepine zur Anxiolyse und Sedierung, z. B. Midazolam 2 mg i.v., ggf. wiederholt
- Gerinnungshemmende Therapie
  - ASS 80–150 mg (Anhalt: ¼ Ampulle) i.v. bei geplanter PCI, 250 mg = ½ Amp. i.v. bei Fibrinolyse (oder ca. 250 mg als Tablette oder Kautablette p.o.)
  - Antikoagulation, z. B. initial 30 mg Enoxaparin i.v. (Näheres s. u.: Präklinische intravenöse Lysetherapie und Antikoagulation bei ACS)
  - Evtl. (nach Absprache mit dem regionalen kardiologischen Zentrum) ADP-Rezeptorblocker. Dosierung: Clopidogrel 300 mg p.o. (bei geplanter PCI 600 mg; bei Alter > 75 Jahre: 75 mg); bei geplanter PCI ist Ticagrelor (Aufsättigungsdosis: 180 mg p.o.) oder Prasugrel (Aufsättigungsdosis 60 mg p.o.; nicht bei Patienten > 75 Jahren) zu bevorzugen

- Weitere Therapie
  - Bei Tachykardie und Hypertension: Metoprolol 2,5–5 mg i.v.
  - Bei kardiogenem Schock und schweren Rhythmusstörungen symptoma-tische Therapie: Katecholamine wie Adrenalin oder Noradrenalin bei Pumpversagen; ► Kap. 9.2), Atropin bei kreislaufwirksamer Bradykardie (► Kap. 10.3) und Amiodaron bei ventrikulärer Tachyarrhythmie (► Kap. 10.2)
  - Bei Kreislaufstillstand: CPR; insbesondere: bei VF/pVT Defibrillation (► Kap. 7)
- Rekanalisationstherapie
  - PCI anstreben: zügiger Transport ins nächste kardiologische Zentrum mit PCI-Bereitschaft.
  - Nur wenn PCI nicht innerhalb 2 h möglich: Fibrinolysetherapie (◘ Abb. 11.7). Substanzen, Indikationen und Dosierungen s. u.

Praktisches Vorgehen

Antikoagulation und Fibrinolysetherapie bei ACS
- Antikoagulation bei ACS (mit oder ohne Lysetherapie; Beispiele)
  - UFH: 4000 I. E. Heparin i.v., danach 1000 I. E./h kontinuierlich i.v. (PTT-Kontrolle in der Klinik)
  - Enoxaparin 30 mg i.v., dann nach 15 min: 1 mg/kg s. c., wiederholt alle 12 h (> 75 Jahre: kein i.v.-Bolus, 0,75 mg/kg s. c. alle 12 h)
- Voraussetzungen und Indikationen zur präklinischen intravenösen Lysetherapie
  - Eine zeitnahe PCI (innerhalb von 2 h) in der Klinik ist nicht möglich
  - Notarzt ist mit Diagnostik (12-Kanal-EKG) und Therapie vertraut
  - Typische klinische Symptome eines ACS und EKG-Veränderungen eines STEMI: signifikante ST-Hebungen in mindestens 2 Extremitäten- oder Brustwandableitungen
  - Beginn der Beschwerden innerhalb der letzten 12 h
  - Keine Kontraindikationen (◘ Tab. 11.1)
- Lysetherapeutika und Dosierungen
  - Alteplase (t-PA): insgesamt 100 mg, und zwar 15 mg als Bolus i.v., gefolgt von 50 mg über 30 min i.v., danach 35 mg über 60 min i.v.
  - Reteplase (r-PA): 10 U + 10 U i.v. als Boli im Abstand von 10 min
  - Tenecteplase (TNK-tPA): gewichtsadaptierte Bolusinjektionen: < 60 kg → 30 mg; zwischen 60 und 70 kg → 35 mg; zwischen 70 und 80 kg → 40 mg; zwischen 80 und 90 kg → 45 mg; ≥ 90 kg → 50 mg
  - Streptokinase: 1,5 Millionen Einheiten über 30–60 min i.v. (wird nur noch empfohlen, wenn keines der obigen 3 Fibrinolytika verfügbar ist)

⬛ **Tab. 11.1** Kontraindikationen für eine Thrombolyse (nach ERC 2015)

Absolute Kontraindikationen	Relative Kontraindikationen
Hämorrhagischer oder unklarer Schlaganfall Ischämischer Schlaganfall im letzten halben Jahr Tumoren oder Schäden des zentralen Nervensystems Größeres Trauma oder Operation oder Kopfverletzung in den letzten 3 Wochen Gastrointestinale Blutung im letzten Monat Bekannte Blutungsneigung Aortendissektion	Transitorische ischämische Attacke (TIA) in den letzten 6 Monaten Orale Antikoagulationstherapie (Cumarine) Schwangerschaft bis eine Woche nach Entbindung Nicht komprimierbare Punktion Traumatische Wiederbelebung Therapierefraktäre Hypertonie ($RR_{syst} > 180$ mmHg) Fortgeschrittene Lebererkrankung Bakterielle Endokarditis Florides Magengeschwür

11.2 Lungenödem

Symptome Ein Lungenödem entsteht durch pathologische Zunahme des extravaskulären Lungenwassers. Dabei entwickelt sich zunächst ein interstitielles, dann zusätzlich ein alveoläres Lungenödem. Ein rein interstitielles Ödem ist präklinisch nicht zu diagnostizieren. Die Auswirkungen auf den Gasaustausch sind gering. Der Gasaustausch wird jedoch erheblich beeinträchtigt, wenn die Flüssigkeit aus dem Interstitium in den Alveolarraum gelangt:»alveolar flooding«. Das führt zu den Symptomen **Tachypnoe, Dyspnoe, Zyanose, Abfall der Sauerstoffsättigung** (primäre Oxygenierungsstörung) und **auskultatorisch grob-** oder **feinblasige Rasselgeräusche.**

Formen Grundsätzlich werden je nach Entstehungsmechanismus 2 Formen unterschieden:

- Das **kardiogene Lungenödem** entsteht durch erhöhten pulmonalkapillären Druck aufgrund einer myokardialen Insuffizienz. Im Röntgen-Thorax-Bild imponieren perihiläre, symmetrische, schmetterlingsförmige Stauungszeichen.

- Das **nichtkardiogene Lungenödem** (Permeabilitätsödem) entwickelt sich durch eine primäre Störung der Kapillarpermeabilität (Schrankenstörung) bei normalem oder erniedrigtem pulmonalkapillären Druck. Im Röntgenthoraxbild sind typische diffuse, schneegestöberähnliche Transparenzminderungen zu sehen.

11.2.1 Kardiogenes Lungenödem

Ursache Die Ursache des kardiogenen Lungenödems ist ein akutes Herzversagen (Linksherzinsuffizienz), das auch zum kardiogenen Schock führen kann (AHF ▶ Kap. 8.2.1 und 9.2). Aufgrund des Rückwärtsversagens steigt der Druck im linken Vorhof und den pulmonalen Kapillaren an (daher auch **Hochdrucklungenödem**). Dadurch wird vermehrt Flüssigkeit ins Interstitium abfiltriert, die schließlich in den Alveolarraum übertritt, wenn die Lymphdrainagekapazität der Lunge erschöpft ist (über diesen Mechanismus kommt es auch bei akuter Überwässerung, etwa bei fehlerhafter Infusionstherapie oder Nierenversagen, zum Lungenödem).

Symptome Neben den bereits beschriebenen Symptomen eines Lungenödems weist der Patient weitere Zeichen des akuten Herzversagens auf (▶ Kap. 8.2.1). Der Blutdruck kann hoch (reflektorische Vasokonstriktion) oder niedrig (kardiogener Schock) sein. Die Atemnot bessert sich typischerweise im Sitzen (**Orthopnoe**). Durch ein Ödem der Bronchialschleimhaut und dadurch bedingte Einengung der Bronchien kann ein asthmaähnliches Bild entstehen (**Asthma cardiale**). Manche Patienten haben außerdem blutig-schaumigen Auswurf.

Therapie Da das kardiogene Lungenödem eine »feuchte« Ausprägungsform des akuten Herzversagens ist (Killip Klasse III oder IV, Forrester-Klasse II oder IV) → Therapie des AHF ▶ Kap. 8.21.

Aus der Notfallpraxis

Während der Übertragung eines Fußballländerspiels entwickelt ein 70-jähriger Patient zunehmende Atemnot. Die Ehefrau verständigt sofort den Notarzt. Dieser findet den Patienten schwer atmend, schweißgebadet und mit deutlicher Lippenzyanose in der Küche sitzend vor, mit beiden Armen auf den Küchentisch gestützt. Auch ohne Stethoskop hört man (nach Abschalten des Fernsehers) brodelnde Geräusche über der Lunge. Ein langjähriges Herzleiden sei bekannt, aber so schlimm sei es noch nie gewesen. Die Ehefrau hat bereits zahlreiche Medikamente, die ihr Mann nimmt, auf dem Küchentisch ausgebreitet, u. a. Digitalispräparate, Diuretika und ACE-Hemmer. Der Blutdruck beträgt 180/110 mmHg, die Herzfrequenz 120/min, die psaO$_2$ 78 %. Der Notarzt lässt den Patienten am Tisch sitzen, appliziert mehrmals je 2 Hübe Nitroglycerin unter die Zunge, verabreicht 6 l Sauerstoff über eine Nasensonde und injiziert dann 40 mg Furosemid. Im Laufe der nächsten Minuten fällt der Blutdruck auf 150/90 mmHg, die Sättigung steigt auf 91 %, die Luftnot lässt nach und der Patient wird sitzend im NAW in die Klink transportiert, wo er auf der internistischen Intensivstation mit der Diagnose »kardiogenes Lungenödem« übergeben wird.

11.2.2 **Nichtkardiogenes Lungenödem**

Ursache Zugrunde liegt eine Schädigung der Lungenkapillaren, die zu einer erhöhten Permeabilität für Flüssigkeit und Proteine ins Interstitium und den Alveolarraum führt. Diese kann hervorgerufen werden durch toxische Substanzen aus der Blutbahn (z. B. bei Sepsis) oder – im Notarztdienst bei weitem häufiger – aus den Luftwegen (toxisches Lungenödem) (◘ Tab. 11.2).

Terminologie Ein nichtkardiogenes Lungenödem wird als **ARDS** (»acute respiratory distress syndrome«) bezeichnet und nach der sog. Berlin-Definition von 2011 weiter eingeteilt in eine schwere, moderate und milde Verlaufsform, je nach Schwere der Oxygenierungsstörung. Der zwischenzeitlich eingeführte und noch immer gelegentlich verwendete Begriff ALI (»acute lung injury«) ist nicht mehr aktuell.

Therapie Die spezifischen präklinischen therapeutischen Möglichkeiten sind begrenzt. Inhalative Kortikosteroide beim Inhalationstrauma sind zwar üblich, jedoch ist eine Prognose-verbessernde Wirkung nicht nachgewiesen.

◘ **Tab. 11.2** Ursachen eines Lungenödems

Kardiogenes Lungenödem	Akute Linksherzinsuffizienz	Koronare Herzerkrankung (z. B. Myokardinfarkt) Hypertonie (z. B. hypertensive Krise) Kardiomyopathie Myokarditis Herzklappenfehler Herzrhythmusstörungen
Nichtkardiogenes Lungenödem	Direkter Lungenschaden	Pneumonie Inhalation toxischer Substanzen (Reizgase) Lungenkontusion (Thoraxtrauma) Aspiration von Mageninhalt Beinahe-Ertrinken Schock jeglicher Genese
	Indirekter Lungenschaden (über die Blutbahn)	Sepsis Polytrauma Verbrennungen Pankreatitis Fettembolie Medikamente (Opioide, β_2-Mimetika)

Praktisches Vorgehen

Präklinische Therapie des nichtkardiogenen Lungenödems (ALI, ARDS)
- Sauerstoffgabe 4–8 l/min, ggf. Beatmung, am besten mit PEEP 5–15 mbar
- Bei Inhalationstrauma evtl. Kortikoide zur Begrenzung des Alveolar- und Kapillarschadens, z. B. Budesonid 2 Hübe alle 5 min, in schweren Fällen evtl. auch Methylprednisolon 250 mg i.v.; zusätzlich Bronchodilatoren bei ausgeprägtem Bronchospasmus (▶ Abschn. 11.5)

11.3   Lungenembolie

Ätiologie   Lungenembolie (LE) bezeichnet einen embolischen Verschluss pulmonalarterieller Äste mit Durchblutungsstopp der entsprechenden Lungenareale. Konsekutiv steigt der pulmonalarterielle und zentralvenöse Druck an, und es entwickelt sich in schweren Fällen ein obstruktiver Schock (▶ Kap. 9.3) mit akutem Rechtsherzversagen (**akutes Cor pulmonale**) bis hin zum Kreislaustillstand; bis zu 9 % aller Kreislaufstillstände liegt eine LE zugrunde. Klinisch besteht große Ähnlichkeit mit dem kardiogenen Schock. Häufigste Ursache einer Lungenembolie ist die Thrombembolie. Der Ursprung der Blutkoagel ist meist eine tiefe Bein- oder Beckenvenenthrombose bei immobilisierten, bettlägerigen Patienten, infolge von Verletzungen oder Operationen der unteren Körperhälfte oder bei angeborenen – z. B. AT-III-Mangel – oder medikamentös induzierten hyperkoagulabilen Gerinnungsstörungen durch Kontrazeptiva oder Rauchen. Folgende disponierenden Faktoren, deren Vorliegen an eine Lungenembolie denken lassen muss, kann der Notarzt oft bereits präklinisch in Erfahrung bringen oder rasch diagnostizieren: aktuelle oder vorangegangene tiefe Beinvenenthrombose, Knochenfrakturen (Hüfte, untere Extremitäten), Hüft- oder Kniegelenksersatz, größere allgemeinchirurgische Eingriffe, größeres Trauma, Rückenmarksverletzung, Immobilisation oder Operation in den vergangenen vier Wochen sowie Tumorleiden. Gegenüber der Thrombembolie spielen Luft- und Fettembolien eine untergeordnete Rolle.

Symptome   Wenn mehr als 30 % der Lunge nicht mehr durchblutet werden, treten folgende Symptome auf, die jedoch allesamt unspezifisch sind:
- **klinische Symptome:** Dyspnoe und Tachypnoe (beide sehr häufig), thorakale Schmerzen (häufig), Husten und Hämoptysen (beide gelegentlich),
- **respiratorische Störungen:** Oxygenierungsstörung, Hypokapnie durch reaktive Hyperventilation oder (in schweren Fällen) Hyperkapnie durch erhöhte Totraumventilation,

- **zirkulatorische Störungen**: Tachykardie, systemische Hypotension, pulmonalarterielle Hypertension, ZVD-Anstieg (gestaute Halsvenen!).

> Die Leitsymptome einer schweren Lungenembolie sind thorakale Schmerzen, Dyspnoe und Tachykardie.

Diagnosestellung Der Auskultationsbefund ist zunächst meist unauffällig (keine Rasselgeräusche). Im EKG findet man evtl. Hinweise auf eine akute Rechtsherzbelastung, z. B. Sagittaltyp (SIQIII-Typ) oder ST-Hebungen über V1–3, III und aVF. Präklinisch kann eine Lungenembolie selten sicher diagnostiziert werden, und auch detaillierte EKG-Auswertungen, Röntgen-Thoraxaufnahmen und die Ergebnisse der arteriellen Blutgasanalyse (also Routinemaßnahmen in der Notaufnahme der Klinik) können den Verdacht auf eine Lungenembolie nicht definitiv bestätigen oder widerlegen. Zur Diagnosesicherung soll so früh wie möglich eine Echokardiographie oder CT-Pulmonalisangiographie erfolgen. Die wichtigste **Differenzialdiagnose** zur schweren akuten Lungenembolie ist der **Myokardinfarkt**.

Risikostratifizierung Je nach Symptomkonstellation wird die LE nach Grosser in 4 Schweregrade eingeteilt (◻ Tab. 11.3). Die Deutsche Gesellschaft für Kardiologie (DGK) empfiehlt in ihren Leitlinien zur Diagnose und Therapie der akuten Lungenembolie 2009 vereinfachend und pragmatisch eine Einteilung der Patienten in 2 Gruppen:

- **Niedriges Risiko**: Der Patient ist stabil: Grad 1 und 2 nach Grosser → Transport in die Klinik, dort Diagnostik und Therapie
- **Hohes Risiko**: Der Patient ist hypotensiv und im Schock; umfasst Grad 3 und 4 nach Grosser → präklinische Therapie erforderlich

◻ **Tab. 11.3** Schweregradeinteilung der Lungenembolie nach Grosser

Grad I	Leichtere, kurz anhaltende klinische Symptome ohne zirkulatorische oder respiratorische Beeinträchtigung
Grad II	Mäßige, länger anhaltende Symptome ohne wesentliche zirkulatorische oder respiratorische Beeinträchtigung
Grad III	Ausgeprägte, anhaltende Symptome mit deutlicher zirkulatorischer und respiratorischer Beeinträchtigung
Grad IV	Schock mit ausgeprägten Oxygenierungsstörungen oder Herz-Kreislauf-Stillstand

Therapie Angelehnt an die DGK-Empfehlungen soll die Therapie der LE bei hohem Risiko (also Grad 3 und 4) folgendermaßen aussehen:

- Sauerstoffzufuhr bei Hypoxämie
- Sofortige Antikoagulation mit Heparin (UFH); dies soll ein appositionelles Thrombuswachstum verhindern
- Therapie der Hypotension mit Vasopressoren (z. B. Adrenalin, Noradrenalin)
- Steigerung des Herzzeitvolumens mit Dobutamin und/oder Dopamin
- Thrombolytische Therapie für Patienten mit schwerem Schock oder persistierender katecholaminresistenter ausgeprögter Hypotension

Die Kontraindikationen einer Lysetherapie bei LE sind die gleichen wie beim Myokardinfarkt (◘ Tab. 11.1). Allerdings sind auch »absolute Kontraindikationen« bei schwerster Lungenembolie relativ, da ohne Lyse oft keine Möglichkeit besteht, den Patienten zu retten. In der Klinik können eine chirurgische Embolektomie oder eine interventionelle Katheterembolektomie bzw. Fragmentierung proximaler Thromben erwogen werden, wenn die Thrombolyse nicht möglich oder erfolglos war. Ist kein Puls mehr tastbar, muss reanimiert werden. Eine begonnene Reanimation ist keine Kontraindikation für die Lyse. Durch extrathorakale Herzmassage kann ein größerer Thrombus möglicherweise mechanisch zertrümmert werden. Die CPR soll nach Lyse mindestens 60–90 min lang fortgesetzt werden; ggf. ist die Indikation zur Verwendung mechanischer Reanimationshilfen wie AutoPulse oder zur eCPR zu stellen (▶ Kap. 7)

Praktisches Vorgehen

Präklinische Therapie der Lungenembolie
- Sauerstoffgabe 4–8 l/min, ggf. Beatmung
- Kreislaufstabilisierung mit Katecholaminen, z. B. Adrenalin 0,05–0,2 mg i.v., dann kontinuierlich 0,1–1 µg/kg/min i.v.
- Heparin-Bolus 80 I.E./kg KG, dann Infusion mit 18 I.E./kg/h; entspricht bei 70 kg etwa 5000 I. E. i.v., danach 1300 I. E./h i.v.; dann (in der Klinik) einregulieren auf eine PTT zwischen 46 und 70 s, d. h. dem 1,5- bis 2,3-fachen der Norm
- Bei Kreislaufstillstand → CPR. nach Lysetherapie für mindestens 60–90 min
- Im schweren, katecholaminresistenten Schock oder unter CPR: Lysetherapie erwägen; folgende Verfahren werden alternativ empfohlen:
  - Alteplase (t-Pa) 100 mg über 2 h; bzw. akzeleriert: 0,6 mg/kg über 15 min
  - Urokinase: 4.400 E/kg KG über 10 min, gefolgt von 4.400 E/kg/h über 12–24 h; akzeleriert: 3 Mio. E über 2 h
  - Streptokinase 250.000 E über 30 min, gefolgt von 100.000 E/h über 12–24 h; bzw. akzeleriert: 1,5 Mio. IE über 2 h
  - Reteplase (off label use): Zwei Bolus-Injektionen à 10 U im Intervall von 30 min

11.4 Akutes Aortensyndrom

Häufigkeit Nach dem akuten Koronarsyndrom und der Lungenembolie ist das akute (thorakale) Aortensyndrom die dritthäufigste akut lebensbedrohliche Erkrankung mit dem Leitsymptom »**Thoraxschmerz**«. Prädisponierende Faktoren sind Hypertonus, vorausgegangener Aortenklappenersatz, operierte Aortenisthmusstenose sowie Marfan-Syndrom (und andere, deutlich seltenere angeborene Stoffwechseldefekte).

Einteilung Unter dem Namen akutes Aortensyndrom werden folgende Krankheitsbilder zusammengefasst:

- Klasse 1: klassische Aortendissektion; prognostisch ungünstigste Variante
- Klasse 2: intramurales Hämatom
- Klasse 3: umschriebene Dissektion
- Klasse 4: Plaqueruptur mit Dissektion und/oder Aortenruptur
- Klasse 5: traumatische Dissektion.

Abgrenzung vom akuten Koronarsyndrom Die Schmerzsymptomatik ähnelt der beim ACS, ist aber meist heftiger. Der Schmerz setzt plötzlich ein, erreicht sein Maximum innerhalb weniger Sekunden bis Minuten. Der Schmerz wird als vernichtend empfunden und strahlt oft in Rücken und Bauchraum aus. Wichtige **Unterschiede zum ACS**:

- Das EKG zeigt normalerweise keine Ischämiezeichen (allerdings kann es auch im Rahmen des akuten Aortensyndroms zur Okklusion der Koronarien kommen).
- Puls- und/oder Blutdruckdifferenzen zwischen oberer und unter Extremität deuten auf ein akutes Aortensyndrom hin.

In der Klinik erfolgt die weitere Diagnostik v. a. radiologisch und echokardiographisch.

Therapie Eine spezifische notfallmedizinische Therapie gibt es nicht. Symptomatisch soll der Blutdruck im normotensiven oder eher leicht hypotensiven Bereich gehalten werden (z. B. mit intravenösen β-Blockern, Urapidil oder Nitroglycerin). Wichtig ist, an das akute Aortensyndrom zu denken und schnellstmöglich eine Klinik anzufahren, die eine adäquate gefäßchirurgische und interventionell-radiologische Versorgung dieses ernsten, bei zügiger Therapie aber in den meisten Fällen überlebbaren Krankheitsbildes gewährleisten kann.

11.5 Asthmaanfall

Definition Das Asthma bronchiale ist eine chronische entzündliche Erkrankung der unteren Atemwege. Diese reagieren überempfindlich auf eine Vielzahl von Stimuli, die eine akute, potenziell lebensbedrohliche, jedoch prinzipiell reversible Obstruktion der unteren Atemweges durch Bronchospasmus, Bronchialschleimhautödem und zähes Bronchialsekret (Dyskrinie) auslösen können. Als **Status asthmaticus** bezeichnet man > 24 h anhaltende, nicht zu durchbrechende oder in dichter Folge auftretende Asthmaanfälle.

Auslöser Diese können vielfältig sein, z. B. Allergene, bestimmte Medikamente wie NSAID oder unspezifische Faktoren wie Anstrengung, Stress und Schlaf (die meisten tödlichen Asthmaanfälle ereignen sich nachts). Atemwegsinfektionen sind nur ausnahmsweise Auslöser eines Anfalls.

Symptome Das klinische Bild eines schweren Asthmaanfalls wird bestimmt durch Atemnot, Tachypnoe, Tachykardie und in sehr schweren Fällen auch Zyanose. Auskultatorisch hört man ein pfeifendes Atemgeräusch in der Exspirationsphase (**exspiratorisches Giemen**); dessen Ausprägung korreliert jedoch nicht mit der Gefährlichkeit des Anfalls Das Ausmaß der Atemwegsobstruktion kann durch Messung des exspiratorischer Spitzenflusses (PEF = peak exspiratory flow) objektiviert werden. Der PEF kann mit sog. Peak-Flow-Metern gemessen werden, die die Asthmapatienten oft selbst zur Hand haben. In ihrer aktuellen Leitlinie zur Therapie des Asthmas gibt die Deutsche Gesellschaft für Pneumologie (DGP) für die rettungsdienstlich relevanten schwereren Ausprägungen des Asthmaanfalls folgende Kriterien an:

- Schwerer Asthmaanfall: PEF < 50 % des Bestwertes; **Sprechdyspnoe** (der Patient ist kaum in der Lage, ganze Sätze zu sprechen); AF ≥ 25/min; HF ≥ 110/min.
- Lebensbedrohlicher Asthmaanfall: PEF < 33 % des Bestwertes bzw. < 100 ml/min; psaO$_2$ < 92 % trotz Sauerstoffgabe; dabei Normokapnie oder Hyperkapnie; fehlendes Atemgeräusch (**stille Lunge**), flache Atmung, zunehmende Bewusstseinstrübung, Zyanose, Bradykardie, Schock.

Aus der Notfallpraxis

Der Notarzt wird auf einen Autobahnrastplatz gerufen. Dort sitzt ein 56-jähriger Patient mit Lippenzyanose, schwer und schnell atmend am Steuer seines Wagens, hat sich die Krawatte gelockert und umklammert eine Sprühdose mit Fenoterol. Er berichtet dem Notarzt in abgehackten Sätzen, dass er auf der Autofahrt rasch zunehmende Luftnot bekommen habe und gerade noch den Parkplatz erreichen konnte. Er leide seit vielen Jahren an Asthma und habe jetzt schon 4 Hübe vom

Asthmaspray genommen, aber er bekomme immer noch keine Luft und habe Todesangst. Der Notarzt auskultiert über der Lunge ein leises Atemgeräusch mit exspiratorischem Pfeifen und stellt pulsoxymetrisch eine psaO$_2$ von 76 % und eine Pulsfrequenz von 150/min fest. Er verabreicht dem Patienten noch in dessen Auto 4 l Sauerstoff über eine Nasensonde, 2 weitere Fenoterolhübe, 0,25 mg Terbutalin s. c.,
400 mg Theophyllin i.v. und 250 mg Methylprednisolon i.v. Der Patient wird in den
Notarztwagen gebracht und dort sitzend gelagert. Im Laufe der Fahrt in die Klinik
bessert sich die Symptomatik, die Dyspnoe nimmt deutlich ab, die psaO$_2$ steigt auf
95 % unter 4 l O$_2$, und die Herzfrequenz fällt auf 130/min ab. Bei Ankunft in der Klinik
kann der Patient bereits wieder ganze Sätze sprechen, und die Todesangst ist ver-
flogen.

Therapie Entscheidend in der Behandlung des schweren und lebensbedrohlichen
Asthmaanfalls ist die Ventilationsverbesserung durch eine eine gute bronchodilatorische Therapie plus antiinflammatorisch wirkende Glukokortiksteroide, kombiniert mit Sauerstoffzufuhr. Mögliche Bronchodilatoren sind:

- **β$_2$-Mimetika**: Hierzu gehören Fenoterol, Salbutamol, Terbutalin und Reproterol. Deren inhalative Gabe ist die Therapie der Wahl. Im schwersten
Asthmaanfall können sie (oder Adrenalin) auch intravenös oder subkutan
gegeben werden, wenngleich dadurch keine Prognoseverbesserung nachgewiesen ist.
- **Anticholinergika** wie Ipratropium-Bromid können ebenfalls inhalativ gegeben werden, ihre Wirkung ist allein gegeben unzureichend, sie können
jedoch in Kombination mit β$_2$-Mimetika wirksam sein.
- **Methylxanthine** wie Theophyllin wirken gleichfalls bronchodilatierend,
allerdings sind die deutlich schwächer wirksam: β$_2$-Mimetika wirken etwa
3× so stark bronchodilatierend wie Theophyllin. Dessen Indikation in diesem Zusammenhang ist seit Jahren umstritten. Scharfzüngige Kritiker be-
haupten, Theophyllin würde nicht zu der Wirksamkeit, sondern lediglich zu
den Nebenwirkungen der bronchodilatorischen Therapie beitragen. Laut
DGP ist Theophyllin nach wie vor eine mögliche Therapiekomponente des
lebensbedrohlichen Asthmaanfalls; bei vorheriger Theophyllin-Therapie
des Patienten soll eine weitere Theophyllingabe nur nach Bestimmung der
Serumkonzentration (und damit erst in der Klinik) erfolgen.
- **Magnesiumsulfat**: Eine weitere, mittlerweile in ihrer Effektivität gut belegte
Maßnahme zur Bronchodilation besteht in der Gabe von Magnesiumsulfat;
sie wird von der DGP im schweren Anfall explizit empfohlen.

Eine Sedierung des spontan atmenden Patienten ist kontraindiziert, da die Gefahr
einer weiteren Ventilationsabnahme besteht und sogar die Letalität zunehmen
kann. Gleichfalls kontraindiziert ist eine pharmakologische Senkung der kompen-

satorischen Tachykardie, zudem können β-Blocker die Bronchokonstriktion verstärken. Mukolytika wie Ambroxol oder N-Acetylcystein sind ohne nachgewiesenen Nutzen.

> Beim Asthmaanfall ist die Therapie der Luftnot die beste anxiolytische Maßnahme!

Beatmung im Status asthmaticus In sehr schweren Fällen ist eine Beatmung nicht zu umgehen. Laut DGP-Leitlinien gelten für die Indikationen zur Beatmung beim schweren Asthmaanfall folgende Kriterien:
- Persistierende oder zunehmende Hypoxie mit Hyperkapnie und Azidose
- Zunehmende Bewusstseinstrübung
- Weitere Verschlechterung des PEF-Wertes trotz Therapie.

Die Beatmung im Status asthmaticus ist oft schwierig und komplikationsträchtig (Barotrauma, Pneumothorax). Es muss unbedingt für eine ausreichend lange Exspirationszeit gesorgt werden, ansonsten kann es zur lebensgefährlichen Überblähung der Lunge (Air-trapping) mit Pneumothorax oder obstruktiven Schock bis hin zum Herz-Kreislauf-Stillstand kommen. Die beiden wichtigsten Beatmungsprinzipien lauten:
- Beatmungsassoziierte Lungenschädigung vermeiden durch lungenprotektive Beatmung,
- CO_2-Elimination verbessern durch Erleichterung der Exspiration.

> Für die Beatmung akuter obstruktiver unterer Atemwegserkrankungen gilt grundsätzlich: Eine Hyperkapnie kann hingenommen werden (**permissive Hyperkapnie**), nicht jedoch Hypoxie, Air-trapping und Lungenschädigung!

Praktisches Vorgehen

Therapie eines schweren und lebensbedrohlichen Asthmaanfalls
modifiziert nach den DGP-Leitlinien
- Basistherapie
    - Sauerstoff 2–4 l/min über Nasensonde (Atmung beachten)
    - β_2-Sympathomimetikum per inhalationem: 2–4 Hübe Salbutamol oder Fenoterol; ggf. nach 10–15 min wiederholen
    - Anticholinergikum per inhalationem: 2–4 Hübe Ipratropium
    - Kortikosteroidtherapie, z. B. Methylprednisolon 125 mg (40–250 mg bzw. 1–4 mg/kg) i.v. (gelegentlich empfohlene Megadosen, bei Kindern bis zu 10 mg/kg haben keine nachgewiesen bessere Effektivität; die DGP

    empfiehlt 50–100 mg Prednisolonäquivalent ≅ 40–80 mg Methylpredni-
    solon)
- Atemerleichternde Lagerung (sitzend, Unterarme unterlagert), Lippen-
bremse

■ Bei Persistieren schwerer und lebensbedrohlicher Symptome:
- β_2-Sympathomimetikum parenteral: z. B. Terbutalin 0,25–0,5 mg s. c. (ggf. Wiederholung in 4 h) oder Reproterol 0,09 mg (= 1 ml Amp.) langsam i.v. (Wiederholung nach 10 min möglich)
- Theophyllin 250–400 mg (5 mg/kg) langsam i.v.
- Magnesiumsulfat 2 g in 50 ml Kochsalzlösung über 2 min i.v.
- Keine Sedierung des spontan atmenden Patienten!
- Bei persistierender Hypoxie und schwerster Atemnot: Intubation und Beatmung

■ Beatmung im Status asthmaticus:
- Narkoseeinleitung: Ketamin 1–2 mg/kg i.v. und/oder Propofol 2–2,5 mg/kg i.v. (beide Injektionsanästhetika wirken bronchodilatierend und können gelegentlich sogar einen lebensbedrohlichen Anfall durchbrechen)
- FiO_2 zunächst 1,0, später reduzieren, so dass $psaO_2$ um 92 %
- Obere Druckbegrenzung von etwa 30–35 mbar bzw. ein Hubvolumen von 5–6 ml/kg (auch wenn damit keine Normoventilation erzielt werden kann)
- Frequenz 8–10/min
- Inspirations-zu-Exspirationsverhältnis 1:2 bis 1:3
- Zunächst kein PEEP
- Beim Hinweis auf dynamische Lungenüberblähung (Air-trapping) die Beatmung intermittierend (alle 3–6 min) für ca. 15–60 s unterbrechen, um die Lunge vollständig ausatmen zu lassen.
- Insgesamt ist die Beatmung im Status asthmaticus oft schwierig und komplikationsträchtig (Barotrauma, Pneumothorax, Air-Trapping).

11.6 Andere obstruktive Erkrankungen der unteren Atemwege

Akut-obstruktive Erkrankungen der unteren Atemwege können durch Reizgas-inhalation, Linksherzinsuffizienz oder Dekompensation einer chronisch-obstruktiven Lungenerkrankung (COPD) hervorgerufen werden. Die respiratorische und antiobstruktive Akutbehandlung folgt im Wesentlichen den Prinzipien der Asthmatherapie, muss jedoch durch krankheitsspezifische Aspekte modifiziert werden.

11.6.1 Reizgasinhalationstrauma

Eine Reizgasinhalation (▶ Kap. 20.2.17) kann schwere Obstruktionen der unteren Atemwege hervorrufen. Für die Normalbevölkerung unterschwellige inhalative Noxen können außerdem bei entsprechend disponierten Personen mit einem überempfindlich reagierenden Bronchialsystem einen Asthmaanfall auslösen. Leitend für die Diagnose sind meist die äußeren Umstände. Die Behandlung erfolgt wie beim Asthmaanfall. Anstelle der systemischen Kortikoidtherapie oder in schweren Fällen auch zusätzlich können inhalative Kortikosteroide gegeben werden, obwohl deren Nutzen nicht belegt ist (z. B. Budesonid 2 Hübe p.i. alle 5 min).

11.6.2 Asthma cardiale

Die akute Herzinsuffizienz (▶ Kap. 8.2.1 und ▶ Abschn. 11.2.1) mit ausgeprägter bronchospastischer Komponente ist beim älteren Patienten präklinisch gelegentlich nur schwer von einem Asthmaanfall abzugrenzen (daher auch die Bezeichnung **Asthma cardiale** oder Herzasthma). Anamnestische Angaben einer langjährigen Herzinsuffizienz und die entsprechende Dauermedikation (ACE-Hemmer, Diuretika) sind oft diagnostisch wegweisend. Therapeutisch steht die Gabe von Diuretika und Nitraten im Vordergrund, kombiniert mit Sauerstoffgabe. Kortikoide sind nicht indiziert. Weiteres Vorgehen ▶ Therapie des akuten Herzversagens, ▶ Kap. 8.2.1

11.6.3 Chronisch obstruktive Lungenerkrankung (COPD)

Unter COPD fasst man alle chronischen obstruktiven Atemwegserkrankungen zusammen, die nicht unter die Diagnose Asthma bronchiale fallen, insbesondere die **chronische Bronchitis** und das **Lungenemphysem**. Die akute Exarzerbation einer COPD, ausgelöst meist durch eine Atemwegsinfektion, kann einem Asthmaanfall ähneln. Diagnostisch sind für den Notarzt Anamnesehinweise auf eine langjährige chronische Emphysembronchitis wichtig. Gelegentlich werden die Patienten bereits zu Hause mit nächtlicher oder kontinuierlicher Sauerstoffinsufflation oder einem Heimbeatmungsgerät behandelt. Im Vordergrund der Akuttherapie einer COPD-Exarzerbation stehen nach den Empfehlungen der DGP Therapie die Sauerstoffgabe (bis zu einem psaO$_2$ von 90 %), inhalative Bronchodilatoren (insbesondere β$_2$-Sympathomimetika ± Anticholinergika und systemisch applizierte Glukokortikoide, bei unzureichendem Effekt auch Theophyllin. Eine präklinische Intubation und Beatmung ist selten erforderlich, in der Klinik (oder auch schon präklinisch) kann oft eine NIV die Zeit bis zur Rekompensation überbrücken.

Sollte doch einmal schon präklinisch eine Intubation erforderlich sein, erfolgt die Beatmung im Wesentlichen nach den Prinzipien der Behandlung eines Status asthmaticus (▶ Abschn. 11.5).

❯ Für die Notfalltherapie ist zu beachten (▶ Kap. 4.4): Auch beim Patienten mit COPD muss eine Hypoxie unter sorgfältiger Überwachung der Atmung durch Sauerstoffgabe therapiert werden, bis eine psaO$_2$ von etwa 90 % erzielt wird.

Gastrointestinale und abdominale Notfälle

T. Ziegenfuß

T. Ziegenfuß, *Notfallmedizin*,
DOI 10.1007/978-3-662-52775-7_12, © Springer-Verlag Berlin Heidelberg 2017

Akut lebensbedrohliche gastrointestinale Notfallsituationen ergeben sich in erster Linie aus starken Blutungen aus dem oberen Gastrointestinaltrakt. Blutungsquelle ist meist ein Ulcus duodeni (seltener Ulcus ventriculi) oder eine Ösophagusvarizen- blutung. Für die Beeinflussung einer **Ulkusblutung** gibt es keine etablierten prä- klinisch einsetzbaren Verfahren. Dagegen kann die Ösophagusvarizenblutung prin- zipiell mit mechanischen und pharmakologischen Mitteln behandelt werden. Der Patient muss in jedem Fall unter Volumensubstitution zügig in ein Krankenhaus mit endoskopischer und chirurgischer Interventionsmöglichkeit gebracht werden. Ein **akutes Abdomen** kann eine Reihe heterogener Ursachen haben, die diagnos- tisch in der Klinik abgeklärt werden müssen. Die entscheidende Aufgabe des Not- arztes ist die Stabilisierung des Kreislaufs in Verbindung mit adäquater Schmerz- linderung.

12.1 Akute gastrointestinale Blutung

Lokalisation Akute Blutungen aus dem Gastrointestinaltrakt können zum lebens- bedrohlichen hämorrhagischen Schock führen. Nach der Lokalisation unterschei- det man:

- **obere gastrointestinale Blutungen** (**OGIB**) aus Ösophagus, Magen, Duodenum,
- **untere gastrointestinale Blutungen** (**UGIB**) aus Kolon, Rektum und Analkanal.

12.1.1 Obere gastrointestinale Blutungen

Ursache Blutungen im oberen gastrointestinalen Bereich gehen häufig von einem **Ulkus** oder von **Ösophagus- bzw. Fundusvarizen** aus. Die Ulzera (Ulcus duodeni oder – etwas seltener – Ulcus ventriculi) können Gefäße arrodieren und zu schwe- ren Blutungen führen. Die Varizen sind prall mit Blut gefüllte, relativ leicht ver- letzliche Venen im unteren Speiseröhren- und oberen Magenanteil. Sie sind Symp- tom eines Hochdrucks im Pfortaderkreislauf, der meist durch eine Leberzirrho- se bedingt ist. Seltener ist das Mallory-Weiss-Syndrom oder das Boerhaave-Syn- drom die Ursache für eine OGIB. Das **Mallory-Weiss-Syndrom** beschreibt Schleimhautlängseinrisse im gastroösophagealen Übergang, die durch heftiges Erbrechen ausgelöst werden. Das **Boerhaave-Syndrom** ist eine Spontanruptur des Ösophagus, die auch als Maximalvariante des Mallory-Weiß-Syndroms angesehen werden kann. Der mit dem Ereignis einhergehende Vernichtungsschmerz kann – bei fehlenden Blutungszeichen nach außen – zur Fehldiagnose eines Myokard- infarkts führen. Auch Dünndarmblutungen (distal des Duodenums) werden den

OGIB zugerechnet, sind jedoch sehr selten und sehr schwer zu diagnostizieren, da sie nicht zu Bluterbrechen führen.

Symptome Neben den Symptomen des hämorrhagischen Schocks imponieren Schmerzen im Oberbauch (oft in den Rücken ausstrahlend), Hämatemesis (Bluterbrechen) und Meläna (Teerstuhl) (einige Stunden nach einem Blutungsereignis).

Diagnostik Für den Notarzt ist die Ursache der OGIB nicht zu erkennen, sie lässt sich lediglich aufgrund der Anamnese vermuten. Für eine **Ulkusblutung** spricht eine bekannte Ulkusanamnese und eine chronische Einnahme von NSAID, etwa bei Rheumatikern oder Patienten mit chronischen Schmerzen. An eine **Ösophagusvarizenblutung** ist bei Patienten mit bekannter Leberzirrhose und bei Alkoholikern zu denken, obwohl diese auch eine erhöhte Neigung zu Ulkusblutungen und zum Mallory-Weiss-Syndrom haben. In der Klinik erfolgt die diagnostische endoskopische Abklärung. Durch eine in gleicher Sitzung durchgeführte Unterspritzung der Blutungsquelle lässt sich die Blutung meist zumindest vorübergehend stoppen. Blutende Ulzera können beispielsweise mit Adrenalin unterspritzt und Ösophagus- oder Fundusvarizen durch Injektion sklerosierender Mittel in oder neben die Varizen verödet werden.

Therapie Es gibt keine gesicherten Maßnahmen, eine **Ulkusblutung** ohne Endoskopie oder Operation zu stoppen. Eine günstige Beeinflussung durch H_2-Blocker, Omeprazol oder Somatostatin ist nicht hinreichend belegt. Für eine **Ösophagusvarizenblutung** stehen dagegen mechanische und medikamentöse Therapiemaßnahmen zur Verfügung. Mit beiden Maßnahmen kann in etwa 50–90 % der Fälle die Blutung zumindest vorübergehend zum Sistieren gebracht werden. Die Letalität der Ösophagusvarizenblutung ist dennoch sehr hoch (bis zu 50 % bei der ersten Blutung).

Mechanische Therapie der Ösophagusvarizenblutung Das Prinzip besteht im Einführen einer Ballonsonde in den Blutungsbereich. Durch Aufblasen des Ballons werden die blutenden Varizen komprimiert. Eine Kombination mit der medikamentösen Therapie ist möglich und erhöht möglicherweise die Erfolgsrate. Zwei verschiedene Sondenversionen sind gebräuchlich (■ Abb. 12.1a–b). Die Gefahr liegt grundsätzlich in der Magen- oder Ösophagusruptur durch zu kräftiges Auffüllen des Ballons und im Verrutschen der Sonden nach kranial mit Atemwegsverlegung. Ballonsonden sind aufgrund ihrer lebensbedrohlichen Komplikationsmöglichkeiten nur indiziert bei profuser, unkontrollierbarer Blutung.

Medikamentöse Therapie der Ösophagusvarizenblutung Die Substanzen **Vasopressin** oder **Glycylpressin** sind hochpotente generalisierte Vasopressoren,

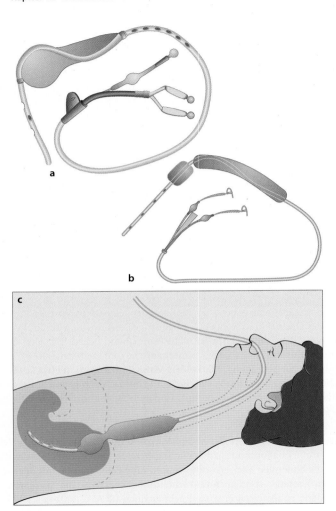

◘ Abb. 12.1a–c Ballonsonden zur Ösophagusvarizentherapie. **a** Linton-Nachlas-Sonde: Die Sonde wird in den Magen eingeführt und nach Auffüllen des Ballons mit 600 ml Flüssigkeit unter dosiertem Zug (z. B. ein 500 ml Infusionsbeutel) nach kranial fixiert; **b** Sengstaken-Blakemore-Sonde: Nach Einführen der Sonde in den Magen wird der distale (gastrale) Ballon mit 100–200 ml Flüssigkeit gefüllt. Die Sonde wird dann unter dosiertem Zug nach kranial fixiert. Wenn die Blutung persistiert, wird auch der proximale (ösophageale) Ballon mit etwa 200 ml Wasser gefüllt; **c** Sengstaken-Blakemore-Sonde in situ

die auch die Splanchnikusdurchblutung und damit die Durchblutung der Varizen reduzieren. **Somatostatin** hat eine spezifische vasokonstriktorische Wirkung auf das Splanchnikusgebiet, ohne zu erheblichen systemischen Veränderungen zu führen. **Metoclopramid** erhöht den Tonus des gastroösophagealen Sphinkters und führt so zu einer Kompression der blutenden Varizen. **β-Blocker** reduzieren in der Langzeittherapie die Inzidenz einer Ösophagusvarizenblutung, haben jedoch keinen Platz in der Akuttherapie. Dosierungen der Vasopressoren:

- Vasopressin 0,4–0,8 E/min plus Nitroglycerin 50–400 μg/min i.v.
- Terlipressin (= Glycylpressin) 2 mg alle 4–6 h i.v.
- Somatostatin 250 μg als Bolus i.v., danach 250–500 μg/h kontinuierlich i.v.

Praktisches Vorgehen

Praktische Aspekte zum präklinischen Vorgehen bei OGIB

- Unabhängig von der Blutungsursache sind allgemeine Maßnahmen der Vitalfunktionssicherung indiziert (Schockbekämpfung, Volumenersatzmittel).
- Aufgrund der großen Blutaspirationsgefahr muss die Atemwegssicherung sehr sorgfältig erfolgen, ggf. ist eine Intubation indiziert.
- Eine sichere Diagnose der Ursache ist meist nicht möglich.
- Medikamente wie Somatostatin stehen meist nicht zur Verfügung (extrem teuer!). Bei begründetem Verdacht auf eine Ösophagusvarizenblutung kann probatorisch eine Ballonsonde eingeführt werden (sofern präklinisch verfügbar).
- Nach Stabilisierung der Vitalfunktionen und Beginn einer Infusionstherapie muss der Patient in jedem Fall ohne unnötige Verzögerungen schnellstens mit Voranmeldung in eine geeignete Klinik transportiert werden, in der unverzüglich endoskopische und chirurgische Maßnahmen durchgeführt werden können.

12.1.2 Untere gastrointestinale Blutung

Ursachen Als Ursachen für eine UGIB kommen Kolitis, Polypen, Hämorrhoiden, Tumoren oder Verletzungen des Dickdarms infrage. UIGB führen selten zu lebensbedrohlichen Notfallsituationen.

Symptome Sie fallen durch **transanalen Blutabgang** auf. Hell- oder dunkelrotes Blutes ist Zeichen einer frischen Blutung. Teerstuhl (Meläna) weist auf eine etwas länger zurückliegenden Blutung (> 8 h) hin.

Therapie Eine präklinische Therapie erübrigt sich in der Regel. In schweren Fällen werden Volumenersatzmittel infundiert. In der Klinik erfolgt die rekto- bzw. koloskopische, radiologische oder angiographische Abklärung.

12.2 Akutes Abdomen

Definition Unter dem Begriff »akutes Abdomen« wird ein sehr heterogenes Krankheitsbild mit dem Leitsymptom »**akute, schwere Bauchschmerzen**« zusammengefasst.

Symptome Neben heftigen Bauchschmerzen treten zusätzlich oft Übelkeit und Erbrechen auf. Auch fehlende Darmgeräusche (Darmparalyse, Ileus) und eine Abwehrspannung der Bauchdecke bis hin zum **brettharten Abdomen** als Zeichen der Mitbeteiligung des Peritoneums sind typische Symptome eines akuten Abdomens. Diese Symptome sind meist begleitet von schweren Beeinträchtigungen des Allgemeinzustandes wie Kreislaufinsuffizienz bis hin zu Schock, Ateminsuffizienz, Fieber und erhöhten Entzündungswerten (Leukozytose, CRP-Anstieg).

Somatische und viszerale Schmerzen Viszerale, von den Eingeweiden ausgehende Schmerzen unterscheiden sich aufgrund der unterschiedlichen sensiblen Innervation in ihrer Charakteristik deutlich von den somatischen Schmerzen, die ihren Ursprung (beim akuten Abdomen) in der Bauchdecke und dem parietalen Peritoneum haben.

- **somatische Schmerzen** sind schneidend und gut lokalisierbar,
- **viszerale Schmerzen** sind meist eher dumpf und schlecht lokalisierbar; sie lassen sich in mehrere Grundtypen einteilen (◻ Tab. 12.1).

Ein Übergang von einer viszeralen auf eine somatische Schmerzcharakteristik deutet oft auf eine Progredienz der Erkrankung mit Einbeziehung des parietalen Peritoneums hin.

Ursachen Einem akuten Abdomen kann eine Vielzahl von Erkrankungen zugrunde liegen, deren Differenzialdiagnose gelegentlich auch in der Klinik schwierig ist (◻ Tab. 12.2). Präklinisch kann lediglich eine Verdachtsdiagnose gestellt werden, die im Wesentlichen auf der Anamnese und der Art und Lokalisation des Schmerzes beruht. Meist handelt es sich um Spontanschmerzen, die durch Palpation weiter verstärkt werden. Die Angaben des Patienten über die Schmerzlokalisation können wichtige Informationen über die zugrunde liegende Organerkrankung geben (◻ Tab. 12.1).

> Die notfallmedizinisch wichtigste Differenzialdiagnose bei akuten Oberbauchschmerzen ist der Myokardinfarkt (Hinterwandinfarkt)!

⬛ Tab. 12.1 Abdominalschmerzen als Hinweis auf die zugrunde liegende Erkrankung

Schmerz-lokalisation	Schmerzen im Oberbauch	Leberruptur oder Gallenblasener-krankung (rechter Oberbauch, oft in die rechte Schulter ausstrahlend) Ulcus duodeni (rechter Oberbauch) Milzruptur (linker Oberbauch, oft in die linke Schulter ausstrahlend) Ulcus ventriculi
	Schmerzen im Unterbauch	Akute Appendizitis (rechter Unterbauch) Nieren- bzw. Harnleiterkolik Eileiterschwangerschaft
Viszerale Schmerztypen	Akute, bohrende, plötzlich einsetzende, gleich maximale heftige Schmerzen	Magen-Darmperforation Akute nekrotisierende Pankreatitis Herzinfarkt
	Drückende, leichte bis mittelschwere, jedoch längerfristig quälende Schmerzen	Kapseldehnung (Leber, Milz) Hohlorgandehnung (paralytischer Ileus)
	Brennende Schmerzen	Entzündungen (Gastritis, Enteritis, Kolitis)
	Krampfartig zu- und abnehmende, wehen-artige Schmerzen (kolikartige Schmerzen)	Kontraktionen verlegter Hohlorgane Gallen-, Nieren- oder Harnleiterkolik Mechanischer Ileus

Präklinische Therapie Im Vordergrund stehen Maßnahmen der Vitalfunktions-sicherung, Infusionstherapie und Analgesie. Bei Ruptur parenchymatöser Organe (Milz, Leber) oder Gefäßruptur kann sich rasch ein hämorrhagischer Schock ent-wickeln. Ein Ileus führt zu erheblichen Flüssigkeitsverlusten ins Darmlumen. Da-raus entsteht eine schwere isotone Dehydratation, die zum **hypovolämischen Schock** führen kann. Bei Darmperforation und Peritonitis entwickelt sich oft ein **septischer Schock** mit extremer Vasodilation, Erhöhung der Gefäßpermeabilität und interstitiellem (Peritoneal-)Ödem. Daher ist beim akuten Abdomen beson-ders auf Zeichen des Volumenmangels zu achten. Früher wurde davor gewarnt, Patienten mit akutem Abdomen Analgetika zu verabreichen, um die oft für die

◘ Tab. 12.2 Ursachen eines akuten Abdomens

Darmverschluss oder Darmlähmung (mechanischer oder paralytischer Ileus)

Perforationen des Magen-Darm-Traktes (z. B. bei Ulcus ventriculi oder duodeni, Sigmaperforation)

Einklemmung einer Darmschlinge (Inkarzeration)

Gallenblasenerkrankungen (akute Cholezystitis, Gallenkoliken)

Urologische Erkrankungen (Nieren-, Harnleiterkolik, Harnverhalt)

Abdominaltraumata (Leberruptur, Milzruptur)

Gynäkologische Erkrankungen und Schwangerschaftskomplikationen (rupturierte Ovarialzyste, Extrauteringravidität, HELLP-Syndrom)

Infektiöse Erkrankungen (Salmonellose)

Bakterielle oder abakterielle Entzündungen (Pankreatitis, Appendizitis, Divertikulitis, Peritonitis)

Gefäßerkrankungen (rupturiertes Aortenaneurysma, Mesenterialgefäßverschluss)

Metabolische Erkrankungen (Ketoazidose, Porphyrie)

Diagnose wichtige Schmerzsymptomatik nicht zu verwischen. Bei den heutigen diagnostischen Verfahren in der Klinik gibt es nach abdomineller Untersuchung und Dokumentation von Schmerzlokalisation und -typ durch den Notarzt jedoch keinen Grund mehr, den Patienten aus diagnostischen Gründen Qualen leiden zu lassen. Daher ist – wie bei anderen starken Schmerzen auch – die titrierende Gabe von fiebersenkenden und/oder Opioidanalgetika indiziert, bis der Schmerz erträglich wird.

❯ Auch beim akuten Abdomen ist eine suffiziente präklinische Analgesie indiziert!

Neben dem Volumenmangel können die Patienten durch **Ateminsuffizienz und Oxygenierungsstörung** bedroht sein: Entzündliche Erkrankungen des Bauchraums führen oft zu einer systemischen Entzündungsreaktion auch in anderen Organen wie der Lunge; es droht ein nichtkardiogenes Lungenödem bzw. ARDS (▶ Kap. 11.2.2). Außerdem führen Schmerzen im Abdomen zu einer Schonatmung, und ein Zwerchfellhochstand bei intraabdomineller Druckerhöhung verkleinert die Gasaustauschfläche und erschwert das Atmen weiter. Daher ist bei Patienten mit akutem Abdomen eine pulsoximetrische Messung der Sauerstoffsättigung geboten, therapeutisch soll bei Hypoxiezeichen Sauerstoff verabreicht werden, und eine (halb)sitzende Lagerung verbessert oft die Atemmechanik gegenüber einer Flachlagerung.

Die adäquate Behandlung in der Klinik erfordert oft einen chirurgischen Eingriff, so dass die Patienten i. d. R. in eine chirurgische Klinik transportiert werden sollten.

Präklinische Therapie des akuten Abdomens
- Vitalfunktionssicherung, Sauerstoffgabe bei Oxygenierungsstörung
- Patient mit Knierolle halbsitzend lagern (◐ Abb. 3.7d)
- Kreislaufadaptierte Infusionstherapie mit RL, Anhalt: 500–1500 ml i.v.
- Schmerztherapie, z. B. Metamizol 1–2,5 g langsam i.v. und/oder Morphin 5–10 mg i.v.; vorher
- Schmerzlokalisation und -qualität gut dokumentieren!

12.3 Koliken

Koliken sind krampfartige abdominale Schmerzen, die aufgrund einer spastischen Kontraktion der glatten Muskulatur eines Hohlorgans, z. B. der Gallenblase (**Gallenkolik**), der ableitenden Harnwege (**Nierenkolik**) oder des Darms (**Darmkolik**) entstehen. Oft werden die heftigen Schmerzen von vegetativen Symptomen wie Erbrechen und heftigen Schweißausbrüchen begleitet. In diesem Fall sollte zunächst eine Therapie mit Spasmolytika wie **Butylscopolamin** erfolgen. Auch **Nitrate** wirken in Dosierungen, wie sie zur Therapie eines Angina-pectoris-Anfalls gegeben werden, spasmolytisch auf die glatte Muskulatur (Beachte jedoch die Nebenwirkungen: häufig Kopfschmerzen, Gefahr des Blutdruckabfalls). Zusätzlich sind Nichtopioidanalgetika (COX-Inhibitoren) indiziert. Opioide hingegen wirken über eine μ-Rezeptor-Stimulation eher spasmogen und sind daher weniger geeignet, können jedoch in schweren Fällen begleitend zur spasmolytischen Therapie verabreicht werden. Metamizol aus der Gruppe der COX-Inhibitoren und Pethidin aus der Gruppe der Opioide haben eine spasmolytische Wirkkomponente und sind daher für die Therapie kolikartiger Schmerzen besonders geeignet.

Spezifische Schmerztherapie bei kolikartigen Schmerzen
- Nitroglycerin 0,8 mg (2 Hübe) s.l. (Beachte: Blutdruckabfall, Kopfschmerzen!)
- Butylscopolamin 20–40 mg i.v. (Beachte: Tachykardie!)
- Paracetamol 1000 mg i.v. oder Metamizol 1–2,5 g i.v.
- In schweren Fällen zusätzlich Morphin 5–10 mg oder Pethidin 50–100 mg i.v.

Notfälle durch Störungen des inneren Milieus

T. Ziegenfuß

T. Ziegenfuß, *Notfallmedizin*,
DOI 10.1007/978-3-662-52775-7_13, © Springer-Verlag Berlin Heidelberg 2017

Die notfallmedizinisch wichtigsten **endokrinen Störungen** betreffen die Blutzucker-regulation. Der hypoglykämische Notfall bei Diabetikern ist häufig und muss bei allen Störungen des Bewusstseins differenzialdiagnostisch erwogen und mit Glukoseinfusion therapiert werden. Hyperglykämische Notfälle können zum ketoazidotischen oder hyperosmolaren Koma führen. Im Vordergrund der präklinischen Therapie steht in jedem Fall eine ausreichende Volumentherapie. Hyperthyreote oder hypothyreote Notfälle, eine Addison-Krise bei Nebenniereninsuffizienz oder eine hypertensive Krise beim Phäochromozytom sind notfallmedizinisch sehr selten. **Azidosen und Alkalosen** können nur in Kenntnis der Blutgasanalyse und des Säure-Basen-Status sicher diagnostiziert und rational therapiert werden. Eine Differenzierung dieser Störungen in respiratorische und metabolische Azidosen bzw. Alkalosen kann durch Beurteilung folgender 3 Parameter vorgenommen werden: pH, BE und paCO$_2$. Entscheidend bei allen Störungen des Säure-Basen-Haushalts ist die Therapie der Grunderkrankung. Die Therapie einer metabolischen Azidose mit Natrium-Bikarbonat ist in vielen Fällen umstritten und präklinisch nicht obligat. Die wichtigsten lebensbedrohlichen **Elektrolytstörungen** betreffen den Kalium- und Natriumhaushalt. Hypokaliämien disponieren zu schweren tachykarden Herzrhythmusstörungen und müssen in Kenntnis der Kaliumkonzentration durch Kaliumsubstitution therapiert werden. Eine schwere Hyperkaliämie ist die am häufigsten mit einem Kreislaufstillstand assoziierte Elektrolytstörung und initial mit Calcium, β$_2$-Mimetika und Glukose-Insulin-Infusionen zu behandeln. Störungen des Natriumhaushalts sind eng mit **Störungen des Wasserhaushalts** verknüpft, die je nach Krankheitsbild eine Volumen- und Elektrolytsubstitution (Dehydratation) oder eine Diuretika- bzw. Nierenersatztherapie (bei Hyperhydratation) erforderlich machen.

13.1   Endokrine und metabolische Notfälle

Durch Versagen oder Überaktivität wichtiger Stoffwechselorgane und endokriner Drüsen können Notfallsituationen entstehen, die mit **Bewusstseinsstörungen, Koma** und **Entgleisungen des Herz-Kreislauf-Systems** einhergehen können.

Meist handelt es sich um Erkrankungen und Funktionsstörungen folgender Organe:

- Pankreasinseln: Hypoglykämie, Hyperglykämie
- Schilddrüse: Hypothyreose, Hyperthyreose
- Nebennierenrinde: Nebennierenrindeninsuffizienz
- Nebennierenmark: Phäochromozytom, hypertensive Krise
- Leber: Leberversagen, hepatisches Koma
- Niere: Nierenversagen, urämisches Koma

Bis auf die Blutzuckerregulationsstörungen, die hyperthyreote Krise und gelegentlich das Phäochromozytom entwickeln sich die Störungen jedoch chronisch, so dass sie zur Krankenhauseinweisung führen, bevor eine notfallmedizinische Behandlung erforderlich ist. Zur genauen Diagnose der Erkrankung sind stets laborchemische und weiterführende Untersuchungen erforderlich, die präklinisch nicht verfügbar oder machbar sind. Daher beschränkt sich die präklinische Therapie meist auf symptomatischen Maßnahmen und Vitalfunktionssicherung. Die wichtigsten Ausnahmen von der rein symptomatischen Therapie betreffen Störungen der Blutzuckerregulation.

> Blutzuckerentgleisungen nach oben (Hyperglykämie) und unten (Hypoglykämie) können und müssen präklinisch zügig diagnostiziert und spezifisch therapiert werden!

13.1.1 Hypoglykämie

Ursache Die akute Hypoglykämie ist eine häufige präklinische Notfallsituation. Insbesondere Diabetiker mit antidiabetischer Medikation sind davon bedroht. Ursache ist meist eine inadäquat hohe Zufuhr von Insulin oder (seltener) oralen Antidiabetika aus der Gruppe der Sulfonylharnstoffe bei inadäquat niedriger Nahrungs- bzw. Kohlenhydrataufnahme (◻ Tab. 13.1). Andere Ursachen einer Hypoglykämie sind Alkoholabusus (alkoholinduzierte Hypoglykämie), Leberversagen und sehr selten insulinproduzierende Tumoren (Inselzelladenom). Gelegentlich wird Insulin auch für suizidale oder homizide Zwecke verwendet.

◻ **Tab. 13.1** Notfallmedizinisch relevante unerwünschte Wirkungen von oralen Antidiabetika

Antidiabetikagruppe	Präparate (Beispiele)	Unerwünschte Wirkungen
Sulfonylharnstoffderivate	Glibenclamid, Tolbutamid	Hypoglykämie
Biguanide	Metformin	Nicht-hypoxische Laktazidose mit hoher Letalität (selten)
β-Glucosidase-Hemmstoffe	Acarbose	Keine akut lebensbedrohlichen

Symptome Die Symptome der schweren Hypoglykämie sind vielfältig und entwickeln sich rasch. Sie umfassen Unruhe, Schweißausbrüche, Verwirrtheit, Halluzinationen, Delirium und Krämpfe sowie Bewusstseinstrübungen. Schwere Verläufe münden letztlich immer im Koma und enden ohne suffiziente Behandlung tödlich. Bei rascher Diagnosestellung und Behandlung hingegen ist die Prognose gut.

Hypoglykämischer Notfall

Definition Die Bezeichnung **hypoglykämischer Schock** ist klinisch gängig, jedoch pathophysiologisch nicht korrekt, da definitionsgemäß kein Schock vorliegt: nicht die Sauerstoffversorgung der Gewebe ist gestört, sondern die Versorgung mit Glukose. Daher spricht man besser vom **hypoglykämischen Notfall** und, wenn der Patient bewusstlos ist, vom **hypoglykämischen Koma**.

Diagnose Im Verdachtsfall, d. h. bei Vorliegen von Symptomen einer Hypoglykämie muss unverzüglich eine Blutzuckerbestimmung durchgeführt werden (▶ Kap. 2.6). Bei schwerer, klinisch symptomatischer Hypoglykämie werden Werte < 40 mg % gemessen (Normwerte: 60–90 mg %). Stehen keine Blutzuckermessmethoden zur Verfügung und bestehen Zweifel, ob es sich um einen hypo- oder hyperglykämischen Zustand handelt, so soll die Behandlung probatorisch wie bei einer Hypoglykämie erfolgen, da diese wesentlich häufiger vorkommt und durch Glukosezufuhr rasch gebessert werden kann. Dagegen wird die Prognose einer Hyperglykämie durch Glukosezufuhr nicht wesentlich verschlechtert.

Therapie Die sofortige Infusion oder Injektion von Glukose ist angezeigt, bis das Bewusstsein wiederkehrt. Merkregel: 10 g Glukose i.v. führen zu einer Erhöhung der Blutzuckerkonzentration um etwa 30–40 mg%. Daher wird mit 20 g Glukose beim Erwachsenen praktisch immer eine Hypoglykämie beseitigt, selbst wenn die Glukosekonzentration vorher extrem niedrig war. Normalerweise kommt es dann innerhalb weniger Minuten zum Erwachen des Patienten (▶ Aus der Notfallpraxis). Danach ist für eine weitere intravenöse oder orale Glukosezufuhr (unter BZ-Kontrolle) zu sorgen. Bei rechtzeitiger Therapie ist die Prognose gut. Dennoch sollte der Patient i. d. R. in eine Klinik gebracht werden. Der Patient darf auf keinen Fall allein zu Hause gelassen werden, da eine wiederkehrende Hypoglykämie nicht ausgeschlossen ist.

❯❯ 10 g Glukose i.v. → BZ ↑ 30–40 mg%

Aus der Notfallpraxis

Vor einem Haus warten zwei Personen, die über ein Handy den Notarzt verständigt haben. Sie berichten, dass sie mit der Hausbewohnerin, einer befreundeten allein lebenden Ärztin, verabredet seien, dass diese aber auch auf wiederholtes Sturmklingeln nicht öffne und auch nicht ans Telefon gehe. Durch das Wohnzimmerfenster ist zu erkennen, dass jemand regungslos im Sessel sitzt. Eine Nachbarin, die einen Hausschlüssel habe, sei auch schon verständigt. Diese trifft kurz nach dem Notarzt ein und öffnet die Tür. Die Frau liegt nicht ansprechbar im Sessel, macht aber auf heftiges Rütteln an der Schulter Abwehrbewegungen. Die Freunde erwähnen, dass die Patientin zuckerkrank sei. Ein nach Legen des venösen Zugangs rasch durchgeführter Test ergibt einen Blutzuckerspiegel um 20 mg %. Es werden 70 ml G 40 % infundiert. Innerhalb weniger Minuten wird die Patientin wach, ist orientiert und berichtet, sie habe sich gerade etwas zu essen machen wollen; sie sei den ganzen Tag nicht so recht dazu gekommen. Sie lehnt einen Transport in die Klinik ab. Die Freunde, von denen einer ebenfalls Arzt ist, versprechen, in den nächsten Stunden bei der Patientin zu bleiben. Der Notarzt lässt die Patientin in der Obhut ihrer Freunde und meldet sich wieder einsatzbereit.

Praktisches Vorgehen

Therapie des Coma hypoglycaemicum
- Vitalfunktionssicherung, Atemwege freimachen, intravenösen Zugang legen
- Glukose 20 g (0,3 g/kg) ≅ 50 ml Glukose 40 % oder 100 ml G 20 % i.v.

13.1.2 Hyperglykämie

Diabetisches Koma

Ein Diabetes mellitus führt aufgrund des Insulinmangels ohne Behandlung einerseits zur Hyperglykämie und Hyperosmolarität, andererseits zur Lipidstoffwechselstörung bis hin zur Ketoazidose. Beide Ausprägungen der diabetischen Stoffwechselstörung sind potenziell lebensbedrohlich und können zum diabetischen Koma führen. Je nachdem, welche der beiden Auswirkungen auf den Stoffwechsel im Vordergrund stehen, spricht man vom **hyperosmolaren Koma** oder vom **ketoazidotischen Koma.**

Hyperosmolares Koma Davon sind meist ältere Patienten mit Diabetes Typ II betroffen. Die Symptome der hypertonen Dehydratation sind **Exsikkose**, trockene Haut und verminderter Hautturgor. Die Blutglukosekonzentrationen sind sehr hoch (meist über 1000 mg %).

◻ Tab. 13.2 Vergleich des hypoglykämischen Komas mit den beiden Ausprägungen des diabetischen Komas

Parameter	Coma hypoglycaemicum	Coma diabeticum	
		Coma ketoacidoticum	Coma hyperosmolare
Alter	Jedes Alter	Eher jünger	Eher älter
Vorgeschichte (Durst/Hunger)	Heißhunger, kein Durst	Starker Durst	Durstempfinden gestört
Entwicklung der Symptome	Minuten bis Stunden	Tage	Stunden
Atmung	Normal bis tachypnoeisch	Sehr tief (Kußmaul-Typ)	Normal
Fötor	Normal	Azeton	Normal
Blutglukose	Sehr niedrig (< 50 mg %)	Deutlich erhöht (um 500 mg %)	Sehr stark erhöht (> 1000 mg %)
Zustand der Haut	Feucht	Trocken	Sehr trocken

Ketoazidotisches Koma Die Patienten sind überwiegend junge Diabetiker mit einem Diabetes Typ I. Sie fallen durch **Azetongeruch** in der Ausatemluft auf: Diese riecht typischerweise nach frisch geschältem Apfel. In der blutgasanalytischen Untersuchung lässt sich eine ausgeprägte metabolische Azidose feststellen. Die Blutglukosewerte sind deutlich niedriger als beim hyperosmolaren Koma (um 500 mg %).

Präklinische Differenzierung Unterschiede zwischen beiden Komata sowie die Abgrenzung zum hypoglykämischen Koma sind der ◻ Tab. 13.2 zu entnehmen. Eine zweifelsfreie Unterscheidung der hyperglykämischen Komaformen ist präklinisch (ohne Kenntnis des Säure-Basen-Status) oft nicht möglich, jedoch aus therapeutischer Sicht auch nicht unbedingt notwendig.

Therapie Neben der Vitalfunktionssicherung ist in erster Linie eine Volumentherapie entscheidend, um die Exsikkose zu behandeln (▶ Abschn. 13.3). Der Beginn der Insulintherapie hat Zeit bis zur Aufnahme in der Klinik. Die Blutzuckerkonzentration soll dort langsam gesenkt werden, da bei zu schnellen Osmolaritätsänderungen ein sog. **Dysäquilibriumsyndrom** droht. Gleichzeitig muss Kalium substituiert werden, da die Serum-Kalium-Konzentration unter Insulintherapie immer abfällt (Kalium wird durch Insulin in die Zellen transportiert). Der Nutzen einer Azidosetherapie mit Natriumbikarbonat ist nicht klar belegt, eine Blindpufferung ist nicht indiziert (▶ Abschn. 13.2.2).

Therapie des Coma diabeticum
- Präklinisch
  - Vitalfunktionssicherung
  - Volumensubstitution mit Vollelektrolytlösung; Anhalt: 1000 ml/h in den ersten 4 h
- In der Klinik
  - Weitere Volumentherapie je nach Volumenstatus (Hkt, ZVD, Urinausscheidung)
  - Alt-Human-Insulin etwa 1–4 I.E./h i.v.; Blutzuckersenkung nicht schneller als 50 mg%/h bis zu einem BZ von zunächst etwa 200 mg%
  - Gleichzeitig KCl 5–20 mmol/h (Ziel: Serum-Kalium zwischen 4,2 und 4,8 mmol/l)

13.1.3 Hyperthyreose

Hyperthyreote Krise

Pathophysiologie Eine hyperthyreote Krise (thyreotoxische Krise, Basedow-Krise) wird meist auf dem Boden einer Schilddrüsenautonomie oder eines Morbus Basedow durch Triggersubstanzen (z. B. jodhaltige Mittel wie Amiodaron oder Röntgenkontrastmittel) oder Triggersituationen (z. B. Infektionen) ausgelöst, kann aber auch ohne Schilddrüsenerkrankung auftreten. Die genaue Pathophysiologie ist unklar. Eine klare Beziehung zur Höhe des Serumthyroxins besteht nicht. Wahrscheinlich spielt eine thyroxinassoziierte inadäquate Regulation der Katecholaminwirkungen eine wichtige Rolle, die die lebensbedrohlichen sympathikotonen kardialen und metabolischen Auswirkungen hervorrufen. Begleitend entwickelt sich oft eine Nebennierenrindeninsuffizienz. Die Prognose ist ernst (Mortalität bis 50 %).

Symptome Die imponierenden Symptome betreffen vor allem Herz und Hirn:
- **kardial:** Tachykardie, in schweren Fällen Herzinsuffizienz
- **zerebral:** Unruhe, Verwirrtheit, Somnolenz, Koma (Coma basedowicum)
- **sonstige:** erhöhte Körpertemperatur (Hyperpyrexie), Muskelschwäche

Therapie Sie ist zunächst symptomatisch auf eine Abschwächung der sympathikotonen Stoffwechsellage und eine Beruhigung der Patienten (sofern nicht somnolent oder komatös) ausgerichtet. In der Klinik kann mit einer spezifischen medikamentösen Therapie begonnen und ggf. eine Thyreoidektomie vorgenommen werden.

Praktisches Vorgehen

Therapie der hyperthyreoten Krise
- β-Blocker, z. B. Metoprolol 5 mg i.v. (für diese Indikation evtl. besser, jedoch präklinisch meist nicht verfügbar: Propanolol 0,5–5 mg i.v. sofort, danach 1–5 mg/h kontinuierlich i.v.)
- Benzodiazepine, z. B. Midazolam 5 mg i.v.
- Kortikosteroide, z. B. Methylprednisolon 80 mg i.v.
- Thyreostatika, z. B. Thiamizol 80 mg i.v. (verzögerter Wirkungseintritt; daher im NAW nicht obligat)
- Lässt sich die thyreotoxische Krise konservativ nicht ausreichend therapieren, ist eine operative Therapie zu erwägen (Thyreoidektomie).

13.1.4 Sonstige endokrine und metabolische Notfälle

Hypothyreotes Koma

Eine schwere Schilddrüsenunterfunktion kann unbehandelt **zum hypothyreoten Koma** (**Myxödemkoma**) führen. Die Kardinalsymptome sind: Hypotonie, Hypothermie und Myxödem, d. h. trockene, schuppige, wachsartig aufgequollene Unterhaut. Der Verlauf ist schleichend.

Therapie Die Initialtherapie ist symptomatisch. Längerfristig besteht die Therapie vor allem in der Substitution vom Schilddrüsenhormon (z. B. L-Thyroxin 100 µg/Tag p.o., initial auch mehr) und wegen einer meist begleitenden Nebennierenrindeninsuffizienz auch Kortikosteroiden (z. B. Methylprednisolon 80 mg i.v.).

Nebennierenrindeninsuffizienz

Ein Mangel an Gluko- und Mineralkortikoiden führt zu **Hypoglykämie, Hyponatriämie** und **Hyperkaliämie**. In schweren Fällen entwickeln sich die klinischen Symptome einer Hypotension und Tachykardie. Die Patienten fallen durch eine vermehrte Hautpigmentierung auf. Im Vollbild spricht man von einer **Addison-Krise**, die tödlich verlaufen kann. Die Diagnose wird durch Kortisol- und ACTH-Bestimmungen im Plasma gesichert.

Therapie Therapeutisch steht die Kortikoidsubstitution im Vordergrund: z. B. Hydrokortison 100 mg i.v. als Bolus, gefolgt von 10 mg/h kontinuierlich i.v.

Hypertensive Krise durch Phäochromozytom

Es handelt sich hierbei um einen katecholaminproduzierenden Tumor chromaffiner Zellen, meist des Nebennierenmarks. Dieser kann zu dauerhaften oder intermittierenden Blutdruckanstiegen bis hin zur hypertensiven Krise (► Kap. 8.2.2) führen. Die Patienten sind dann meist tachykard und schwitzen stark.

Therapie Die Akuttherapie besteht in der Blutdrucksenkung durch Calciumantagonisten oder α-Blocker (z. B. Urapidil, ► Kap. 6.5). β-Blocker dürfen bei bekanntem Phäochromozytom nur nach Vorbehandlung durch α-Blocker gegeben werden, da sie die periphere Durchblutung durch Blockade der vasodilatierenden β_2-Rezeptoren weiter verschlechtern können. In der Klinik erfolgt nach Diagnosestellung wenn möglich die operative Entfernung des Tumors.

Hepatisches Koma

Ein Leberversagen führt im Terminalstadium durch den weitgehenden Ausfall der hepatischen Stoffwechsel- und Entgiftungsfunktion zur hepatischen Enzephalopathie bis hin zum Leberkoma. Sichtbares Leitsymptom ist ein ausgeprägter Ikterus. Das Coma hepaticum kann je nach dem hauptsächlichen Pathomechanismus eingeteilt werden in ein Leberausfallskoma (bei vorbestehender Leberzirrhose) und ein Leberzerfallskoma (bei akuter Leberzellschädigung wie Hepatitis und Paracetamol- oder Knollenblätterpilzvergiftung, ► Kap. 20.2). Pathogenetisch spielt wahrscheinlich die astrozytäre Zellschwellung im Gehirn eine wichtige Rolle in Kombination mit falschen zerebralen Transmittersubstanzen aus zyklischen Aminosäuren und einer erhöhten Ammoniakkonzentration. Das Leberversagen wird eingeteilt in ein:

- **perakutes Leberversagen** mit Enzephalopathieentwicklung innerhalb von 7 Tagen nach Ikterusbeginn und
- **akutes Leberversagen** mit Ausbildung der Enzephalopathie innerhalb von 8–28 Tagen nach Beginn des Ikterus.

Oft liegen gleichzeitig blutungsgefährdete **Ösophagusvarizen** vor (► Kap. 12.1). Das Leberversagen ist stets von schwerwiegenden weiteren metabolischen Komplikationen begleitet, u. a. Hypoglykämie (► Abschn. 13.1.1), Alkalose (► Abschn. 13.2.3) oder Azidose (► Abschn. 13.2.2) sowie komplexen Blutgerinnungsstörungen. Häufig sind begleitend auch andere Organe funktionsgestört, beispielsweise die Niere (**hepatorenales Syndrom**).

Therapie Eine spezifische präklinische Therapie gibt es nicht. Auch eine Prognose verbessernde spezifische Therapie in der Klinik ist nicht bekannt. Die hepatische Enzephalopathie kann offenbar durch Laktulose-Therapie (als Einlauf und/oder oral) und Zufuhr von Ornithin-Aspartat günstig beeinflusst werden. Gegebenenfalls kommt eine Lebertransplantation in Frage. Neuerdings kann als künstliches Leberersatzverfahren in einigen Zentren eine Albumindialyse (sog. MARS-System) eingesetzt werden, etwa zur Überbrückung der Zeit bis zur Transplantation. Unter dieser Therapie bessert sich das hepatische Koma meist deutlich.

Urämisches Koma

Ein Nierenversagen führt unbehandelt unter anderem zur Überwässerung bis hin zum Lungenödem (▶ Abschn. 13.3.2) und in schweren Fällen zum **Coma uraemicum** (▶ Kap. 8.3.3) mit tonisch-klonischen Krämpfen (▶ Kap. 14.2). Laborchemisch fallen stark erhöhte Retentionswerte (Harnstoff, Kreatinin) sowie eine metabolische Azidose (▶ Abschn. 13.2.2) und Hyperkaliämie (▶ Abschn. 13.3) auf. Meist liegen gleichzeitig Anämie und Hypertonie vor.

Therapie Eine spezifische präklinische Therapie des urämischen Komas gibt es nicht. In der Klinik werden neben der allgemeinen Intensivtherapie extrakorporale Eliminationsverfahren wie Hämodialyse oder Hämofiltration eingesetzt, bei noch vorhandener Restausscheidung evtl. auch Schleifendiuretika wie Furosemid. Gleichzeitig erfolgt die Korrektur der Azidose mit Natriumbikarbonat und, wenn nötig, eine antihypertensive und antikonvulsive Behandlung. Die Prognose eines akuten Nierenversagens hängt wesentlich von der gleichzeitigen Entwicklung weiterer Organversagen ab. Ein isoliertes Nierenversagen wird heute meist überlebt, im Rahmen eines Multiorganversagens ist die Letalität jedoch hoch.

13.2 Störungen des Säure-Basen-Haushalts

Störungen des Säure-Basen-Haushalts werden anhand des **Blut-pH-Wertes** in **Azidosen** und **Alkalosen** eingeteilt.

13.2.1 Blut-pH-Wert und Einteilung der Störungen

Definition Der pH-Wert ist der negative dekadische Logarithmus der Wasserstoffionenkonzentration; d. h. je höher der pH, desto niedriger die Wasserstoffionenkonzentration (und umgekehrt). Der **arterielle pH-Wert** wird vor allem durch das respiratorische Regulationsorgan Lunge und die metabolischen Regulationsorgane Leber und Niere in einem Bereich um 7,40 gehalten. **Abweichungen** von diesem Normbereich **nach unten** auf pH-Werte < 7,35 werden als **Azidosen** und Abweichungen **nach oben** auf pH-Werte > 7,45 als **Alkalosen** bezeichnet. Azidosen und Alkalosen sind oft Symptome einer schweren Grunderkrankung, können jedoch auch selbst bedrohliche Auswirkungen haben.

> ❯ Eine Azidose liegt vor bei einem pH < 7,35, eine Alkalose bei einem pH > 7,45.

Klassifikation Zur Erklärung der Entwicklung von Störungen des Säure-Basen-Haushalts sowie zur Klassifizierung der Azidosen und Alkalosen gibt es voneinander abweichende Ansätze:

- das »**physiologische Konzept**« nach Van Slyke et al. (unter Berücksichtigung von pH, pCO_2 und Bikarbonat);
- das »**Base-excess-Konzept**« nach Astrup et al. (unter Berücksichtigung von pH, pCO_2 und BE);
- das »**physikochemische Konzept**« nach Stewart et al. (unter Berücksichtigung von pH, pCO_2 und der sog. »strong ion difference« sowie der Konzentration schwacher Säuren im Plasma).

Am einfachsten und für akutmedizinische Zwecke meist ausreichend ist wohl die Orientierung am BE; dann werden folgende im Rahmen einer Blutgasanalyse gemessene bzw. berechnete Parameter benötigt:

- **Blut-pH**: Normwert 7,35–7,45
- **$paCO_2$**: Normwert 35–45 mmHg
- **BE**: Normwert +2 bis –2 (Basendefizit = negativer BE).

In Kenntnis dieser Parameter kann die Störung des Säure-Basen-Haushalts näher klassifiziert werden (❑ Tab. 13.3):

- **Respiratorische Azidose**: erhöhter $paCO_2$ bei erniedrigtem pH
- **Respiratorische Alkalose**: erniedrigter $paCO_2$ bei erhöhtem pH
- **Metabolische Azidose**: erniedrigter (stark negativer) BE bei erniedrigtem pH
- **Metabolische Alkalose**: erhöhter (stark positiver) BE bei erhöhtem pH.

Kompensation und Kombination Bei der Interpretation von Störungen des Säure-Basen-Haushalts sind folgende komplizierende Aspekte zu bedenken:

- Jede primär metabolische Störung führt zu einer respiratorischen Kompensation und jede länger anhaltende respiratorische Störung zu einer metabolischen Kompensation. Dadurch kann die Interpretation erschwert werden. Beispielsweise liegt bei einem spontan atmenden Patienten mit metabolischer Azidose aufgrund einer kompensatorischen Hyperventilation zumeist auch ein erniedrigter $paCO_2$ vor, der fälschlicherweise an eine primär respiratorische Störung denken lassen kann.

◘ **Tab. 13.3** Störungen des Säure-Basen-Haushalts (in Klammern: nach Einsetzen von Kompensationsmechanismen)

Störung	pH	paCO$_2$	BE	Mögliche Situation
Respiratorische Azidose	↓	↑	→ (↑)	Hypoventilation akuter, schwerer Asthmaanfall COPD Schädel-Hirn-Trauma Lungenödem (sekundär) Überdosierung von Opioiden, Sedativa, Hypnotika
Metabolische Azidose	↓	→ (↓)	↑	Hypoxisch: Schock Reanimation, Oxygenierungsversagen Nichthypoxisch: Ketoazidose (Coma diabeticum) Nierenversagen Leberversagen Diarrhö (Cholera, Ruhr)
Respiratorische Alkalose	↑	↓	→ (↓)	Hyperventilation Angst, Schmerzen (Sonderform: Hyperventilationstetanie) Mittelhirnsyndrom Zu hohes Atemminutenvolumen Bei beatmeten Patienten
Metabolische Alkalose	↑	→ (↑)	↑	Erbrechen (Magensaftverlust) Hypernatriämie, Hypochlorämie Leberinsuffizienz

13

━ Störungen des Säure-Basen-Haushalts können kombiniert vorliegen. Notfallmedizinisch wichtigstes Beispiel ist die kombinierte metabolische und respiratorische Azidose im Rahmen der CPR: bei oft stark erniedrigtem pH sind der BE erniedrigt und der paCO$_2$ (zunächst) erhöht.

Bedeutung für den Notarztdienst Grundkenntnisse der Entwicklung und Bedeutung von Störungen des Säure-Basen-Haushalts sind für die notfallmedizinische Behandlung wichtig, da praktisch alle Vitalfunktionsstörungen zu respiratorischen oder metabolischen Entgleisungen führen können. Allerdings können weder Blut-pH, paCO$_2$ noch der BE zurzeit routinemäßig im Notarztwagen bestimmt werden. Daher ist die definitive Diagnose einer Störung des Säure-Basen-Haushalts erst in der Klinik möglich. Präklinisch kann sie nur vermutet werden.

13.2.2 Azidosen

Bedeutung Azidosen sind die akutmedizinisch wichtigsten Störungen des Säure-Basen-Haushalts. Schwere Azidosen können den pulmonalarteriellen Druck erhöhen, Rhythmusstörungen begünstigen, zur Hyperkaliämie führen und die Zellfunktion schädigen (leichte Azidosen können jedoch auch zytoprotektiv wirken). Die myokardiale Kontraktilität wird bei schwerer Azidose beeinträchtigt. Außerdem ist die Wirksamkeit von Katecholaminen herabgesetzt, allerdings merklich erst bei pH-Werten < 6,9.

Respiratorische Azidose

Leitmerkmal ist ein erhöhter $paCO_2$ bei zunächst normalem BE. Die Ursache liegt in einem Ventilationsversagen (▶ Kap. 8.1.2) unterschiedlicher Genese (◘ Tab. 13.3). Bei längerem Bestehen kann die Azidose metabolisch kompensiert sein. Therapeutisch muss die Ursache der Ateminsuffizienz behoben und ggf. künstlich beatmet werden.

❯❯ Eine Therapie mit Natrium-Bikarbonat ist bei der respiratorischen Azidose nicht indiziert. Vielmehr ist therapeutisch die Ventilation zu verbessern.

Metabolische Azidose

Diagnostik Leitmerkmal der metabolischen Azidose ist ein negativer BE. Klinisch fällt bei schweren metabolischen Azidosen häufig eine vertiefte Atmung auf, sog. **Kußmaul-Atmung** (▶ Kap. 8.1.1). Sie ist Ausdruck des Versuchs der respiratorischen Kompensation der metabolischen Azidose. Eine genaue Diagnostik kann jedoch nur laborchemisch erfolgen. Die Ausprägung einer metabolischen Azidose korreliert statistisch mit der Prognose des Patienten: Je negativer der BE bei Aufnahme auf die Intensivstation, desto schlechter die Prognose. Metabolische Azidosen können nach verschiedenen Aspekten weiter unterteilt werden. Ein relativ einfaches und therapeutisch relevantes Konzept unterscheidet nach Art und Herkunft der Anionen im Wesentlichen zunächst zwischen einer **organischen Azidose** und einer **mineralischen Azidose** sowie (bei einer organischen Azidose) weiter zwischen **hypoxischen** und **nichthypoxischen** Formen.

Organische Azidose Eine organische Azidose entsteht im Rahmen eines vermehrten Anfalls metabolisierbarer (also organischer) Anionen, vor allem Laktat oder Ketonkörper, deren Blut- oder Urinkonzentration allerdings meist erst im Kliniklabor gemessen werden kann.

— **Laktazidose:** Eine Laktazidose entsteht, wenn die Laktatproduktion im Gewebe den Laktatabbau in der Leber übersteigt. Da Laktat das Endprodukt der Glykolyse unter anaeroben Bedingungen ist, kommt es im Rahmen einer

Gewebehypoxie und -minderperfusion regelmäßig zur Laktazidose; man spricht dann von »hypoxischer Laktazidose« oder auch **Laktazidose Typ A.** Ursachen sind: protrahierte Hypoxie im Rahmen schwerer Oxygenierungs- störungen (▶ Kap. 8.1.3) sowie Reanimationssituationen (▶ Kap. 7), Schock jeglicher Genese (▶ Kap. 9) und Kohlenmonoxidvergiftung (▶ Kap. 20.2.12). Es gibt jedoch auch eine **Laktazidose Typ B** ohne nachweisbare Gewebe- hypoxie. Sie kann durch eine Reihe von Krankheiten (z. B. schweres Leber- versagen oder Sepsis) sowie durch etliche Medikamente oder Toxine ausge- löst werden, etwa durch Salizylate (ASS-Intoxikation, ▶ Kap. 20.2.5) oder Antidiabetika vom Typ der Biguanide (Metformin, ◨ Tab. 13.1). Insgesamt sind die Laktazidosen Typ B selten.

— **Ketoazidose:** Häufigste und akutmedizinisch wichtigste Form ist die **diabe- tische Ketoazidose.** Bei Insulinmangel kommt es zum vermehrten Anfall von Ketonkörpern als Ausdruck einer gesteigerten Lipolyse. Daraus kann im Rahmen einer entgleisten diabetischen Stoffwechsellage eine erhebliche Azidose resultieren (▶ Abschn. 13.2.2).

Mineralische Azidose Eine erhöhte Konzentration nicht-metabolisierbarer An- ionen, insbesondere Chlorid, aber auch Phosphat, Sulfat und Hippursäure (beim Nierenversagen) geht oft mit einer Azidose einher. Eine solche mineralische Azi- dose kann auch iatrogen durch rasche Infusion großer Mengen stark chloridhal- tiger Lösungen wie NaCl 0,9 % oder Ringer-Lösung induziert werden (▶ Kap. 6.3.2). Eine mineralische Azidose ist nie hypoxischer Genese und kann also durch Sauerstoffzufuhr oder Kreislaufoptimierung nicht unmittelbar verbessert werden.

Therapie Grundsätzlich muss immer die Grunderkrankung therapiert werden: Gelingt das, bilden sich besonders organische Azidosen innerhalb kurzer Zeit zurück. Für die beiden akutmedizinisch wichtigsten Formen der Azidose hat das folgende Bedeutung:

— **Hypoxische Laktazidose** (Typ A) → Erhöhung des Sauerstoffangebotes an die Gewebe durch Verbesserung der Oxygenierung und Therapie des Kreis- laufversagens: Sauerstoffzufuhr, ggf. Beatmung, Kreislauftherapie mit Volu- menersatzlösungen, Katecholaminen und Vasodilatatoren (und in der Klinik ggf. Bluttransfusionen).

— **Ketoazidose** → niedrigdosierte Insulinzufuhr in Verbindung mit Volumen- therapie und ggf. Glukosesubstitution.

Eine adjuvante symptomatische Therapie der schweren Azidose kann in der Zufuhr sog. **Puffersubstanzen** bestehen. Meist wird dafür das physiologische **Natrium-Bikarbonat** (Nabic; $NaHCO_3$) verwendet. Es dissoziiert im Serum in Na^+ und HCO_3^-. Dadurch wird das Dissoziationsgleichgewicht der folgenden Gleichung nach rechts verschoben: $HCO_3^- + H^+ \leftrightarrow H_2O + CO_2$. Allerdings führt die Puffer-Therapie insbesondere bei den organischen Azidosen meist nicht zu einer Verbesserung der Prognose und hat potenziell schädliche Wirkungen. Das entstehende CO_2 diffundiert in die Zelle und kann dort über eine Verschiebung des Dissoziationsgleichgewichts der o. g. Gleichung nach links die Azidose verstärken (**paradoxe intrazelluläre Azidose**). Außerdem wird durch Anhebung des pH die Sauerstoffabgabe im Gewebe erschwert (Linksverschiebung der Sauerstoffbindungskurve). Andere, nicht-CO_2-generierende Puffersubstanzen wie Tris-Puffer oder Carbicarb haben in dieser Situation zwar theoretische, aber keine klinisch nachgewiesenen Vorteile.

> Eine Natrium-Bikarbonat-Therapie der organischen Azidose im Schock, bei Sepsis oder im Rahmen der Ketoazidose ist ohne erwiesenen Nutzen. Eine Natrium-Bikarbonat-Therapie der mineralischen Azidose (etwa bei Nierenversagen) ist dagegen sinnvoll.

Praktisches Vorgehen

Symptomatische Therapie einer metabolischen Azidose
- Präklinisches Vorgehen ohne Kenntnis des pH-Wertes
  - Eine präklinische Puffertherapie ist grundsätzlich nicht obligat.
  - $NaHCO_3$ kann bei länger andauernder Reanimation erwogen werden (Blindpufferung): 50 mmol oder 1 mmol/kg (= 50 ml oder 1 ml/kg der 8,4 %ige Lösung).
- Vorgehen in der Klinik bei bekanntem pH- und BE-Wert
  - Bei organischer Azidose (Laktazidose im Schock, bei Sepsis, Ketoazidose) ist die Puffertherapie grundsätzlich umstritten. Sie kann bei einem pH < 7,1 erwogen werden. Entscheidend ist die Therapie der Grunderkrankung!
  - Bei mineralischer Azidose (im Rahmen von Diarrhö, biliärer Fistel, Pankreasfisteln, renale Azidose) ist die Puffertherapie hingegen sinnvoll, hier sollte ein pH > 7,2 oder 7,3 angestrebt werden.
  - Errechnung der erforderlichen Bikarbonatmenge nach der **Astrup-Formel**: mmol Nabic = 0,3 × kg × Basendefizit (zur Vermeidung einer Übertherapie davon zunächst die Hälfte).
  - Wenn gepuffert werden soll, wird bei schweren Azidosen im Erwachsenenalter praktisch oft so vorgegangen: Es werden 100 ml Nabic = 100 mmol $NaHCO_3$ infundiert, dann werden pH und BE erneut gemessen, und es erfolgt die Entscheidung über weitere Nabic-Gaben.

13.2.3 Alkalosen

Respiratorische Alkalose

Leitmerkmale ist der erniedrigte $paCO_2$. Ursache ist eine inadäquat hohe CO_2-Abatmung (Hyperventilation, ◘ Tab. 13.3).

Therapie Die Therapie besteht bei wachen, spontan atmenden Patienten in Beruhigung, medikamentöser Analgesie und Sedierung und bei beatmeten Patienten in einer Reduktion des Atemminutenvolumens. Ein stark erniedrigter $paCO_2$ kann insbesondere beim Schädel-Hirn-Trauma zur weiteren Reduktion der Hirndurchblutung führen und muss daher in diesem Zusammenhang unbedingt vermieden werden.

Hyperventilationstetanie

Auf Stresssituationen (ggf. auch Schmerzen) reagieren besonders junge Menschen gelegentlich mit einer ausgeprägten Hyperventilation (► Aus der Notfallpraxis). Durch die resultierende Alkalose ändert sich das Verhältnis von ionisiertem zu eiweißgebundenem Calcium im Blut (normalerweise etwa 1:1). Es wird mehr Calcium an Proteine gebunden, und das ionisierte (und eigentlich aktive) Calcium nimmt ab. Das führt zu einer global erhöhten muskulären Kontraktionsbereitschaft und neurologischen Sensationen. Das klinische Bild wirkt insgesamt oft dramatisch, eine Lebensgefahr liegt jedoch nicht vor. Es imponieren beim meist ängstlichen und aufgeregten Patienten folgende Symptome:

- Kribbeln und Parästhesien in Händen und Füßen und perioral
- Tonische Kontraktionen im Bereich der Hände (**Pfötchenstellung**) und Füße (**Karpopedalspasmen**) und des Mundes (**Karpfenmaul**)
- Erhöhte Auslösbarkeit von Reflexen (kräftige Mundwinkelzuckungen bei Beklopfen des N. facialis im Bereich der Wange = **Chvostek-Zeichen**)

Aus der Notfallpraxis

Ein bis dato gesunder 19-jähriger junger Mann liegt zu Hause verkrampft und mit verdrehten Augen im Sessel. Die Eltern sind in heller Aufregung und haben mehrere Ärzte, unter anderem auch den Notarzt verständigt. Der Patient öffnet auf Ansprache die Augen und atmet mit einer Frequenz von etwa 50/min. Die Arme sind verkrampft, die Hände pfötchenartig positioniert, und leichteste Berührungen der Wange lösen ein kräftiges Zucken im Gesicht aus. Der Notarzt redet beruhigend auf den Patienten ein und bittet die Eltern, für einen Moment das Zimmer zu verlassen. Nach Legen eines Zugangs wird ein Benzodiazepin injiziert, und der Patient wird aufgefordert, langsam zu atmen. Über eine im Notarztwagen vorgehaltene Spezialtüte mit der Möglichkeit zur gleichzeitigen O_2-Zufuhr atmet er jeweils für einige Atemzüge seine Ausatemluft zurück. Nach wenigen Minuten beruhigt er sich, und die beunruhigenden Symptome – auch das Kribbeln, das er verspürt hatte – verschwinden. Anamnestisch lässt sich feststellen, dass dem Anfall eine Auseinandersetzung mit den Eltern über die vermeintlich miserablen Ergebnisse der Abiturprüfung vorausgegangen war. Mittlerweile trifft auch der Hausarzt ein, und der Notarzt übergibt diesem den Patienten mit der Diagnose Hyperventilationstetanie.

Praktisches Vorgehen

Therapie der Hyperventilationstetanie
- Beruhigendes Zureden, evtl. Sedierung mit z. B. 5 mg Midazolam
- Evtl. (nach vorheriger Besprechung des Vorgehens) kurzzeitige Rückatmung in eine Plastiktüte (am besten mit gleichzeitiger O_2-Insufflation) zur Anhebung des $paCO_2$; (Beachte Hypoxiegefahr!)
- Keine orale oder intravenöse Calciumgabe (das totale Serum-Calcium ist nicht vermindert)

Metabolische Alkalose

Leitmerkmal einer metabolischen Alkalose ist ein positiver BE. Ursächlich ist meist eine verminderte Konzentration anorganischer Anionen (v. a. Chlor) im Verhältnis zum wichtigsten Kationen Natrium (also v. a. Hypochlorämie und/oder Hypernatriämie). Eine schwere Alkalose kann durch starkes Erbrechen ausgelöst werden (Chloridverlust). Andere oder verstärkende Faktoren sind eine verminderte Proteinkonzentration im Plasma oder eine Hypophosphatämie. Eine ausgeprägte Alkalose behindert die Sauerstoffabgabe des Hämoglobins im Gewebe und kann auch darüber hinaus zu erheblichen Zellfunktionsstörungen führen. Eine metabolische Alkalose mit einem pH > 7,55 verschlechtert die Prognose eines Intensivpatienten erheblich.

Therapie Eine präklinische Therapie gibt es nicht. Entscheidend ist auch innerklinisch die Therapie der zugrunde liegenden Störung. Zusätzlich wird die Zufuhr alkalisierender Substanzen gestoppt und Chlorid in Form von NaCl-Lösungen oder – in schweren Fällen – HCl (Salzsäure) intravenös zugeführt.

13.3 Störungen des Elektrolyt- und Wasserhaushalts

13.3.1 Elektrolythaushalt

Anionen und Kationen (Elektrolyte) Natrium ist das quantitativ dominierende Ion des Extrazellulärraums, Kalium das wichtigste Ion des Intrazellulärraums.

— **Störungen des Natrium-Haushaltes** sind eng mit **Störungen des Wasser-haushalts** verknüpft, da dieser wesentlich über den Natriumhaushalt reguliert wird.

— **Störungen des Kalium-Haushalts** führen in erster Linie zu muskulären und kardialen **Störungen der Erregbarkeit**; sie sind eng mit Störungen der pH-Regulation verbunden (Azidosen und Alkalosen).

Störungen des Elektrolythaushalts können präklinisch aufgrund fehlender Nachweisverfahren nicht sicher diagnostiziert, sonder nur aufgrund der Anamnese, der Symptome oder des EKG vermutet werden. Am häufigsten zu notfallmedizinisch relevanten Problemen führen Entgleisungen der Kaliumkonzentration im Serum. Lebensbedrohlich Störungen des Calcium- und Magnesiumhaushalts sind deutlich seltener; eine Übersicht findet sich in ◘ Tab. 13.4.

Hyperkaliämie

Die normale Serum-Kaliumkonzentration liegt zwischen 3,6 und 4,8 mmol/l. Von einer **schweren Hyperkaliämie** spricht man bei Werten ≥ 6,5 mmol/l. Mögliche Ursachen sind Nierenversagen, starker Zellzerfall (z. B. Hämolyse, Rhabdomyolyse), Nebennierenrindeninsuffizienz oder Medikamentenwirkungen (z. B. ß-Blocker, kaliumsparende Diuretika, Succinylcholin). Auch eine Azidose geht häufig mit Hyperkaliämie einher (Umverteilung von Kalium vom Intra- in den Extrazellulärraum). Eine hohe Serum-Kaliumkonzentration kann zu lebensbedrohlichen Beeinträchtigungen der kardialen Erregbarkeit bis hin zum Herzstillstand führen.

13

❯ Die Hyperkaliämie ist die am häufigsten mit einem Kreislaufstillstand assoziierte Elektrolytstörung.

Diagnose Letztlich kann eine sichere Diagnose nur durch die Kalium-Konzentrationsbestimmung im Serum erfolgen. Aber schon im EKG können folgende Veränderungen auf eine Hyperkaliämie hindeuten: AV-Block I, flache oder fehlende P-Wellen, spitze hohe T-Wellen, verbreiterter QRS-Komplex.

Therapie Therapeutisch gibt es prinzipiell 3 Möglichkeiten: Antagonisierung der Kaliumwirkung, Umverteilung in die Zellen und Elimination aus dem Körper:

— **Antagonisieren** der kardialen Auswirkungen der Hyperkaliämie
    — **Calcium**: z. B. 10 ml Calciumchlorid 10 % (oder etwa die dreifache Menge Calciumgluconat 10 %); wirkt sofort.
— **Umverteilung** vom Kalium nach intrazellulär
    — **β-Mimetika**: z. B. Fenoterol oder Salbutamol 2–5 Hübe p.i.; wirkt nach 5–10 min; oder Adrenalin 0,5 mg i.m.

◻ **Tab. 13.4** Störungen des Calcium- und Magnesiumhaushalts. Klinik, EKG-Veränderungen und Therapie. (Modifiziert nach ERC 2015)

Störung	Ursachen	Klinische Symptome	EKG	Therapie
Störungen des Calciumhaushalts				
Hyperkalzämie (Ca++ > 2,6 mmol/l)	Primärer oder tertiärer Hyperparathyreoidismus Krebserkrankungen Sarkoidose Medikamente	Verwirrtheit Schwäche Abdominelle Schmerzen Hypotension Arrhythmien Kreislaufstillstand	QT-Intervall ↓ QRS-Intervall ↑ T-Wellen abgeflacht AV-Block	Flüssigkeitssubstitution Furosemid 1 mg/kg KG i.v. Hydrokortison 200–300 mg i.v. Pamidronsäure 30–90 mg i.v. Behandlung der Grunderkrankung
Hypokalzämie (Ca++ < 2,1 mmol/l)	Chronische Niereninsuffizienz Akute Pankreatitis Überdosierung von Calcium- antagonisten Toxic-shock-Syndrom Rhabdomyolyse Tumorlysesyndrom	Parästhesie Tetanie Krämpfe AV-Block Kreislaufstillstand	QT-Intervall ↑ Inversion der T-Welle Herzblock	Calciumchlorid 10%ig, 10–40 ml (oder etwa die dreifache Menge Calciumgluconat 10%), Mg-sulfat 50% 2 g = 4 ml = 8 mmol i.v. über 15 min (wenn nötig)

◻ Tab. 13.4 (Fortsetzung)

Störung	Ursachen	Klinische Symptome	EKG	Therapie
Störungen des Magnesiumhaushalts				
Hypermagnesiämie (Mg^{++} > 1,1 mmol/l)	Niereninsuffizienz Iatrogen (z. B. Präeklampsie-behandlung)	Verwirrtheit Schwäche Atemschwäche Bradykardie Kreislaufstillstand	PR- und QT-Intervall ↑ Spitze T-Welle AV-Block	Therapie bei Mg^{++} >1,7 mmol/l: Calciumchlorid 10 %ig, 5–10 ml, ggf. wiederholt (oder etwa die dreifache Menge Calciumgluconat 10 %), Beatmung, wenn nötig Forcierte Diurese: 0,9 %ige NaCl-Lösung mit 1 mg/kg KG Furosemid i.v. Hämodialyse
Hypomagnesiämie (Mg^{++} < 0,6 mmol/l)	Gastrointestinaler Verlust Polyurie Mangelernährung Alkoholismus Malabsorption	Tremor Ataxie Nystagmus Krämpfe Tachykardie Kreislaufstillstand	PR- und QT-Intervall ↑ ST-Senkung T-Welle invertiert P-Wellen abgeflacht QRS-Dauer ↑ Torsade de pointes (► Kap. 10.2.3 und Abb. 10.6)	Schwer oder symptomatisch: Mg-sulfat 50 % 2 g = 4 ml = 8 mmol) i.v. über 15 min; bei Torsade de pointes über 1–2 min, bei Krämp-fen über 10 min

13

- **Natriumbikarbonat**: z. B. 50 ml NaHCO$_3$ 8,4 % i.v.; Wirkungseintritt nach 10 min; laut ERC 2015 ist die Effektivität dieser Maßnahme zur Senkung des Serumkaliums aber strittig und wird nur im Rahmen einer Reanimation bei hyperkaliämischem Kreislaufstillstand und (vermuteter) Azidose empfohlen.
- Insulin-Glukose-Infusion: 10 I.E. Insulin plus 25 g Glukose (= 50 ml G 50 %) als Kurzinfusion über 15 min; Wirkeintritt nach 15–30 min; Senkung der Kaliumkonzentration in einer Stunde um etwa 1 mmol/l.
- **Elimination** von Kalium aus dem Körper
  - **Schleifendiuretika**: z. B. Furosemid 40 mg i.v.; geringer Effekt.
  - **Ionenaustauscher (Resonium)**: langsame Kaliumelimination über den Darm; 1 g bindet etwa 0,5–1 mmol Kalium; Dosierung: 4–6-mal pro Tag 15–25 g Resonium als rektaler Einlauf; Wirkungseintritt nach 1–2 h ein; Senkung der Serumkaliumkonzentration durch 50 g Resonium um etwa 0,5–1 mmol/l über 4–6 h.
  - **Dialyse**: effektivste Methode; Elimination von 30–40 mmol Kalium/h, dadurch Senkung der Kaliumkonzentration um anfangs 1 mmol/l pro h.

Praktisches Vorgehen

Therapie der Hyperkaliämie (mod. nach ERC 2015; Dosierungen s. o.)
- Patient mit hyperkaliämischen Herzstillstand
  - Standard-CPR incl. Adrenalin alle 3–5 min (senkt die Kaliumkonzentration via β-Stimulation)
  - Zusätzlich Calcium, Natriumbikarbonat, Insulin-Glukose-Infusion und (in der Klinik) Dialyse
- Patient hyperkaliämisch, aber mit erhaltenem Kreislauf
  - Milde Hyperkaliämie (< 6 mmol/l): Resonium, Furosemid, ggf. Dialyse (bei Nierenversagen)
  - Moderate Hyperkaliämie (6–6,5 mmol/l) ohne wesentliche EKG-Veränderungen: Insulin-Glukose-Infusion, inhalative β-Mimetika (z. B. Salbutamol), Dialyse erwägen
  - Moderate Hyperkaliämie (6–6,5 mmol/l) mit typischen EKG-Veränderungen: Calcium, Insulin-Glukose-Infusion, inhalative β-Mimetika (z. B. Salbutamol), Dialyse erwägen
  - Schwere Hyperkaliämie (> 6,5 mmol/l): Calcium, Insulin-Glukose-Infusion, inhalative β-Mimetika (z. B. Salbutamol), Dialyse erwägen.

> Bei Hyperkaliämie mit schweren EKG-Veränderungen (hohe spitze T-Wellen, verbreiterte QRS-Komplexe) ist die Gabe von Calcium i.v. die erste und wichtigste Maßnahme, gefolgt von einer Insulin-Glukose-Infusion.

Hypokaliämie

Niedrige Kaliumkonzentrationen < 3,6 mmol/l können zu muskulärer Übererregbarkeit und Herzrhythmusstörungen bis hin zum Kammerflimmern führen. Besonders gefährdet sind Patienten unter Digitalistherapie. Im EKG tritt eine Abflachung der T-Wellen auf. Ursache ist meist ein hoher Kaliumverlust über den Darm (z. B. Abführmittel, Ileus) oder die Nieren (Diuretika). Andere mögliche Ursachen: Endokrine Störungen (Cushing-Syndrom, Hyperaldosteronismus) oder geringe Zufuhr mit der Nahrung. Oft liegt begleitend ein Magnesiummangel vor. Hypokaliämien können auch Folge einer Alkalose oder der Therapie einer Azidose mit Natriumbikarbonat sein: Durch den pH-Abfall kommt es zum Shift intrazellulären Kaliums nach extrazellulär.

Therapie Therapeutisch wird in schweren Fällen Kalium vorsichtig intravenös appliziert: KCl oder Kalium-Magnesium-Aspartat, z. B. Inzolen, 10–20 mmol/h i.v., vorzugsweise über ZVK, Achtung: Venenreizung!

> Eine wichtige mögliche Ursache der schweren Hypokaliämie ist die heute gängige Hypertonie- und Herzinsuffizienz-Therapie mit Schleifen- und Thiaziddiuretika.

13.3.2 Hydratationsstörungen

Je nach Füllungszustand des Intravasal- und Extrazellulärraums ist zu unterscheiden zwischen:

- Wassermangel (**Dehydratation**) und
- Überwässerung (**Hyperhydratation**).

Sie können jeweils mit normalen, erhöhten oder erniedrigten **Serum-Natrium-Konzentrationen** einhergehen (Normalwert: 135–145 mmol/l):

- Normale Serum-Natrium-Konzentration: **isotone Hydratationsstörung**
- Erniedrigte Serum-Natrium-Konzentration: **hypotone Hydratationsstörung**
- Erhöhte Serum-Natrium-Konzentration: **hypertone Hydratationsstörung**

Hypertone Hydratationsstörungen können auch auf einer Zunahme anderer osmotisch aktiver Substanzen im Blut beruhen, etwa Harnstoff oder Glukose (▶ Abschn. 13.1.2: diabetisches hyperosmolares Koma). Viele Hydratationsstörungen entwickeln sich schleichend. Da die Natriumkonzentration präklinisch nicht gemessen werden kann, ist die genaue Diagnose und spezifische Therapie der Störungen des Wasser- und Natriumhaushalts nur in der Klinik möglich (◘ Tab. 13.5).

◻ Tab. 13.5 Störungen des Wasser-Elektrolyt-Haushalts

Diagnose	Serum- Na$^+$	ZVD oder PCWP	Mögliche Ursache
Hypotone Dehydratation	↓	↓	Diuretika Starkes Schwitzen
Isotone Dehydratation	↔	↓	Verbrennungen Diarrhö Ileus Diuretika
Hypertone Dehydratation	↑	↓	Hohes Fieber (Perspiratio insensibilis) Erbrechen Osmodiuretika Diabetes insipidus Hyperosmolares Coma diabeticum Trinkstörungen (vor allem alte Menschen und kleine Kinder)
Hypotone Hyperhydratation	↓	↑	Fehlerhafte Infusionstherapie mit elektrolytfreien Lösungen Süßwasserertrinken
Isotone Hyperhydratation	↔	↑	Fehlerhafte Infusionstherapie mit isotonen Lösungen Herzinsuffizienz Niereninsuffizienz Übermäßige ADH-Sekretion (Schwartz-Bartter-Syndrom)
Hypertone Hyperhydratation	↑	↑	Fehlerhafte Infusionstherapie mit hypertonen Elektrolytlösungen Meerwasserertrinken

ZVD = zentraler Venendruck (entspricht dem rechten Vorhofdruck) PCWP = pulmonalkapillärer Verschlussdruck (sog. Wedgedruck; entspricht dem linken Vorhofdruck) Serumosmolarität (mosmol/kg): isoton: 280–300; hypoton: < 280; hyperton: > 300; Normalwerte ZVD 3–8 mmHg; PCWP 5–12 mmHg; Natrium 135–145 mmol/l

Dehydratation

Eine Dehydratation führt zu einer Abnahme des ZVD und PCWP als Ausdruck der Hypovolämie und meist auch zu einem Anstieg des Hämatokrits (»Eindickung«).

Symptome Die klinischen Symptome sind Durst, Müdigkeit, Schwindel und Lethargie. Im Extremfall entwickelt sich ein hypovolämischer Schock. Bei längerem Bestehen lässt sich die Haut typischerweise als Zeichen der Austrocknung (Exsikkose) in Falten anheben, die dann eine Zeit lang stehen bleiben.

Ursachen Starke Flüssigkeitsverluste über Niere, Darm oder Haut (◘ Tab. 13.5) führen zur Dehydratation. Besonders gefährdet sind kleine Kinder. Beim Darmverschluss (Ileus) kommt es zu starken Flüssigkeitsverlusten ins Darmlumen, ohne dass diese zunächst nach außen sichtbar sind.

Therapie Therapeutisch sind zunächst Vollelektrolytlösungen angezeigt (z. B. 500–1000 ml RL). In Kenntnis der Elektrolytzusammensetzung des Plasmas kann sich in der Klinik eine differenziertere Therapie anschließen. Der Ausgleich einer Hyponatriämie durch Natriumkonzentrate darf nur langsam erfolgen, da bei zu schneller Anhebung der extrazellulären Natriumkonzentration die Entwicklung einer schweren Hirnstammerkrankung droht: die sog. **zentrale pontine Myelinolyse**.

Hyperhydratation

Eine Überwässerung führt zum Anstieg des ZVD (Hypervolämie) und in akuten Fällen zu einem Abfall des Hämatokrits. In den Organen entstehen ödematöse Veränderungen.

Symptome Klinisch können sich zentralnervöse Symptome wie Kopfschmerzen und Bewusstseinstrübung als Zeichen des Hirnödems entwickeln. Bei längerem Bestehen ist die Haut oft ödematös verdickt; es lassen sich »Dellen« in die Haut drücken, die eine Zeit lang bestehen bleiben. Pulmonal führt die Überwässerung zum Lungenödem.

Ursachen Übermäßige Wasserzufuhr, Herzinsuffizienz oder Niereninsuffizienz.

Therapie Symptomatisch werden Diuretika verabreicht, bei Nierenversagen und/ oder in schweren Fällen muss das Wasser mittels Dialyse oder Hämofiltration eliminiert werden.

Zerebrale Notfälle

T. Ziegenfuß

T. Ziegenfuß, *Notfallmedizin*,
DOI 10.1007/978-3-662-52775-7_14, © Springer-Verlag Berlin Heidelberg 2017

Neurologische Notfälle sind im Notarztdienst häufig. Die präklinische Therapie beschränkt sich i. d. R. auf Vitalfunktionssicherung und Krampfunterdrückung. Bei einem **Schlaganfall** ist vor allem auf eine ausreichende zerebrale Perfusion (systolischer Blutdruck > 140 und < 220 mmHg) zu achten, eine gute Oxygenierung sicherzustellen und eine Hypoventilation zu vermeiden. Wichtig ist ein rascher Transport in die Klinik, da beim akuten ischämischen Insult nach Ausschluss einer Blutung (durch CCT oder NMR) eine Thrombolysetherapie oder eine neuroradiologische Thrombektomie erfolgen kann. Bei Verdacht auf eine **Subarachnoidalblutung** soll wegen der hohen Nachblutungsgefahr eine Hypertension vermieden werden. **Krampfanfälle** (vor allem der Grand mal) lassen sich präklinisch in den meisten Fällen mit Benzodiazepinen effektiv therapieren. **Bei Meningitis** ist die sofortige Antibiotikatherapie lebensrettend.

14.1   Zerebrale Ischämie und Blutung

Schlaganfall

Der Schlaganfall (**engl.: Stroke; veraltet: apoplektischer Insult, Apoplex**) gehört zu den häufigsten Indikationen für einen Notarzteinsatz. Aufgrund einer akuten zerebralen Durchblutungsstörung kommt es zu plötzlich einsetzenden, anhaltenden fokal neurologischen Ausfällen. Besonders gefährdet sind Patienten mit den Risikofaktoren arterielle Hypertonie, Diabetes mellitus, Nikotinabusus, Herzrhythmusstörungen (insbesondere Vorhofflimmern) und Herzklappenerkrankungen. In etwa 80 % der Fälle führt der Schlaganfall zu einem **ischämischen Infarkt**, bei etwa 20 % kommt es durch Gefäßruptur zu einer intrazerebralen oder intrakraniellen **Blutung**. Der akute Gefäßverschluss wird in etwa 2/3 der Fälle durch eine Thrombose und in 1/3 durch eine Embolie ausgelöst. Bei etwa 1/4 der intrakraniellen Blutungen handelt es sich um eine Subarachnoidalblutung (s. unten).

Ursachen   Die meisten Schlaganfälle entstehen aufgrund von Astverschlüssen der vorderen hirnversorgenden Arterien, d. h. im sog. **Karotisstromgebiet**. Ein Verschluss von Ästen der hinteren hirnversorgenden Arterien, also im sog. **Vertebralis-** und **Basilarisstromgebiet** ist seltener.

Symptome   Je nach betroffener Gehirnregion und Ausmaß der Durchblutungsstörung bzw. intrakraniellen Blutung imponieren folgende Symptome:
Bei **Läsionen** im **vorderen Stromgebiet (A. carotis interna):**
— Halbseitenlähmung (brachiofazial- oder beinbetont, vollständige Halbseitenlähmung),
— halbseitige Gefühlsstörungen,

- Sprachstörungen: Unfähigkeit zu sprechen oder Sprache zu verstehen (Aphasie),
- Blickdeviation (»Patient schaut sich die Bescherung an.«).

Bei **Läsionen im hinteren Stromgebiet (A. vertebralis und A. basilaris):**
- Hirnnervenausfälle (Doppelbilder, Mundastschwäche, Dysarthrie, Schluckstörungen),
- Gesichtsfeldausfälle (Hemianopsie nach rechts oder links),
- gekreuzte Symptomatik (z. B. rechtsseitige Hemihypästhesie, linksseitige Hemihypalgesie und Hyperästhesie),
- Ataxie und Schwindel (Koordinationsstörungen, Gehstörungen mit Fallneigung).

In schweren Fällen ist der Patient bewusstlos.

> Differenzialdiagnostisch muss immer eine Hypoglykämie ausgeschlossen werden.

Präklinische Schlaganfallsdiagnosik Sehr schnell durchzuführen ist der »**Face-Arm-Speech-Test« (FAST):**
1. **Face** = Gesicht: Der Patient wird aufgefordert, zu lächeln oder die Zähne zu zeigen. Neu aufgetretene Asymmetrie?
2. **Arms** = Arme: Der Patient wird aufgefordert, mit geschlossenen Augen beide Arme mit den Handflächen nach oben anzuheben und 5 sc erhoben zu halten. Absinken eines Arms? Ein Arm kann nicht angehoben werden?
3. **Speech** = Sprache: Der Patient wird aufgefordert, einen einfachen Satz zu sprechen. Verwaschene, undeutliche Sprache? Ausgeprägte Wortfindungsstörungen?

Eine positive Antwort auch auf nur auf eine dieser Fragen macht einen Schlaganfall sehr wahrscheinlich.

Therapie Bereits in der präklinischen Phase können effektive Behandlungen eingeleitet werden, die zu einer nachweisbaren Prognoseverbesserung führen. An erster Stelle steht die **Stabilisierung des Blutdrucks im hochnormalen Bereich**, d. h. bei ca. 140–220 $mmHg_{syst}$ (Erfordernishochdruck). Eine Blutdrucksenkung soll erst bei exzessivem Hypertonus über 220 $mmHg_{syst}$ erfolgen. Bevor eine Lysetherapie durchgeführt wird, sollte der Blutdruck allerdings auf unter 185/110 mmHg gesenkt werden. Bei Hypoxie ist die Oxygenierung durch **Sauerstoffapplikation** sicherzustellen. Die Infusionstherapie soll (wenn überhaupt eine Infusionstherapie erforderlich ist) mit Vollelektrolytlösungen erfolgen.

Eine hämorrheologische Therapie mit HAES oder Dextran ist nicht indiziert, ebenso dürfen wegen der Hyperglykämiegefahr keine glukosehaltigen Lösungen verabreicht werden. Im weiteren Verlauf ist auf die **Vermeidung von Hyperthermie und Hyperglykämie** zu achten, da beides die Prognose verschlechtert. Eine erhöhte Temperatur (> 38,5 °C) muss z. B. durch Antipyretika wie Paracetamol gesenkt werden, und der Blutzucker soll mit Insulin unter 160 mg/dl reguliert werden.

Wichtig ist ein zügiger **Transport in eine geeignete Klinik** (Schlagwort: »**Time is brain**«), da beim ischämischen Infarkt oft eine intravenöse **Lysetherapie** mit rtPA durchgeführt werden kann. Dafür gilt ein Zeitfenster von 4,5 h nach Symptombeginn (◘ Tab. 14.1). Dosierung rtPa: Gesamtdosis 0,9 mg/kg KG; davon 10 % Bolus, Rest über 60 min. Eine weitere Prognoseverbesserung lässt sich offenbar mit der zunehmend durchgeführten neuroradiologischen **Thrombektomie** mit Hilfe sog. Stent-Retriever erzielen. Diese Therapieoption ist besonders wichtig bei Patienten mit vermuteter **Basilaristhrombose** (s. unten).

◘ Tab. 14.1 Fibrinolysetherapie beim Schlaganfall. Ein- und Ausschlusskriterien nach AHA 2010

Einschlusskriterien	Absolute Ausschlusskriterien
Alter ≥ 18 Jahre	Intrakranielle Blutung
Diagnose eines ischämischen Schlaganfalls mit deutlichem neurologischen Defizit	Begründeter Verdacht auf Subarachnoidalblutung Multilobärinfarkt
Zeitdauer vom Symptombeginn bis zur Lyse < 4,5 h	Vorgeschichte einer intrakraniellen Blutung Unkontrollierter Bluthochdruck (persistierend > 185/110 mmHg) Bekannte Gefäßmissbildungen oder Tumoren Krampfanfall während des Schlaganfallbeginns Innere Blutung oder Trauma Bekannte akute Blutungsneigung Intrakranielle oder intraspinale Eingriffe oder SHT in den letzten 3 Monaten Arterielle Punktion an einer nicht-komprimierbaren Stelle innerhalb der letzten Woche

Praktisches Vorgehen

Präklinische Therapie des Schlaganfalls

- Vitalfunktionssicherung, Sauerstoffgabe, ggf. Intubation und Beatmung (Aspiration, Hypoxie und Hypoventilation, aber auch Hyperventilation vermeiden)
- Oberkörperhochlagerung (30°) zur Hirndrucksenkung bei normalem oder erhöhtem Blutdruck, Flachlagerung bei niedrigem Blutdruck
- Venenverweilkanüle nicht am gelähmten Arm anlegen (erhöhte Thrombophlebitisgefahr)
- Blutzuckermessung zum Ausschluss einer Hypoglykämie
- Bei Angst und Unruhe: vorsichtige Sedierung mit Benzodiazepinen (z. B. Midazolam 2,5–5 mg i.v.)
- Bei Hypotension (selten!): Volumenersatzlösungen wie RL oder NaCl 0,9 % 500–1500 ml, ggf. Katecholamine wie Akrinor 0,5–2 ml i.v. bis zu einem RR_{syst} um 140–160 mmHg
- Bei Hypertonie differenziertes Vorgehen (nach DGN 2012):
  - $RR_{syst} \geq 220$ mmHg oder RR_{diast} 120–140 mmHg → Urapidil 10–50 mg i.v. oder Clonidin 0,15–0,3 mg langsam i.v., ggf. repetitiv
  - $RR_{diast} \geq 140$ mmHg → Nitroglycerin 2 Hübe p. i oder 5 mg i.v. (dann 1–4 mg/h kont. i.v.)
  - RR_{syst} 180–220 mmHg oder RR_{diast} 105–120 mmHg → keine Therapie
  - Nifedipin und Nimodipin sind wegen der Gefahr überschießender Blutdruckabfälle zu vermeiden
- Keine ungesicherten oder prognoseverschlechternden Therapieversuche: kein Heparin, kein ASS, keine Kortikosteroide, keine »rheologische Therapie« mit HAES oder Mannitol
- Zügiger Transport in ein neurologisches Zentrum mit Stroke-Unit, wo nach Ausschluss einer intrazerebralen Blutung mittels CT-Untersuchung (am besten CT-Angiographie) eine Lyse mit rt-PA, evtl. auch eine neuroradiologische Thrombektomie mittels Stent-Retriever erfolgen kann

Sonderfall: Basilaristhrombose

Ein Sonderfall des Schlaganfalls im Vertebralisstromgebiet ist die Thrombosierung der A. basilaris, die große Teile des Hirnstamms versorgt.

Symptome Die mögliche Symptomatik der Basilaristhrombose ist aufgrund der möglichen Störung vieler Hirnnervenkerne und wichtiger vegetativer Zentren im Hirnstamm komplex: Schwindel, Sensibilitätsstörungen im Gesicht, Sehstörungen (Gesichtsfeldausfälle, Doppelbilder), halbseitige gekreuzte Sensibilitätsstörungen,

Hemiparesen bis hin zu Bewusstlosigkeit. Die Letalität ist unbehandelt sehr hoch (ca. 90 %).

Therapie Eine Lysetherapie, evtl. plus neuroradiologisch durchgeführter Thrombektomie, kann die Prognose erheblich verbessern. Die Therapie kann auch noch innerhalb eines größeren Zeitfensters sinnvoll sein: »Bei fluktuierendem Beginn kann das Zeitfenster für die intraarterielle Lysetherapie von Basilarisverschlüssen bis zu 12 h betragen, nach einer Komadauer von mehr als 4 h ist in der Regel aber kein günstiges Outcome zu erwarten« (DGN 2012).

Transitorische ischämische Attacke (TIA)

Aufgrund klinischer Kriterien spricht man von TIA bei Ausfällen, die weniger als 24 h anhalten. Allerdings ist durch die modernen bildgebenden Verfahren bekannt, dass auch nur wenige Stunden dauernde, klinisch reversible neurologische Ausfälle meist mit nachweisbaren strukturellen zerebralen Schäden einhergehen. Bezeichnungen wie RIND (reversibles ischämisches neurologisches Defizit) und PRIND (prolongiert reversibles ischämisches neurologisches Defizit) sind daher verlassen worden. In angloamerikanischen Ländern wird von »Minor Stroke« (mit geringfügigen oder reversiblen Ausfällen) oder »Major Stroke« (mit anhaltenden, gravierenden Ausfällen) gesprochen. Auch die DGN konstatiert: «Insgesamt ist eine TIA ebenfalls als ein Schlaganfall anzusehen«. Das notfallmedizinische Vorgehen entspricht dem bei Schlaganfall.

Subarachnoidalblutung (SAB)

Ursache Eine SAB entsteht meist auf dem Boden einer aneurysmatischen Aussackung im Bereich des Circulus arteriosus cerebri (Willisii). Eine Ruptur von Subarachnoidalarterien oder eines Aneurysmas kann z.B. durch plötzlichen Blutdruckanstieg oder heftiges Pressen (▶ Aus der Notfallpraxis) ausgelöst werden. Aber auch ein Schädel-Hirn-Trauma kann eine SAB verursachen (traumatische SAB).

Symptome Eine Subarachnoidalblutung führt zu plötzlichen heftigen Kopfschmerzen (»Vernichtungsschmerzen«), Nackensteifigkeit und in schweren Fällen zum Koma (◨ Tab. 14.2). Außerdem können bei einer SAB im EKG ST-Hebungen auftreten, was zur Verwechslungen mit einem Myokardinfarkt führen kann. Reaktiv führt die Blutung im Subarachnoidalraum nach einigen (3–11) Tagen zu einem regionalen arteriellen Vasospasmus, der zur sekundären Durchblutungsverschlechterung führen kann. Die Nachblutungsgefahr ist mit ca. 20 % innerhalb von 24 h sehr hoch und die Nachblutung mit einer Letalität von 70 % behaftet. Prognostische Faktoren bei SAB sind die Bewusstseinslage bei Aufnahme, das Alter und das initiale Stadium nach Hunt und Hess (◨ Tab. 14.2).

Grad	Symptome
	□ Tab. 14.2 Schweregrade einer Subarachnoidalblutung nach Hunt und Hess
0	Unrupturiertes, asymptomatisches Aneurysma; unauffälliger Patient
1	Keine oder leichte Kopfschmerzen, leichter Meningismus, keine fokalen neurologischen Ausfälle
2	Mäßige bis schwere Kopfschmerzen, Meningismus, keine neurologischen Ausfälle außer Hirnnervenausfällen
3	Somnolenz und/oder Verwirrtheit und/oder fokale Ausfälle
4	Sopor, mäßige bis schwere fokale Ausfälle, vegetative Störungen
5	Koma, Dezerebrationshaltung

Aus der Notfallpraxis

Der Notarzt wird gegen Mitternacht zu einer 40-jährigen Patientin gerufen, die bewusstlos im Bett liegt. Der Ehemann berichtet, er habe mit seiner Frau geschlafen, als sie plötzlich starke Kopfschmerzen bekommen habe und kurz darauf bewusstlos geworden sei. Die Atmung ist bei Eintreffen des Notarztes stabil, der Blutdruck beträgt 140/80 mmHg, der Blutzucker 120 mg%. Die Patientin wird intubiert, beatmet und in die Klinik gebracht. Hier wird die Verdachtsdiagnose einer akuten, schweren Subarachnoidalblutung (Hunt und Hess Grad 5) bestätigt. Leider bleibt die Patientin komatös und verstirbt 3 Monate später.

Therapie Eine spezifische präklinische Therapie der SAB gibt es nicht. Die Maßnahmen sind die gleichen wie beim Schlaganfall, jedoch mit einer Ausnahme: Wenn der Notarzt mit großer Wahrscheinlichkeit klinisch von einer SAB ausgehen kann, müssen hypertensive Werte zur Verminderung des Nachblutungsrisikos stärker gesenkt werden: Als Zielgröße wird nach den Empfehlungen der Deutschen Gesellschaft für Neurologie bis zur Versorgung des Aneurysmas ein mittlerer Blutdruck von 60–90 mmHg empfohlen. Der systolische Blutdruck sollte 140 mmHg nicht überschreiten. Eine Therapie bzw. Prophylaxe vasospasmusbedingter Hirnschädigungen mit Nimodipin (einem Calciumkanalblocker) ist im weiteren Verlauf der Behandlung indiziert, jedoch nicht bereits in der präklinischen Behandlungsphase.

In der **Klinik** wird die Diagnose mittels Computertomographie gestellt. Ein CCT kann in Einzelfällen unauffällig sein, dann ist eine Liquorpunktion erforderlich. Wird eine SAB diagnostiziert, muss anschließend eine zerebrale Angiographie (DSA) erfolgen, um Aneurysmen, die eine potenzielle Nachblutungsgefahr darstellen, zu finden. Die weitere Behandlung erfolgt entweder interventionell (Coiling) oder operativ (Clipping).

14.2 Krampfanfälle

Ein zerebraler Krampfanfall ist Symptom vieler struktureller oder metabolischer zerebraler Störungen. Der Krampfanfall beruht auf einer pathologischen, synchronen neuronalen Depolarisation, die oft zur unkontrollierten muskulären Innervierung und Kontraktion führt, gelegentlich aber auf sensible oder vegetative Sensationen beschränkt bleibt. Im Elektroenzephalogramm lassen sich charakteristische Krampfaktivitäten nachweisen. Zugrunde liegen entweder

- **primär zerebrale** Erkrankungen wie hereditäre Epilepsie, Hirntumoren oder Metastasen, Narbenbildung im Gehirn (beispielsweise nach Schädel-Hirn-Traumata, Einblutungen, Ischämien oder Operationen), Meningitis und Enzephalitis, oder
- **primär extrazerebrale** Erkrankungen wie Hypoglykämie (▶ Kap. 13.1.1), Alkoholentzugssyndrom, Präeklampsie (bei Schwangeren) oder Fieber (bei Kleinkindern).

Notfallmedizinisch relevant sind vor allem die tonisch-klonischen generalisierten Grand-mal-Anfälle. Daneben finden sich fokale Anfälle mit einfacher oder komplex-fokaler Symptomatik oder kleinere Anfälle (Petit-mal-Anfälle) unterschiedlicher Ausprägung, die zum Teil auf das Kindesalter oder bestimmte Entwicklungsphasen beschränkt sind und selten notfallmedizinischer Intervention bedürfen.

Ein Sonderfall eines Grand-mal ist der sog. **Fieberkrampf** im Säuglings- oder Kleinkindesalter (▶ Kap. 15.6),

Grand-mal-Anfälle Ein Grand-mal-Anfall geht mit einem typischen klinischen Bild einher, das sich in verschiedene Phasen einteilen lässt:
- **Präkonvulsive Phase**: Allgemeinsymptome wie Kopfschmerzen und Müdigkeit sowie optische oder akustische Halluzinationen (sog. Aura) können dem Anfall vorausgehen
- **Konvulsive Phase I: tonisches Stadium** (ca. 30 s): Hinstürzen, Bewusstseinsverlust, kurze Apnoe, Zungenbiss, Strecktonus der Extremitäten
- **Konvulsive Phase II: klonisches Stadium** (1–2 min): rhythmische Kontraktionen der Muskulatur einer Körperhälfte oder des gesamten Körpers, begleitet oft von Einnässen, Zungenbiss und Zyanose (u. a. livide Lippenverfärbung)

— **Postkonvulsive oder postiktuale Phase:** Auf den Anfall folgt ein wenige Minuten dauernder komatöser Zustand, an die sich eine mehr oder weniger starke Vigilanzminderung anschließt (sog. postiktuale Umdämmerung). In Einzelfällen kann jedoch auch ein Erregungszustand auftreten. Insgesamt kann ein mehrere Stunden andauernder Verwirrtheitszustand mit Orientierungsstörung resultieren.

Status epilepticus Dauert der **tonisch-klonischer Anfall länger als 5 min** oder erlangt der Patient zwischen den einzelnen Anfällen das Bewusstsein nicht wieder, so liegt ein Status epilepticus vor. Früher wurde als Zeitspanne 30 min angegeben, das erscheint jedoch als zu lang, da in diesem Zeitraum bereits erste irreversible zerebrale Schäden auftreten. Eine **frühzeitige antikonvulsive Therapie** ist notwendig, um dauerhafte Folgeschäden zu vermeiden. Der Status selbst führt neben einer Hypoxie zu einer maximalen Ausschüttung von Sympathomimetika, die wiederum zu erheblichen Herz-Kreislauf-Problemen führen können. Darüber hinaus können Verletzungen durch unkontrolliertes Hinstürzen zu schweren Folgeschäden führen. Hier ist insbesondere an ein Schädel-Hirn-Trauma und an Wirbelkörperfrakturen zu denken. Die Letalität des Status epilepticus ist auch heute noch hoch, insbesondere bei älteren Menschen (bis zu 50 %).

Abgelaufener Krampfanfall Häufig ist der Krampfanfall bei Eintreffen des Notarztes bereits vorbei, da ein Grand mal durchschnittlich nur etwa 1 min dauert. Der Patient befindet sich dann in der Phase der postiktualen Umdämmerung. In diesen Fällen ist keine medikamentöse Therapie erforderlich. Im Rahmen der klinisch neurologischen Untersuchung ist nach fokal-neurologischen Ausfällen zu fahnden, die einen Hinweis auf die Genese bzw. den epileptogenen Herd darstellen können. Stets muss auf eine ausreichende Atmung und freie Atemwege geachtet werden und eine Blutzuckerbestimmung zum Ausschluss hypoglykämisch bedingter Krämpfe erfolgen. Meist wird der Patient zur weiteren Abklärung, elektrophysiologischen Diagnostik und gegebenenfalls besseren medikamentösen Einstellung in die Klinik gebracht. Patienten mit einem bekannten Krampfleiden, das trotz optimaler Einstellung zu rezidivierenden Anfällen führt, können durchaus auch im Kreise der informierten Familie bleiben, dürfen jedoch nach dem Anfall nie allein gelassen werden!

Anhaltender Anfall und Status epilepticus Persistieren die Anfälle noch oder liegt ein Status epilepticus vor, so muss der Krampfanfall medikamentös durchbrochen und der Patient vor weiteren Folgeschäden geschützt werden (stabile Seitenlage, Aspirationsschutz, Verletzungen verhindern). Der oft zitierte Beißkeil ist obsolet. Folgende Medikamente stehen zur Verfügung (Dosierungen ► Praktisches Vorgehen und ◻ Abb. 14.1). **Benzodiazepine gelten als Mittel der ersten**

Statusdauer (min)	Präparate	Dosierung
5	Benzodiazepine	Lorazepam 2–4 mg oder Diazepam 10–20 mg oder Clonazepam 1–2 mg (oder Midazolam 5–10 mg)
10	Benzodiazepine	Wiederholung der Benzodiazepingabe
20	Phenytoin oder Valproat	Phenytoin 750 mg in 20–30 min. i.v. oder Valproat 20–30 mg/kg i.v.
30	Phenytoin oder Valproat	Wiederholung der Phenytoingabe (bis 20 mg/kg) oder Valproat erneut 10 mg/kg
40	Barbiturate oder Injektionshypnotika	Phenobarbital 5–10 mg/kg oder Thiopental 3–5 mg/kg oder Propofol 1,5–2,5 mg/kg oder Etomidate 0,15–0,3 mg/kg

◻ **Abb. 14.1** Ablaufschema der Therapie eines Status epilepticus. (In Anlehnung an DGN 2012) Die Zeiten links sind als grober Anhalt zu verstehen. Midazolam ist zur Therapie eines Krampfanfalls nur zugelassen bei Kindern und Jugendlichen zur bukkalen Anwendung. Phenytoin und Valproat sind präklinisch meist nicht vorhanden; daher sind bei Versagen der Benzodiazepintherapie dann sofort Barbiturate oder Injektionshypnotika indiziert

Wahl. Mit Benzodiazepinen kann der Krampfanfall in bis zu 80 % der Fälle terminiert werden. Nach den aktuellen Empfehlungen der Deutschen Gesellschaft für Neurologie (DGN) ist Lorazepam aufgrund seiner lang anhaltenden antikonvulsiven Wirkung für diese Indikation das bevorzugte Benzodiazepin. Auch wirksam sind Diazepam und Clonazepam. Das im Notarztdienst heute gängige Midazolam kann zwar ebenfalls den Anfall durchbrechen, nachteilig ist jedoch seine kurze Halbwertzeit und die fehlende Zulassung der intravenösen Zubereitungsform zur Therapie eines Krampfanfalls. Neuerdings ist aber eine spezielle bukkal (in die Mundhöhle) applizierbare Midazolam-Lösung für Kinder und Jugendliche (3 Monate bis 18 Jahre) zur antikonvulsiven Therapie verfügbar.

Phenytoin oder **Valproat** sind indiziert, wenn Benzodiazepine auch nach wiederholter Gabe den Status nicht beendet haben. Dabei gilt Phenytoin traditionell als zweite Stufe der Status epilepticus-Therapie. Phenytoin muss sehr langsam injiziert oder infundiert werden, ist venenreizend, führt bei paravasaler Injektion zu schweren Gewebeschäden und hat kardiale Nebenwirkungen (Bradykardie und Hypotension). Als dritte Stufe, also wenn auch Phenytoin versagt hat, ist Valproat zugelassen; es kann jedoch nach DGN auch bereits alternativ zu Phenytoin eingesetzt werden. Phenytoin und Valproat sind präklinisch allerdings meist nicht verfügbar.

Barbiturate und Injektionshypnotika stellen die nächste Therapiestufe dar. In der Regel muss dann der Patient aber auch intubiert und beatmet werden. Traditionell werden für diese Indikation Barbiturate wie Thiopental oder Phenobarbital bevorzugt, aber auch Etomidate oder Propofol sind geeignet. Unter intensivstationären Bedingungen sollte eine Barbiturattherapie des Status epilepticus unter EEG-Monitoring erfolgen.

Praktisches Vorgehen

Therapie des Status epilepticus – präklinisch
- **Vitalfunktionssicherung** (Sauerstoffzufuhr, BZ-Kontrolle, RR-Kontrolle, EKG-Kontrolle)
- **Benzodiazepine** i.v., z. B. 2–4 mg Lorazepam oder 10–20 mg Diazepam oder 1–2 mg Clonazepam (oder, wenn kein anderes Benzodiazepin verfügbar, 5–10 mg Midazolam); bei Kindern und Jugendlichen (3 Monate –18 Jahre) Midazolam-Lösung (Buccolam buccal: 3 Mon. – 1 Jahre: 2,5 mg, <5 Jahre: 5 mg, <10 J.: 7,5mg, <18 Jahre: 10 mg
- **Bei Nichtansprechbarkeit** nach 5 min: Wiederholung der Benzodiazepingabe
- **Bei Persistieren des Status** trotz wiederholter Benzodiazepingabe und Nichtverfügbarkeit von Phenytoin oder Valproat: Barbiturate oder Injektionshypnotika i.v.: Phenobarbital 5–10 mg/kg oder Thiopental 3–5 mg/kg oder Propofol 1,5–2,5 mg/kg oder Etomidate 0,15–0,3 mg/kg; dann Intubation und Beatmung (Notfallnarkose; ► Kap. 6.8)

14.3   Meningitis

Bedeutung An akuter bakterieller Meningitis erkranken in Deutschland jährlich mehrere Tausend Menschen, besonders häufig im Kindesalter. Die Erkrankung verläuft immer noch in etwa 10 % der Fälle letal. Aufgrund der ernsthaften, sich nach unspezifischen initialen Erkrankungszeichen rasch entwickelnden Symptome und der zeitkritischen Behandlungsnotwendigkeit kann das Krankheitsbild durchaus notfallmedizinische Bedeutung haben.

Symptome Typisch sind Fieber, Kopfschmerzen, Erbrechen, und Nackensteifigkeit sowie Verwirrtheit, Licht- und Geräuschüberempfindlichkeit, schließlich Bewusstseinstrübung bis hin zum Koma. Fast immer liegen mehr als 2 dieser Symptome vor.

Erreger Die heutzutage wichtigsten Infektionserreger sind Pneumokokken, Meningogokokken, Listerien und E. coli. An eine **Meningokokken-Meningitis** muss vor allem beim gleichzeitigen Vorliegen von **Hautausschlag** gedacht werden. Eine Meningokokkeninfektion ist meldepflichtig, und es muss eine medikamentöse Prophylaxe der Helfer und Angehörigen erfolgen. **Listerieninfektionen** kommen nach Genuss kontaminierter Lebensmittel vor, v. a. von Rohmilchkäse.

Diagnostik Die dringende Verdachtsdiagnose auf eine akute Meningitis wird bei der oben geschilderten Symptomkonstellation gestellt. In der Klinik erfolgt die neurologisch-infektiologische Diagnostik durch CT und Liquorpunktion (der Liquor ist bei purulenter Meningitis immer eitrig). Allerdings darf mit dem Therapiebeginn nicht bis zum Abschluss der Diagnostik gewartet werden, insbesondere dann nicht, wenn bereits neurologische Ausfälle oder Bewusstseinstrübung bestehen.

Therapie Neben der Vitalfunktionssicherung ist schnellstens eine antibiotische Therapie indiziert, die die o. g. Erreger abdeckt. Heute wird meist die Kombination aus einem Breitspektrum-Cephalosporin und einem Aminopenicillin empfohlen: Initial z. B. Ceftriaxon 4 g plus Ampicillin 2 g i.v. (letzteres ist erforderlich, da Cephalosporine nicht wirksam gegen Listerien sind; die Dosierungen gelten für Erwachsene).

> ❯ Die Antibiotikagabe muss innerhalb der ersten halben Stunde nach Diagnosestellung bzw. begründetem Verdacht erfolgen.

Mit jeder Verzögerung der Antibiotikagabe steigen die Letalität und die Wahrscheinlichkeit einer Defektheilung. Daher wird teilweise empfohlen, für diese Indikation präklinisch Antibiotika mitzuführen und zu verabreichen; dieses Vorgehen ist jedoch hierzulande unüblich. Nach heutiger Ansicht soll zusätzlich zur Antibiotikatherapie über 4 Tage eine Kortikoidgabe erfolgen, die offenbar das neurologische Outcome verbessert.

Notfälle im Kindesalter

T. Ziegenfuß

T. Ziegenfuß, *Notfallmedizin*,
DOI 10.1007/978-3-662-52775-7_15, © Springer-Verlag Berlin Heidelberg 2017

Die Therapie pädiatrischer Notfälle muss die altersspezifischen Besonderheiten der Kinder berücksichtigen. Die meisten Notarzteinsätze betreffen – abgesehen von den häufigen Unfällen im Klein- und Schulkindesalter – respiratorische Notfälle. Mit Erstickungssymptomatik können das **Krupp-Syndrom**, die **Epiglottitis** und die **Fremdkörperaspiration** einhergehen. Das Krupp-Syndrom ist häufig, aber selten wirklich lebensbedrohlich. Zugrunde liegt meist eine Viruserkrankung, die Therapie ist symptomatisch-abschwellend. Demgegenüber ist die bakteriell bedingte akute Epiglottitis immer lebensbedrohlich und kann eine künstliche Beatmung erfordern. Aspiration von Fremdkörpern ist eine weitere häufige Ursache für kindliche Atemnot, ggf. muss eine präklinische Therapie durch Expulsionsversuche mittels Rückenschlägen und Thoraxkompressionen gemacht werden. Dem **plötzlichen Kindstod** (SIDS) liegt vermutlich eine zentrale Atemregulationsstörung zugrunde, deren Ursache nicht bekannt ist; betroffen sind fast ausschließlich Kinder im ersten Lebensjahr.

15.1   Wichtige Aspekte im Kindesalter

Häufige Notfälle im Kindesalter sind Unfälle (Haupttodesursache für Kinder über 1 Jahr), Verbrennungen und Verbrühungen (▶ Kap. 19.1.1), Ertrinken (▶ Kap. 19.2.1), Vergiftungen (▶ Kap. 20)und Asthma (▶ Kap. 11.5). Dagegen sind kardiale Notfälle (Herzversagen, tachykarde und bradykarde Rhythmusstörungen) – die einen Großteil der Notfälle im Erwachsenenalter ausmachen – sehr selten; Ausnahmen sind Kinder mit angeborener Herzerkrankung.

Typische Notfälle des Kindesalters Typisch für das Kindesalter sind Krupp-Syndrom (▶ Kap. 15.2), Epiglottitis (▶ Kap. 15.3), Fremdkörperaspiration (▶ Kap. 15.4) und das Syndrom des plötzlichen Kindstods (▶ Kap. 15.5). Pathophysiologisch liegt all diesen Notfällen eine Ventilationsstörung zugrunde (▶ Kap. 8.1.2). Relativ oft wird der Notarzt zu einem Krampfanfall im Säuglings- oder Kleinkindesalter gerufen, der sich meist als Fieberkrampf entpuppt (▶ Kap. 15.6).

> ❯ Die meisten nichttraumatologischen lebensbedrohlichen Notfälle im Kindesalter sind respiratorische Notfälle!

Bei der Behandlung von Kindern müssen grundsätzlich einige Aspekte berücksichtigt werden (◰ Tab. 15.1):

1. Die **physiologischen Normalwerte** sind anders: Je kleiner das Kind, desto höher die physiologische Puls- und Atemfrequenz und desto niedriger der Blutdruck.
2. Die intravenösen **Kanülen**, die **Tuben** und die **Dosierungen** der Medikamente müssen dem Gewicht und der Größe des Kindes angepasst werden.

◘ Tab. 15.1 Wichtige physiologische und therapeutische Anhaltsgrößen im Kindesalter

Alter	Gewicht (kg)	Puls (1/min)	Blutdruck (mmHg$_{systolisch}$)	Atemfrequenz (1/min)
Neugeborene	3	140	60	40
3 Monate	5	130	80	40
6 Monate	8	130	90	30
1 Jahr	10	120	100	30
3 Jahre	15	110	100	20
5 Jahre	20	100	100	20
7 Jahre	25	100	110	15
9 Jahre	30	90	110	15

Tubusgröße:
Innendurchmesser (ID) in mm = 4 + Alter (Jahre)/4
Außendurchmesser (AD) in Chr. = 18 + Alter (Jahre)
Tubus für Säuglinge (unter 1 Jahr) 3,5 mm ID oder 16 Chr. AD
Tubus für Neugeborene 3,0 mm ID oder 14 Chr. AD
Anmerkung: früher wurden für Säuglinge und Kleinkinder nur Endotrachealtuben ohne Blockung empfohlen; heute werden jedoch explizit auch für diese Altersgruppe blockbare Tuben akzeptiert. Zur Größenauswahl einer Larynxmaske ▶ Tab. 4.3; zur Größenauswahl eines Larynxtubus ▶ Abb. 4.16

3. Ein **Venenzugang** ist häufig schwierig zu finden – insbesondere bei Volumenmangel und Exsikkose. Einige Notfallmedikamente können bei Kindern auch rektal oder bukkal verabreicht werden. Ein notwendiger Transport in die Klinik darf nicht durch langwieriges Suchen nach venösen Zugangsmöglichkeiten verzögert werden. Im lebensbedrohlichen Notfall soll intraossär punktiert werden (▶ Kap. 5.2.1).

4. Vorsicht bei der **Infusionstherapie: Überwässerungsgefahr** bei Kleinkindern! Die Infusionsmenge muss dem geringeren Intravasalvolumen angepasst werden. Spezielle Infusionslösungen für Kinder sind hingegen präklinisch **nicht** erforderlich; insbesondere sind Glukoselösungen für die notfallmedizinische Infusionstherapie auch im Kindesalter normalerweise nicht indiziert.

5. Bei Kleinkindern kann Flüssigkeitsverlust rasch zur **Dehydratation** führen. Fieberhafte Erkrankungen, Erbrechen und Diarrhö, die im Erwachsenenalter normalerweise harmlos verlaufen, können bei Kindern eine lebensbedrohliche Exsikkose auslösen (▶ Kap. 13.3.2).

6. Kinder haben eine erheblich größere relative **Körperoberfläche** und sie kühlen rascher aus als Erwachsene: Wärmeverlust durch Zudecken vermeiden!

7. Oft ist es sinnvoll, das Kind nicht von seinen **Eltern** zu trennen, sondern es gemeinsam mit einem Elternteil zu befördern, der das Kind oft am besten auf dem Arm behält.

Medikamentendosierung im Kindesalter Viele Notärzte haben keine tägliche Routine in der Behandlung kleiner Kinder. Dementsprechend sind sie auch mit der Medikamentendosierung im Kindesalter nicht so vertraut wie etwa ausgebildete Pädiater. Sowohl Über- als auch Unterdosierungen können jedoch ernste Konsequenzen haben.

Gewichtsbezogene Dosierung Oft ist dem Notarzt die Dosierung eines Medikaments als »mg/kg KG« bekannt (z. B. Ketamin 1 mg/kg). Eine einfache Multiplikation mit dem (geschätzten oder bekannten) Gewicht des Kindes ergibt dann die erforderliche Dosis. Äquivalent ist folgende Formel, wenn nur die übliche Erwachsenendosis bekannt ist (z. B. Diazepam 10 mg i.v.):

$$Dosis_{Kind} = \left(Dosis_{Erwachsener} \middle/ 70 \right) \times K\ddot{o}rpergewicht_{Kind} \ in \ kg$$

Dieses Vorgehen führt allerdings häufig zur Unterdosierung bei Säuglingen und Kleinkindern; sie brauchen von den meisten Medikamenten »relativ mehr« als Erwachsene.

Längenbezogene Dosierung Praktikabler und sicherer ist die Orientierung an einem speziellen pädiatrischen Dosierungsmaßband oder Notfalllineal, mit dem schnell die Länge des Kindes gemessen wird und auf dem dann die für diese Länge angemessene Dosierung der wichtigsten Notfallmedikamente abgelesen werden kann.

15.2 Krupp-Syndrom

Pathogenese Eine Infektion der oberen Atemwege kann aufgrund des geringen Atemwegsquerschnitts beim Kleinkind relativ rasch zu einer kritischen Einengung des Larynxeingangs im Bereich der Stimmlippen bzw. im subglottischen Raum führen. 4 Formen der **akuten obstruktiven Laryngotracheitis**, die sich klinisch im Krupp-Syndrom äußert, können unterschieden werden:

Viraler Krupp Dies ist die weitaus häufigste Form, die im Rahmen eines Infektes des Respirationstrakts durch Parainfluenzaviren, RS-Viren, Adenoviren oder andere Viren entsteht. Betroffen sind meist Kinder zwischen 1/2 und 3 Jahren. Die Krankheit wird auch **Pseudokrupp** genannt.

»Spasmodic« Krupp Hierunter versteht man eine rezidivierend auftretende Krupp-Form bei »hyperreagiblem Atemwegssystem«, der Virusinfektionen, aber auch unspezifische Faktoren wie Kälte oder aber Allergene zugrunde liegt (»Kehlkopfasthma«).

Echter Krupp Ein echter Krupp ist Symptom der Diphtherie, einer bakteriellen Infektion durch Corynebacterium diphtheriae. Charakteristisch sind pseudomembranöse Schleimhautbeläge. Obwohl dies heute sehr selten ist (die allermeisten Kinder sind dagegen geimpft), kommt der echte Krupp immer noch sporadisch vor. Die Letalität liegt bei 10 %.

Bakterielle Laryngotracheitis Sehr selten können auch andere Bakterien Ursache eines Krupp-Syndroms sein.

Die wichtigsten Differenzialdiagnosen des Krupp-Syndroms sind die akute Epiglottitis und die akute Atemwegsobstruktion durch Fremdkörper (◘ Abb. 15.1 und ◘ Tab. 15.2).

Symptome: Die Symptome des Krupp-Syndroms sind bellender Husten, Heiserkeit, inspiratorischer Stridor, Schaukelatmung (thorakoabdominale paradoxe Atmung), Tachypnoe, Dyspnoe und in schweren Fällen Zyanose bei meist nur mäßig hohem Fieber. Die Stenose der oberen Atemwege erreicht bei den häufigen nicht-bakteriellen Formen nur selten lebensbedrohliche Ausmaße.

Therapie: Therapeutisches Ziel ist die Beruhigung des Kindes (und der Eltern) und die Abschwellung der Laryngealschleimhaut durch antientzündliche Kortikosteroide und lokal vasokonstriktive Medikamente. Es ist auch üblich, die Atemluft mit Wasserdampf anzufeuchten, obwohl es keinen Wirksamkeitsbeleg für diese Maßnahme gibt; auch schon das Atmen kalter Luft (Fenster öffnen!) kann die Symptomatik oft bessern. Eine Intubation ist sehr selten erforderlich.

Praktisches Vorgehen

Therapie des Krupp-Syndroms
- Sitzende Lagerung, Sauerstoffgabe über Maske bei Zyanose oder psaO$_2$ unter 90 %
- Kortikoide rektal: Prednison-Suppositorien zu 100 mg 5–20 mg/kg und/oder Budenosid Spray inhalativ (2–4 Hübe)
- Sedierung bei sehr aufgeregtem Kind (rektal): Diazepam 5 mg Rectiole bei Kindern bis 15 kg; Diazepam 10 mg Rectiole bei Kindern über 15 kg
- In der Klinik oder auch bereits im NAW bei schwerem Anfall Abschwellung durch Adrenalinverneblung in der Inspirationsluft: 2–5 ml Adrenalin 1:1000 (1 ml = 1 mg) unverdünnt etwa 10 min lang über einen Kompressionsvernebler

15.3 Epiglottitis

Pathogenese Die Epiglottitis wird durch eine bakterielle Infektion verursacht (meist Haemophilus influenzae). Sie führt zu einer perakuten, oft grotesken Schwellung der Epiglottis mit Verlegung des Kehlkopfeingangs (◘ Abb. 15.1). Betroffen sind meist Kinder im 2.–3. Lebensjahr. Die wichtigste Differenzialdiagnose ist der Krupp (◘ Tab. 15.2).

Symptome Die Symptome sind Halsschmerzen, Schluckbeschwerden, Speichelfluss, inspiratorischer Stridor, Schaukelatmung (thorakoabdominale paradoxe Atmung), Atemnot und in schweren Fällen Zyanose bei hohem Fieber und ausgeprägtem Krankheitsgefühl. Eine Epiglottitis ist lebensbedrohlich.

Therapie Schon im Verdachtsfall ist immer eine Klinikeinweisung in Begleitung eines Arztes notwendig. Unnötige Manipulationen am Kind, insbesondere Inspektionen des Rachens sind zu unterlassen, da es dadurch zu reflektorischen Herz- und Atemstillständen und einer Zunahme der Schwellung kommen kann. Bleibt oder wird das Kind trotz supplementierender Sauerstoffzufuhr hypoxisch (psaO$_2$ < 85–90 %), ist eine Atemunterstützung erforderlich. Diese soll durch Maskenbe-

◘ **Tab. 15.2** Differenzialdiagnose der akuten oberen Atemwegsobstruktionen im Kindesalter

Parameter	Krupp-Syndrom	Epiglottitis	Fremdkörperaspiration
Infektion	Viral	Bakteriell	Nein
Krankheitsbeginn	Langsam	Schnell	Akut
Fieber	Eher mäßig	Hoch	Nein
Allgemeinzustand	Meist gut	Schwer krank	(Initial) gut
Speichelfluss	Fehlt	Oft	Nein
Stridor	Ja	Ja	Ja
Husten	Ja, bellend	Nein	Ja
Stimme	Heiser	Kloßig und leise	Leise bis fehlend
Schluckbeschwerden	Nein	Ja	Nein
Vitalbedrohung	Selten	Immer	Oft

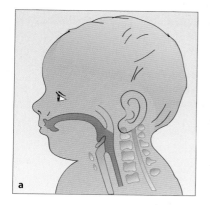
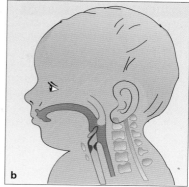
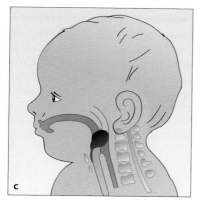
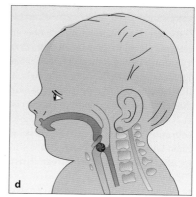

◘ Abb. 15.1a–d Akute obere Atemwegsobstruktion. **a** Normale Atemwegsverhältnisse beim Kleinkind; **b** subglottische Stenose (Krupp-Syndrom); **c** Schwellung der Epiglottis (Epiglottitis); **d** Fremdkörperaspiration

atmung erfolgen, mit der in den meisten Fällen eine ausreichende Oxygenierung erreicht werden kann. Eine Intubation ist wegen der geschwollenen Epiglottis oft selbst für den Erfahrenen sehr schwierig. Daher ist präklinisch eine Intubation nur dann indiziert, wenn eine akute hypoxische Vitalbedrohung trotz Maskenbeatmung fortbesteht. Die Intubation erfolgt in der Klinik durch den mit Intubationen erfahrensten Pädiater oder Anästhesisten unter Koniotomie- bzw. Tracheotomiebereitschaft. Bei Epiglottitis ist immer eine Intensivbehandlung einschließlich Antibiotikatherapie mit Aminopenicillinen oder Cephalosporinen notwendig.

Praktisches Vorgehen

Präklinische Therapie der Epiglottitis
- Sitzende Lagerung
- Sauerstoffgabe über Maske bei Zyanose oder $psaO_2 < 90\,\%$
- Bei Hypoxie trotz Sauerstoffgabe: Maskenbeatmung
- Nur bei trotz Maskenbeatmung persistierender lebensbedrohlicher Hypoxie: Intubation
- Wenn Intubation unmöglich, aber unumgänglich: Koniotomie!

! **Präklinische Inspektionen des Rachens sind kontraindiziert!**

15.4 Fremdkörperaspiration

Ersticken durch Verlegung der oberen Atemwege ist bei Kindern ein häufigeres Ereignis als im Erwachsenenalter (◘ Abb. 15.1d). Hinweisend auf Fremdkörperaspiration sind anamnestische Angaben und das klinische Bild (◘ Tab. 15.2), bedeutsam ist die Differenzierung zwischen milder, (noch) nicht lebensbedrohlicher Obstruktion (effektives Husten ist noch möglich) und schwerer, lebensbedrohlicher Obstruktion (effektives Husten ist nicht mehr möglich).

Therapie Das therapeutische Vorgehen ist in ► Kap. 7.3.10 detailliert beschrieben, einen Überblick gibt ◘ Abb. 7.18.
- **Waches Kind mit effektivem Husten:** Zum Husten auffordern, Transport in die Klinik.
- **Waches Kind mit ineffektivem Husten:** Abwechselnd je 5 Schläge auf den Rücken zwischen die Schulterblätter und – bei Wirkungslosigkeit – 5 Oberbauchkompressionen (bei Kindern ≥ 1 Jahr) oder 5 Thoraxkompressionen (bei Kindern < 1 Jahr) bis zur Expulsion des Fremdkörpers oder klinischen Besserung.
- **Bewusstloses Kind mit schwerer Obstruktion:** Sofortige CPR (◘ Abb. 7.20).

15.5 Syndrom des plötzlichen Kindstodes (SIDS)

Ursache Das **SIDS** (**Sudden Infant Death Syndrome**, »Krippentod«) betrifft hauptsächlich Kinder zwischen dem 2. und 4. Lebensmonat, selten jenseits des 1. Lebensjahres. Es beschreibt einen plötzlichen und unerwarteten Tod meist während des nächtlichen Schlafs ohne vorhergehende wesentliche Krankheitszeichen.

Die Ursache bleibt häufig unklar. Wahrscheinlich handelt es sich meist um zentrale Atemregulationsstörungen, die unter bestimmten Umständen zur protrahierten Apnoe mit Hypoxie und schließlich zum Tod führen. Das Auftreten eines SIDS wird offenbar durch intrauterine Probleme, Frühgeburt, überheizte Schlafzimmer, Bauchlagerung sowie Rauchen in der Umgebung begünstigt.

Therapie Ein SIDS gehört für das Rettungspersonal zu den schlimmsten Berufserlebnissen. Die psychologische Betreuung der Eltern ist besonders wichtig. Die Indikation zur Reanimation soll großzügig gestellt werden, damit die Eltern wissen, dass »alles getan« wurde. Wie bei allen unklaren Todesursachen muss die Polizei verständigt werden. Die Eltern müssen über diese Maßnahme und die Wichtigkeit einer Obduktion behutsam aufgeklärt werden. Ein evtl. vorhandener Zwilling muss in der Klinik untersucht werden.

Appearent life-threatening event (ALTE) Unter diesem Begriff (andere Bezeichnung: »near missed SIDS«) fasst man alle beobachteten akuten, lebensbedrohlichen, jedoch nicht letalen Zustände im Säuglingsalter zusammen, die mit Apnoe und Zyanose oder Blässe einhergehen.

Therapie Wenn die Apnoe nicht durch Ansprache oder Rütteln an den Schultern vorübergeht, muss unverzüglich reanimiert werden. In jedem Fall ist ein sofortiger Transport in die Klinik notwendig.

15.6 Fieberkrampf

Bedeutung und Ursache Fieberkrämpfe sind die häufigsten Grand-mal-Anfälle (▶ Kap. 14.2) im Säuglings- und Kleinkindesalter. Sie treten in Verbindung mit Fieber $\geq 38,5°C$ auf, ohne dass eine andere epilepsieauslösende Ursache vorliegt. Zugrunde liegt meist eine Virusinfektion (oft eine Atemwegsinfektion oder das Drei-Tage-Fieber). Etwa 5 % aller Kinder erleiden im Alter zwischen 6 Monaten und 6 Jahren – mit einem Häufigkeitsgipfel um 18 Monate – einen Fieberkrampf. Es handelt sich um eine relativ häufige notärztliche Einsatzindikation.

Einteilung und Therapie Unterschieden werden einfache und komplizierte Fieberkrämpfe:

- **Einfache Fieberkrämpfe:** Die generalisierten Anfälle sind kurzdauernd und nach wenigen Minuten selbstlimitierend. Bei Eintreffen des Notarztes hat der Fieberkrampf meist schon wieder aufgehört, eine antikonvulsive Therapie durch den Notarzt ist nicht erforderlich. Die Fiebersenkung kann mit Paracetamol (10–20 mg/kg Supp.) erfolgen. Ob die prohylaktische Gabe von

Paracetamol das Auftreten eines Fieberkrampfs verhindern kann, ist nicht belegt.

— **Komplizierte Fieberkrämpfe**: Selten entwickelt sich ein **febriler Status epilepticus** mit einer Anfallsdauer > 15 min oder mehreren Anfallsserien innerhalb von 24 h. Dann müssen neben vitalfunktionssichernden Maßnahmen auch Antikonvulsiva verabreicht werden, z. B. Diazepam-Rectiolen (ca. 0,3–0,5 mg/kg) oder Midazolam bukkal (2,5–10 mg; altersabhängige Dosierung s. oben).

Prognose und Komplikationsmöglichkeiten Auch früh (im 1. Lebensjahr) auftretende, rezidivierende oder prolongierte Fieberkrämpfe haben eine gute Prognose. Zwar kommt es in 1/3 der Fälle zu wiederholten Fieberkrämpfen, das Risiko für die Entwicklung einer Epilepsie ist aber gegenüber Kindern ohne Fieberkrampf nur gering erhöht. Allerdings gibt es Ausnahmen: **Stundenlang anhaltende febrile Status epileptici** können zu bleibenden Schäden führen, u. a. zum sog. **Hemikonvulsions-Hemiplegie-Epilepsie-Syndrom** (HHE-Syndrom) mit persistierender psychomotorischer Beeinträchtigung. Da der Notarzt die weitere Entwicklung nach stattgehabtem Fieberkrampf nicht absehen kann, sollten die Kinder zur Abklärung (Ausschluss wichtiger Differenzialdiagnosen wie Meningitis oder Enzephalitis) und Infektbehandlung stationär aufgenommen werden. Wichtig ist auch die Beruhigung der Eltern, die einen Fieberkrampf oft als lebensbedrohliches Ereignis wahrnehmen, obwohl er in den allermeisten Fällen harmlos ist.

Notfälle in Zusammenhang mit Schwangerschaft und Geburt

T. Ziegenfuß

T. Ziegenfuß, *Notfallmedizin*,
DOI 10.1007/978-3-662-52775-7_16, © Springer-Verlag Berlin Heidelberg 2017

Wichtig ist bei jedem Notfall in der Spätschwangerschaft die richtige Lagerung der Patientin zur Vermeidung einer aortokavalen Kompression. Die häufigste notfallmedizinische Erkrankung der Spätschwangerschaft ist die **Präeklampsie** mit ihren Varianten Eklampsie (mit zerebralen Krampfanfällen) und HELLP-Syndrom (mit Leberfunktionsstörungen und Thrombopenie und evtl. klinisch dem Bild eines akuten Abdomens). Dabei kann sich auch eine hypertensive Krise entwickeln, die unter CTG-Überwachung mit Antihypertensiva wie Nifedipin oder Urapidil behandelt werden sollte. Krampfanfälle werden am besten mit Magnesium therapiert. Bei der **Reanimation** schwangerer Patientinnen jenseits der 20. SSW muss auf die Besonderheiten der Spätschwangerschaft Rücksicht genommen, der Uterus zur Seite gehalten und frühzeitig an die Möglichkeit eines Notkaiserschnitts gedacht werden. Wenn unter der **Geburt** bereits die Austreibungsphase erreicht ist, muss die Entwicklung des Kindes i. d. R. präklinisch erfolgen, ansonsten kann – ggf. unter tokolytischer Therapie mit β_2-Mimetika – noch der Transport ins Krankenhaus erfolgen. Entscheidend für die **Erstversorgung des Neugeborenen** ist immer die Vermeidung eines Wärmeverlustes. Darüber hinaus ist bei unkomplizierter Geburt und einem sofort schreienden und lebensfrischen Neugeborenen keine weitere Therapie erforderlich. Bei stärkeren Adaptationsstörungen, d. h. insuffizienter Atmung, Bradykardie <100/min und schlaffem Tonus sind folgende Maßnahmen indiziert: Freisaugen der Atemwege, Maskenbeatmung (zunächst mit Raumluft) und bei Herzfrequenz unter 60/min auch Herzmassage. Das wichtigste Notfallmedikament im Rahmen der **Neugeborenenreanimation** ist Adrenalin.

16.1   Wichtige Aspekte der Spätschwangerschaft

Aortokavale Kompression   Der große und zunehmend schwerer werdende Uterus kann nach der 20. Schwangerschaftswoche (SSW) in Rückenlage eine Kompression der V. cava inferior und in geringerem Maße der Aorta abdominalis bewirken. Die Folge sind Blutdruckabfall, Verminderung des Herzzeitvolumens und Abnahme der uterinen Durchblutung und damit der fetalen Sauerstoffversorgung. Im Extremfall kann sich für die Mutter ein obstruktiver Schock und für das Kind eine intrauterine Hypoxie entwickeln.

> In der Spätschwangerschaft darf die Patientin nur in Seitenlage, am besten in Linksseitenlage gelagert und transportiert werden.

Mutterpass   Der Mutterpass enthält wichtige Informationen über den Schwangerschaftsverlauf und Geburtsrisiken. Er muss eingesehen und in die Klinik mitgenommen werden.

16.2 Notfälle in der Spätschwangerschaft

16.2.1 Präeklampsie und Eklampsie

Ursache Die **Präeklampsie** ist eine Komplikation der Spätschwangerschaft (nach der 20. SSW). Es liegt eine mikrovaskuläre Durchblutungsstörung aufgrund eines Ungleichgewichts zwischen vasodilatierenden (Prostazyklin) und vasokonstringierenden (Thromboxan) Prostaglandinen zugrunde. Trotz der Ödeme und Hypertonie besteht oft ein intravasaler Volumenmangel.

Symptome Die Präeklampsie geht mit Ödemen, Proteinurie und Hypertonie einher (im deutschsprachigen Bereich war auch die Bezeichnung EPH-Gestose üblich: Edema, Proteinuria, Hypertension). In schweren Fällen entwickelt sich eine **Eklampsie** mit zerebralen Krampfanfällen oder ein **HELLP-Syndrom** mit Oberbauchschmerzen und Leberversagen (❏ Tab. 16.1).

❯❯ Eine schwere Präeklampsie kann durch eine hypertensive Krise, zerebrale Krampfanfälle oder ein akutes Abdomen notfallmedizinisch auffällig werden.

Therapie Die Therapie einer hypertensiven Schwangerschaftserkrankung dient vor allem der Prävention maternaler zerebraler und kardiovaskulärer Komplikationen. Die Blutdrucksenkung einer schweren Hypertonie (Blutdruck > $160_{syst}/110_{diast}$) soll laut Leitlinie der Deutsche Gesellschaft für Gynäkologie (DGGG) 2013 zur

❏ **Tab. 16.1** Notfälle in der Spätschwangerschaft

Präeklampsie	Auftreten von Hypertonie und Proteinurie nach der 20. Schwangerschaftswoche
Eklampsie	Generalisierte Krampfanfälle in der Schwangerschaft und bis zu 7 Tage nach der Entbindung, sofern andere Ursachen wie Epilepsie ausgeschlossen sind; zerebrale Komplikation der Präeklampsie
HELLP-Syndrom	Hemolysis, »elevated liver enzymes«, »low platlet count« (Hämolyse, erhöhte Leberenzyme, Thrombozytopenie) hepatisch-hämatologische Komplikation bzw. Sonderform der Präeklampsie
Peripartale Kardiomyopathie	Herzversagen im letzten Schwangerschaftsmonat oder nach der Geburt ohne erkennbare zugrunde liegende oder vorbestehende Herzerkrankung und ohne Beziehung zur Präeklampsie

Diagnostik und Therapie hypertensiver Schwangerschaftserkrankungen unter CTG-Überwachung mit **Nifedipin** oder **Urapidil** erfolgen (▶ Kap. 8.2.2). Das viele Jahre bevorzugte Dihydralazin kann ebenfalls zum Einsatz kommen, ist jedoch mit stärkeren unangenehmen Nebenwirkungen (Reflextachykardie) und einem langsamen Wirkungseintritt behaftet. Eine begleitende Volumentherapie zeigt offenbar keine Behandlungsvorteile. Zur Therapie von Krampfanfällen (Eklampsie) hat sich **Magnesiumsulfat** anderen Therapeutika wie Benzodiazepinen oder Phenytoin überlegen erwiesen. Es wirkt außerdem uterusrelaxierend, blutdrucksenkend, vasodilatorisch und antiarrhythmisch (▶ Kap. 14.2); Vorsicht bei Nierenfunktionsstörungen! Therapieüberwachung durch Mg-Plasmakonzentrationsmessung.

Praktisches Vorgehen

Ersttherapie der Präeklampsie
- Lagerung der Mutter in Linksseitenlage mit erhöhtem Oberkörper
- Vitalfunktionssicherung
- Transport in eine Klinik mit geburtshilflicher Abteilung.
- Antihypertensive Therapie der schweren Hypertonie (Blutdruck > 160_{syst}/110_{diast}) nach DGGG 2013: Nifedipin (Initialdosis: 5 mg p.o.) oder Urapidil (Initialdosis: 6,25 mg über 2 min i.v.) oder Dihydralazin (Initialdosis: 5 mg über 2 min i.v.). Blutdrucksenkende Therapie immer unter CTG-Überwachung
- Medikamentöse Therapie der Eklampsie: Antikonvulsiva: vorzugsweise Magnesiumsulfat (initial 4–6 g über 15 min, dann 1 g/h) ± Benzodiazepine (z. B. Diazepam 5–10 mg i.v.)

16.2.2 Peripartale Kardiomyopathie

Definition Die peripartale Kardiomyopathie ist ein seltener, aber gefürchteter Notfall der Spätschwangerschaft mit einer Letalität bis 50 %. Sie ist von der Präeklampsie und ihren Varianten abzugrenzen (◘ Tab. 16.1).

Symptome An eine peripartale Kardiomyopathie ist zu denken, wenn bis dahin herzgesunde Frauen im letzten Schwangerschaftsmonat oder kurz nach der Geburt Zeichen des Linksherzversagens entwickeln: Lungenödem, kardiogener Schock bis hin zum Herzstillstand.

Therapie Die medikamentöse Therapie ist symptomatisch entsprechend der allgemeinen Therapie des Herzversagens und des kardiogenen Schocks (▶ Kap. 8.2.1 und 9.2).

16.3 Reanimation bei Schwangeren

Ursachen für einen Kreislaufstillstand in der Schwangerschaft Ein Kreislaufstillstand in der Schwangerschaft ist selten, Ursachen können sein: Vorbestehende Herzerkrankungen (z. B. Myokardinfarkt), schwangerschaftsassoziierte Herzerkrankungen (z. B. peripartale Kardiomyopathie), schwere Präeklampsie und Eklampsie, Lungenembolie, Fruchtwasserembolie (unter der Geburt) sowie Sepsis und schwere Blutungen.

Reanimation in der Schwangerschaft Schwangere mit lebensbedrohlichen Atem- und Kreislaufstörungen sollen nach der ABCDE-Methode evaluiert werden (▶ Kap. 2.8). Ist die Patientin reaktionslos und ist keine normale Atmung festzustellen, muss sofort mit Reanimationsmaßnahmen (▶ Kap. 7) begonnen werden. Aufgrund der physiologischen Besonderheiten in der Schwangerschaft und der Existenz eines »2. Patienten«, nämlich des ungeborenen Kindes, ist dabei Folgendes zu beachten:

- **Aortokavale Kompression:** Ab der 20. SSW kann der Uterus die V. cava inferior und die Aorta komprimieren. Dies behindert den venösen Rückfluss und die Zirkulation unter CPR. Daher muss die Reanimation entweder in 15° Linksseitenlage vorgenommen werden (was meist eher schwierig zu gestalten ist), oder – realistischer – der Uterus muss von einer weiteren Hilfsperson nach links zur Seite gehalten werden (◨ Abb. 16.1) Dadurch können mütterliche und fetale Zirkulation verbessert werden.
- **Thoraxkompression:** Der Kompressionspunkt für die HDM (normalerweise beim Erwachsenen über der unteren Sternumhälfte) sollte in der Spätschwangerschaft etwas höher gewählt werden: knapp unterhalb der Mitte des Sternums.
- **Defibrillation:** Bei Kammerflimmern (VF/pVT) soll über die gleiche Elektrodenposition und mit der gleichen Energie wie bei nicht-schwangeren Patienten defibrilliert werden (▶ Kap. 7.3.6).
- **Atemwegssicherung:** Trotz der erhöhten Regurgitations- und Aspirationsgefahr haben Beatmung und Oxygenierung Vorrang vor einer Aspirationsprophylaxe. Ein endotrachealer Tubus stellt gerade bei schwangeren Patientinnen die beste Form der Atemwegssicherung dar, die endotracheale Intubation ist aber oft schwieriger als bei nicht-schwangeren Erwachsenen. Sie soll vom erfahrensten Teammitglied durchgeführt werden, es sollte ein etwas kleinerer Tubus genommen werden (z. B. 7,0 mm ID), alternativ können SADs notwendig sein.

Ansonsten folgt der Reanimationsablauf bei Schwangeren dem der Standardreanimation im Erwachsenenalter (◨ Abb. 7.6 und ◨ Abb. 7.16).

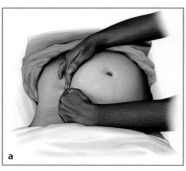
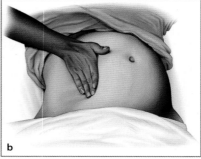

a   b

☐ **Abb. 16.1a–b** Behebung der aortokavalen Kompression durch Verlagerung des Uterus nach links (**a**) durch Zug von der linken Seite oder (**b**) durch Druck von der rechten Seite

Notkaiserschnitt Parallel zur CPR einer Schwangeren muss von Beginn die Möglichkeit eines Notkaiserschnitts (»Notsectio«, Notfallhysterotomie) erwogen werden – wenn die äußeren Bedingungen dies zulassen, i. d. R. wird dies nur in der Klinik der Fall sein. Wenn die CPR nicht innerhalb weniger Minuten zu einem ROSC führt, kann die Notsectio die Überlebenschancen von Mutter und Kind erhöhen. Da die Entbindung unter CPR schlagartig auch die aortokavale Kompression behebt, kann sie auch die Chancen der mütterlichen Wiederbelebung verbessern. Folgendes Vorgehen wird abhängig vom Fortschritt der Schwangerschaft empfohlen (ERC 2015):

- < 20. SSW: keine Indikation zur Notsectio (noch keine wesentliche aortokavale Kompression, keine realistische Überlebenschance für den Fötus)
- 20.–23. SSW: Notsectio (Notfallhysterotomie) vor allem aus mütterlicher Indikation (Beheben der aortokavalen Kompression); ein Überleben des Kindes ist unwahrscheinlich.
- ≥ 24. SSW: Notsectio kann Mutter und Kind retten. Die Überlebensrate für das Kind ist besonders hoch, wenn die Geburt innerhalb von 5 min nach dem Kreislaufstillstand durchgeführt wird (d. h. Entscheidung zur Notfallhysterotomie nach spätestens 4 min!).

Behebung der aortokavalen Kompression durch Verlagerung des Uterus nach links (**a**) durch Zug von der linken Seite oder (**b**) durch Druck von der rechten Seite.

16

16.4 Geburtshilfliche Notfälle

Der Notarzt kann in folgenden Stadien der Geburt oder unmittelbar danach mit einem geburtshilflichen Notfall konfrontiert werden:

Unter der **Geburt:**

- **Eröffnungsphase**: 30–60 s dauernde Wehen alle 5–10 min, evtl. Abgang von Fruchtwasser (Blasensprung) und blutigem Schleim
- **Austreibungsphase**: Zunahme der Wehenfrequenz: 30–60 s dauernde Wehen alle 2 min; instinktiver Pressdrang der Mutter. Der kindliche Kopf wird in der Scheide sichtbar.

Unmittelbar **nach der Geburt:**

- **Mutter**: In der Nachgeburtsphase wird die Plazenta abgestoßen; der Uterus kontrahiert sich normalerweise selbständig, so dass nur ein geringer Blutverlust (um 500 ml) entsteht.
- **Neugeborenes**: Nach der Geburt muss sich das neugeborene Kind rasch an die veränderten Umstände adaptieren (Beginn der Atmung, Umstellung des fetalen Kreislaufs). Das Kind muss außerdem abgenabelt werden.

Eröffnungsphase In dieser Phase ist ein zügiger Transport der Patientin in Linksseitenlage in die Klinik (mit Voranmeldung!) meist noch problemlos möglich; ggf. kann eine Wehenhemmung (Tokolyse) mit β_2-Mimetika per inhalationem (z. B. Fenoterol 2–5 Hübe) durchgeführt werden.

Austreibungsphase Wenn der Kopf des Kindes vaginal sichtbar wird, muss i. d. R. an Ort und Stelle die Geburt durchgeführt werden. Sterile Klemmen und Scheren (Abnabelungsset) sowie sterile Unterlagen für die Mutter, sterile Handschuhe für den Arzt und eine Wärmeschutzfolie oder warme Tücher für das Neugeborene sollten bereit liegen.

Praktisches Vorgehen

Geburtshilfliche Maßnahmen (◻ Abb. 16.2)

- Unterstützen des Pressens durch Aufforderung an die Mutter auf dem Höhepunkt der Wehe: »Kopf anheben, Kinn auf die Brust, Luft anhalten, kräftig drücken«.
- Beim Durchtritt des Kopfes wird versucht, den Damm vor dem Zerreißen zu schützen: mit einer Hand und abgespreiztem Daumen gegen den Damm drücken, mit der anderen Hand den Kopf führen und abbremsen, um dem Gewebe Zeit zur Dehnung zu lassen.
- Nach Durchtritt des Kopfes zunächst die vordere (obere), dann die hintere (untere) Schulter entwickeln; Kopf dabei mit beiden Händen seitlich halten.
- Erstversorgung des Neugeborenen (▶ Abschn. 16.5).

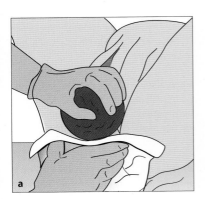
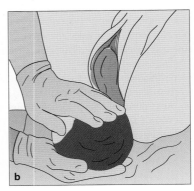
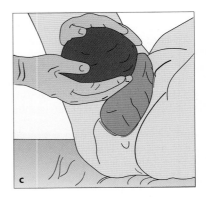

❏ **Abb. 16.2a–c** Geburtshilfliche Handgriffe. **a** Dammschutz; **b** Entwicklung der oberen Schulter; **c** Entwicklung der unteren Schulter

16

Sondersituationen Diese liegen vor, wenn nicht der Kopf, sondern andere Teile des Kindes oder die Nabelschnur (Nabelschnurvorfall) zuerst sichtbar werden. Mit diesen Situationen ist der geburtshilflich unerfahrene Notarzt zumeist überfordert. Bei **Nabelschnurvorfall** kann die Nabelschnur durch den Kopf des Kindes im Bereich des Muttermundes abgedrückt werden; es resultiert eine lebensbedrohliche Sauerstoffminderversorgung des Kindes, die sofort therapiert werden muss. Merke: eine pulsierende Nabelschnur zeigt eine noch vorhandene Durchblutung und die Herzfrequenz des Kindes an.

Praktisches Vorgehen

Vorgehen bei Nabelschnurvorfall
- Schneller Transport in die Klinik
- Kopftief-Beckenhoch-Lagerung auf der linken Seite
- Tokolyse mit Fenoterol (z. B. 2–5 Hübe p.i. oder 10 µg als Bolus langsam i.v., dann 2–5 µg/min kontinuierlich i.v.)
- Hochdrücken und Hochhalten des kindlichen Kopfes von vaginal durch den Notarzt

---

❶ Niemals an heraushängenden Händen, Füßen oder gar an der Nabelschnur ziehen.

Nachgeburtsphase Unmittelbar nach der Geburt ist die Mutter besonders durch Blutungen bedroht, die bei fehlerhafter, unvollständiger Plazentalösung oder einer Kontraktionsstörung des Uterus (atonische postpartale Uterusblutung) in kürzester Zeit zum schwersten Blutverlust bis hin zum hämorrhagischen Schock führen können. Wenn vorhanden, kann mit uteruskontrahierenden Medikamenten (Oxytocin = Syntocinon, Methylergometrin = Methergin) eine Tonisierung des Uterus und Verminderung der Blutung erzielt werden.

Praktisches Vorgehen

Präklinisches Management schwerer postpartaler Blutungen
- Vitalfunktionssicherung
- Kopftief-Beckenhoch-Lagerung (Schocklagerung plus Verminderung der Blutungsintensität)
- Wenn möglich: medikamentöse Tonisierung des Uterus mit Oxytocin 10 I. E. langsam i.v., in schweren Fällen plus Methylergometrin 0,1–0,2 mg langsam i.v. oder i.m. (Beachte: Gefahr der hypertensiven Krise!)
- In schweren Fällen bis zum Eintreffen in der Klinik bimanuelle Kompression des Uterus von vaginal und durch die Bauchdecke oder externe Kompression der Aorta abdominalis mit der Faust (▶ Abb. 18.2c)

16.5 Erstversorgung und Reanimation des Neugeborenen

16.5.1 Neugeborenenversorgung

Neugeborene ohne Anpassungsstörung Normalerweise schreit das Neugeborene nach der Geburt sofort, entwickelt rasch eine regelmäßige Atmung mit etwa **30–40 Atemzügen/min** und hat eine **Pulsfrequenz von 130–140/min.** Die Erstversorgung des Neugeborenen beschränkt sich in solchen Situationen auf Abnabeln, Abtrocknen und Zudecken des Kindes, das der Mutter in den Arm gegeben werden kann. Anschließend soll in Abständen von 1, 5 und 10 min nach der Geburt zur Dokumentation des kindlichen Zustands der Apgar-Score erhoben werden (◻ Tab. 16.2). Die **Abnabelung** soll übrigens nach aktuellen Empfehlungen **erst nach 1 min** erfolgen, da ein früheres Abnabeln offenbar zu Bradykardie, Hypovolämie und Anämie disponiert. Von großer Bedeutung in der Erstversorgung des Neugeborenen ist immer das **Wärmemanagement**: Temperaturverluste vermeiden und Kind in warme Tücher einwickeln: »Nackte, feuchte Neugeborene sind in einem Raum, der für Erwachsene angenehm warm erscheint, nicht in der

◻ **Tab. 16.2** APGAR-Score zur Dokumentation der Vitalität des Neugeborenen

Punkte	A Atmung	P Puls	G Grundtonus	A Aussehen	R Reflexe
0	Keine	Kein	Schlaff	Blau (blaue Asphyxie), blass (weiße Asphyxie)	Keine
1	Unregelmäßig	< 100	Träge	Stamm rosig, Extremitäten blau	Grimassieren
2	Regelmäßig	≥ 100	Spontan-bewegungen	Rosig	Schreien

Die Punktzahlen aller 5 Kategorien werden addiert. Interpretation:
0–3 Punkte: schwere Störung (Asphyxie) → Reanimation
4–7 Punkte: mäßige Störung → kurzfriste Maskenbeatmung, Stimulation
8–10 Punkte: guter Zustand → normale Neugeborenenversorgung
Dieser auch »Asphyxie-Index« genannte Score ist nach der amerikanischen Ärztin Virginia Apgar benannt; »APGAR« kann jedoch, wie hier geschehen, aus mnemotechnischen Gründen als Akronym umgedeutet werden.

Lage, ihre Körpertemperatur zu halten.« (ERC 2015). Eine Auskühlung kann für ein Neugeborenes lebensbedrohliche Folgen haben.

Neugeborene mit Anpassungsstörung Einige Neugeborene haben Anpassungsstörungen (Adaptationsstörungen) an das extrauterine Leben. Diese äußern sich vor allem in einer respiratorischen und kardiozirkulatorischen Insuffizienz. Ausgeprägte Adaptationsstörungen bezeichnet man als **Asphyxie**: die Kinder sind blass-zyanotisch, ohne oder mit nur schlaffem Tonus, areflexiv, bradykard und atmen insuffizient. Ist eine Adaptationsstörung sofort zu erkennen, soll die Abnabelung zügig erfolgen, um die dann intensivere Neugeborenenversorgung zu erleichtern. Das Ausmaß der Anpassungsstörungen wird international mit dem Apgar-Score quantifiziert (◻ Tab. 16.2). Allerdings ist die formale Erhebung dieses Scores keine Voraussetzung für die Indikation zur Beatmung/Reanimation. Für die Gefährdungsbeurteilung des Neugeborenen sind vielmehr vor allem folgende 3 Parameter wichtig:

- **Atmung**: Kräftiges Schreien und Thoraxexkursionen etwa alle 2 sec signalisieren eine ausreichende Atmung; dann ist i. d. R. auch die Zirkulation ausreichend, der Muskeltonus ist kräftig, und das Kind ist gut oxygeniert (rosig). Besser als der klinische Eindruck ist zur Beurteilung der Oxygenierung die pulsoximetrische Messung geeignet. Bei suffizienter Atmung soll nicht abgesaugt werden, auch nicht bei mekoniumhaltigem Fruchtwasser: Nur bei Atemstörungen und Verlegung der Atemwege durch Fruchtwasser oder Blut sind zunächst Mund und Rachen, dann die Nase vorsichtig abzusaugen. Eine insuffiziente Atmung geht meist auch mit Bradykardie (< 100/min) und herabgesetztem Muskeltonus einher. Dann ist eine Maskenbeatmung indiziert.

- **Kreislauf**: Eine Puls- oder Herzfrequenz, die stabil ≥100/min liegt, deutet auf eine ausreichende Adaptation hin. Die Herzfrequenz kann am besten mit einem Stethoskop über der Herzspitze beurteilt werden (so kann gleichzeitig auch die Lunge auskultiert und die Atemfrequenz erfasst werden); alternativ kann der Puls an der Basis der Nabelschnur (A. umbilicalis) oder an der A. brachialis getastet werden. Eine Bradykardie < 100/min ist meist Folge einer Hypoxie und muss daher zunächst durch Stimulation des Kindes und Maskenbeatmung therapiert werden, bei < 60/min soll zudem mit Herzdruckmassage begonnen werden. Der Anstieg der Pulsfrequenz des Kindes ist wahrscheinlich der beste Indikator für eine effektive Reanimation.

- **Muskeltonus**: Ein Neugeborenes mit gutem Muskeltonus hat offenbar eine ausreichende Zirkulation und Oxygenierung. Ein schlaffer Muskeltonus (»floppy infant«) hingegen ist Zeichen einer unmittelbaren Vitalbedrohung und deutet auf schlechte Oxygenierung hin.

Nach diesen Parametern – Atmung, Kreislauf und Muskeltonus – können alle Neugeborenen in eine von drei Gefährdungsgruppen eingeteilt werden (▶ Praktisches Vorgehen):

━ **Gruppe 1** entspricht dem Regelfall der normalen Adaptation: kräftiges Schreien, suffiziente Atmung, guter Muskeltonus, Herzfrequenz über 100/min. Außer dem Wärmemangement sind keine weiteren medizinischen Maßnahmen erforderlich.

━ **Gruppe 2** umfasst Neugeborene mit Bradykardie < 100, insuffizienter Atmung oder Apnoe, aber vorhandenem Muskeltonus; sie sollen (meist nur kurzfristig) mit der Maske beatmet werden.

━ **Gruppe 3** umfasst Neugeborene mit Asystolie oder Bradykardie < 60/min, insuffizienter Atmung oder Apnoe und schlaffem Tonus; diese Neugeborenen bedürfen der sofortigen Reanimation mit Beatmung und Herzdruckmassage.

16.5.2 Neugeborenenreanimation

Einen Überblick über den Ablauf der Neugeborenenreanimation nach den Empfehlungen des ERC 2010 gibt ◨ Abb. 16.3. Einige Besonderheiten sind gegenüber der Reanimation bei Kindern jenseits des Neugeborenenalters (▶ Kap. 7.5) zu beachten:

Atmung, Beatmung und Sauerstoffzufuhr Normalerweise reicht eine taktile Stimulation durch Abtrocknen und vorsichtiges Reiben der Fußsohlen und des Rückens zur Stimulation der Atmung aus; ist das nicht der Fall, muss das Kind künstlich beatmet werden; eine Atemwegsverlegung soll durch Freisaugen behoben werden. Die Beatmung erfolgt zunächst über eine Maske ohne Sauerstoffanreicherung mit einer Beatmungsfrequenz von 40–60/min; nur dann, wenn trotz effektiver **Beatmung mit Raumluft** die Oxygenierung (idealerweise durch Pulsoxymetrie überwacht) nicht zufriedenstellend ist, sollen höhere Sauerstoffkonzentrationen erwogen werden. Grund für die zurückhaltende Empfehlung zur Sauerstoffanreicherung sind zunehmende Hinweise auf die Gefahren einer (auch kurzfristigen!) Hyperoxie beim Neugeborenen. Initial werden zur Öffnung der kollabierten Alveolen ca. 5 Atemhübe mit einem oberen Inspirationsdruck von 30–35 mbar über je 2–3 s empfohlen. Die meisten reanimationspflichtigen Neugeborenen zeigen 30 s nach Lungenbelüftung einen raschen Anstieg der Herz-

16

◨ **Abb. 16.3** Algorithmus zur Neugeborenenreanimation. (Modifiziert nach ERC 2015). ▶ Während der gesamten Erstversorgung muss die Temperatur des Kindes aufrechterhalten werden. Außerdem soll so früh wie möglich weitere Unterstützung angefordert werden, wenn erforderlich, insbesondere Anästhesie, Gynäkologie, Kinderklinik

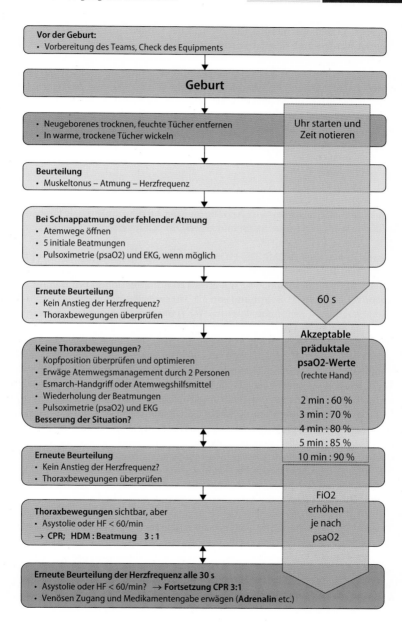

Vor der Geburt:
- Vorbereitung des Teams, Check des Equipments

Geburt

- Neugeborenes trocknen, feuchte Tücher entfernen
- In warme, trockene Tücher wickeln

Uhr starten und Zeit notieren

Beurteilung
- Muskeltonus – Atmung – Herzfrequenz

Bei Schnappatmung oder fehlender Atmung
- Atemwege öffnen
- 5 initiale Beatmungen
- Pulsoximetrie (psaO2) und EKG, wenn möglich

Erneute Beurteilung
- Kein Anstieg der Herzfrequenz?
- Thoraxbewegungen überprüfen

60 s

Keine Thoraxbewegungen?
- Kopfposition überprüfen und optimieren
- Erwäge Atemwegsmanagement durch 2 Personen
- Esmarch-Handgriff oder Atemwegshilfsmittel
- Wiederholung der Beatmungen
- Pulsoximetrie (psaO2) und EKG

Besserung der Situation?

Akzeptable präduktale psaO2-Werte
(rechte Hand)

2 min : 60 %
3 min : 70 %
4 min : 80 %
5 min : 85 %
10 min : 90 %

Erneute Beurteilung
- Kein Anstieg der Herzfrequenz?
- Thoraxbewegungen überprüfen

FiO2 erhöhen je nach psaO2

Thoraxbewegungen sichtbar, aber
- Asystolie oder HF < 60/min
- → **CPR; HDM : Beatmung 3 : 1**

Erneute Beurteilung der Herzfrequenz alle 30 s
- Asystolie oder HF < 60/min? → **Fortsetzung CPR 3:1**
- Venösen Zugang und Medikamentengabe erwägen (**Adrenalin** etc.)

frequenz. In den allermeisten Fällen reicht bei Kindern, die nach der 32. SSW geboren werden und Adaptationsstörung aufweisen, eine kurzfristige Maskenbeatmung aus, um eine selbstständige Lebensfähigkeit herzustellen. Bei länger dauernder Reanimation sollte eine endotracheale Intubation des Neugeborenen erfolgen, wenn der Arzt in dem Verfahren geübt ist; alternativ können auch für die Neugeborenenreanimation SADs verwendet werden. Anhaltswerte für die Tubus- und SAD-Auswahl bei Neugeborenen nach der 40. Schwangerschaftswoche:

— Tubusgröße 3,0–3,5 mm ID
— Einführtiefe bei orotrachealer Intubation: 8,5 cm ab der Lippe
— Larynxmaske Gr. 1
— Larynxtubus Gr. 0

Achtung! Gerade beim Neugeborenen wird der Endotrachealtubus leicht zu tief eingeführt! Pädiatrisch versierte Ärzte bevorzugen oft die primär nasale Intubation, da der Tubus so viel besser fixiert und gegen Dislokation geschützt werden kann.

Herzdruckmassage (HDM) Die HDM soll nicht nur bei völligem Kreislaufstillstand (kein Puls, kein Herzgeräusch), sondern bei jeder Bradykardie < 60/min durchgeführt werden, und zwar mit etwa **120 Kompressionen pro Minute** und einem Verhältnis **HDM: Beatmung von 3:1**. Für einen Beastmungshub müssen die Thoraxkompressionen immer kurz (ca. 1/2 s) unterbrochen werden; dann resultieren bei optimaler Durchführung etwa 90 Kompressionen und 30 Beatmungen pro Minute Der Puls kann zur Kontrolle der Effektivität an der Basis der Nabelschnur oder an der A. brachialis getastet werden. Die Thoraxkompressionen sollem mit der **Zwei-Daumen-Methode** erfolgen (◘ Abb. 7.23): Der Oberkörper des Säuglings wird so umfasst, dass beide Daumen über dem unteren Sternumdrittel zu liegen kommen (knapp unterhalb der Brustwarzenebene). Der Brustkorb wird in der **Mitte der unteren Sternumhälfte** um **1/3 der Thoraxhöhe** komprimiert und soll nach jeder Kompression wieder in seine Ausgangsposition zurückkehren. Alle 30 s soll die Herzfrequenz des Neugeborenen überprüft werden; die HDM soll erst beendet werden, wenn diese mindestens 60/min beträgt. Die früher alternativ erwähnte Zwei-Finger-Methode (Kompression des Brustkorbs eines auf dem Rücken liegenden Kindes mit 2 Fingern) ist weniger effektiv und wird daher nicht mehr empfohlen.

Reanimationsmedikamente Reichen kurzzeitige Beatmung und HDM zur Stabilisierung des Neugeborenen nicht aus, müssen zusätzlich Notfallmedikamente gegeben werden, möglichst intravenös. Zur Punktion soll eine Handrücken-, Fuß- oder Umbilikalvene gewählt werden (◘ Abb. 16.4), alternativ kann auch eine intraossäre Punktion erwogen werden. Das wichtigste Reanimationsmedikament ist **Adrenalin** in der Dosierung 10 µg/kg (= 0,1 ml/kg Adrenalin 1:10.000). Da ein

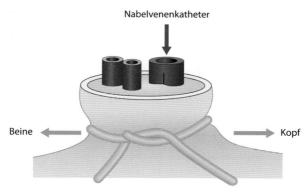

Abb. 16.4 Nabelschnurgefäße: 2 Arterien (*rot*) und 1 Vene (*blau*)

nahe am Termin geborenes Kind etwa 2,5–4,5 kg wiegt, werden normalerweise
etwa 0,4 ml der 1:10.000 Adrenalinlösung i.v. verabreicht. Eine Gabe über den
Tubus wird nicht mehr empfohlen. Natrium-Bikarbonat kann erwogen werden,
um eine schwere Azidose zu korrigieren: 1–2 mmol/kg als 4,2 %ige Lösung i.v.

Ursachen der Adaptationsstörungen Manchmal kann die Ursache der Adaptationsstörung rasch erkannt und therapiert werden:

- **Hypovolämie**: 10 ml/kg kristalloide Lösung i.v., z. B. RL oder NaCl 0,9 %
  (in der Klinik bei Anämie auch Erythrozytenkonzentrat)
- **Hypoglykämie** (eine sichere Untergrenze für den BZ kann nicht gegeben
  werden; Anhalt: < 35 mg%): 0,5–1 g Glukose i.v., also 10 ml G 5–10 %
- **Hypothermie**: Wärmezufuhr, weiteren Wärmeverlust vermeiden
- **Spannungspneumothorax**: Thorakozentese durch Punktion des Pleura-
  raumes mit einer Venenverweilkanüle
- **Opioidintoxikation** durch mütterliche Opioidüberdosierung: Naloxon
  0,01 mg/kg i.v. oder i.m., ggf. wiederholt bis zum Wirkeintritt; also etwa
  0,04 mg = 1/10 Ampulle bzw. 0,1 ml (eine Ampulle enthält 0,4 mg in 1 ml;
  ggf. 1:10 mit Kochsalz verdünnen, davon dann 1 ml i.v./i.m.)

Wann soll die Neugeborenenreanimation beendet werden? Zu dieser schwierigen Frage äußert sich das ERC nur vage: »Ist bei einem gerade geborenen Kind auch
nach zehn Minuten Reanimation keine Herzfrequenz nachweisbar, kann es ange-
messen sein, eine Beendigung der Wiederbelebungsmaßnahmen zu erwägen«. Der
Reanimationsleiter muss also immer eine Einzelfallentscheidung treffen unter Abwägung aller Umstände und in Kommunikation mit den Eltern des Kindes.

Praktisches Vorgehen

Erstversorgung des Neugeborenen und Neugeborenenreanimation (modifiziert nach ERC 2015)
- Abnabeln
  - Verzögertes Abnabeln bei vitalen Neugeborenen: nach frühestens 1 min
  - Sofortige Abnabeln bei asphyktischen Kindern
  - Vorgehen: Nabelschnur 10–20 cm vom Nabel entfernt abklemmen und mit einer Schere durchtrennen
- Wärmemanagement
  - Wärmeverluste unbedingt vermeiden
  - Kind abtrocknen, zudecken und in warme Tücher wickeln
- **Atmung** und **Herz-/Pulsfrequenz** überprüfen, **Muskeltonus** einschätzen und Kind einer der 3 Gruppen zuordnen:
  - Thorax auskultieren: Herztöne? Herzfrequenz? Atemgeräusch? Atemfrequenz?
  - Puls an der Basis der Nabelschnur tasten: Pulsfrequenz? Pulsqualität (kräftig oder schwach)?
  - Tonus beurteilen: kräftig? Vermindert? Schlaff?
- **Gruppe 1:** kräftiges Schreien, suffiziente Atmung, guter Muskeltonus, Herzfrequenz ≥ 100/min → Wärmemanagement; sonst keine weiteren Maßnahmen
  - Nicht absaugen
  - Kind in warme Tücher wickeln und der Mutter in den Arm geben.
- **Gruppe 2:** insuffiziente Atmung oder Apnoe, normaler bis reduzierter Muskeltonus, Herzfrequenz <100/min → Beatmung
  - Atemwege öffnen: Kopf in Neutralposition (nicht überstrecken!), Mund öffnen, Kinn anheben
  - Maskenbeatmung mit Raumluft; initial 5 Atemhübe mit 30–35 mbar oberen Inspirationsdruck über je 2–3 s
  - Weitere Beatmung 30/min, Inspirationszeit jetzt jeweils 1 s; Atemhübe jeweils so tief, dass sich der Thorax hebt
  - Pulsoximetrisches Monitoring an der rechten Hand (= präduktal); Beurteilung der gemessenen Werte ◘ Abb. 16.3
  - Meist kommt es nach kurzer Maskenbeatmung zur Besserung der Hautfarbe/Oxygenierung, der Muskeltonus nimmt zu, und die Herzfrequenz steigt auf ≥ 100/min.
  - Steigt die Herz-/Pulsfrequenz unter Maskenbeatmung nicht an: Beginn mit HDM 120/min.

16

- **Gruppe 3:** insuffiziente Atmung oder Apnoe, schlaffer Muskeltonus, Blässe, Bradykardie < 60/min oder fehlende Herzfrequenz → Beatmung und Herzdruckmassage
  - Dazu das Kind umfassen, Kompression mittels 2-Daumen-Methode
  - Kompressionspunkt: unteres Sternumdrittel
  - Kompressionstiefe: ⅓ Thoraxhöhe
  - Kompressions-/Beatmungsverhältnis: 3:1
  - Atemwegsmanagement/Beatmung wie in Gruppe 2
  - Wenn Beatmung nicht sicher möglich: Atemwege freimachen durch Absaugen von Blut, Schleim oder Mekonium aus den oberen Atemwegen (vorzugsweise unter laryngoskopischer Sicht)
  - Venösen Zugang legen, ideal: Nabelvenenkatheter; alternativ: intraossäre Nadel
  - Wenn ohne Besserungstendenz nach etwa 30 s: zusätzlich medikamentöse Therapie: Adrenalin 10–30 μg/kg i.v. (also etwa 0,5–1 ml der 1:10.000 Adrenalin-Lösung)
  - Atemwege sichern: Intubation durch den Geübten mit Tubus 3,0–3,5 mm ID (beim reifen Neugeborenen) oder Larynxmaske Größe 1 oder Larynxtubus Gr. 0

Spezielle Notfälle und Blutungen

T. Ziegenfuß

T. Ziegenfuß, *Notfallmedizin*,
DOI 10.1007/978-3-662-52775-7_17, © Springer-Verlag Berlin Heidelberg 2017

Ophthalmologische Notfälle: Ein Glaukomanfall wird zunächst mit Acetolamid und topischen Parasympathomimetika behandelt. Bei Verletzungen der Augen sollen präklinisch keine Manipulationen erfolgen, Verätzungen sollen dagegen großzügig mit Wasser gespült werden. **HNO-Notfälle**: Nasenbluten kann in schweren Fällen zum hämorrhagischen Schock führen. Wenn die Kompression der Nasenflügel zur Blutstillung nicht ausreicht, muss eine Bellocq-Tamponade (zur Not mit einem zweckentfremdeten Blasenkatheter) vorgenommen werden. **Gynäkologische Notfälle**: Die präklinische Therapie gynäkologischer Notfälle gleicht im Wesentlichen dem Vorgehen bei anderen Blutungen und Schmerzzuständen oder beim akuten Abdomen: Vitalfunktionssicherung, Infusionstherapie, Analgesie. **Urologische Notfälle**: Diese sind selten akut lebensbedrohlich; die Schmerztherapie steht präklinisch im Vordergrund.

17.1 Ophthalmologische Notfälle

17.1.1 Glaukomanfall

Ursachen Einem Glaukomanfall (Glaucoma acutum, akutes Winkelblockglaukom) liegt eine akute Erhöhung des Augeninnendrucks (von normal: < 20 mmHg bis auf > 70 mmHg) durch eine Abflussstörung des Kammerwassers zugrunde. Der Kammerwasserabfluss wird durch eine Weitstellung der Pupillen (Mydriasis) behindert und durch eine Engstellung (Miosis) verbessert.

Symptome Der Augapfel wird »steinhart«. Es treten erhebliche Schmerzen im Auge und Sehstörungen auf. Zeichen am Auge sind Bindehauthyperämie, trübe Hornhaut und eine unregelmäßig entrundete Pupille. Begleitend können sich Allgemeinsymptome wie Übelkeit, Erbrechen und Blutdruckanstieg entwickeln, die gelegentlich so dominieren, dass es zu Verwechslungen mit einem Myokardinfarkt oder einem akuten Abdomen kommen kann.

Therapie Ziel der notfallmäßigen Behandlung ist neben der symptomatischen Therapie (Analgesie) die Senkung des Augeninnendrucks. Hierzu gibt es folgende sich ergänzende Therapieansätze, die allerdings präklinisch mangels Verfügbarkeit der Therapeutika meist nicht durchgeführt werden können:

- Verminderung der Kammerwasserproduktion, z. B. durch Carboanhydrasehemmer (Azetolamid)
- Verbesserung des Abflusses, z. B. durch Parasympathomimetika (Pilocarpin)
- Reduktion der Kammerwassermenge durch Osmotherapeutika (Mannitol)

Praktisches Vorgehen

Präklinische Therapie des Glaukomanfalls
- Sitzende Lagerung, Auge **nicht** abdecken (sonst wird eine Mydriasis induziert)
- Rascher Transport in die nächste Augenklinik; dabei:
- Analgesie durch Opioide, z. B. Morphin 5–10 mg i.v. (verstärkt auch die Miosis!)
- Falls verfügbar eine oder mehrere der folgenden Therapiemaßnahmen (sonst in der Klinik):
- Azetolamid 500 mg i.v.
- Pilocarpin 1 % alle 10 min 1 Tropfen in das erkrankte Auge
- Mannitol 1 g/kg (0,3–2,5 g/kg) über 15–30 min i.v.; 250 ml Mannitol 20 % ≅ 50 g

---

17.1.2 Augenverletzungen

Bei **Verletzungen** der Augen sollten präklinisch keine Manipulationen am Auge erfolgen. Beide Augen werden steril und locker mit Mullkompressen abgedeckt, und der Patient wird ggf. symptomatisch mit systemischen Analgetika und Sedativa versorgt. Bei **Verätzungen** des Auges ist hingegen ausgiebiges Spülen mit Wasser erforderlich (▶ Kap. 19.5).

17.2 Nasenbluten

Nasenbluten (Epistaxis) kann lokale oder systemische Ursachen haben, z. B. Trauma, Hypertension (hypertensive Krise) und Gerinnungsstörungen. In schweren Fällen führt Nasenbluten zum hämorrhagischen Schock. In etwa 90 % der Fälle liegt der Blutung eine Verletzung des **Locus Kiesselbachii** zugrunde, die meist einfach durch digitale Kompression beider Nasenflügel zu therapieren ist. Weitaus gefährlicher sind Blutungen aus den hinteren Nasenabschnitten, die oft eine Nasentamponade erfordern (◘ Abb. 17.1a–b).

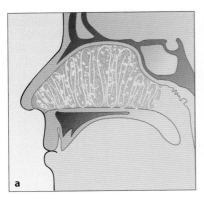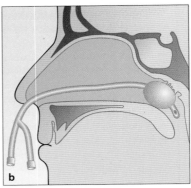

◘ Abb. 17.1a–b Nasentamponaden. **a** Vordere Nasentamponade mit Mullstreifen; **b** hintere
Nasentamponade mit Ballon-Katheter

Praktisches Vorgehen

Therapie der schweren Epistaxis
- Sitzende, vornüber gebeugte Lagerung (senkt den hydrostatischen Druck
  in der Nase und lässt das Blut nach vorn abfließen)
- Bei Hypertension: Blutdrucksenkung, z. B. mit Urapidil 25–50 mg i.v.
- Digitale Kompression der Nase über 5 min, wenn ohne Erfolg:
- Vordere Nasentamponade mit in Salbe getränkten Tamponadestreifen,
  wenn ohne Erfolg:
- Hintere Nasentamponade mit einem Ballonkatheter, z. B. mit einem Blasen-
  katheter (Bellocq-Tamponade, ggf. beidseits): durch das blutende Nasen-
  loch wird der Blasenkatheter in den Rachen vorgeschoben, mit 10–20 ml
  Wasser aufgefüllt, zurückgezogen und unter Zug fixiert (◘ Abb. 17.1b),
  außerdem bei starker Blutung immer:
- Zügiger Transport in eine Klinik mit HNO-Abteilung; dort ggf. operative
  Blutstillung durch Gefäßunterbindung

17

17.3 Gynäkologische Blutungen

Ursachen Die möglichen Ursachen für eine akute Blutung aus der Scheide oder in den Bauchraum sind vielfältig und können auf Schwangerschaftskomplikationen, gynäkologischen Erkrankungen oder Verletzungen beruhen (◘ Tab. 17.1).

Symptome Bei einer vaginalen Blutung steht der sichtbare Blutverlust im Vordergrund, meist verbunden mit Schmerzen und in schweren Fällen mit den Symptomen des hämorrhagischen Schocks (► Kap. 9.3). Bei Blutungen nach innen imponiert neben einer eventuellen Schocksymptomatik oft das Bild eines akuten Abdomens (► Kap. 12.2).

Therapie Die präklinische Therapie gleicht grundsätzlich dem Vorgehen bei anderen Blutungen und Schmerzzuständen und beim akuten Abdomen: Vitalfunktionssicherung, Infusionstherapie und Analgesie. Eine präklinische vaginale Untersuchung ist nicht indiziert. Ein Austamponieren der Scheide ist ebenfalls nicht angezeigt, da bei Scheiden- und Uterusverletzungen dann lediglich eine Blutungsverstärkung nach intraabdominal erfolgt.

◘ **Tab. 17.1** Gynäkologische Ursachen schwerer Blutverluste

Blutungen nach außen (vaginale Blutungen)	Im Zusammenhang mit einer Schwangerschaft	Abort Extrauteringravidität Plazenta praevia Vorzeitige Plazentalösung Uterusruptur Postpartale Blutung bei Uterusatonie Postpartale Blutungen durch Einrisse im Bereich der äußeren Geschlechtsteile
	Ohne Schwangerschaft Verletzungen	Karzinomblutung Dysfunktionelle Blutungen Kohabitationsverletzungen Pfählungsverletzungen
Blutungen nach innen	Im Zusammenhang mit einer Schwangerschaft	Tubargravidität Uterusruptur oder Uterusperforation bei unfachmännischer Abtreibung
	Ohne Schwangerschaft	Ovarialzystenruptur Tumoren

17.4 Urologische Notfälle

Ursachen Urologische Notfälle können durch Verletzung, Entzündung, Obstruktion oder Torquierung der Urogenitalorgane entstehen.

Symptome Die Symptome sind meist akute oder subakute, oft kolikartige Schmerzen. Im männlichen Glied können eine **Paraphimose** (ödematöse Schwellung der Glans penis durch die zurückgestreifte Vorhaut), **Priapismus** (pathologische Dauererektion aufgrund einer Abflussstörung der Corpora-cavernosa-Venen) oder eine **Penisruptur** (Einreißen der Schwellkörper oder der Tunica albuginea) zu starken Schmerzen führen. Auch eine **Hodentorsion** geht mit erheblichen Schmerzen einher (»**akutes Skrotum**«).

Therapie Akute Lebensbedrohung liegt meist nicht vor. Die notfallmedizinische Intervention beschränkt sich in der Regel auf supportive Maßnahmen, insbesondere Schmerztherapie und Transport in die nächste urologische Fachklinik. Oft muss eine zügige operative Versorgung erfolgen, sonst drohen Impotentia coeundi (bei Priapismus) oder Impotentia generandi (bei Hodentorsion).

17

Traumatologische Notfälle

T. Ziegenfuß

T. Ziegenfuß, *Notfallmedizin*,
DOI 10.1007/978-3-662-52775-7_18, © Springer-Verlag Berlin Heidelberg 2017

Lebensbedrohliche Verletzungen entstehen hierzulande meist durch stumpfe Traumen. Perforierende Verletzungen (Schusswaffen, Messer) sind erheblich seltener. Therapeutisch ist präklinisch stets für eine ausreichende **Analgesie** durch Opioide oder Ketamin zu sorgen. Bei schweren Verletzungen, insbesondere bei Polytrauma, kann eine **Notfallnarkose** erforderlich sein. Die **Volumenersatztherapie** muss situationsabhängig vorgenommen werden: Einerseits kann sie dazu dienen, normale Kreislaufverhältnisse wieder herzustellen und die Gewebeoxygenierung zu verbessern, andererseits kann sie bei fortbestehender Blutung (besonders bei penetrierenden Thorax- oder Bauchverletzungen) das Ausbluten fördern. **Extremitätenfrakturen** sollen möglichst achsengerecht ruhig gestellt werden. Beim **Schädel-Hirn-Trauma** ist auf einen ausreichend hohen Blutdruck und die Vermeidung von Hypoxie und Hypoventilation zu achten. Stets muss an eine Verletzung der Halswirbelsäule gedacht und im Verdachtsfall eine HWS-Stütze angelegt werden. Ein **Thoraxtrauma** erfordert oft das bereits präklinische Einlegen einer Thoraxdrainage zur Entlastung eines Spannungspneumothorax, bei **Reanimation** eines Patienten mit Thoraxtrauma soll eine beidseitige Thoraxdrainierung vorgenommen werden, bei Herzbeuteltamponade frühestmöglich eine Notfallthorakotomie erfolgen. Wichtig ist bei allen schweren Traumen der zügige Transport in die Klinik, wo nach bildgebender Diagnostik meist eine rasche operative Versorgung erfolgen muss.

18.1   Ziele und Probleme der präklinischen Traumabehandlung

Therapieziele Jedes Trauma führt zu Schmerzen, Blutverlust und Organschädigungen:

- direkte Schäden durch das Trauma selbst und
- indirekte Schäden durch Hypoxie, Blutung, Mediatoraktivierung und Schock.

Die Therapie hat zum Ziel,

- den Blutverlust zu stoppen → Kompression der Blutungsquelle,
- Schmerzen zu lindern → Analgesie, in schweren Fällen Notfallnarkose,
- Organschäden zu therapieren → Extremitätenschienung, Entlastung eines Spannungspneumothorax,
- weitere Schäden zu vermeiden → HWS-Stütze,
- gestörte Organfunktionen zu unterstützen → Beatmung,
- Hypoxie zu vermeiden → Sauerstoffgabe, ggf. Beatmung,
- die Schockentwicklung zu verhindern und einen Schock zügig zu therapieren → Volumenersatztherapie, Katecholamintherapie.

Die präklinischen Therapieoptionen sind meist dadurch begrenzt, dass die Ursache einer schweren Blutung oder Organschädigung ohne Operation nicht behoben werden kann (z. B. Trepanation bei intrakranieller Blutung, Laparotomie und operative Blutstillung bei intraabdomineller Blutung). Eine wirkliche präklinische »Stabilisierung« des schwer verletzten Patienten kann daher oft nicht gelingen. Deshalb hat auch im Rahmen einer Primärversorgung durch kompetente Notärzte bei Schwerverletzten der **zügige Transport in eine geeignete Klinik** hohe Priorität und darf nicht durch aufschiebbare oder sogar schädliche Therapiemaßnahmen verzögert werden. Kontrovers wird insbesondere oft der Nutzen einer präklinischen Intubation und einer präklinischen Volumenersatztherapie gesehen.

Endotracheale Intubation Die endotracheale Intubation ist die beste Form des Atemwegsmanagements bei Atemstillstand, akut drohender kompletter Atemwegsverlegung, schwerer Hypoxie und Notwendigkeit einer präklinischen Narkose (▶ Kap. 4). Bei Traumen ohne schwere Ateminsuffizienz und Bewusstlosigkeit (auch bei Thoraxtraumen und SHT) sind die Vorteile einer präklinischen Intubation allerdings oft nicht belegt. Die präklinische Intubation darf nur nach kritischer Abwägung erfolgen unter Berücksichtigung der eigenen Intubationserfahrung und den konkreten Bedingungen des Notfalls gegenüber den Risiken der Intubation (Transportverzögerung durch den Intubationsvorgang, Kreislaufinsuffizienz durch Überdruckbeatmung und Risiko einer Fehlintubation).

Volumenersatztherapie Eine Volumentherapie bei schwerem Blutverlust kann einerseits den Kreislauf stabilisieren und die Mikrozirkulation verbessern, andererseits aber auch das Ausbluten fördern und die Prognose verschlechtern. Daher wird die Forderung nach intensiver präklinischer Volumenersatztherapie heute nicht mehr uneingeschränkt aufrechterhalten, vielmehr wird nach schweren Traumen eine vorübergehende Organminderperfusion bis zur chirurgischen Blutstillung bewusst in Kauf genommen, um das Ausbluten zu vermeiden: sog. **permissive Hypotension**. Beachte jedoch: Diese Überlegungen gelten nicht für ein isoliertes Schädel-Hirn-Trauma (▶ Abschn. 18.6)!

Folgender **Vorschlag zur präklinischen Volumenersatztherapie bei schwerem Trauma** orientiert sich an den Empfehlungen des britischen National Institute for Clinical Excellence 2016:

- Bei aktiver Blutung → restriktive Volumentherapie (= permissive Hypotension) mit kristalloiden Lösungen bis zur definitiven Blutstillung oder bis Blutkomponenten zur Verfügung stehen
- Steuerungsgröße → Aufrechterhaltung eines tastbaren zentralen Pulses (A. carotis oder A. femoralis) oder ein systolischer Blutdruck von 80 mmHg
- Bei Patienten mit hämorrhagischem Schock und begleitendem Schädelhirntrauma differenziertes Vorgehen:

- Wenn der hämorrhagische Schock im Vordergrund steht → restriktive Volumentherapie
- Wenn das SHT im Vordergrund steht → intensivere Volumentherapie und höherer Blutdruck zur Aufrechterhaltung der zerebralen Perfusion

18.2   Verletzungsarten

Paradigmatisch werden zwei Verletzungsarten unterschieden:
- **stumpfe Verletzungen** mit großflächiger Gewalteinwirkung führen zu ausgedehnter Gewebetraumatisierung und teilweise selbst tamponierenden Einblutungen.
- **scharfe, penetrierende Verletzungen** mit kleinflächiger Gewalteinwirkung führen zu Gewebepenetration und Gefäßdurchtrennungen, die sich oft nicht selbst tamponieren können.

Hierzulande dominieren eindeutig stumpfe Verletzungen (Verkehrsunfälle, Stürze aus großer Höhe), in einigen urbanen Zentren der USA dagegen werden über 50 % penetrierende Verletzungen (Schusswaffen, Messer) beobachtet. Sonderformen der Penetrationstraumen sind die **Pfählungsverletzungen**, wobei der »Pfahl« (Eisenstange, Holzstab) oft durch eine natürliche Körperöffnung (Anus, Vagina) eindringt, das Hohlorgan penetriert und umgebende Gewebe und Organe verletzt.

> Befindet sich ein penetrierendes Agens noch in situ, soll es möglichst dort bis zum Erreichen der Klinik belassen werden, da es womöglich eine Blutungsquelle tamponiert. In der Klinik wird es in OP-Bereitschaft kontrolliert entfernt.

18.3   Verletzungen der Extremitäten und des Beckens

Verletzungen von Extremitäten einschließlich des Beckens führen zu **Knochenbrüchen** (Frakturen), **Weichteilverletzungen**, Überdehnungen der Gelenke bis hin zu Luxationen sowie **Gefäß-** und **Nervenverletzungen**, in schweren Fällen bis zur traumatischen **Amputation** der Extremität.

18.3.1 Frakturen

Diagnose Wegweisend für die Diagnose einer Fraktur sind wahrscheinliche oder sichere Frakturzeichen:

◘ Tab. 18.1 Frakturen

Einteilung der Frakturen

Geschlossene Frakturen	Haut im Frakturbereich intakt, der Knochen hat keinen Kontakt zur Außenwelt
Offene Frakturen	Haut ist im Frakturbereich verletzt, der Knochen hat Kontakt zur Außenwelt, es droht eine **Wundinfektion**
– **Grad I**	Durchspießung der Haut von innen nach außen mit kleiner Wunde
– **Grad II**	Größere Wunde, meist Verletzung von außen nach innen durch direkte Gewalteinwirkung
– **Grad III**	Ausgedehnte, verschmutzte Weichteilverletzung

Blutverlust bei geschlossenen Frakturen (Anhaltswerte)

Unterarm	Bis 400 ml
Oberarm	Bis 800 ml
Unterschenkel	Bis 1000 ml
Oberschenkel	Bis 2000 ml
Becken	Bis 5000 ml

— **Wahrscheinliche Frakturzeichen**: Schmerz, Hämatom und Funktionseinschränkung der betroffenen Extremität

— **Sichere Frakturzeichen**: Fehlstellung, abnormes Gelenk, Knochenreiben (Krepitation) und sichtbares Knochenfragment

Die DGU-Leitlinie betont, dass alle Extremitäten eines Verunfallten präklinisch orientierend untersucht werden sollten. Bei Hinweisen auf eine Fraktur orientiert man sich am Merk-Kürzel **DMS** und überprüft, ob distal der Fraktur

— die **D**urchblutung (Pulse? Kapillare Reperfusion?),

— die **M**otorik (z. B. bei Femurfraktur: aktive Bewegungen der Zehen möglich?) und

— die **S**ensibilität (Berührungs- und Schmerzempfinden?)

erhalten sind. Bei pathologischen DMS-Zeichen, insbesondere Störungen der Durchblutung, muss der Patient so schnell wie möglich einer chirurgischen Versorgung zugeführt werden. Je nach den begleitenden Haut- und Gewebezerstörungen werden verschiedene Frakturkategorien unterschieden (◘ Tab. 18.1). Der Blutverlust kann auch bei geschlossenen Frakturen hoch sein und zum Schock führen (◘ Tab. 18.1).

Präklinische Therapie Immer ist für eine ausreichende Analgesie zu sorgen. Eine auch nur vermutlich verletzte Extremität soll vor dem Transport des Patienten ruhiggestellt werden. Hierzu sind möglichst das proximal und distal der Verletzung gelegene Gelenk in die Immobilisation mit einzubeziehen. Grob dislozierte Frakturen und Luxationen sollten – insbesondere bei begleitender Ischämie der betroffenen Extremität und langer Rettungszeit – durch axialen Zug und manuelle Korrektur präklinisch annähernd bis zur Neutralstellung reponiert werden (»Geradeziehen der Extremität«). Jede offene Fraktur soll von groben Verschmutzungen gereinigt und steril verbunden werden, frühestmöglich gefolgt von einer intravenösen Antibiotikagabe, z. B. Cefuroxim; ein Antibiotikum ist jedoch präklinisch meist nicht verfügbar und kann dann erst in der Klinik verabreicht werden.

> **Praktisches Vorgehen**
>
> **Präklinische Frakturbehandlung**
> - Vitalfunktionssicherung inkl. Infusionstherapie mit Vollelektrolytlösungen
> - Analgesie mit Opioiden, z. B. Morphin 5–10 mg, oder Ketamin 10–25 mg i.v.
> - Bei groben Fehlstellungen vorsichtiger achsengerechter Längszug (■ Abb. 18.1)
> - Ruhigstellung der frakturierten Extremität durch Schienung (▶ Kap. 3.2)
> - Reinigung von groben Verschmutzungen und sterile Abdeckung offener Wunden

18

Beckenfrakturen Diese sind nicht so offensichtlich wie Extremitätenfrakturen, können aber präklinisch durch folgende Symptome auffallen: Hämatome im Beckenbereich (v. a. Skrotal- oder Labienhämatome), Schmerzen und Fehlstellung

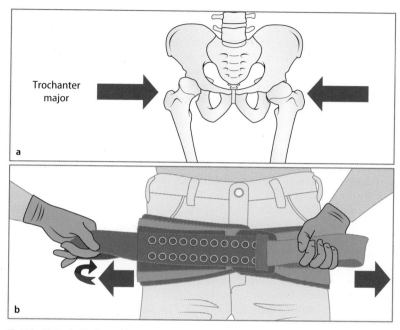

Trochanter major

a

b

◻ **Abb. 18.2a–b** Beckenschlinge. **a** Anlage auf Höhe der Trochanteres majores; **b** Festzurren der Beckenschlinge

oder Bewegungseinschränkung eines Beines. Die Beckenstabilität kann orientierend durch horizontale und vertikale manuelle Kompressionen der Beckenschaufeln untersucht werden. Beckenfrakturen gehen selten mit offenen Verletzungen und Blutungen nach außen einher, können aber nichtsdestoweniger zu schweren Blutverlusten ins Gewebe bis hin zum Ausbluten des Patienten führen (◻ Tab. 18.1).

Therapie einer Beckenfraktur Bei Verdacht auf eine Beckenfraktur-assoziierte Blutung soll bereits präklinisch eine Blutstillung durch externe Kompression durchgeführt werden. Dazu wird eine sog. **Beckenschlinge** angelegt; es handelt sich um eine Art breiten und stabilen Gürtel, der um das Becken des Patienten gelegt und festgezurrt wird (◻ Abb. 18.2). Innerklinisch soll bei instabilem Beckenring und hämodynamischer Instabilität frühzeitig eine mechanische Notfallstabilisierung mittels einer sog. Beckenzwinge oder eines Fixateur externe vorgenommen werden; diese Verfahren sind effektiver als die Beckenschlinge.

18.3.2 Luxationen

Diagnose Eine Luxation führt zu Schmerzen im Gelenkbereich, zur Fehlstellung der Extremität und einer sog. federnden Fixation des Kopfes in der Gelenkpfanne, wo meist eine pathologische Vertiefung zu tasten ist. Zu den häufigsten Luxationen gehört die Schultergelenkluxation, die bei einigen Patienten rezidivierend auftritt (**habituelle Schultergelenksluxation**).

Therapie Die luxierte Extremität sollte nach adäquater Analgesie noch am Notfallort »gerade gezogen« werden, damit sie nicht mehr so schmerzt und damit die Gefäß- und Druckschäden des Weichteilmantels und der Gelenkkapsel minimiert werden. Dies gilt für alle traumatischen Luxationen, auch für die relativ häufige Sprunggelenksluxation. Oft ist es nicht möglich und auch nicht wünschenswert, eine frische traumatische Luxation noch am Notfallort regelrecht wieder einzurenken, da präklinisch unklar ist, ob begleitende gelenknahe Frakturen vorliegen, die ein geschlossenes Wiedereinrenken unmöglich machen und die durch starken Zug verschlimmert werden können (**Luxationsfrakturen**). Frakturen einiger Gelenke, etwa Hüftluxationen, lassen sich ohnehin nur in der Klinik unter Vollrelaxierung in Narkose reponieren. Hingegen können habituelle, also anlagebedingte Luxationen, und posttraumatisch-rezidivierende, also immer wieder bei relativ geringem Trauma auftretende Luxationen präklinisch wieder eingerenkt werden. Grundsätzlich erfolgt das Einrenken unter Zug und Gegenzug durch inverses Wiederholen des Luxationsereignisses, ggf. mit leichtem Seitendruck oder einer Rotationsbewegung zum Einschnellen des Kopfes in die Pfanne. Es darf aber niemals Gewalt angewendet werden! Führen 1–2 Repositionsversuche nicht zum Ziel, ist die betroffene Extremität bis zum Eintreffen in der Klinik möglichst bequem zu lagern. Bei den häufigen habituellen und posttraumatisch-rezidivierenden **Schultergelenksluxationen** ist der **Hippokrates-Handgriff** geeignet: Der Helfer zieht am Arm des Patienten, während er seinen Fuß in die Axilla des Patienten stemmt; der Humeruskopf wird so wieder in die Pfanne eingehebelt.

Praktisches Vorgehen

Präklinische Behandlung bei traumatischen Luxationen/Luxationsfrakturen
- Ausreichende Analgesie (z. B. mit Morphin oder Dipidolor 10 mg ± Ketamin 25–50 mg)
- Luxierte Extremität vorsichtig gerade ziehen oder in anatomisch normale bzw. für den Patienten möglichst angenehme Position bringen
- Bequem lagern und schienen
- Bei frischem Trauma normalerweise keine Repositionsversuche
- Zügig eine unfallchirurgische Klinik anfahren

18

18.3.3 Gefäßverletzungen und Amputationen

Gefäßverletzungen

Schwere Gefäßverletzungen können mit und ohne Amputation der Extremität vorkommen.

Therapie Therapeutisch muss die Blutung so schnell wie möglich gestoppt werden, ohne den blutenden Arterienstumpf unnötig zu traumatisieren. Der Kreislauf muss aufrechterhalten werden, ohne das Ausbluten zu fördern. Amputierte Körperteile sollen für eine eventuelle spätere Replantation aufbewahrt und mit in die Klinik genommen werden.

Die **Blutstillung** soll laut DGU-Leitlinie folgendermaßen erfolgen:

- Die **direkte Kompression** der blutenden Wunde mit anschließendem Druckverband (◘ Abb. 18.3) führt in den meisten Fällen zum Sistieren der Blutung und ist die Methode der Wahl.
- Die **Hochlagerung** der blutenden Extremität unterstützt die Blutstillung.
- Gelingt es so nicht, die Blutung zu stoppen, soll eine **Kompression der zuführenden Arterie** (◘ Abb. 18.4) vorgenommen und anschließend, sofern möglich, ein **Tourniquet** (also eine Aderpresse zum Abbinden) angelegt werden.

Das **Abbinden mittels Tourniquet** ist schmerzhaft und kann bei fehlerhafter Anwendung zu einer Verstärkung der Blutung führen (venöse Stauung); nur bei deutlich über dem arteriellen Druck liegendem Kompressionsdruck mit einer breitflächigen Manschette ist das Verfahren effektiv (Anhaltswerte: 250 mmHg am Oberarm; 400 mmHg am Oberschenkel). Das Tourniquet soll so weit distal wie möglich, etwa 5 cm proximal der Verletzung direkt auf der Haut angelegt werden, um ein Abrutschen zu verhindern.

Eine **Infusionstherapie** kann durch Aufrechterhaltung oder Wiederherstellen der Zirkulation lebensrettend sein, aber auch durch Blutdrucksteigerung die Blutung lebensbedrohlich verstärken (▶ Kap. 6.3). Diesen beiden Aspekten kann praktisch folgendermaßen Rechnung getragen werden:

- bei persistierender, unstillbarer manifester Blutung Infusionstherapie bis zu einem RR_{syst} von etwa 80 mmHg (permissive Hypotension),
- nach erfolgreicher Blutstillung: Volumentherapie bis zu einem normalen Blutdruck.

Amputationen

Das **Amputat** muss **in jedem Fall in die Klinik** mitgenommen werden, da in Zentren mit entsprechender Erfahrung eine Replantation oft möglich ist (▶ Fallbei-

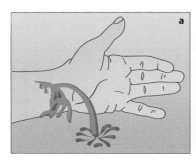
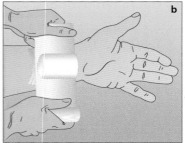
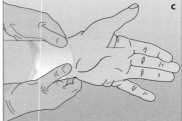

▣ **Abb. 18.3** Kompressionsverband

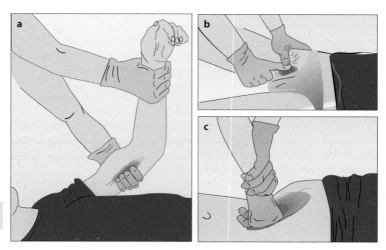

▣ **Abb. 18.4a–c** Kompression der zuführenden Arterien bei schwerer Blutung (nur dann, wenn keine direkte Kompression der Blutungsquelle möglich ist). **a** A. brachialis (gleichzeitiges Hochhalten der blutenden Extremität!); **b** A. femoralis; **c** Aorta

18

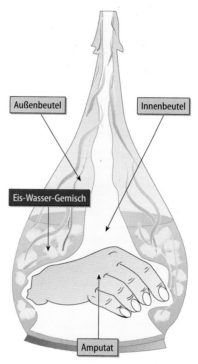

◻ Abb. 18.5 Lagerung und Transport eines Amputats in einem Beutel-in-Beutel-System mit indirekter Kühlung durch Eiswasser

spiel). Knochenstücke können ebenfalls später therapeutische Verwendung finden. Folgendermaßen ist vorzugehen:

━ Das Amputat soll grob gereinigt und in sterile, feuchte Kompressen gewickelt werden.
━ Es sollte indirekt gekühlt transportiert werden, möglichst in einem Beutel-in-Beutel-System (◻ Abb. 18.5) wie z. B. dem **Replant-Beutel**.

Aus der Notfallpraxis

Einem Bahnangestellten werden bei Gleisbesichtigungen von einer rangierenden Lok beide Beine abgetrennt, rechts im Oberschenkelbereich, links im Unterschenkelbereich. Beim Eintreffen des Notarztes ist der Patient somnolent und im schweren hämorrhagischen Schock. Die A. femoralis wird beidseits von Helfern abgedrückt, der

Patient wird intubiert, mit Ketamin/Midazolam anästhesiert und bekommt präklinisch insg. 2500 ml kristalloide und kolloidale Infusionslösungen. Er wird so schnell wie möglich mitsamt den abgetrennten Beinen in die Klinik gebracht. Der linke Unterschenkel ist jedoch so zerquetscht, dass er nicht mehr replantiert werden kann. Der rechte Oberschenkelstumpf ist für eine Replantation des rechten Beines gleichfalls nicht mehr geeignet. Man entschließt sich, den rechten Unterschenkel links zu replantieren. Der Patient überlebt das Ereignis und das Replantat bleibt gut durchblutet. Ein Jahr später kann der Patient mit einer rechtsseitigen Prothese wieder gehen.

18.4 Verletzungen von Schädel, Gehirn und Gesicht

18.4.1 Schädel-Hirn-Trauma (SHT)

Schweregradeinschätzung Ein SHT führt zu Verletzungen des knöchernen Schädels und/oder der intrakraniellen Strukturen (Hirnsubstanz, Hirnhäute und zerebrale Gefäße) mit oft erheblichen Auswirkungen auf zerebrale und extrazerebrale Funktionen. Für die Schweregradeinschätzung in der Primärversorgung wird weltweit die einfach anzuwendende **Glasgow-Coma-Scale** herangezogen (◘ Tab. 8.7). Daneben werden aber auch andere Begriffe und Einteilungen verwendet (◘ Tab. 18.2).

Offenes und geschlossenes SHT Kriterium dafür, ob ein offenes oder geschlossenes SHT vorliegt, ist der Zustand der harten Hirnhaut.
- **Geschlossenes SHT**: Die Dura mater ist intakt. Es besteht keine direkte Verbindung zwischen Schädelinnerem und Außenwelt.
- **Offenes SHT**: Die Dura mater ist nicht mehr intakt. Es besteht eine direkte Verbindung zwischen Schädelinnerem und Außenwelt.

Zeichen für ein offenes SHT sind Liquorfluss aus Nase und Ohr (**Rhinoliquorrhö** und **Otoliquorrhö**) oder in schweren Fällen Austritt von Hirnmasse nach außen. Bei offenem SHT droht wegen der ungehinderten Verbindung des Schädelinneren mit der Außenwelt oder dem bakterienkontaminierten Nasen-Rachen-Raum eine Infektion (Meningitis oder Abszesse).

Schädigungsmechanismus Zwei Mechanismen sind für die Hirnschädigung verantwortlich:
- Der **Primärschaden** wird unmittelbar durch das Trauma verursacht. Er ist praktisch irreversibel und lässt sich therapeutisch nicht beeinflussen.
- Der **Sekundärschaden** wird mittelbar durch verschiedene Pathomechanismen hervorgerufen und ist prinzipiell der Therapie zugänglich.

◻ **Tab. 18.2** Schweregradeinteilungen eines Schädel-Hirn-Traumas im Vergleich

Einteilung nach der Glasgow-Coma-Scale	Leichtes SHT	GCS 13–15 Punkte
	Mittelschweres SHT	GCS 9–12 Punkte
	Schweres SHT	GCS 3–8 Punkte
Einteilung nach der Dauer der Bewusstlosigkeit	Leichtes SHT	Bewusstlosigkeit bis zu 1 h
	Mittelschweres SHT	Bewusstlosigkeit bis zu 24 h
	Schweres SHT	Bewusstlosigkeit über 24 h
Einteilung komatöser Patienten mit SHT nach der WFNS	Koma I	Bewusstlosigkeit ohne neurologische Störung
	Koma II	Bewusstlosigkeit mit neurologischen Störungen
	Koma III	Bewusstlosigkeit mit Hirnstamm- und Mittelhirnsymptomatik
	Koma IV	Tiefe Bewusstlosigkeit, reaktionslose Pupillen (Bulbärhirnsyndrom)
Traditionelle klinische Begriffe	SHT 1.°	**Commotio cerebri** (Gehirnerschütterung); entspricht in etwa einem leichten SHT ohne nachweisbare Gehirnsubstanzzerstörung
	SHT 2.°	**Contusio cerebri** (Gehirnprellung); entspricht oft einem mittelschweren SHT mit häufig nachweisbaren kleineren Hirngewebsverletzungen (Kontusionsherde)
	SHT 3.°	**Compressio cerebri** (Gehirnquetschung) entspricht einem schweren SHT mit deutlichen Hirnsubstanzzerstörungen

Ursachen Der **Primarschäden** kann durch stumpfe Gewalteinwirkung auf den Schädel oder durch penetrierende, direkte Hirnverletzungen entstehen. Penetrierende Verletzungen erzeugen vorwiegend lokalisierte, umschriebene Verletzungen, z. B. Schussverletzungen oder Eisenstäbe. Stumpfe Verletzungen, z. B. Schlag mit einem Hammer oder ein Aufprall auf die Straße bewirken vorwiegend diffuse Hirnschäden, die jedoch meist eine fokale Betonung aufweisen (Kontusions- oder

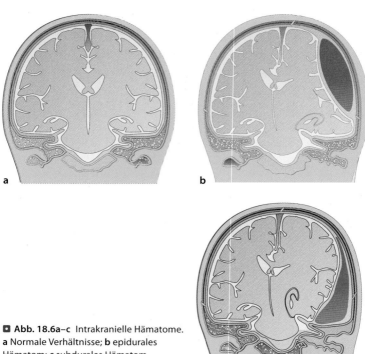

◧ Abb. 18.6a–c Intrakranielle Hämatome.
a Normale Verhältnisse; **b** epidurales
Hämatom; **c** subdurales Hämatom.
Beachte die Mittellinienverlagerung!

Blutungsherde). Der Verletzungsschwerpunkt kann auf der Seite der Gewalteinwirkung liegen (»**coup**«) oder auf der gegenüberliegenden Seite (»**contre-coup**«).

Der **sekundäre Hirnschaden** wird durch intrakranielle Auswirkungen des SHT hervorgerufen (Blutung, Hirnödem, pathobiochemische Schäden) oder durch extrakranielle Einflüsse wie Hypoxie, Hypotension, Hyperkapnie oder Hypokapnie und Hyperglykämie.

— Die **intrakranielle Raumforderung** durch eine **Blutung** ist eine häufige Ursache für die Entwicklung eines sekundären Hirnschadens (◧ Abb. 18.6a–c). Die genaue Diagnose lässt sich erst durch Computertomographie oder MRT in der Klinik stellen.

— Ein **Hirnödem** kann sich innerhalb von Minuten bis Stunden nach dem Trauma durch Freisetzung gewebeschädigender Mediatoren ausbilden und

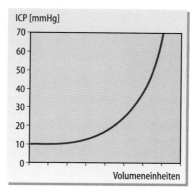

Abb. 18.7 Hirndruckverlauf bei Zunahme des intrakraniellen Volumens. Eine Zunahme des intrakraniellen Volumens (z. B. durch Blutung oder Hirnödem) führt zunächst nur zu einem diskreten Anstieg des Hirndrucks (ICP). Wenn jedoch die initialen Kompensationsmechanismen (Blutvolumen- und Liquorverschiebungen) verbraucht sind, führt schon eine kleine Volumenzunahme zum deutlichen ICP-Anstieg

– ähnlich wie eine Blutung – zur Zunahme des intrakraniellen Volumens führen. Schließlich steigt auch der intrakranielle Druck (Hirndruck) an (Abb. 18.7). In der Klinik wird ein erhöhter Hirndruck medikamentös vor allem mit Osmotherapeutika behandelt (z. B. 100 ml Mannit 20 % mehrfach am Tag i.v.). Dies ist jedoch keine etablierte präklinische Routinemaßnahme; eine »blinde« Hirndrucksenkung kann evtl. eine intrakranielle Hämatomausbreitung begünstigen.

- **Hypoxie** kann hypoxische zerebrale Sekundärschäden induzieren. Hypoxievermeidung hat höchste therapeutische Priorität.
- **Hyperkapnie** führt zum Hirndruckanstieg, da sich der zerebrale Blutfluss und damit das intrakranielle Blutvolumen in weiten Bereichen direkt proportional zum $paCO_2$ verhält: Anstieg des Blutflusses bei Anstieg des $paCO_2$. Durch Hyperventilation und die dadurch induzierte Hypokapnie hingegen kann das intrakranielle Blutvolumen und damit der Hirndruck rasch gesenkt werden. Allerdings kann eine ausgeprägte **Hypokapnie** zu einer so starken Abnahme der Hirndurchblutung führen, dass ischämische Schäden induziert werden. Daher ist eine Hypokapnie < 30 mmHg unbedingt zu vermeiden.
- **Hyperglykämie** verstärkt die lokale Azidose in der unmittelbaren Nachbarschaft der zerebralen Primärläsionen.
- **Hypotension** kann zur zerebralen Minderperfusion führen und verschlechtert die Prognose signifikant.

Symptome Patienten mit SHT weisen je nach Schweregrad neurologische Symptome wie Kopfschmerzen, retrograde oder anterograde Amnesie, fokale neurologische Ausfälle (Sehstörungen, Paresen) oder Bewusstlosigkeit bis hin zum Koma auf. Liquorfluss aus Nase oder Ohr ist Zeichen für ein offenes SHT, Blutungen aus Nase und Ohr sowie ein Monokel- oder Brillenhämatom sind Zeichen für einen Schädelbasisbruch. Wichtig ist die **Beurteilung der Pupillen**:

- Eine einseitig weite, lichtstarre Pupille (Anisokorie) deutet auf eine akute Raumforderung auf der Seite der weiten Pupille hin (ipsilaterale Einklemmung des N. oculomotorius im Tentoriumschlitz) (▶ Aus der Notfallpraxis)
- Beidseitig weite, lichtstarre Pupillen sprechen für ein sehr schweres SHT mit Hirnstammschädigung (Differenzialdiagnose: beidseitige Okulomotoriusschädigung).

Die **sekundäre Eintrübung** eines vorher wachen Patienten ist hochgradig verdächtig auf eine schwere intrakranielle Raumforderung. Bei Hirndruckentwicklung kommt es typischerweise zum raschen Blutdruckanstieg mit Bradykardie (**Cushing-Reflex**). Häufig anzutreffen sind Ventilations- und Oxygenierungsstörungen aufgrund begleitender schwerer Gesichtsschädelverletzungen, (partieller) Verlegung der oberen Atemwege (Zunge, Erbrochenes), Aspiration aufgrund fehlender Schutzreflexe, zentraler Atemregulationsstörung bei Hirnstammbeteiligung oder (selten) eines neurogenen Lungenödems. Ein schwerer Schockzustand kann nur sehr selten durch ein isoliertes SHT allein erklärt werden und muss daher immer den dringenden Verdacht auf eine lebensbedrohliche Zusatzverletzung (intrathorakale oder intraabdominelle Blutung) aufkommen lassen. Bei jedem SHT muss zudem an die Möglichkeit eines begleitenden **HWS-Traumas** gedacht werden (▶ Abschn. 18.5).

Aus der Notfallpraxis

Ein Motorradfahrer fährt mit seiner schweren Maschine auf einen stehenden LKW auf. Bei Ankunft des Notarztes ist der Patient wach, ansprechbar, orientiert und kauert neben dem LKW. Den Helm hat er bereits abgenommen. Der Notarzt kann lediglich eine Unterarmfraktur feststellen. Der Patient klagt über Schmerzen im Arm und im Kopf. Er ist kreislaufstabil, atmet suffizient und hat beidseits enge Pupillen. Es werden ein Zugang gelegt, 7,5 mg Piritramid injiziert, 1000 ml Ringerlösung infundiert und eine Halskrause angepasst. Auf der relativ lange dauernden Fahrt in die Klinik wird der Patient zunehmend schläfrig und ist schließlich nicht mehr ansprechbar. Die rechte Pupille ist bei Kontrolle weiter als die linke. Der Notarzt lässt den Wagen kurz anhalten, um den Patienten zu intubieren, und kündigt über die Leitstelle in der Klinik ein SHT mit Verdacht auf intrakranielle Blutung an. Ein nach Ankunft sofort durchgeführtes Schädel-CT zeigt ein epidurales Hämatom, das operativ entlastet wird. Der Patient überlebt ohne Folgeschäden.

Therapie Die Therapie eines SHT zielt im Wesentlichen auf die Verhinderung oder Minimierung eines Sekundärschadens ab. Wichtig sind vor allen Dingen **Oxygenierung**, **Ventilation** und **Blutdruckstabilisierung**. Die Indikation zur Intubation bzw. zur Intubationsnarkose mit Beatmung sollte besonders bei eingetrübten und polytraumatisierten Patienten wegen der Gefahr der Hypoventilation eher großzügig gestellt werden – sofern der Notarzt darin geübt ist. Neben der Hypoventilation ist aber auch eine starke Hyperventilation zu vermeiden, da sonst die Gefahr einer zerebralen Ischämie besteht. Die Narkoseeinleitung und -aufrechterhaltung kann mit allen gängigen Narkotika erfolgen, jedoch muss ein Blutdruckabfall vermieden werden. Ketamin ist – entgegen früherer Ansicht – nicht kontraindiziert, sondern wegen seiner kreislaufstabilisierenden und möglicherweise neuroprotektiven Wirkung sogar gut geeignet. Zur Volumenersatztherapie sind Vollelektrolytlösungen indiziert, Kolloide wie Albumin verschlechtern hingegen die Prognose, und auch Glukoseinfusionen nach SHT sind kontraindiziert. Der Blutdruck sollte ggf. durch Katecholamintherapie (Akrinor, Dopamin oder Noradrenalin) bei 140 mmHg systolisch stabilisiert werden (es sei denn, das SHT wird von anderen Verletzungen mit schwerer anhaltender Blutung begleitet; ▶ Abschn. 18.1). Trotz Analgesie weiterhin erhöhte Blutdruckwerte sollten nicht gesenkt werden, wenn sie nicht sehr hohe Werte (über 220 mmHgsyst) annehmen. Patienten mit stabilem Blutdruck sollen 30° oberkörperhoch gelagert werden, um den zerebralen Blutabfluss zu verbessern; hypotensive Patienten hingegen sind flach zu lagern, um den zerebralen Perfusionsdruck aufrechtzuerhalten. Eine HWS-Stütze kann den venösen Abfluss behindern, die Anlage einer HWS-Stütze muss daher gegen das Risiko eines Hirndruckanstiegs abgewogen werden. Die früher oft eingesetzten Glukokortikoide haben sich beim SHT nicht als effektiv erwiesen und sind nicht indiziert. An die Primärversorgung muss sich beim schweren SHT immer ein zügiger Transport in die nächste Klinik anschließen, die mindestens einen Computertomographen, am besten eine neurochirurgische Abteilung hat. Dort muss nach radiologischer Diagnostik so früh wie möglich die operative Entlastung eines raumfordernden epi- oder subduralen Hämatoms erfolgen.

Praktisches Vorgehen

Präklinische Therapie des SHT
- Vitalfunktionssicherung, Intubation bei Glasgow-Coma-Scale unter 8 erwägen (»If under eight, intubate!«)
- Hypoxie und Hypoventilation vermeiden! Die arterielle Sauerstoffsättigung muss immer über 90 % gehalten werden. In Zweifelsfällen durch den geübten Notarzt Intubation und maschinelle Beatmung; Normoventilation anstreben (AMV: ca. 80 ml/kg/min), Hyperventilation vermeiden

- Vollelektrolytlösungen zur Volumentherapie (keine Kolloide, keine Glukose)
- Blutdruckstabilisierung um 140 mmHg systolisch beim Erwachsenen
- Wenn ein begleitender hämorrhagischer Schock mit unkontrollierter Blutung im Vordergrund steht → restriktive Volumentherapie, niedrigere Blutdruckwerte akzeptieren
- Blutdruckstabile Patienten 30° oberkörperhoch lagern; hypotensive Patienten flach lagern
- Analgesie mit Opioiden (z. B. Morphin 5–10 mg i.v.); Beachte: Atemdepression beim spontan atmenden Patienten!
- Notfallnarkose, wenn nötig, z. B. als Opioid/Benzodiazepin- oder (besonders im Schock) Ketamin/Benzodiazepin-Kombinationsnarkose (▶ Kap. 6.6.3)
- Bei offenem SHT und Hirnaustritt: sterile Abdeckung mit Mullkompressen
- Immobilisierung der HWS in Neutralstellung, Anlage einer HWS-Stütze gegen das Risiko eines Hirndruckanstiegs abwägen
- Zügiger Transport in die nächste geeignete Klinik

> Die Hauptgründe für vermeidbare sekundäre Hirnschäden nach einem SHT sind verzögerte Diagnose und Therapie einer raumfordernden intrakraniellen Blutung und die mangelnde Korrektur von Hypoxie und Hypotension.

18.4.2 Gesichtsschädel- und Halsverletzung

Verletzungen des Gesichtsschädels (Nase, Mittelgesicht, Unterkiefer, Orbita) und des Halses (Larynxtrauma, Strangulationsverletzungen) können mit schweren Blutungen einhergehen und besonders bei bewusstseinsgetrübten Patienten zur Atemwegsverlegung führen.

Praktisches Vorgehen

Erstversorgung schwerer Gesichts- und Halsverletzungen
- Vitalfunktionssicherung, insbesondere Atemwegssicherung
- Bei drohender Verlegung der Atemwege oder Bewusstlosigkeit endotracheale Intubation
- Bei Intubationsschwierigkeiten und akuter respiratorischer Insuffizienz rechtzeitiger Entschluss zur Koniotomie
- Bei akutem traumatischen Nasenbluten: ▶ Kap. 17.2.

18

18.5 Verletzungen von Wirbelsäule und Rückenmark

Die Verletzungen können jeden Abschnitt der Wirbelsäule betreffen, mit oder ohne Schädigung des Rückenmarks.

Ursachen Verletzungsursachen sind meist Verkehrsunfälle, Sportunfälle oder Stürze aus großer Höhe. Aufgrund des geringen muskulären Schutzmantels ist die Halswirbelsäule (HWS) besonders gefährdet. Eine Rückenmarkschädigung kann einerseits **durch primäre Läsionen** (Schuss- oder Stichverletzungen oder Spinalkanalkompressionen durch Knochenanteile der Wirbelkörper) oder **sekundäre Mechanismen** (wie beim SHT) entstehen. Die gesamte Wirbelsäule, besonders aber die HWS ist außerdem durch **sekundäre Traumatisierung** bedroht: Rückenmarksüberdehnungen, -quetschungen oder -lazerationen können während der Rettung oder durch unsachgemäße Lagerung bei vorgeschädigter Wirbelsäule verstärkt oder überhaupt erst induziert werden.

Symptome Die Symptome einer Wirbelsäulenverletzung ohne Rückenmarksbeteiligung sind relativ unspezifisch: Rücken- bzw. Halsschmerzen oder Hämatome im Bereich der frakturierten Wirbel. Akutschmerzen im Wirbelsäulenbereich nach Trauma sollten als Hinweis auf eine Wirbelsäulenverletzung gewertet werden. Bei **Rückenmarksbeteiligung** imponieren **neurologische Ausfälle**, die bei ansprechbaren Patienten bereits präklinisch festgestellt werden können; bei bewusstlosen Patienten soll bis zum Beweis des Gegenteils von dem Vorliegen einer Wirbelsäulenverletzung ausgegangen werden. Grundsätzlich gilt: Je höher die Wirbelsäulenschädigung, desto schlimmer sind die Auswirkungen bei einer Rückenmarksmitbeteiligung:

- Paresen und/oder Parästhesien distal der Verletzung (»kein Gefühl mehr im Bein«),
- neurogener Schock bei hoher Querschnittslähmung (thorakal oder zervikal): Hypotension und Bradykardie durch Ausfall des thorakalen sympathischen Grenzstrangs (▶ Kap. 9.5),
- thorakoabdominale paradoxe Atmung bei hoher Querschnittslähmung (hochthorakal oder im unteren Zervikalbereich) durch Ausfall der thorakalen Atemmuskulatur (▶ Kap. 8.1.1),
- akutes respiratorisches Versagen bei sehr hoher Querschnittslähmung (oberhalb C4) durch zusätzlichen Ausfall der Zwerchfellinnervation (▶ Kap. 8.1.1).

Therapie Die Wirbelsäule muss schon im Verdachtsfall (d. h., bei allen bewusstlosen Traumapatienten!) vor und während der Rettung und des Transports immobilisiert werden. Zur Immobilisierung der HWS empfiehlt die DGU grundsätzlich das frühestmögliche Anlegen einer **HWS-Stütze**, allerdings unter Beachtung der

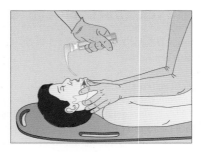

■ **Abb. 18.8** Intubation eines Patienten mit HWS-Trauma. Ein Helfer fixiert den Kopf; Flexions- und Extensions- und Rotationsbewegungen sind zu vermeiden (In-line Stabilisierung)

potenziell ungünstigen Auswirkungen auf den Hirndruck (▶ Kap. 3.2), Bei beglei- tendem SHT soll alternativ die alleinige Ruhigstellung mittels **Vakuummatratze** erwogen werden. Ohnehin lässt sich mit der Vakuummatratze die beste Immobi- lisierung des gesamten Wirbelsäule erzielen. **Schaufeltrage** und **Spineboard** kön- nen ebenfalls zum Einsatz kommen. Auch bei Patienten mit Rückenmarkstrauma ist die Vermeidung von Hypotension zur Aufrechterhaltung der medullären Per- fusion wichtig. Kortikosteroide sind nach wie vor umstritten; sie können erwogen werden, wenn das Trauma weniger als 8 h zurückliegt. Die Indikation zur Intuba- tion sollte beim Halswirbelsäulentrauma aufgrund der Gefahr sekundärer Hals- markschädigungen durch den Intubationsvorgang eher streng gestellt werden. Die Intubation muss unter weitestgehender Schonung der Halswirbelsäule unter sog. In-line Stabilisierung durch einen Helfer erfolgen (■ Abb. 18.8).

❯ Atemwegssicherung und Hypoxievermeidung haben auch beim Halswirbel- säulentrauma höchste Priorität.

Praktisches Vorgehen

Präklinisches Vorgehen bei Wirbelsäulenfraktur und Rückenmarkstrauma
▬ Vitalfunktionssicherung; wenn nötig, vorsichtige endotracheale Intubation unter manueller Fixierung der HWS
▬ Immobilisation der Wirbelsäule: HWS-Stütze anlegen (wenn keine Kontra- indikationen), Rettung mit Spineboard oder Schaufeltrage, Flachlagerung auf Spineboard oder Vakuummatratze, schonender Transport
▬ Bei neurogenem Schock ausreichende Volumen- und Vasopressortherapie; Hypotension vermeiden!
▬ Kortikosteroide erwägen (Nutzen umstritten): Methylprednisolon 30 mg/kg als Bolus, gefolgt von 5,4 mg/kg/h für 23 h.

18

18.6 Thoraxtrauma

18.6.1 Allgemeine Aspekte

Ein stumpfes oder penetrierendes Thoraxtrauma kann zu einer Reihe von **Verletzungen der Thoraxwand**, der **Lunge**, des **Herzens** oder der **großen Gefäße** führen. Gelegentlich sind lebensrettende und unaufschiebbare Eingriffe notwendig, die über die Intubation und Infusions-/Kreislauftherapie hinausgehen: insbesondere die **Drainierung des Thorax**, selten eine **kollare Mediastinotomie**. Eine **Perikardpunktion** (ohne Ultraschallsteuerung) wird heute präklinisch normalerweise nicht empfohlen, mag aber in Einzelfällen als ultima ratio erwogen werden. Schwere Thoraxtraumen sind häufige Ursachen eines traumatischen Kreislaufstillstands (▶ Abschn. 18.9). Die Versorgung eines schweren Thoraxtraumas gehört mit zu den schwierigsten notärztlichen Tätigkeiten.

Praktisches Vorgehen

Thoraxdrainage
- Indikationen
    - Spannungspneumothorax, auch im begründeten Verdachtsfall
    - Reanimation bei traumatischem Kreislaufstillstand mit begründetem Verdacht auf Thoraxtrauma (beidseitige Anlage)
    - Großer Pneumothorax bzw. Hämatopneumothorax mit Ventilations- und Oxygenierungsbeeinträchtigung
- Vorgehen
    - Es gibt 2 empfohlene alternative Zugangswege:
        - Lateraler Zugangsweg 4.–6. Interkostalraum, mittlere Axillarlinie; oder
        - Anteriorer Zugangsweg 2.–3. Interkostalraum, Medioklavikularlinie (◘ Abb. 18.9).
    - Nach Hautdesinfektion und Hautinzision Präparation durch die Interkostalmuskulatur mit einer Schere am Oberrand der unteren Rippe
    - Penetration der Pleura parietalis mit einer stumpfen Klemme oder dem Finger
    - Digitale Sondierung des Pleuraraums
    - Nach eindeutiger Identifikation Einlegen der Drainage (28–32 Chr., bei Kindern kleiner; wenn keine Thoraxdrainage verfügbar ist, kann auch ein Endotrachealtubus verwendet werden)

- Nach dem Legen der Thoraxdrainage
  - In der Klinik ein sog. Dreiflaschensystem oder spezielle Thoraxdraina-
    gen-Saugsysteme mit einem Sog von etwa 20 mbar anlegen (im Not-
    arztwagen normalerweise nicht möglich)
  - Präklinisch bei spontan atmenden Patienten ein Einwegventil aufste-
    cken, um die Luft von intrathorakal nach außen, aber nicht von außen
    herein zu lassen (Heimlich-Ventil oder zur Not auch nur einen einge-
    schnittenen Fingerling, ◘ Abb. 18.10).
  - Bei beatmeten Patienten ist ein solches Vorgehen nicht unbedingt not-
    wendig, da die Lunge aufgrund der Überdruckbeatmung nicht kolla-
    biert, in diesem Fall nur sterile Abdeckung der Öffnung mit lockeren
    Mullkompressen.
- Komplikationen
  - Blutungen aus einem Interkostalgefäß
  - Blutungen aus der A. thoracica interna (beim anterioren Zugang)
  - Verletzung eines Oberbauchorgans (beim lateralen Zugang)
  - Verletzungen der Lunge bzw. der Pleura visceralis
  - Fehllage der Drainage (meist subkutan)
  - Infektionen
- Vermeidung der Komplikationen
  - Präparation stets am Oberrand einer Rippe (Interkostalgefäße verlaufen
    am Unterrand)
  - Präparation bei anteriorem Zugang nie medial der Medioklavikularlinie
  - Präparation bei lateralem Zugang nur oberhalb der Mamillenebene
  - Stumpfe Pleuraeröffnung und Einlegen der Drainage nur nach sicherer
    Identifikation des Pleuraraums (digitale Palpation der Lunge);
    kein Legen einer Drainage mit spitzem Trokar
  - Auch im Notarztwagen möglichst steriles Vorgehen

Praktisches Vorgehen

Kollare Mediastinotomie – Indikationen
- Lebensbedrohliches (sog. kompressives) Mediastinalemphysem
- Nach Hautdesinfektion im Jugulumbereich ca. 3 cm lange quere
  Hautinzision am Oberrand des Manubrium sterni
- Stumpfe digitale Präparation im lockeren Bindegewebe bis unter das
  Sternum
- Bei korrekter Durchführung und Diagnosestellung entweicht dann hörbar
  Luft, vermischt mit blutig-schaumigem Sekret

18

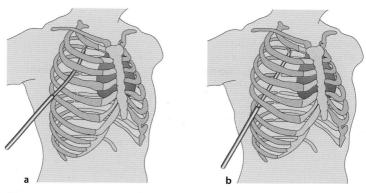

■ **Abb. 18.9a–b** Thoraxdrainage. **a** Anlage erfolgt im 3. ICR in der Medioklavikularlinie; **b** Anlage erfolgt im 6. ICR in der vorderen Axillarlinie

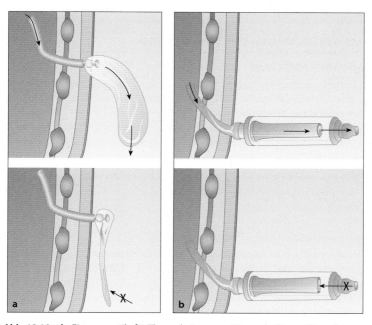

■ **Abb. 18.10a–b** Einwegventile für Thoraxdrainagen. **a** Eingeschnittener Fingerling; **b** Heimlich-Ventil; Luft und Flüssigkeit kann aus dem Thorax entweichen, aber nicht nach intrathorakal eindringen

---

Praktisches Vorgehen

Perikardpunktion (◘ Abb. 18.11) – Indikationen
- Dringender Verdacht auf eine Herzbeuteltamponade
- Wenn immer möglich: Ultraschallgesteuerte Punktion! Ohne Ultraschall nur als ultima ratio zu erwägen (▶ Abschn. 18.6.4)
- Nach Hautdesinfektion substernales Eingehen mit einer ca. 8 cm langen Nadel im Larrey-Winkel unter dem Processus xyphoideus (Rippen-Sternum-Winkel)
- Punktion unter ständiger Aspiration in Richtung Mitte des linken Schulterblatts; das Perikard wird in 3–4 cm Tiefe erreicht.
- Wichtigste Gefahr: Verletzung der Koronararterien und des Myokards
- Effektiver als eine Perikardpunktion ist die Perikardentlastung durch eine Notfallthorakotomie (zu Indikationen und Voraussetzungen ▶ Abschn. 18.9)

18.6.2 Verletzungen der Thoraxwand

Rippenserienfraktur

Die Verletzung mehrerer Rippen kann zum instabilen Thorax und zu Ventilationsproblemen (Dyspnoe, Tachypnoe) führen, die sich als thorakale seitenparadoxe Atmung bemerkbar machen (▶ Kap. 8.1). In schweren Fällen kann die Ventilation nur durch Intubation und Beatmung sichergestellt werden. Die Rippenserienfraktur geht häufig mit einem Hämatopneumothorax und einer Lungenkontusion einher.

❯ Nicht so sehr die Rippenserienfraktur, als vielmehr die meist zugrunde liegende Lungenkontusion ist für die Prognose eines Thoraxtraumas entscheidend.

Pleuraverletzungen, Pneumothorax

Verletzungen der viszeralen und/oder parietalen Pleura können zu erheblichen respiratorischen und zirkulatorischen Problemen führen. Blut oder Luft im Pleuraraum können Lunge und Mediastinum komprimieren, der Verlust des intrapleuralen Vakuums zum Lungenkollaps führen.
- **Pneumothorax** bezeichnet eine Luftansammlung im Pleuraraum. Häufigste Ursache ist ein Thoraxtrauma. Ein Pneumothorax kann jedoch auch spontan durch Ruptur eines großen Lungenbläschens oder iatrogen durch Pleuraverletzung bei Anlage eines zentralen Venenkatheters entstehen.

18

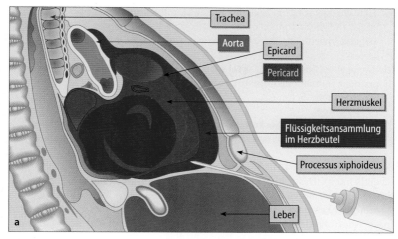

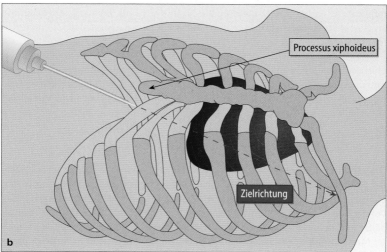

☐ Abb. 18.11a–b Perikarderguss und -punktion. **a** Anatomische Verhältnisse bei Perikarderguss; **b** Punktionsrichtung

- **Hämatothorax** bezeichnet eine Blutansammlung im Pleuraraum. Ursache ist meist ein Thoraxtrauma oder eine iatrogene Verletzung der A. subclavia. Oft liegt gleichzeitig ein Pneumothorax vor: **Hämatopneumothorax.**

Diagnose eines Pneumothorax Die wichtigsten Befunde, die auf einen Pneumothorax oder Hämatopneumothorax hindeuten, sind:
- **thorakaler Schmerz,**
- **Dyspnoe,**
- **pathologischer Auskultationsbefund,** d. h. einseitig abgeschwächtes oder fehlendes Atemgeräusch (auf der Seite der kollabierten Lunge).

Bei Vorliegen aller drei Befunde ist die Diagnose fast sicher (> 99 %ige Wahrscheinlichkeit). Das Fehlen eines pathologischen Auskultationsbefundes, insbesondere bei Normopnoe und thorakaler Schmerzfreiheit, schließt einen größeren Pneumothorax weitgehend aus. Bei intubierten, bewusstlosen Patienten reicht (nach Kontrolle der korrekten Tubuslage) ein abgeschwächtes oder fehlendes Atemgeräusch allein aus, um die Verdachtsdiagnose Pneumo- und/oder Hämatothorax zu stellen (DGU-Leitlinie 2011). In der Klinik lässt sich die Diagnose anhand einer Röntgenaufnahme des Thorax oder einer thorakalen Computertomographie stellen.

Therapie eines Pneumothorax Ein traumatischer Pneumothorax sollte zügig mittels Anlage einer Thoraxdrainage entlastet werden. Sofern jedoch keine respiratorische oder zirkulatorische Insuffizienz besteht, muss dies nicht unbedingt außerhalb des Krankenhauses schon durch den Notarzt geschehen.

❶ Eine zu tiefe Intubation kann auskultatorisch einen Pneumothorax vortäuschen!

Offener Pneumothorax Wenn auf einer Thoraxseite eine ausgedehnte Verletzung der Brustwand und der parietalen Pleura vorliegt, kann ungehindert Luft in den Pleuraraum eindringen (Inspiration) und wieder entweichen (Exspiration). Dabei bewegt sich das Mediastinum inspiratorisch in Richtung der unverletzten Thoraxhälfte und exspiratorisch in Richtung der verletzten Seite (◐ Abb. 18.12 a, b). Dieses **Mediastinalflattern** hat allerdings in der Regel keine deletären Auswirkungen auf das Herz-Kreislauf-System, kritisch ist jedoch die meist begleitende respiratorische Insuffizienz.

Therapie eines offenen Pneumothorax Beim Auftreten einer respiratorischen Insuffizienz sollte der Patient intubiert und beatmet sowie die Brustwandverletzung mit einer sterilen Kompresse **locker** abgedeckt werden, um die Entwicklung eines Spannungspneumothorax zu verhindern. Wenn jedoch keine Beatmung

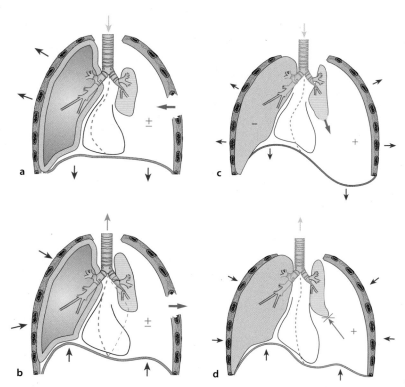

◻ Abb. 18.12a–d Pneumothorax. **a, b.** Offener Pneumothorax. Luft kann ungehindert in die Pleurahöhle ein- und austreten; der intrathorakale Druck ändert sich wenig (±). **c, d.** Spannungspneumothorax. Luft dringt in die Pleurahöhle ein, kann aber nicht entweichen; der intrathorakale Druck kann bedrohlich ansteigen (+)

möglich ist, – etwa unter den initialen Versorgungsbedingungen eines Großunfalls – kann die **luftdichte** Abdeckung die einzige Möglichkeit sein, eine ausreichende spontane Atmung aufrechtzuerhalten; dabei besteht jedoch die Gefahr der Entwicklung eines Spannungspneumothorax.

Spannungspneumothorax Wenn kontinuierlich während der Inspiration Luft in den Pleuraraum gelangt, aber aufgrund eines Ventilmechanismus nicht wieder entweichen kann, so entwickelt sich ein akut lebensbedrohlicher Spannungspneumothorax. Druck und Luftvolumen im Pleuraraum nehmen zu, die ipsilaterale

Lunge wird komprimiert und das Mediastinum mitsamt dem Herzen zur kontralateralen Seite verdrängt (**Mediastinalverlagerung**, ◘ Abb. 18.12 c, d). Durch Beatmung wird der Spannungspneumothorax aufgrund des intrapulmonalen Überdrucks verstärkt oder überhaupt erst ausgelöst.

Symptome eines Spannungspneumothorax Es entwickeln sich rasch Zeichen der schweren respiratorischen und kardiozirkulatorischen Insuffizienz im Sinne eines **obstruktiven Schocks**: Dyspnoe, Tachypnoe, Hypoxie, Zyanose, Tachykardie (später Bradykardie), Hypotension und ein hoher ZVD bzw. gestaute Halsvenen.

Therapie eines Spannungspneumothorax Schon im begründeten Verdachtsfall soll die Entlastung eines Spannungspneumothorax zunächst durch eine **Nadeldekompression**, gefolgt von der Einlage einer **Thoraxdrainage** vorgenommen werden (▶ Aus der Notfallpraxis). Nach den DGU-Leitlinien 2011 soll folgendermaßen vorgegangen werden (Näheres ▶ Praktisches Vorgehen: Thoraxdrainage):

1. Die Nadeldekompression kann im 2.–3. Interkostalraum in der mittleren Klavikularlinie erfolgen oder in der vorderen bis mittleren Axillarlinie in Höhe des 5. Interkostalraums.
2. Die Anlage der Thoraxdrainage sollte mittels Minithorakotomie und ohne Verwendung eines Trokars erfolgen.

Aus der Notfallpraxis

Nach einem schweren Verkehrsunfall in einer ländlichen Region findet der nachgeforderte Notarzt den Patienten im Rettungswagen vor. Der Patient sitzt auf der Trage und umklammert mit beiden Händen die unter der Decke angebrachte Stange für Infusionslösungen. Er ist zyanotisch, tachypnoeisch, sehr unruhig, leidet offensichtlich unter extremer Atemnot und kann kaum sprechen. Die Herzfrequenz beträgt 170/min. Die Rettungsassistenten haben soeben mit Mühe einen venösen Zugang gelegt. Eine rasche Auskultation des Thorax ergibt links kein Atemgeräusch. Der Notarzt diagnostiziert klinisch einen Spannungspneumothorax und entschließt sich zu folgendem Vorgehen: Er injiziert 50 mg Ketamin und führt dann linksseitig sofort eine Inzision des Thorax in der vorderen Axillarlinie durch, aus der sich unter hörbarem Pfeifen Luft entleert. In Ermangelung einer Thoraxdrainage legt er einen 7,5-mm-Tubus in den Pleuraspalt. Der Patient wird dann orotracheal intubiert und in Opioid-Benzodiazepin-Kombinationsnarkose unter Infusion von 1500 ml Ringer-Lösung in die Klinik transportiert. Die psaO$_2$ beträgt bei Ankunft in der Klinik 99 %, der Blutdruck 135/90 mmHg und die Herzfrequenz liegt bei 100/min.

18

❗ Bei dringendem klinischem Verdacht auf einen Spannungspneumothorax darf mit Nadeldekompression und Einlegen einer Thoraxdrainage nicht erst auf die radiologische Bestätigung der Diagnose gewartet werden.

Mediastinalemphysem Entlang der bronchialen Bindegewebsscheide kann sich bei pulmonalen Verletzungen, häufig begleitet von einem Pneumothorax, Luft bis ins Mediastinum und in die Haut ausbreiten. Das **Pneumomediastinum** (Mediastinalemphysem) ist präklinisch nicht direkt zu diagnostizieren, wohl aber das begleitende **Hautemphysem**. Es ist meist nur ein Symptom, das die Aufmerksamkeit auf pulmonale oder tracheobronchiale Verletzungen (Trachealruptur, Bronchusruptur) bzw. Pneumothoraces lenken sollte. Ein sehr stark ausgeprägtes Pneumomediastinum aufgrund einer Bronchial- oder Trachealruptur kann jedoch zu einer akuten Vitalfunktionsverschlechterung im Sinne eines **obstruktiven Schocks** mit zusätzlichem Ventilationsversagen führen (sog. **kompressives Mediastinalemphysem**) und bedarf der sofortigen Entlastung durch eine kollare Mediastinotomie (▶ Abschn. 18.6.1).

18.6.3 Verletzungen der Atemwege und der Lunge

Tracheal- und Bronchusruptur

Bei Ab- oder Einriss der Trachea entwickelt sich meist rasch ein Mediastinal- und Hautemphysem.

Therapie Es sollte versucht werden, bei der Intubation den Tubus über die Läsion hinaus in die distale Trachea vorzuschieben. Die diagnostischen und therapeutischen Möglichkeiten für den Notarzt sind aber sehr begrenzt. Durch einen möglichst niedrigen Beatmungsdruck kann versucht werden, die Luftleckage so gering wie möglich zu halten.

Lungenkontusion

Penetrierende Thoraxverletzungen führen zu umschriebenen Lungenverletzungen, meist kombiniert mit einem Hämatopneumothorax (▶ Abschn. 18.6.2). Die Lungenkontusion als Folge des stumpfen Traumas ist heute oft die wichtigste verlaufsbestimmende Verletzung im Rahmen eines Thoraxtraumas. Die Lungenkontusion führt vor allem zu Oxygenierungsstörungen, die sich meist erst einige Stunden nach dem Trauma voll manifestieren und bis zum Lungenversagen führen können (ARDS, ▶ Kap. 8.1.2).

Therapie Therapeutisch ist in schweren Fällen (Hypoxie trotz Sauerstoffzufuhr) die Beatmung mit niedrigen Atemhubvolumina (6 ml/kg) und einem PEEP von zunächst etwa 5–10 mbar angezeigt (▶ Kap. 4.5).

18.6.4 Verletzungen des Herzens und der großen Gefäße

Herzkontusion

Eine Commotio oder Contusio cordis kann zu Rhythmusstörungen aller Art und Beeinträchtigung der myokardialen Kontraktionsfähigkeit führen. Die Symptomatik ähnelt gelegentlich der des Myokardinfarkts. Eine durch kurzfristige präkordiale Gewalteinwirkung (Fußtritt oder Faustschlag) hervorgerufene maligne Rhythmusstörung (d. h. VF/pVT) ist die zweithäufigste kardiale Todesursache bei jungen Sportlern; die häufigste ist eine hypertrophe Kardiomyopathie. Die Letalität der Contusio cordis beträgt etwa 80 %.

Therapie Die Behandlung ist grundsätzlich symptomatisch: Bei kreislaufwirksamen Rhythmusstörungen sind Antiarrhythmika, bei Ischämiezeichen Nitrate und bei Herzinsuffizienz Katecholamine indiziert (▶ Kap. 8.2.1). Vor allem aber gilt: Bei Kammerflimmern muss sofort defibrilliert werden.

Perikardtamponade (Herztamponade, Herzbeuteltamponade)

Verletzungen des Myokards können zur Blutansammlung im Herzbeutel führen (Hämoperikard). Bei stumpfen Thoraxtraumen ist das Myokard relativ selten verletzt, häufig jedoch bei Stich- oder Schussverletzungen. Die Folge der Perikardtamponade ist, dass sich das Herz diastolisch nicht mehr hinreichend ausdehnen kann (◘ Abb. 18.11).

Symptome Die Herzbeuteltamponade führt zum obstruktiven Schock mit den klassischen Symptomen der **Beck-Trias: Hypotension, leise Herztöne** und **hoher ZVD** bzw. **gestaute Halsvenen**. Zusätzlich besteht meist eine **Tachykardie**.

Therapie Bei dringendem Verdacht auf eine kreislaufwirksame Perikardtamponade ist eine zügige Eröffnung und Entlastung des Herzbeutels indiziert (▶ Abschn. 18.6.1). Der Nutzen einer Perikardpunktion nach traumatischer Herzbeuteltamponade ist ungewiss, wenn möglich sollte so früh wie möglich eine **Notfallthorakotomie** durchgeführt werden (▶ Abschn. 18.9). In den aktuellen ERC-Leitlinien 2015 heißt es hierzu: »Eine Perikardpunktion mit einer Nadel ist, egal ob mit oder ohne Ultraschallsteuerung, bei einer Perikardtamponade nicht Erfolg versprechend. Ist eine Thorakotomie aus irgendwelchen Gründen nicht möglich, so erwäge man eine ultraschallgesteuerte Perikardiozentese. [...] Eine nicht durch bildgebende Verfahren gesteuerte Perikardiozentese ist nur dann eine Alternative, wenn kein Ultraschallgerät zur Verfügung steht. Einige Patienten können von der Platzierung einer Perikarddrainage profitieren.«

18

Traumatische thorakale Aortenruptur

An ein **traumatisches akutes Aortensyndrom** muss vor allem beim **axialen Dezelerationstrauma** (z. B. Sturz aus großer Höhe) gedacht werden.

Therapie Eine spezifische präklinische Therapie gibt es nicht. Der Blutdruck soll nicht über 90 mmHg systolisch angehoben werden (permissive Hypotension). Der Verdacht muss zum **sofortigen Transport** in eine **Klinik** mit einer Abteilung für Herz- und Thoraxchirurgie führen, da eine erfolgreiche Therapie wesentlich von der raschen operativen Intervention abhängt, die meist nur unter Einsatz einer Herz-Lungen-Maschine durchgeführt werden kann (▶ Kap. 11.3).

18.6.5 Thoraxtrauma: Zusammenfassung

Schwere Herz- und Gefäßverletzungen oder Tracheal- und Bronchusabrisse nach einem Thoraxtrauma sind akut lebensbedrohlich. Die häufigste akute Vitalbedrohung ist der **Spannungspneumothorax**. Die wichtigste verlaufsbestimmende Verletzung nach primär überlebtem Thoraxtrauma ist meist die Lungenkontusion. Die Prognose des Thoraxtraumas lässt sich durch eine frühe Intubation und Beatmung offenbar nicht positiv beeinflussen, sofern initial keine schwere respiratorische Insuffizienz vorliegt.

Praktisches Vorgehen

Präklinische Versorgung des Thoraxtraumas
- Vitalfunktionssicherung, Sauerstoffgabe, bei ausgeprägter respiratorischer Insuffizienz Intubation und Beatmung
- Oberkörperhochlagerung bei stabilem Kreislauf; bei Hypotension Flachlagerung
- Analgesie mit z. B. Morphin 5–10 mg i.v., im Schock alternativ oder zusätzlich Ketamin 25–100 mg i.v.; ggf. Intubationsnarkose
- Bei **penetrierenden Thorax- oder Herzverletzungen** mit penetrierendem Agens in situ (z. B. Messer) Gegenstand nicht entfernen, sondern wenn möglich bis in die Klinik belassen
- Bei **penetrierenden Thoraxverletzungen mit Verletzung großer Gefäße** zurückhaltende Infusionstherapie: zügiger Transport
- Bei **offenen Thoraxverletzungen** lockere Abdeckung mit sterilen Mullkompressen
- Bei **Verdacht auf Spannungspneumothorax** Thoraxdrainage legen (relativ häufig; lebensrettend)

- Bei **dringendem Verdacht auf Herzbeuteltamponade** frühestmögliche Thorakotomie anstreben; Nutzen einer Perikardpunktion fraglich
- Bei **dringendem Verdacht auf kompressives Mediastinalemphysem** kollare Mediastinotomie (sehr selten)
- Reanimation bei schwerem Trauma: ▶ Abschn. 18.9

18.7   Bauchtrauma

Das Abdomen kann durch spitze, penetrierende Verletzungen oder – deutlich häufiger – **stumpfe Traumen** geschädigt werden. Ein Blutverlust nach außen ist beim stumpfen Bauchtrauma nicht zu erkennen. Es führt jedoch häufig zur **Ruptur innerer Organe** und dadurch zu starken, oft **lebensgefährlichen Blutungen nach intraabdominell**. Grundsätzlich können alle Bauchorgane betroffen sein: in erster Linie Milz und Leber, aber auch Darm, Mesenterialgefäße, V. cava, Niere, Pankreas und Zwerchfell (traumatische Zwerchfellhernie).

Symptome Nach einem stumpfen Bauchtrauma stehen oft die Symptome eines akuten Abdomens (▶ Kap. 12.2) und/oder des hämorrhagischen Schocks (▶ Kap. 9.3) im Vordergrund. Die Verletzungen können nur in der Klinik sicher diagnostiziert und operativ therapiert werden. Die Schmerzlokalisation kann Hinweise auf die betroffenen Organe geben (▶ Tab. 12.2). Außerdem kann sich eine **respiratorische Insuffizienz** entwickeln: Bei schwerem Abdominaltrauma, insbesondere bei Verletzungen der Oberbauchorgane und Zwerchfellruptur drohen Oxygenierungs- und Ventilationsstörungen durch Beeinträchtigung der Zwerchfellmotilität und Abnahme der funktionellen Residualkapazität.

Therapie Eine sichere präklinische Möglichkeit der Blutstillung gibt es nicht. Daher soll nach schwerem Bauchtrauma ein **zügiger Transport ins Krankenhaus** nur durch unbedingt notwendige therapeutische Maßnahmen verzögert werden.

Zweizeitige Organruptur Es muss stets daran gedacht werden, dass auch bei Fehlen schwerer hämodynamischer Veränderungen eine Organruptur vorliegen kann. Ein typisches Beispiel ist die **zweizeitige Milzruptur**: Durch das Trauma rupturiert zunächst das Parenchym, die Kapsel bleibt intakt. Es bildet sich ein in Ultraschall und CT erkennbares subkapsuläres Hämatom aus. Nach Stunden bis Tagen kann sekundär die Kapsel rupturieren, und es entwickelt sich in kürzester Zeit ein hämorrhagischer Schock.

18

Praktisches Vorgehen

Präklinische Versorgung des Bauchtraumas
- Vitalfunktionssicherung, Kreislaufstabilisierung, Infusionstherapie
- Bei stabilem Kreislauf halbsitzende Lagerung mit Knierolle
- Bei schwerem Trauma Indikation zur Intubation und Beatmung erwägen
- Offene abdominelle Wunden steril abdecken, ausgetretene Eingeweide nicht reponieren, sondern ebenfalls steril abdecken
- Ausreichende Analgesie mit Opioiden, z. B. Morphin 5–10 mg i.v., im Schock alternativ oder zusätzlich Ketamin 25–100 mg i.v., vorher Schmerzlokalisation durch rasche Palpation aller 4 Quadranten erfragen und dokumentieren

---

18.8 Mehrfachverletzung (Polytrauma)

Definition Unter Polytrauma versteht man Verletzungen mehrerer Körperregionen oder Organe, von denen mindestens eine oder die Kombination mehrerer lebensbedrohlich ist.

Einteilung Eine Einteilung in Schweregrade kann präklinisch anhand der zirkulatorischen Auswirkungen vorgenommen werden (◘ Tab. 18.3). Innerklinisch ist es üblich, die Traumaschwere mit dem Injury Severity Score (ISS) zu klassifizieren (◘ Tab. 18.4). Dies ist jedoch erst nach erfolgter kompletter Primärdiagnostik möglich.

Verletzungsmuster Das Verletzungsmuster hängt stark vom jeweiligen Unfallmechanismus ab; ungefähre Angaben findet man ebenfalls in ◘ Tab. 18.3. Polytraumen sind insgesamt bei etwa 5–10 % aller Notarzteinsätze zu versorgen.

Mortalitätsursachen In der Frühphase (innerhalb von 24 h nach dem Trauma) dominieren andere Ursachen als im späteren Behandlungsverlauf. Todesursachen in der Akutphase sind unüberlebbare Verletzungen (z. B. Dekapitation), schwerste Schädelhirntraumen, Verbluten (Ein- oder Abrisse großer Gefäße, schwere Organrupturen) oder schwere sonstige Störungen des kardiozirkulatorischen und respiratorischen Systems (z. B. Spannungspneumothorax, Herzbeuteltamponade, Atemwegsverlegung). Im weiteren Verlauf wird die Prognose des polytraumatisierten Patienten im Wesentlichen durch die Entwicklung eines Multiorganversagens und die Folgen der zerebralen Schäden bestimmt (◘ Tab. 18.3). Insgesamt ist die Letalität nach Polytrauma in den letzten Jahren deutlich zurückgegangen, sofern die Frühphase überlebt wird (► Abschn. 18.9).

◘ Tab. 18.3 Polytrauma

Schweregradeinteilung	Polytrauma I°	Keine Schockzeichen
	Polytrauma II°	Beginnender Schock
	Polytrauma III°	Manifester Schock
Verletzungsmuster	Schädel und Gehirn	60–90 %
	Thorax	20–60 %
	Abdomen	10–40 %
	Wirbelsäule	5–10 %
	Arme	30 %
	Beine und Becken	70 %
Mortalitätsursachen	Schädel-Hirn-Trauma	40–50 %
	Schwere Blutung	30–40 %
	Multiorganversagen	5–10 %

◘ Tab. 18.4 ISS-Klassifikation

Körperregion	Verletzungsschwere (pro Körperregion)	Punkte
Weichteile	Gering	1
Kopf/Hals	Mäßig	2
Gesicht	Schwer, nicht lebensbedrohlich	3
Thorax	Schwer, lebensbedrohlich	4
Abdomen	Kritisch, Überleben unsicher	5
Extremitäten	Maximal	6

Die Punkte der 3 schwersten Verletzungen werden erst quadriert und dann addiert. Diese Regel gilt für eine Verletzungsschwere bis zu 5 Punkten; 6 Punkte in einer Region ergeben per definitionem 75 Punkte. Bewertung: > 15 Punkte: Polytrauma; > 24 Punkte: schweres Polytrauma; 75 Punkte: maximales Polytrauma

18

Traumatisch-hämorrhagischer Schock Eine Besonderheit des Polytraumas ist die häufige Koinzidenz zweier Schädigungsmechanismen des Gesamtorganismus:
- der **hämorrhagische Schock**, der zur durchblutungsbedingten Sauerstoffminderversorgung der Organe und in der Folge zur Aktivierung gewebeschädigender Mediatoren führt,
- die **Gewebetraumatisierung** (vor allem Weichteil- und Muskeltraumen, Frakturen, Organquetschungen), die in noch stärkerem Maße zur unkontrollierten Aktivierung organschädigender Mediatoren führen kann.

Beide Schädigungen zusammen werden als **traumatisch-hämorrhagischer Schock** bezeichnet, dessen Schwere für die Entwicklung eines späteren Multiorganversagens entscheidend ist (▶ Kap. 9.3 und Tab. 9.1).

Crush-Syndrom (Gewebstraumatisierung) Werden große Muskelmassen zerstört, kann sich ein Crush-Syndrom ausbilden: Infolge der traumatischen Rhabdomyolyse entwickelt sich eine ausgeprägte Myoglobinämie und **Myoglobinurie**, die zum Verstopfen der Nierentubuli führen und ein akutes Nierenversagen auslösen kann. Ursachen sind z. B. ein ausgedehntes Polytrauma, Verschüttungen, aber auch Kindesmisshandlungen durch Schläge. In der Klinik wird eine forcierte Diurese (Urinproduktion über 100 ml/h) durch Volumen- und Diuretikagabe angestrebt. Zusätzlich sollte der Urin-pH durch Natriumbikarbonatinfusionen in den alkalischen Bereich angehoben werden, dadurch wird die tubuläre Myoglobinausfällung reduziert.

Präklinische Therapie des Polytraumas Die Akutversorgung orientiert sich grundsätzlich an der **ABCDE-Methode**. Vorrangig sind Atemwegssicherung, Oxygenierung und Ventilation (Sauerstoffgabe, ggf. Intubation und Beatmung). Die Infusionstherapie mit Vollelektrolytlösungen sollte bei unkontrollierter Blutung zurückhaltend erfolgen (permissive Hypotension; ▶ Abschn. 18.1), es sei denn, ein SHT steht im Vordergrund – dann soll ein großzügiger Volumenersatz durchgeführt und ein normaler Blutdruck angestrebt werden. Ein **schneller Transport** in die Klinik zur chirurgischen Blutstillung kann lebensrettend sein. Allerdings sollten auch bei minimaler präklinischer Infusionstherapie schon am Notfallort oder auf dem Transport möglichst 2 großlumige periphervenöse Zugänge gelegt werden, um eine unverzüglich Transfusions- und Gerinnungstherapie in der Klinik zu ermöglichen. Spezifische Verletzungsprobleme müssen beachtet und therapiert werden, soweit dies präklinisch möglich und sinnvoll ist:
- Extremitäten- und Beckenverletzungen: Blutungsquellen komprimieren oder mit Tourniquet stoppen, Beckenschlinge anlegen, Schienung deutlicher Fehlstellungen (▶ Abschn. 18.3)
- SHT: bei GCS < 8 Intubation, Beatmung und Narkose erwägen (▶ Abschn. 18.4)

— Wirbelsäule: HWS-Stütze anlegen, Immobilisation auf Spineboard oder Vakuummatratze (▶ Abschn. 18.5)

— Thorax: an Spannungspneumothorax denken, ggf. drainieren; an Herzbeuteltamponade denken, ggf. schnellstmögliche Thorakotomie (▶ Abschn. 18.6)

— Bauch: an intrabdominelle Organrupturen denken (▶ Abschn. 18.7).

Je nach Einschätzung von Verletzungsmuster und Verletzungsintensität (vor allem bei schwerem SHT), der Entfernung zur nächsten geeigneten Klinik und der Erfahrung des Notarztes muss die Indikation zur Einleitung einer präklinischen Narkose mit Intubation und Beatmung geprüft werden. Wenn keine präklinische Notfallnarkose eingeleitet wird, muss für eine ausreichende, aber vorsichtige Analgesie gesorgt werden (Opioide ± Ketamin in analgetischer Dosis); aber Achtung: Bei schwerem Volumenmangel kann durch Analgetika und Narkotika ein bedrohlicher Blutdruckabfall ausgelöst werden. Zur Reanimation nach Polytrauma ▶ Abschn. 18.9.

Vorgehen in der Klinik Initialdiagnostik. Diagnostisch erfolgt im Schockraum unverzüglich eine standardisierte sonographische Diagnostik nach dem sog. **FAST-Konzept** (»Focused Assessment with Sonography for Trauma«). So können innerhalb weniger Minuten lebensbedrohliche Verletzungen in Bauch (intrabdominelle Blutung, Blutung aus dem Becken) und Thorax (Hämatothorax, Pneumothorax, Perikardtamponade) festgestellt werden. Diese Ultraschalldiagnostik hat die früher übliche Peritoneallavage im Schockraum zur Feststellung einer intrabdominellen Blutung weitgehend abgelöst. Wenn keine unverzügliche **Notoperation** (Laparotomie, Thorakotomie) erforderlich ist, erfolgt dann anschließend die weitere radiologische Diagnostik im CT (Ganzkörper-Computertomographie, sog. Traumaspirale), ggf. auch eine weitergehende Röntgendiagnostik.

Initialtherapie. Begleitend zur Primärdiagnostik wird bei schwerer Blutung unmittelbar nach Ankunft im Schockraum eine **Transfusionstherapie** mit Blutkomponenten begonnen; hierbei wird vom ERC von Beginn an die Tranfusion von Erythrozytenkonzentraten (im lebensbedrohlichen Notfall 0 neg.), »fresh frozen plasma« und Thrombozytenkonzentraten im Verhältnis 1:1:1 empfohlen. Unverzüglich nach Ankunft im Schockraum, besser schon vorher präklinisch muss auch auf ein umfassendes **Wärmemanagement** geachtet werden: Auskühlung erhöht die Blutungsneigung und verschlechtert die Prognose erheblich, die sog. **tödliche Trias nach Trauma** (»the trauma triad of death«) – nämlich **Hypothermie, Azidose and Koagulopathie** – muss unbedingt vermieden und intensiv therapiert werden. Die Versorgung schwerstverletzter Patienten folgt heute dem Konzept der **damage control resuscitation**, das neben den erwähnten Komponenten der **permissiven Hypotension** und der sofortige **aggressiven Gerinnungstherapie** eine **damage**

18

control surgery umfasst, d. h. eine provisorische operative Traumaversorgung mit möglichst geringem zusätzlichem Operationstrauma.

Praktisches Vorgehen

Präklinische Versorgung des Polytraumas
- Atemwegssicherung, Sauerstoffgabe, ggf. Intubation und Beatmung
- Analgesie und Sedierung, in schweren Fällen Intubationsnarkose
- Beachtung spezifischer Verletzungsprobleme
- Blutungsquellen komprimieren oder mit Tourniquet stoppen, ggf. Beckenschlinge anlegen
- Blutungsangepasste Infusionstherapie mit Vollelektrolytlösungen (► Abschn. 18.1), möglichst über zwei großlumige venöse Zugänge
- Rascher Transport in die nächste geeignete Klinik
- Reanimation nach Polytrauma (► Abschn. 18.9)

18.9 Kreislaufstillstand und Reanimation nach Trauma

Der traumatisch bedingte Kreislaufstillstand hat eine sehr hohe Letalität, aber die überlebenden Patienten haben offenbar ein besseres neurologisches Outcome als bei anderen Ursachen eines Kreislaufstillstands. Daher soll nach den Empfehlungen das ERC 2015 bei jedem posttraumatischen Kreislaufstillstand eine **Reanimation begonnen** werden, sofern **Lebenszeichen in den letzten 15 min** beobachtet worden sind und **keine unüberlebbaren Verletzungen** (z. B. Dekapitation) offensichtlich sind.

Nicht jeder Kreislaufstillstand nach Trauma ist allerdings auch ein traumatisch bedingter Kreislaufstillstand: Nicht-traumatische Ursachen (z. B. Myokardinfarkt) können zum Kreislaufstillstand und sekundär dann zu einem Unfall und Trauma führen. Bei Anzeichen für eine nicht-traumatische Ursache des Kreislaufstillstands nach Trauma soll eine Standard-CPR erfolgen (► Kap. 7, insbesondere ◘ Abb. 7.16). Ansonsten muss großes Gewicht auf die zügige **simultane Diagnose und Therapie reversibler traumatischer Ursachen** des Kreislaufstillstands gelegt werden; eine klassische CPR mit Thoraxkompression ohne rasche Beseitigung dieser Ursachen ist nicht erfolgversprechend (◘ Abb. 18.13):

Hypoxie Atemwegsverlegungen und schwere Thoraxverletzungen können zu schwersten Störungen der Ventilation und Oxygenierung führen; neben dem Atemwegsmagement (Intubation/SAD, Beatmung mit Sauerstoff) muss beim traumaassoziierten Kreislaufstillstand immer auch an einen Spannungspneumothorax gedacht werden.

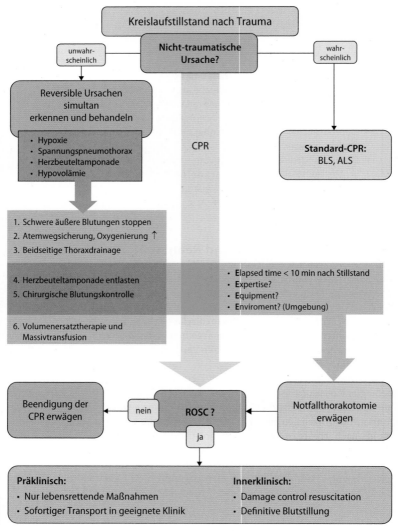

Abb. 18.13 Ablaufschema einer Reanimation nach Trauma. (Modifiziert nach ERC 2015). ALS: Erweiterte Reanimationsmaßnahmen (Abb. 7.16); BLS: Basismaßnahmen der Reanimation (Abb. 7.6); Elapsed time: Zeitspanne nach Kreislaufstillstand; ROSC: Wiederkehrender Spontankreislauf

Spannungspneumothorax Ein Spannungspneumothorax ist eine häufige Begleitverletzung bei schwerem Trauma und für etwa 1/6 aller traumatischen Kreislaufstillstände verantwortlich; für auskultatorische Feindiagnostik fehlt beim traumatischen Kreislaufstillstand die Zeit, daher soll im Verdachtsfall probatorisch eine **beidseitige Pleuraraumeröffnung** durch Minithorakotomie und Einlegen von Thoraxdrainagen erfolgen; Nadeldekompressionen allein sind unzureichend.

> Bei jeder Reanimation eines schwerverletzten Patienten mit Hinweis auf ein Thoraxtrauma soll frühzeitig eine beidseitige Thoraxdrainierung vorgenommen werden

Herzbeuteltamponade In etwa 10 % ist die Ursache eines traumatischen Kreislaufstillstands eine Perikardtamponade. Hier kann eine Herzbeuteleröffnung durch Notfallthorakotomie lebensrettend sein. Sie ist allerdings deutlich anspruchsvoller als die Therapie eines Spannungspneumothorax. Für die Durchführung müssen folgende Kriterien erfüllt sein (**4-E-Regel**): Ausreichende »**Expertise**« (Kenntnisse/Erfahrung) der Durchführenden, ausreichendes »**Equipment**«, eine adäquates »**Environment**« (Umgebung; idealerweise Operationssaal/Schockraum) und eine maximale »**Elapsed time**« (verstrichene Zeit) nach Kreislaufstillstand von **10 min.** Ist eine dieser Bedingungen nicht erfüllt, ist die Notfallthorakotomie zur Entlastung einer Herzbeuteltamponade aussichtslos.

Hypovolämie Eine profuse Blutung ist verantwortlich für etwa die Hälfte aller Kreislaufstillstände durch Trauma. Oft kann die Blutungsquelle durch präklinische Mittel nicht entdeckt oder kontrolliert werden, daher hat der Transport in die Klinik hohe Priorität (»scoop and run« kann lebensrettend sein). Präklinisch müssen starke Extremitätenblutungen durch direkten Druck oder Tourniquets gestoppt werden, bei Beckenfraktur soll eine Beckenschlinge angelegt werden. Aggressive Volumentherapie und Blutdruckanstieg können das Ausbluten fördern, daher soll bis zur definitiven Blutstillung nach dem Konzept der **kontrollierten Hypotension** vorgegangen werden, bei schwerer Blutungsanämie (meist erst in der Klinik möglich) ergänzt durch Transfusion von Blutkomponenten. Weitere Hinweise zur Akutversorgung in der Klinik ▶ Abschn. 18.8.

18.10 **Mehrere Verletzte**

Schon mehr als 2 Schwerverletzte sind durch ein Rettungsteam kaum adäquat zu versorgen. Bei Großunfällen mit vielen Verletzten, erst recht bei Katastrophen ist eine sofortige individuelle medizinische Versorgung aller Verletzten unmöglich. Deshalb muss die vorhandene Kapazität an ärztlichen und nichtärztlichen Helfern so genutzt werden, dass der größtmöglichen Anzahl an Patienten die bestmögliche

◘ Tab. 18.5 Sichtungskategorien. Aktuell empfohlen von der Deutschen Ärztekammer

Kategorie	Farbe	Verletzungsausmaß	Maßnahme
I	Rot	Akute vitale Bedrohung	Sofortbehandlung
II	Gelb	Schwer verletzt – schwer erkrankt	Aufgeschobene Behandlungdringlichkeit
III	Grün	Leicht verletzt – leicht erkrankt	Spätere oder ambulante Behandlung
IV	Blau	Keine Überlebenschance	Humanitäre und abwartende Behandlung
	Schwarz	Tote	Kennzeichnung

Hilfe zuteil wird. Bei Großunfällen sind (wenn dies nicht aufgrund der Meldung ohnehin schon veranlasst wurde) über die Leitstelle situationsangepasst weitere Rettungsmittel, Rettungspersonal und der **Leitende Notarzt** anzufordern. Letzterer leitet die Rettungsmaßnahmen zusammen mit dem **Organisatorischen Leiter Rettungsdienst** (OrgL), der für den technisch- organisatorischen Bereich der Notfallrettung zuständig ist.

Sichtung Für einen geordneten Rettungsablauf ist es unabdingbar, zunächst eine Sichtung (**Triage**) der Patienten vorzunehmen und diese einer bestimmten **Versorgungskategorie** zuzuordnen; diese Zuordnung muss in regelmäßigen Abständen und abhängig von den dann zur Verfügung stehenden Ressourcen überprüft und modifiziert werden. Aktuell wird von der deutschen Ärztekammer ein Sichtungsschema empfohlen, das 2002 auf einer von der deutschen Schutzkommission beim Bundesministerium des Innern organisierten Konsenskonferenz entwickelt wurde (◘ Tab. 18.5). Dieses Schema mit den Kategorien I–IV soll sowohl für Katastrophen als auch für Großunfälle Anwendung finden; es entspricht der weltweit üblichen Systematik. Tote werden keiner Sichtungskategorie zugeordnet (in Varianten dieses Schemas fallen sie unter die Kategorie V); sie werden vielmehr nach der Todesfeststellung durch einen Sichtungsarzt gesondert gekennzeichnet. Bei der Sichtung müssen alle Patienten mit einer unverwechselbaren Identifikationsnummer, der Sichtungskategorie (in römischen Zahlen und farbkodiert nach Ampelschema wie in ◘ Tab. 18.5) und einer Kurzdiagnose versehen werden. Hierzu gibt es entsprechende **Verletztenanhängekarten**, die am Patienten befestigt werden. Ein Beispielalgorithmus für das Vorgehen bei einer Triage mit gängigen Kriterien für die

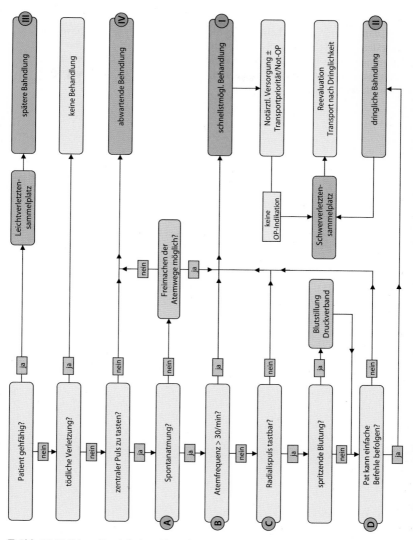

◻ **Abb. 18.14** Triage. Vereinfachter Algorithmus nach DGU-Polytrauma-Leitlinie 2011. Die Buchstaben A–D (links) entsprechen dem ABCDE-Schema (E = erfolgt auf den Sammelplätzen resp. in der Klinik). Die römischen Zahlen I–IV rechts bezeichnen die Sichtungskategorien

Zuordnung zu einer Sichtungskategorie findet sich in ◘ Abb. 18.14. Zu beachten ist, dass die individuelle Behandlung nicht durch den Sichtungsarzt erfolgen kann, sondern durch zusätzliche Notärzte oder Rettungsassistenten. Auf den Verletztensammelplätzen muss zudem eine regelmäßige Neuevaluation der Verletzungsschwere erfolgen, und bei Zustandsverschlechterung muss ggf. eine andere Sichtungskategorie gewählt werden.

18

Spezielle Unfälle und Verletzungen

T. Ziegenfuß

T. Ziegenfuß, *Notfallmedizin*,
DOI 10.1007/978-3-662-52775-7_19, © Springer-Verlag Berlin Heidelberg 2017

Verbrennung: Jede Verbrennung hat lokale Gewebezerstörungen und systemische Auswirkungen zur Folge, die bis zum Multiorganversagen führen können (Verbrennungskrankheit). Begleitend können ein Rauchgasinhalationstrauma und eine Kohlenmonoxidintoxikation vorliegen, die Intubation und Beatmung erforderlich machen. Ansonsten besteht die präklinische Therapie in Analgesie, Infusionstherapie mit kristalloiden Lösungen und dem sterilen Abdecken der Verbrennungswunden. **Hitzschlag**: Eine globale Hitzeeinwirkung bei unzureichender Wärmeabgabe kann in schweren Fällen zum lebensbedrohlichen Hitzschlag führen. Sofortige Kühlung verbunden mit Infusion kristalloider Lösungen sind die präklinischen Therapiemaßnahmen. **Unterkühlungen** führen je nach Ausmaß zu kardiozirkulatorischen, zerebralen und metabolischen Störungen. Beim Eintreten eines Kreislaufstillstandes soll die Reanimation wegen der protektiven Wirkung der Hypothermie länger als sonst üblich fortgesetzt werden. **Ertrinken**: Die Unterscheidung zwischen Süß- und Salzwasserertrinken ist therapeutisch bedeutungslos. Bei der Reanimation von Ertrinkungsopfern soll initial mit Sauerstoff beatmet werden, gefolgt von einer Standard-CPR. **Taucherkrankungen**: Die Dekompressionskrankheit (DCI) wird abhängig von ihrem Entstehungsmechanismus in Dekompressionskrankheit (DCS) durch Inertgasblasenbildung im Gewebe und arterielle Gasembolie (AGE) eingeteilt. Sauerstoffzufuhr und Organisation des Transports in die nächste einsatzbereite Überdruckkammer sind in schweren Fällen entscheidend. **Stromunfälle**: Sowohl Nieder- als auch Hochspannungsunfälle können tödlich sein. Niederspannungsunfälle können lebensbedrohliche Rhythmusstörungen auslösen, Hochspannungsunfälle schwerste Gewebezerstörungen. Der Blitzschlag ist eine Sonderform der Hochspannungsunfälle. **Verätzungen** sollen präklinisch ausgiebig gespült werden und erfordern eine adäquate Schmerztherapie.

19.1   Thermische Notfälle

Thermische Notfälle werden durch Hitze- oder Kälteeinwirkung hervorgerufen (◘ Tab. 19.1). Für den Notarztdienst am wichtigsten ist die Verbrennung. Andere Hitzenotfälle kommen in unserer Region fast nur im Hochsommer vor, und Kältenotfälle sind natürlich überwiegend auf den Winter und bestimmte Regionen (Gebirge) beschränkt.

19.1.1 Verbrennung

Aus der Notfallpraxis

Bei einem Hausbrand kann sich ein Patient aus seiner brennenden Wohnung nicht selbst befreien. Er wird von den Feuerwehrleuten aus dem Haus in den Rettungswagen getragen. Beide Arme und Beine sowie das Gesicht sind schwer verbrannt.

Der Patient ist wach und stöhnt vor Schmerzen. Ein peripher-venöser Zugang kann nicht gefunden werden. Der Notarzt injiziert dem Patienten zunächst zur Analgesie 100 mg Ketamin i.m. und legt dann ausnahmsweise einen Katheter in die V. femoralis. Darüber werden zur Intubation 20 mg Etomidate und 0,1 mg Fentanyl injiziert und in den nächsten 30 min 1000 ml Ringerlösung infundiert. Der Patient wird mit 100 % O_2 beatmet und erhält weitere 0,3 mg Fentanyl und 10 mg Diazepam. Nach Entkleidung wird die Verbrennungsausdehnung auf etwa 60 % geschätzt. Der Patient wird in die Universitätsklinik transportiert und nach Primärversorgung der Wunden am nächsten Morgen in ein Verbrennungszentrum transferiert. Er stirbt einen Monat später am Multiorganversagen.

Ursachen Ursachen für notfallmedizinisch bedeutsame Verbrennungen sind offenes Feuer (Hausbrand, ► Aus der Notfallpraxis), Verbrühungen mit heißen Flüssigkeiten oder auch Stromunfälle (► Abschn. 19.3).

Pathophysiologie Die Verbrennung führt neben der **primären lokalen Gewebeschädigung** über eine **Mediatorfreisetzung** (z. B. Zytokine, Proteinasen) auch zu einer Schädigung des Gesamtorganismus (**Verbrennungskrankheit**). Es entwickelt sich ein generalisierter Kapillarschaden mit erhöhter Permeabilität. Zusammen mit den Flüssigkeitsverlusten über die Wunde entsteht bei schweren

◘ **Tab. 19.1** Übersicht über die thermischen Notfälle

Notfälle durch Hitzeeinwirkung	Verbrennung	Lokale Schädigungen der Haut oder Schleimhaut
	Hitzschlag	Globale Überwärmung des Gesamtorganismus
	Hitzeerschöpfung	Dehydratation durch starke Volumenverluste aufgrund starken Schwitzens
	Hitzekrämpfe	Muskelkrämpfe durch Natriumverluste aufgrund starken Schwitzens
	Sonnenstich	Überwärmung des Gehirns
	Hitzeohnmacht	Synkope durch vasovagale Fehlregulation
Notfälle durch Kälteeinwirkung	Unterkühlung	Globale Kälteeinwirkung auf den Gesamtorganismus
	Erfrierung	Lokale Kälteeinwirkung auf begrenzte Körperregionen

Verbrennungen (über 25 % Körperoberfläche) ein erheblicher Volumenmangel bis hin zum **hypovolämischen Schock**. Die **sekundäre lokale Hitzeschädigung** (sog. Nachbrennen durch überhitzte Gewebeareale) kann durch lokale Kühlungsmaßnahmen vermindert werden, sofern diese in den ersten Minuten nach dem Trauma geschieht.

Rauchgasvergiftung Bei Verbrennungen durch Feuer in geschlossenen Räumen muss immer an ein begleitendes Inhalationstrauma durch Rauchgasvergiftung gedacht werden, das auch isoliert ohne äußerliche Verbrennungen vorliegen kann. Der heiße Rauch kann Reizgase, Kohlenmonoxid und Zyanide enthalten. Die Prognose wird durch folgende Schädigungen erheblich verschlechtert:

- Direkte thermische Atemwegs- und Lungenschädigung durch Feuer und heiße Gase,
- Bronchospasmus, Atemwegsschwellung und Lungenödem durch Reizgase (► Kap. 8.1, ► Kap. 11.2 und ► Kap. 20.2.16),
- Kohlenmonoxidvergiftung bei unvollständiger Verbrennung (► Kap. 20.2.13),
- Zyanidvergiftung bei Hausbrand durch Kunststoffverbrennung (► Kap. 20.2.13).

Verbrennungsschwere Die Schwere der Verbrennungskrankheit ist etwa direkt proportional zur verbrannten Körperoberfläche (KOF) und darüber hinaus abhängig von der Tiefe der Hautzerstörung. Dabei werden 3 Verbrennungsgrade unterschieden, und das Ausmaß der Verbrennung wird bei Erwachsenen orientierend mit Hilfe der »Neunerregel« nach Wallace abgeschätzt (◘ Abb. 19.1).

❯ Eine andere Faustregel besagt: In jeder Altersgruppe entspricht 1 Patientenhandfläche (inkl. der Finger) etwa 1 % KOF.

Therapie Die präklinisch wichtigste Therapie besteht in Kühlung (nur bei kleinflächigen Verbrennungen), Analgesie, Volumentherapie und – besonders bei begleitendem Inhalationstrauma – Atemwegssicherung.

Kühlung In den aktuellen Erste-Hilfe-Leitlinien des ERC heißt es hierzu: »Verbrennungen sollen so schnell wie möglich für 10 min mit Wasser gekühlt werden«. Die sofortige Kühlung hat eine Reihe positiver Auswirkungen: Verminderung der Verbrennungstiefe im Gewebe, Analgesie, Reduktion des Begleitödems und Senkung der Infektionsrate. Die Kühlung ist eine sinnvolle Erstmaßnahme, die durch den Patienten selbst oder bei der Verbrennung anwesende Ersthelfer eingeleitet werden soll; ein Kühlungsbeginn später als 30 min nach Trauma ist nicht sinnvoll. Zur Kühlung kann Leitungswasser verwendet werden, aber nicht Eis oder Eiswasser (Gefahr kälteinduzierter Gewebsischämie). Gegen die Vorteile einer Kühlungstherapie ist immer die **Gefahr der Auskühlung** abzuwägen: Eine Hypother-

Verbrennungsgrade

- **Verbrennung I°**   Hautrötung (Hyperämie); für die Prognose der Verbrennung wenig bedeutsam

- **Verbrennung II°**   Teilzerstörung der Oberhaut, evtl. mit Blasenbildung; Hautregeneration möglich

- **Verbrennung III°**   Zerstörung der Haut bis in die Subkutis; Hautregeneration nicht mehr möglich; Extremform: Verkohlung (wird auch manchmal als Verbrennung IV° bezeichnet).

Abschätzung der verbrannten Körperoberfläche (KOF) nach *Wallace*

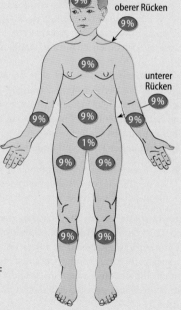

- Kopf und Hals zusammen   9 %

- Linker und rechter Arm   je 9 %

- Linker und rechter Unterschenkel   je 9 %

- Linker und rechter Oberschenkel   je 9 %

- Thoraxvorderseite und -rückseite   je 9 %

- Abdomenvorderseite und -rückseite je 9 %

- Das fehlende Prozent wird oft der Genitalregion zugerechnet.

- Bei Kindern ist der Anteil von Kopf und Hals an der KOF etwa 10 % höher zu veranschlagen (also etwa 19 %), die anderen Regionen etwa je 1 % niedriger.

Abschätzung der benötigten Infusionsmenge
nach *Parkland-Formel*

- Infusionsmenge/24 h = 4 ml/kg * % verbrannter KOF

- Die Formel gilt für Elektrolytlösungen.

- Die Hälfte soll innerhalb der ersten 8 h infundiert werden.

- Zusätzlich muß der Basisbedarf gedeckt werden: 30–40 ml/kg/die.

◻ **Abb. 19.1** Verbrennung

mie erhöht die Letalität nach Verbrennungstrauma signifikant. Daher soll bei großflächigen Verbrennungen (>15 % KOF) sowie bei Kleinkindern und Säuglingen, die zu den häufigsten Verbrennungs- und Verbrühungsopfern gehören, auf eine Kühlung verzichtet werden.

Analgesie und Venenzugang **Ketamin** gilt gerade bei schweren Verbrennungen als sehr gut geeignetes Analgetikum: sei es in analgetischer Dosis (0,2–0,4 mg/kg), sei es in narkotischer Dosis (1–3 mg/kg) mit Intubation und Beatmung. Ketamin kann bei großflächigen Verbrennungen auch zunächst i.m. gegeben werden, wenn noch kein venöser Zugang gelegt werden konnte. Begleitend zur Ketamingabe können Benzodiazepine die unangenehmen halluzinogenen Nebenwirkungen kupieren (z. B. Midazolam beim Erwachsenen 2–3 mg bei reiner Analgesie mit Ketamin, 5–10 mg bei Ketamin zur Narkose). Alternativ oder zusätzlich zu Ketamin können aber wie bei anderen Traumen auch **Opioide** gegeben werden. Der Venenzugang soll nicht in verbrannten Arealen gelegt werden. Gelingt es nicht, innerhalb angemessener Zeit einen Zugang zu etablieren, ist eine intraossäre Nadel indiziert.

Volumentherapie Die benötigte Menge an Infusionslösungen ist von der Ausdehnung der Verbrennung abhängig und kann mit der **Parkland-Formel nach Baxter** (◨ Abb. 19.1) quantitativ abgeschätzt werden. Darüber hinaus orientiert sich der Volumenbedarf wie sonst auch an der aktuellen Kreislaufsituation. Eine Überinfusion ist zu vermeiden, da sie das sich entwickelnde Ödem verstärken kann. Mittel der Wahl sind **Vollelektrolytlösungen** wie Ringer-Lactat.

> ❯❯ Faustregel: Beim Erwachsenen mit schwerer Verbrennung sollen bis zur Ankunft in der Klinik (innerhalb der 1. Stunde nach der Verbrennung) etwa 1000 ml Vollelektrolytlösung infundiert werden, bei Kindern 20 ml/kg.

Atemwegssicherung Bei ausgeprägten Verbrennungen muss – wie beim schweren Polytrauma – eine bereits präklinische Notfallnarkose mit Intubation und Beatmung erwogen werden, sofern der Notarzt diese Verfahren sicher beherrscht. Liegen Verbrennungen im Gesichtsbereich, Mund und Rachen vor, so deutet dies auf ein Inhalationstrauma hin, und die Intubation soll vorgenommen werden, bevor Schwellungen im Bereich der oberen Atemwege sie immer schwieriger werden lassen.

Sekundärverlegung Schwerbrandverletzter In der Klinik erfolgen Intensivbehandlung und die frühzeitige chirurgische Nekroseabtragung (Escharotomie). Wenn möglich sollten großflächige Verbrennungen, insbesondere von Kindern, in Zentren behandelt werden, die auf Verbrennungen spezialisiert sind. Ist das nächste Verbrennungszentrum zu weit entfernt oder nicht aufnahmebereit, kann die klinische Erstversorgung in jeder Klinik erfolgen; von dort aus wird dann die

Sekundärverlegung in ein Verbrennungszentrum organisiert. Die zentrale Ver-mittlungsstelle für Verbrennungspatienten befindet sich in Hamburg (▶ Telefon-nummern im Anhang). Nach den Empfehlungen der Deutschen Gesellschaft für Verbrennungsmedizin gelten als **Indikationen für eine Verlegung in ein Brand-verletztenzentrum:**

- Verbrennungen an Gesicht/Hals, Händen, Füßen, Anogenitalregion, Achselhöhlen, Bereichen über großen Gelenken oder sonstigen komplizierten Lokalisationen
- Mehr als 15 % zweitgradig verbrannte Körperoberfläche
- Mehr als 10 % drittgradig verbrannte Körperoberfläche
- Mechanische Begleitverletzungen
- Inhalationstraumen
- Alter unter 8 oder über 60 Jahre
- Verbrennungen durch Elektrizität

Praktisches Vorgehen

Präklinische Therapie der Verbrennung
- Vitalfunktionssicherung, Sauerstoffgabe (besonders bei Rauchgas-vergiftung)
- Venenpunktion möglichst nicht im Bereich verbrannter Hautareale
- Kühlung bei kleinflächigen Verbrennungen mit Leitungswasser so schnell wie möglich nach Trauma für 10 min; das Wasser über die verbrannten Hautareale fließen lassen oder immer neue wassergetränkte Kompressen auflegen
- Keine Kühlung bei Verbrennungen > 15 % KOF oder bei Kleinkindern und Säuglingen wegen Hypothermiegefahr
- Analgesie mit Ketamin (0,2–1 mg/kg i.v./i.o. oder etwa die dreifache Menge i.m.) ± Opioiden (Morphin oder Dipidolor 0,05–0,1 mg/kg i.v.)
- Sedierung bzw. begleitend zur Ketamingabe: Midazolam 0,05–0,1 mg/kg i.v.
- Frühzeitige Indikationsstellung zur Notfallnarkose mit Intubation und Beatmung bei schweren Verbrennungen, Verbrennungen im Gesichts-bereich, Mund und Rachen und Inhalationstrauma
- Infusionstherapie mit kristalloiden Lösungen nach der Parkland-Formel (◨ Abb. 19.1), präklinisch beim Erwachsenen mit schweren Verbrennungen etwa 1000 ml
- Bei Rauchgasinhalation inhalative Kortikoide (z. B. 2–4 Hübe Budesonid alle 5–10 min; Effektivität umstritten) und ggf. Bronchospasmolytika (z. B. Fenoterol 2 Hübe, evtl. plus Theophyllin 200–400 mg i.v.; Dosierungen gelten für Erwachsene)

- Bei Hinweis auf Kohlenmonoxidintoxikation Zufuhr von möglichst 100 % Sauerstoff
- Bei Hinweis auf Zyanidintoxikation (z. B. Kunststoffverbrennung) Therapie mit Hydroxocobalamin erwägen ► Kap. 20.2.18
- Verbrannte Körperareale zum Schutz vor Verschmutzung, Infektion und Wärmeverlust locker mit sterilen Tüchern abdecken; »Verbrennungsspezialverbände« sind nicht erforderlich.
- Verlegung besonders gefährdeter Patienten (Indikationen s. o.) in ein Verbrennungszentrum

19.1.2 Notfälle durch globale Hitzeeinwirkung

Pathophysiologie Die Wärmeabgabe des Menschen erfolgt über verschiedene Mechanismen:

- **Wärmeabstrahlung**: Nur wirksam bei Umgebungsgegenständen mit Temperaturen < 37 °C
- **Leitung und Konvektion**: Direkte Wärmeabgabe an das Umgebungsmedium proportional zum Temperaturgradienten; nur wirksam bei Umgebungstemperaturen < 37 °C
- **Verdunstung von Wasser an der Körperoberfläche**: Die Erzeugung von Verdunstungskälte durch Verdunstung von Schweiß (Perspiratio sensibilis) und Diffusionswasser (Perspiratio insensibilis) ist die einzige Möglichkeit der Wärmeabgabe bei Umgebungstemperaturen > 37 °C.

Die Wärmeabgabe wird durch hohe Umgebungstemperaturen, hohe Luftfeuchtigkeit und Bekleidung beeinträchtigt.

❯ Hyperthermie und Hitzschlag entwickeln sich, wenn Wärmezufuhr plus Wärmeproduktion größer sind als die Wärmeabgabe. Besonders gefährdet sind Kleinkinder und alte Menschen.

Hitzschlag

Ursache Beim Hitzschlag liegt eine globale Überwärmung des Gesamtorganismus durch unzureichende Wärmeabgabe bei Versagen der Temperaturregulationsmechanismen vor. Folgende Formen des Hitzschlags werden unterschieden:

- **Klassischer Hitzschlag** (»classic heat stroke«, CHS) durch hohe Umgebungstemperaturen, auch ohne besondere Anstrengung des Patienten

- **Anstrengungshitzschlag** (»exertion heat stroke«, EHS) durch extreme Anstrengung in warmer Umgebung und/oder hoher Luftfeuchtigkeit; meist bei jungen Erwachsenen

Risikofaktoren sind Dehydratation, Alkoholgenuss, Adipositas, vorbestehende Kreislauferkrankungen, Hyperthyreose, Phäochromozytom und verschiedene Medikamente und Drogen, die in die Temperaturregulation eingreifen, wie β-Blocker, Calciumkanalblocker, Anticholinergika, Amphetamine und Kokain.

Symptome Trockene, warme Haut (Hyperthermie > 40 C), Desorientiertheit, Bewusstlosigkeit, Übelkeit, Erbrechen, Tachykardie, Hypotension (zu Beginn auch Hypertension), Krämpfe, Schock. Im weiteren Verlauf entwickelt sich oft ein Multiorganversagen, v. a. eine Leberfunktionsstörung.

Praktisches Vorgehen

Therapie des Hitzschlags
- Vitalfunktionssicherung, Sauerstoffgabe
- Patient so bald wie möglich in kühle Umgebung verbringen
- Sofortiger Beginn einer externen Kühlung mit allen verfügbaren Mitteln, z. B. mit kaltem Wasser, Verbringen in eine Kühlkammer o. ä.
- Möglichst Oberkörperhochlagerung; bei Hypotension Flach- oder Schocklagerung
- Infusionstherapie mit Vollelektrolytlösungen (500–1000 ml)
- Bei zerebralen Krampfanfällen antikonvulsive Therapie (z. B. Diazepam 5–10 mg i.v.; ▶ Kap. 14.2)
- Immer Krankenhauseinweisung!

---

❶ Der Hitzschlag ist eine akut lebensbedrohliche Erkrankung mit hoher Letalität. Mit Kühlungsmaßnahmen muss so früh wie möglich und mit allen verfügbaren Mitteln begonnen werden.

Hitzeerschöpfung

Ursache Bei der Hitzeerschöpfung steht nicht die Hyperthermie, sondern der **Flüssigkeitsverlust** im Vordergrund. Starkes Schwitzen bei unzureichender Flüssigkeitszufuhr führt zu **Dehydratation** (▶ Kap. 13.3.2).

Symptome Hyperthermie, Benommenheit, Erschöpfung, Verwirrtheit, starker Durst, Myalgie und Kopfschmerzen.

Therapie Sie entspricht der des Hitzschlags mit stärkerer Betonung der Volumengabe.

Hitzekrämpfe

Ursache/Symptome Werden kochsalzarme Getränke (z. B. reines Wasser) als Flüssigkeitsersatz bei starkem Schwitzen gewählt, kann es durch einen Nettoverlust von Natrium über Elektrolytimbalancen zu **Muskelkrämpfen** kommen (keine zerebralen Krämpfe!).

Therapie Therapeutisch sind Infusionen von Vollelektrolytlösungen und Trinken kochsalzhaltiger Getränke indiziert. Eine Krankenhauseinweisung ist meist nicht nötig.

Sonnenstich (Insolation)

Ursache Ein Sonnenstich ist die Folge einer **Überhitzung** des **Gehirns**, meist durch direkte, lang anhaltende, intensive Sonneneinstrahlung bei unbedecktem Kopf. Das führt zu meningealen Reizerscheinungen und in schweren Fällen zum Hirnödem (▸ Kap. 18.4.1).

Symptome Roter, heißer Kopf, Benommenheit, Schwindel, Übelkeit, Erbrechen, Kopfschmerzen (die durch Beugung des Kopfes verstärkt werden: **Meningismuszeichen**) bis hin zu zerebralen Krampfanfällen (▸ Kap. 14.2).

Therapie Sie erfolgt wie beim Hitzschlag, jedoch mit stärkerer Betonung der Kühlung des Kopfes und ggf. der antikonvulsiven Therapie. In schweren Fällen muss der Sonnenstich wie ein Hirnödem behandelt werden. Eine Kortikoidtherapie ist umstritten. Eine Krankenhauseinweisung ist in schweren Fällen erforderlich.

Hitzeohnmacht

Ursache Nach längerem Aufenthalt in warmer Umgebung kann sich besonders bei längerem Stehen eine vasovagale Synkope (▸ Kap. 8.3.2) entwickeln. Starke Überhitzung oder schwere Hypovolämie liegen nicht vor. Alternative Bezeichnungen sind: Hitzekollaps, Hitzesynkope.

Symptome Plötzlicher Bewusstseinsverlust (»Schwarzwerden vor Augen«); das Bewusstsein kehrt im Liegen i. d. R. rasch wieder.

Therapie Therapeutisch reichen meist Basismaßnahmen wie Verbringen in kühlere Umgebung, Entkleidung des Oberkörpers, Flachlagerung mit erhöhten Beinen und kalte Getränke aus. Eine Krankenhauseinweisung ist selten erforderlich.

19.1.3 Unterkühlung

Ursache Wird der Organismus längere Zeit ungeschützt einer niedrigen Umgebungstemperatur ausgesetzt, ist die endogene Wärmeproduktion schließlich nicht mehr in der Lage, die normale Körperkerntemperatur (KKT) von etwa 37 °C aufrechtzuerhalten. Begünstigend für eine Unterkühlung wirken äußere Faktoren wie niedrige Außentemperatur mit hoher Luftfeuchtigkeit, Immersion im kalten Wasser (Beinaheertrinken, ▶ Abschn. 19.2.1), hohe Windgeschwindigkeit, geringe Bekleidung und lange Kälteexpositionszeit. Hinzu können individuelle Faktoren kommen: große Körperoberfläche relativ zum Volumen (Kinder), schlechter Allgemeinzustand (alte und kranke Patienten) und Unterernährung. Von der hier besprochenen **akzidentiellen Hypothermie** ist die **therapeutische Hypothermie** zur Zerebroprotektion nach einer Reanimation abzugrenzen (▶ Kap. 7.4.1).

> ❯❯ Hypothermie entsteht, wenn die Wärmeabgabe größer ist als Wärmezufuhr plus endogene Wärmeproduktion. Besonders gefährdet sind kleine Kinder und alte Menschen.

Symptome Von Unterkühlung spricht man bei einem Abfall der Körperkerntemperatur unter 35 °C. Die klinischen Symptome sind abhängig vom Ausmaß der Unterkühlung. Bei **milder Unterkühlung** (bis etwa 32 C) resultiert eher eine Erregungssteigerung und Frierreaktion mit Kältezittern und Hyperventilation. Es entwickeln sich eine metabolische Azidose und Hyperglykämie. Unter 32 °C (**moderate Hypothermie**) nimmt die Erregung ab und es kommt zu Somnolenz, Teilnahmslosigkeit und Muskelstarre. Die Azidose verstärkt sich, die Hyperglykämie kann in eine Hypoglykämie umschlagen. Bei Temperaturen < 28 °C wird der Patient bewusstlos, hypotensiv und atmet nur noch langsam, es droht Kammerflimmern (**schwere Hypothermie**). Unter etwa 24 °C schließlich ist der Patient »scheintot« mit klinisch nicht mehr feststellbaren Vitalfunktionen. Die exakte KKT-Messung ist allerdings für die initiale Therapie nicht obligat und oft auch gar nicht möglich, da übliche Thermometer für Temperaturen < 35 °C nicht geeignet sind; wenn möglich sollten spezielle epitympanale oder ösophageale Thermometer eingesetzt werden. Es gibt verschiedene Klassifikationssysteme für das Ausmaß der Hypothermie, gängig ist das Schweizer Klassifikationssystem (SKS), das KKT-abhängig 5 Hypothermiestadien unterscheidet (◻ Tab. 19.2).

Therapie Neben der Vitalfunktionsstabilisierung sind die Beendigung der Kälteexposition und die vorsichtige Wiedererwärmung vordringlich. Folgende Vorgehensweisen werden unterschieden:

— **Passive Wiedererwärmung** durch Zudecken des Patienten mit Wolldecken, Wärme- oder Alufolie zur Verhinderung weiteren Wärmeverlustes

◻ Tab. 19.2 Hypothermie: Schweizer Klassifikationssystem (SKS)

Stadium nach SKS	Symptomatik	KKT	Vereinfachte Terminologie
I	Patient ist bei Bewusstsein und friert	35–32 °C	Milde Hypothermie
II	Patient ist somnolent und friert nicht mehr	32–28 °C	Moderate Hypothermie
III	Patient ist bewusstlos	28–24 °C	
IV	Atemstillstand, keine Lebenszeichen	< 24 °C	Schwere Hypothermie
V	Tod durch Hypothermie		

KKT = Körperkerntemperatur

— **Aktive äußere Wiedererwärmung** durch heiße Umschläge, Wärmflaschen oder eine Hibler-Packung. Darunter versteht man ein mehrfach zusammengefaltetes, von innen mit heißem Wasser befeuchtetes Leinentuch, das ausschließlich um den Rumpf gewickelt wird. In der Klinik werden meist – bei Patienten mit eigenem Kreislauf – Warmluft-Gebläse-Decken eingesetzt.

— **Aktive innere Wiedererwärmung** durch heiße Getränke, angewärmte Atemluft oder warme Infusionslösungen. Die präklinischen Möglichkeiten sind hier aber sehr beschränkt: selbst wenn z. B. 40 °C warme Infusionen verfügbar sind, haben diese nur marginale Auswirkungen auf die KKT (1000 ml 40 °C warme Infusionslösung steigert die KKT um nur etwa 0,3 °C). Die bevorzugte Erwärmungsmethode für Patienten ohne Kreislauf (unter CPR) ist in der Klinik die extrakorporale Zirkulation mit Herz-Lungen-Maschine bzw. va-ECMO (eCPR).

Komplikationen Der Patient ist während der Rettung durch schwerwiegende Komplikationen bedroht, die letztlich zum Tod führen können (**Bergungstod**):

— **Kammerflimmern**: Das hypotherme Herz hat eine niedrige Flimmerschwelle. Kammerflimmern kann durch heftige Bewegungen während der Rettung oder bei der Gabe von Katecholaminen ausgelöst werden. Eine Bradykardie ist bei Hypothermie physiologisch und soll normalerweise nicht durch Katecholamine therapiert werden.

19

- **Nachkühlung** (»after-drop«): Die Körperkerntemperatur nimmt weiter ab, obwohl der Patient peripher wärmer wird.
- **Wiedererwärmungskollaps**: Blutdruckabfall durch periphere Vasodilation, besonders bei aktiver Wiedererwärmung unter Einbeziehung der Extremitäten. In dieser Phase besteht ein hoher Volumenbedarf.

Verlängerte zerebrale Wiederbelebungszeit Hypothermie hat einen generell organprotektiven und vor allen Dingen zerebroprotektiven Effekt. Durch Hypothermie wird der Sauerstoffverbrauch der Zellen um ca. 6 % pro 1 °C-Abnahme der Körperkerntemperatur gesenkt. Der Sauerstoffverbrauch ist bei 28 °C bereits um etwa 50 % reduziert und bei 22 °C sogar um 75 %. Daher ist bei einem hypothermen Kreislaufstillstand die zerebrale Wiederbelebungszeit erheblich verlängert: Bei 18 °C Körperkerntemperatur ist sie zehnmal länger als bei 37 °C. Reanimationsmaßnahmen sollten daher großzügig begonnen und normalerweise bis zur Erwärmung des Patienten auf über 35 °C fortgesetzt werden.

Besonderheiten der Reanimation unterkühlter Patienten Bei schwerer Hypothermie (Stadium IV) können Lebenszeichen so minimal sein, dass sie leicht übersehen werden; daher reichen die üblichen Kriterien (fehlende Reaktion und keine normale Atmung) für die Annahme eines Kreislaufstillstands hier nicht aus, vielmehr soll man vor Beginn der Reanimation bis zu einer Minute **nach Lebenszeichen suchen**, incl. Tasten des Karotispulses und möglichst einer EKG-Ableitung. Die optimale CPR-begleitende Pharmakotherapie ist nicht klar: Einerseits ist das hypotherme Herz vermindert ansprechbar auf Katecholamine und Antiarrhythmika, andererseits ist deren Metabolisierung verzögert. Eine Defibrillation ist bei sehr niedriger Körpertemperatur oft nicht erfolgreich. Mechanische Reanimationsgeräte und eCPR soll frühzeitig in Betracht gezogen werden, und die Zielklinik sollte in der Lage sein, eine extrakorporale Zirkulation durchzuführen. Kriterien für einen **Verzicht auf Wiederbelebungsmaßnahmen** bei hypothermer Patienten sind nach ERC 2015: ein eindeutig tödliche Verletzung oder Erkrankung, ein prolongierter Atemstillstand und eine ausgeprägte kälteinduzierte Thoraxrigidität, die eine Kompression des Brustkorbs unmöglich macht. Ansonsten sollte eine CPR begonnen werden, denn:

❯❯ Für die Reanimation Unterkühlter gilt der Merksatz: »No one is dead until warm and dead«!

Praktisches Vorgehen

Präklinische Therapie der Hypothermie
- Schonende Rettungsmaßnahmen
- Verhindern weiteren Wärmeverlustes (passive Wiedererwärmung)
- Temperatur ösophageal oder epitympanal mit einem Spezialthermometer messen (wenn verfügbar)
- Milde Hypothermie → warme Getränke, Wärmflaschen und warme Decken (aktive Wiedererwärmung)
- Moderate und tiefe Hypothermie → aktive Wiedererwärmung unter Aussparung der Extremitäten (Hibler-Packung)
- Sauerstoffgabe; bei Atemstillstand oder schwerer respiratorischer Insuffizienz: Intubation und Beatmung
- Volumentherapie (z. B. RL 1000–2000 ml) in der Wiedererwärmungsphase

Reanimation bei schwerer Hypothermie
- **Lebenszeichen.** Vor Beginn der Reanimation bis zu einer Minute nach Lebenszeichen suchen: Achten auf Atembewegungen, Tasten des Karotispulses, möglichst EKG-Ableitung; im Zweifelsfall mit CPR beginnen.
- **Thoraxkompressionen und Beatmung.** Wie bei Standard-CPR; Thoraxkompressionen können aufgrund kälteinduzierter Thoraxrigidität erschwert sein; Hyperventilation vermeiden.
- **Endotracheale Intubation.** Die Vorteile einer endotrachealen Intubation überwiegen – schon wegen der absehbar längeren Reanimationsdauer – das geringe Risiko, durch den Intubationsvorgang Kammerflimmern auszulösen.
- **Reanimationsmedikamente.** Adrenalin und Amiodaron erst geben, wenn KKT ≥ 30 °C; dann zunächst in doppelt so langen Zeitintervallen wie üblich: Adrenalin alle 6–10 min. Ab 35 °C Standard-CPR.
- **VF/pVT.** Bei Kammerflimmern unabhängig von dem Grad der Hypothermie zunächst bis zu 3× Defibrillieren; weitere Defibrillationen erst ≥ 30 °C.
- **Automatische Reanimationsgeräte.** Frühzeitig den Einsatz mechanischer Reanimationsgeräte (AutoPulse) und eCPR erwägen.
- **Fortsetzung der Reanimation** bis in die Klinik bzw. bis zur Erwärmung des Patienten auf über 35 °C. Über eine extrakorporale Zirkulation kann in der Klinik eine kontrollierte Wiedererwärmung des Patienten erfolgen.

19.1.4 Erfrierungen

Ursachen Erfrierungen entstehen durch lokale, schwere Unterkühlung schlecht geschützter Körperregionen.

Symptome Sie ähneln im Aussehen den Verbrennungen, führen wie diese zur Schädigung von Haut und tieferen Gewebeschichten und werden analog in 3 oder 4 Grade eingeteilt:
- **Grad 1** – Schädigung der oberen Hautschichten. Bläulich-blasse, später rote Haut. Kribbeln, Schmerzen.
- **Grad 2** – Schädigung auch der tieferen Hautschichten. Blasenbildung (Frostbeulen), Gewebsödeme, Gefühllosigkeit.
- **Grad 3** – Gangränöse Veränderungen. Gewebsnekrose, blauschwarze Hautverfärbung (sog. Frostbrand).
- **Grad 4** – Gewebsvereisung (wird manchmal noch von Grad 3 abgegrenzt).

Therapie Präklinisch ist keine spezifische Therapie möglich. Nach aktuellen Empfehlungen sollen die betroffenen Körperstellen in etwa 37–39 °C warmem Wasser für 30–60 min erwärmt werden. Die Wiedererwärmung tut weh! Daher auf ausreichende Analgesie achten. Da die thermischen Schäden durch Erfrierung längerfristig ähnlicher Behandlung bedürfen wie bei Verbrennungen (aufwändige Behandlung der Wunden), sollten Patienten mit Erfrierungen Grad 3 und 4 in ein **Zentrum für Brandverletzte** verlegt werden.

19.2 Unfälle im Wasser

19.2.1 Ertrinken

Ursache Oft sind es Badeunfälle bei Nichtschwimmern, aber auch geübte Schwimmer sind durch Erschöpfung gefährdet. Außerdem können kleine Kinder in flachen Gewässern, z. B. Gartenzierteichen ertrinken (das passiert jedes Jahr mehrfach). Im Winter ist das Einbrechen durchs Eis beim Schlittschuhlaufen typisch.

> Ertrinkungsunfälle gehen oft mit Unterkühlung (▶ Abschn. 19.1.3) einher.

Terminologie und Pathophysiologie Ertrinken führt letztlich immer zur Hypoxie: **Ertrinken ist Ersticken unter Wasser.** Die hypoxischen Schäden sind entweder zumindest partiell reversibel oder irreversibel (Tod durch Ertrinken). Meist kommt es zur Aspiration von Wasser, in seltenen Fällen (ca. 10 %) durch einen reaktiven Laryngospasmus aber auch nicht. Letzteres wurde früher auch als »trockenes Ertrinken« vom gewissermaßen normalen »nassen Ertrinken« (durch Flüssigkeits-aspiration) abgegrenzt. Diese Begriffe sollen aber nach den aktuellen Empfehlungen des ERC nicht mehr benutzt werden. Gleichfalls nicht mehr empfohlen wird die Abgrenzung von »Beinahe-Ertrinken« vom »vollständigen« Ertrinken; vielmehr wird jeder Vorgang, der mit bedrohlicher Asphyxie durch Eintauchen der Atemwege unter Wasser (oder einer anderen Flüssigkeit) einhergeht, als »Ertrinkungsunfall« oder einfach »Ertrinken« bezeichnet. Dieses kann tödlich ausgehen oder überlebt werden. Terminologisch unterschieden wird weiterhin Folgendes:

- **Immersion**: Untertauchen eines Teils des Körpers unter Wasser (oder einer anderen Flüssigkeit). Um zu ertrinken, müssen mindestens das Gesicht oder die Mund- und Nasenöffnungen eingetaucht sein. Kleinkinder beispielsweise können im flachen Gewässer (Zierteich) durch Immersion ertrinken.
- **Submersion**: Hier befindet sich der gesamte Körper unter der Flüssigkeits-oberfläche. Ertrinken im Rahmen von Tauch- und Schwimmunfälle geschieht üblicherweise durch Submersion.

Auf eine weitere Unterscheidung je nach Salzgehalt oder Tonizität des Wassers, in dem der Ertrinkungsunfall stattfindet, wurde traditionell viel Wert gelegt: die Unterscheidung zwischen Salz- und Süßwasserertrinken (◻ Abb. 19.2).

- **Salzwasserertrinken**: Salzwasser ist hyperton und führt zum Einstrom von Plasmawasser in die Alveolen; theoretisch resultiert eine Blutvolumenverminderung mit Hämokonzentration und Hypernatriämie.
- **Süßwasserertrinken**: Hypotones Süßwasser in den Alveolen führt theoretisch über einen Einstrom ins Blut zur Blutvolumenvermehrung mit Hämolyse, Hyperkaliämie und Hyponatriämie.

Unabhängig von der Tonizität der aspirierten Flüssigkeit ist aber die **Hypoxie** (und nicht etwaige Hydratations- oder Elektrolytstörungen) entscheidend, die durch Alveolarkollaps, Surfactantauswaschen und intrapulmonalen Rechts-Links-Shunt entsteht. Für die Erstbehandlung ist daher diese Unterscheidung ohne Bedeutung. Nach primärem Überleben des Ertrinkungsunfalls droht innerhalb der nächsten 12–24 h unabhängig von der Art des aspirierten Wassers ein Lungenödem (sog. **zweites Ertrinken**). Es gibt keinen Beleg dafür, dass eine medikamentöse Therapie mit Kortikosteroiden hier wirksam ist.

Reanimation nach Ertrinkungsunfall Die Reanimation eines Patienten nach einem Ertrinkungsunfall folgt im Wesentlichen der Standard-CPR, allerdings mit stärkerer Akzentuierung der Beatmung: Kundigen Helfern (neben Rettungspersonal also z. B. Bademeistern, DLRG-Mitarbeiter etc.) wird empfohlen, der **wichtigen Rolle der Hypoxie** beim Kreislaufstillstand der Ertrinkungsopfer Rechnung zu tragen und nach Feststellen der Reanimationspflichtigkeit (reaktionsloser Pa-

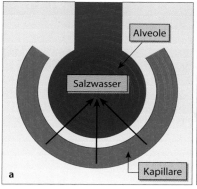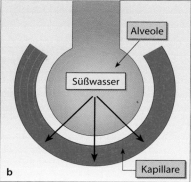

Abb. 19.2a–b Alveolokapillare Flüssigkeitsverschiebungen bei Salz- und Süßwasserertrinken. **a** Salzwasserertrinken. **b** Süßwasserertrinken. Der Unterschied zwischen Salz- und Süßwasserertrinken ist aber für die präklinische Therapie völlig irrelevant. Es droht in jedem Fall eine Störung des pulmonalen Gasaustausches mit Hypoxie.

tient ohne normale Atmung) ähnlich wie bei der Kinderreanimation mit **5 Beatmungen** zu beginnen und dann erst die Thoraxkompressionen durchzuführen (**Abb. 19.3**). Der Reanimationsbeginn innerhalb von < 10 min Submersionsdauer ist oft mit einer günstigen Prognose verbunden. Erfolgt das Ertrinken in sehr kaltem Gewässer, kann sich noch vor dem Kreislaufstillstand eine Hypothermie entwickeln, und die Reanimation kann auch noch bei deutlich längerer Submersionszeit (in Einzelfällen bis zu mehr als einer halben Stunde) erfolgreich sein; dann müssen die Besonderheiten einer **Reanimation bei schwerer Hypothermie** berücksichtig werden (▶ Abschn. 19.1.3).

Praktisches Vorgehen

Präklinische Behandlung eines Ertrinkungsunfalls
- Bergung des Patienten aus dem Wasser (darf durch nichts verzögert werden; aber Eigensicherung beachten!)
- Reanimation mit initialer Beatmung und Sauerstoffgabe (**Abb. 19.3**)
- Intubation und Beatmung, am besten mit moderatem PEEP (5–10 mbar) und 100 % Sauerstoff
- Flachlagerung; kein »Ausschütteln des Patienten«; ggf. Absaugen von Flüssigkeit nach Intubation
- Bei Hypothermie: Beachten der besonderen Aspekte (▶ Abschn. 19.1.3)

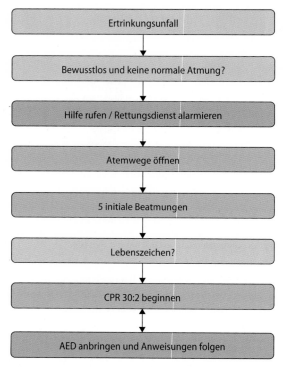

□ Abb. 19.3 Reanimation nach Ertrinkungsunfall. (Modifiziert nach ERC 2015)

ℹ️ Wegen der Gefahr der verzögerten Entwicklung eines Lungenödems sollen alle Patienten nach einem Ertrinkungsunfall für mindestens 24 h intensivmedizinisch behandelt oder zumindest beobachtet werden.

19.2.2 Tauchunfälle

Die gestiegene Beliebtheit des Tauchens als Freizeitbeschäftigung führt zu einer Zunahme der Tauchunfälle. Entscheidend für das Trauma sind besonders beim Gerätetauchen die Auswirkungen des erhöhten Unterwasserdrucks und der Druckunterschiede pro Zeiteinheit. Man bedenke: 10 m unter Wasser herrschen bereits 2 Atmosphären oder etwa 1520 mmHg. Probleme mit den Druckluftflaschen können darüber hinaus zu **Vergiftungen** (Kohlenmonoxid, Kohlendioxid), zum **Ersticken** oder zum **Ertrinken** führen; 60 % aller Todesfälle im Zusammenhang mit Gerätetauchen sind auf Ertrinken zurückzuführen.

Dekompressionskrankheit

Die gefährliche Phase des Tauchens ist die **Auftauchphase**, also die Dekompressionsphase. Dementsprechend werden alle durch die Dekompression verursachten gesundheitlichen Störungen als Dekompressionskrankheit (»**decompression illness**«, **DCI**) zusammengefasst. Diese umfasst folgende beide Unterformen:

1. »**Decompression sickness**« (**DCS**): Bei zu raschem Auftauchen ohne Einhalten der Dekompressionszeiten nach längeren und/oder tiefen Tauchgängen kommt es zum Ausperlen des während des Tauchens vermehrt in den Körpergeweben gelösten Stickstoffs (oder auch eines anderen Inertgases als Komponente des Atemgases). Das führt zur Gasblasenbildung im Gewebe und Blut und zum Entstehen der in ◘ Tab. 19.3 aufgeführten Symptome mit unterschiedlichem Ausmaß an Vitalbedrohung. Darüber hinaus kann bei offenem Foramen ovale auch eine arterielle Gasembolie (AGE) entstehen.

2. **Arterielle Gasembolie** (**AGE**): Bei raschem Auftauchen mit angehaltenem Atem (auch schon aus geringer Tiefe) kann es durch die Entwicklung eines relativen Überdrucks in der Lunge zur Alveolarruptur kommen (dies ist auch im Schwimmbad unabhängig von Tauchzeit und Tauchtiefe möglich,

◘ **Tab. 19.3** Schweregradeinteilung und Symptome der beiden Unterformen der »decompression illness« (DCI): Dekompressionskrankheit (DCS) und arterielle Gasembolie (AGE)

DCS Typ 1	DCS Typ 2	AGE
Schmerzen in Muskeln und Gelenken (»bends«) Juckreiz (»Taucherflöhe«) Rötung und Schwellung der Haut Druckdolente Lymphknoten Müdigkeit, Apathie	*Zusätzlich zu DCS Typ1:* Schwindel und Erbrechen Hör-, Seh- und Sprachstörungen Gestörte Muskelkoordination (»staggers«) Sensibilitätsstörungen, Paresen (oft ab Nabel abwärts) Akute Dyspnoe (»chokes«) mit Brustschmerz und Husten	*Zerebral: wie Schlaganfall* Verwirrtheit Bewusstseinsstörungen bis hin zur Bewusstlosigkeit Halbseitenlähmung Krampfanfälle *Kardial: wie Myokardinfarkt* Angina pectoris Vernichtungsschmerz, Rhythmusstörungen Kardiozirkulatorische Insuffizienz

◘ Abb. 19.4). Dies führt dazu, dass aus den Alveolen Gas in die arterielle
Blutbahn übertritt und dadurch eine Gasembolisation in praktisch allen
Endstromgebieten auftreten kann. Besonders bedeutsam sind Embolien im
Gehirn (häufig) und Herzen (seltener), die zu Symptomen wie beim Schlag-
anfall (► Kap. 14.1.1), oder Myokardinfarkt (► Kap. 11.1.1) führen. Außerdem
können ein Pneumothorax oder sogar **Spannungspneumothorax** (► Kap.
18.6.2) und/oder Mediastinalemphysem mit Luftnot und obstruktivem
Schock auftreten. Zur Vermeidung dieser Form der DCI gilt für den Geräte-
taucher: Immer atmen, nie die Luft anhalten! Und für den Apnoetaucher:
Beim Auftauchen ausatmen!

Beide Formen des DCI sind zunächst in vielen Fällen nicht differenzierbar, die
präklinische Therapie ist aber gleich. Immer müssen natürlich auch andere Differenzialdiagnosen in Betracht gezogen werden, also DCI-unabhängiger Myokardinfarkt, Schlaganfall etc.

Diagnose Die Verdachtsdiagnose DCI ist unter folgenden Voraussetzungen
wahrscheinlich (nach der Leitlinie Tauchunfall 2011 der Gesellschaft für Tauch-
und Überdruckmedizin, GTÜM):
- Es wurde zuvor aus einem Tauchgerät unter Wasser geatmet (unabhängig
  vom verwendeten Atemgas, und auch, wenn es nur 1 Atemzug war); oder
- Es wurde zuvor aus einer Luftansammlung unter Wasser geatmet
  (z. B. Wrack oder Höhle); oder
- Es wurden zuvor Apnoe-Tauchgänge durchgeführt (i. d. R. mehrere tiefe
  Tauchgänge), und es liegt mindestens ein mildes oder schweres Symptom
  vor:
  - **Milde Symptome**: Auffällige Müdigkeit und Hautjucken (»Taucher-
    flöhe«) mit kompletter Rückbildung innerhalb 30 min nach Therapie-
    beginn (Sauerstoff-/Flüssigkeitstherapie); oder
  - **Schwere Symptome**: Hautflecken und -veränderungen, Schmerzen,
    Ameisenlaufen, körperliche Schwäche, Taubheitsgefühl, Lähmungen,
    Atembeschwerden, Seh-, Hör-, Sprachstörungen, Schwindel, Übelkeit,
    Bewusstseinsstörungen, oder Fortbestehen der milden Symptome über
    30 min trotz Sauerstoff-/Flüssigkeitsgabe

Therapie Immer indiziert ist Gabe von **Sauerstoff** und **Volumen**. Bei schweren
DCI ist darüber hinaus über die Verbringung in eine **Überdruckkammer** zu entscheiden. Eine sog. »nasse Rekompression« (erneuter Tauchgang) ist nie indiziert!
    Nach GTÜM-Leitlinie sollen Patienten mit **milden Symptomen** sofort und
ununterbrochen 100 % Sauerstoff atmen und 0,5–1 Liter Flüssigkeit trinken, da
nach längeren Tauchgängen durch die sog. Taucherdiurese und die trockenen

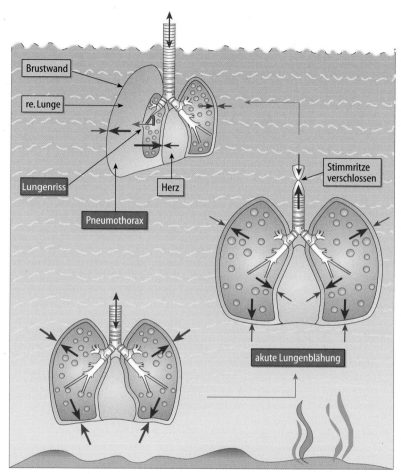

■ **Abb. 19.4** Barotraumatisierung der Lunge beim Auftauchen mit angehaltenem Atem

Atemgase regelmäßig eine Hypovolämie mit einem Volumendefizit von 1–2 Litern besteht. Die Taucher müssen vor Auskühlung, aber auch vor Überhitzung geschützt werden, und der neurologische Zustand (Bewusstsein und Bewegungsfähigkeit) muss regelmäßig überprüft werden. Die Sauerstoffatmung muss fortgeführt werden, auch wenn die Patienten innerhalb 30 min symptomfrei werden. Immer erfolgt eine Krankenhauseinweisung mit mindestens 24 h Beobachtung des Patienten. Wenn die Symptome länger als 30 min persistieren, soll die DCI behandelt werden, als ob schwere Symptome vorlägen:

Bei **Vorliegen schwerer Symptome** kann zusätzlich zur Sauerstoffgabe auch eine Beatmung (mit $FiO_2 =1,0$) erforderlich sein, und das Volumen muss ggf. intravenös verbreicht werden (▶ Praktisches Vorgehen). Die sonstige Therapie ist symptomatisch wie bei anderen Notfällen mit Vitalbedrohung auch: Thoraxdrainage bei Spannungspneumothorax, Katecholamine bei Hypotension/Schock, Benzodiazepine bei Krampfanfall. Bei Notwendigkeit einer Reanimation nach Tauchunfällen ist wie bei einem Ertrinkungsunfall vorzugehen (◘ Abb. 19.3). Spezifische Medikamente, die bei DCI das Outcome verbessern, sind nicht bekannt.

Bei jeder Form der DCI muss entschieden werden,

- ob eine Druckkammerbehandlung zur Rekompression erforderlich ist,
- wie dringlich diese ist, und
- wo die nächste Klinik mit freier Kapazität für eine Druckkammerbehandlung ist.

Notärzte ohne tauchmedizinische Ausbildung sind mit der Entscheidung meist überfordert. Daher ist zur Klärung dieser Fragen noch vor Ort die **schnellstmögliche telefonische Kontaktaufnahme** mit einem **Taucherarzt** und ggf. einer Klinik mit Druckkammerbehandlungsmöglichkeit indiziert (Telefonnummern ▶ Anhang).

Praktisches Vorgehen

Therapie der schweren Symptome einer »decompression illness« (DCI); nach: Gesellschaft für Tauch- und Überdruckmedizin, Leitlinie Tauchunfall 2011

- Atmung oder Beatmung mit 100 % Sauerstoff ($FiO_2 =1,0$ anstreben, schnellstmöglicher Beginn)
- Bei ausreichender Eigenatmung: Atmung von 100 % O_2 über dicht abschließende Maske, mindestens 15 l/min über Maske mit Reservoirbeutel
- Bei unzureichender Eigenatmung: Beatmung mit 100 % O_2
- Weiterführen der Sauerstoffgabe ohne Pause bis zum Erreichen einer Behandlungs-Druckkammer
- Flüssigkeitsersatz: 0,5–1 Liter Vollelektrolytlösungen pro Stunde intravenös
- Symptomatische Therapie von Vitalfunktionsstörungen:
  - Spannungspneumothorax → Thoraxdrainage
  - Hypotension/Schock → Katecholamine
  - Krampfanfall → Benzodiazepine
  - Reanimation wie nach Ertrinkungsunfall (◘ Abb. 19.3)

19

- Druckkammerbehandlung:
    - Nach Indikationsstellung (ggf. nach taucherärztlicher Telefonberatung) schnellstmögliche Behandlung in einer Druckkammer
    - Transport zum Behandlungszentrum oder Druckkammer (Primärtransport)
        - Hubschrauber: niedrigste fliegerisch vertretbare Flughöhe
        - Bodengebundene Rettungsfahrzeuge: Risiko bei Fahrten über Bergpässe
        - Boot: möglichst erschütterungsarm
        - Flugzeug: Kabinendruck nahe 1 bar

19.3 Elektrounfälle

Beim Kontakt mit Strom ist der Patient sowohl durch die **primären Stromwirkungen** gefährdet, die sich als elektrische oder thermische Schädigungen äußern, als auch durch **sekundäre Stromschäden**, die mittelbar durch die primären Schäden hervorgerufen werden (Sturz vom Strommast, Knochenfrakturen etc.). Jährlich werden etwa 5 Todesfälle durch Strom pro 1 Mio. Einwohner registriert. Stromunfälle werden je nach Spannung der Stromquelle in folgende Kategorien eingeteilt:

- **Niederspannungsunfälle** (bis 1000 V) können lebensgefährliche Herzrhythmusstörungen bis hin zum Kammerflimmern auslösen (**elektrische Schädigung**). Dazu gehören die meisten Stromunfälle im Haushalt (Haushaltsstrom: in Europa, Asien, Australien 230 V, in den USA und Kanada 110 V). Etwa 50 % aller tödlichen Stromunfälle sind Niederspannungsunfälle. Spannungen unter 50 V (Batterien, Klingelstrom, Telefonanlage) sind normalerweise harmlos und führen nur unter ganz ungünstigen Umständen zum Tod.
- **Hochspannungsunfälle** (über 1000 V) führen zu erheblichen Verbrennungen bis hin zu Verkohlungen (»Strommarken«) an den Kontaktstellen und im Körper im Bereich des Stromkreises (**thermische Schädigung**). Die Muskulatur kann sich am spannungsführenden Leiter verkrampfen und dadurch sogar Frakturen erzeugen (sekundäre Stromschäden). Hochspannungsleitungen haben bis zu 380.000 V, Bundesbahnfahrleitungen 15.000 oder 25.000 V. Die Hälfte aller tödlichen Stromunfälle sind Hochspannungsunfälle.

Sonderform: Blitzschlag Jährlich sterben weltweit etwa 1000 Menschen durch Blitzschlag. Es handelt sich dabei um einen Hochspannungsunfall (3–200 Millio-

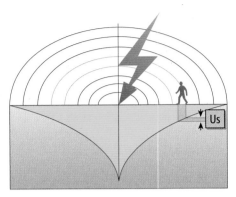

◘ Abb. 19.5 Spannungstrichter. Um die Blitzeinschlagstelle herum oder um ein auf-
liegendes Starkstromkabel bildet sich ein Spannungstrichter aus. Wenn jemand darin mit
gespreizten Beinen steht (ein Bein näher an der Einschlagstelle als das andere), entsteht
eine Spannungsdifferenz zwischen beiden Beinen ([Schrittspannung: US]: je breitbeiniger,
desto größer). Der Strom fließt von einem Fuß zum anderen durch den Körper

nen V) mit extrem kurzer Einwirkzeit im Mikro- oder Millisekundenbereich. Der
direkte Blitzeinschlag in einen Menschen ist meist tödlich (Herzstillstand, Kammerflimmern, schwere Verbrennungen). Beim Blitzeinschlag in den Boden entsteht um die Einschlagstelle herum ein sog. **Spannungstrichter**. Personen innerhalb des Spannungstrichters sind durch die sog. **Schrittspannung** gefährdet
(◘ Abb. 19.5). Solche Unfälle werden in etwa 70 % der Fälle überlebt. Spezifische
Symptome sind farnkrautartig verzweigte **Lichtenberg-Blitzfiguren** auf der Haut.

Schädigungsmechanismus Der im Körper bzw. durch die Organe fließende
Strom (I, Ampère) – genauer gesagt die Stromdichte (Ampère/cm^2) – ist für die
Schäden entscheidend. Die **Stromstärke** hängt nach dem bekannten Ohm-Gesetz
($I = U/R$) neben der Spannung (U, Volt) entscheidend vom Widerstand (R, Ohm)
ab. Das heißt, je niedriger der Widerstand von Haut und Körper, desto höher die
Stromstärke. Der Körperinnenwiderstand beträgt zwischen 500 und 1000 Ohm,
der Hautwiderstand zwischen 1 (feuchte, dünne Haut) und 1000 Ohm (trockene,
dicke Haut). Damit ist die Gefährlichkeit des Haushaltsstroms besonders im Badezimmer und in der Badewanne zu erklären. Bei hoher Stromdichte (hohe Spannung, niedriger Widerstand) können die inneren Organe regelrecht »verkochen«.
Für die Auswirkungen beim Menschen ist außerdem die **Stromart** wichtig: **Gleichstrom** ist normalerweise weniger gefährlich als der haushaltsübliche **Wechsel-
strom**. Für die gleichen schädigenden Effekte sind bei Gleichstrom etwa 3- bis

19

4-mal höhere Spannungen erforderlich. Bei Berühren eines Wechselstromleiters kann es im Übrigen zu dem grotesk anmutenden Phänomen der **tetanischen Muskelkontraktion** kommen. Dadurch ist der natürliche »Loslassreflex« aufgehoben, die Hand umklammert krampfhaft den Stromleiter, und der Körper wird fortgesetzt dem Strom ausgesetzt.

Symptome Bei einem Elektrounfall können je nach Spannung bzw. Stromstärke folgende Symptome auftreten:
- **Herzrhythmusstörungen** (Nieder- und Hochspannungsunfälle); sie können nach Starkstromunfällen noch einen Tag später auftreten (▶ Aus der Notfallpraxis)
- **Bewusstseinsstörungen** (Nieder- und Hochspannungsunfälle)
- **Hypotension** (Hochspannungsunfälle) oder **Hypertension** (Niederspannungsunfälle)
- **Verbrennungen**, Muskelschäden, Myoglobinämie, Nierenschäden und Knochenfrakturen (Hochspannungsunfälle).

Aus der Notfallpraxis

Im Rahmen eines Festzeltaufbaus fällt nach abgeschlossener Elektroinstallation der Stromkasten um. Durch Beschädigung der zuführenden Leitung geriet dabei eine Zeltstange unter Strom, die der Installateur offenbar versehentlich mit dem Ellenbogen (der zwei deutliche Strommarken aufwies) berührte. Der Patient wurde nach unbekannter Zeit von einem Kollegen gefunden, der den Notarzt rief, die Stromzufuhr unterbrach und den Patienten in Seitenlage verbrachte. Der Notarzt fand den Patienten leblos mit Kammerflimmern, das nach 11-maliger Defibrillation und 20 min CPR in einen effektiven Rhythmus umsprang. Leider entwickelte der Patient später ein malignes Hirnödem und starb.

Praktisches Vorgehen

Stromrettung
- Immer besondere Selbstschutzmaßnahmen beachten, v. a. im Hochspannungsbereich!
- Bei Niederspannungsunfällen möglichst, bei Hochspannungsunfällen immer den Stromkreis vor den Rettungsmaßnahmen unterbrechen und gegen Wiedereinschalten sichern (bei Hochspannung nur durch den Fachmann).
- Bei Hochspannungsunfällen Sicherheitsabstand beachten, um einen Spannungsbogen (Lichtbogen) zu vermeiden: mindestens 1 cm pro 1000 V, also bei einer Hochspannungsleitung mindestens 4–5 m.

- Bei Niederspannungsunfällen Kabel mit einem nicht bzw. schwer leitenden Stab (z. B. Holzstock) vom Patienten entfernen (nicht bei Hochspannung! Ist die Spannung hoch genug, leitet auch Holz).
- Vitalfunktionssicherung, ggf. Reanimation
- Antiarrhythmische Therapie bei Rhythmusstörungen bzw. Defibrillation bei Kammerflimmern (▶ Kap. 10)
- Volumenersatztherapie bei Verbrennungen (▶ Abschn. 19.1.1)
- Analgesie und Sedierung, z. B. Morphin 5–10 mg i.v.
- Bei Verbrennungen durch Elektrizität an Verlegung in Brandverletzten-zentrum denken (▶ Abschn. 19.1.1)

Indikation zur Krankenhausbehandlung Die Patienten, die einen Stromschlag überleben, sollen stationär überwacht werden, wenn eines der folgenden Kriterien erfüllt ist (nach ERC 2015):

- Bewusstlosigkeit,
- Kreislaufstillstand,
- EKG-Veränderungen,
- Weichteilschäden und Verbrennungen.

Wenn also – und das passiert ja sehr häufig – jemand zu Hause »einen gewischt bekommt«, wenn er etwa eine Lampe anschließt, ohne vorher die Stromzufuhr zu unterbrechen, so ist keine Krankenhauseinweisung oder gar Intensivüberwachung erforderlich, sofern er immer wach war und kein pathologisches EKG vorliegt.

19.4 Notfälle durch Tiere

Mechanisch-traumatische Schädigungen Bissverletzungen erfolgen meist durch Hunde oder Katzen, in 90 % sind es die eigenen Tiere, die den Besitzer beißen: in 70–80 % in die Extremitäten, in 10–30 % in den Kopf-Hals-Bereich. Bissverletzungen können einerseits durch die direkte Schädigung (Gefäßverletzung) andererseits später durch von der Wunde ausgehende Infektionen (Sepsis, Tollwut) gefährlich werden. Insbesondere nach einem Katzenbiss entwickelt sich relativ häufig eine gefährliche lokale und systemische Infektion durch Pasteurella multocida; bis zu 50 % aller Katzenbissverletzungen infizieren sich. Die **Erstversorgung von Bissverletzungen** besteht in Wundversorgung incl. steriler Abdeckung, Ruhigstellung der Wunde und Analgesie. Durch ausgiebiges Spülen mit Wasser so rasch wie möglich nach dem Biss lässt sich die Keimlast reduzieren, aber das reicht nicht: es muss **immer eine chirurgische Versorgung** erfolgen. Außerdem sind immer Antibiotika indiziert. Der möglicherweise initial harmlose äußere Aspekt einer Bissverletzung gibt keinen Hinweis auf die Gewebeschädigung in der Tiefe.

> **Jeden Tierbiss ernst nehmen und in der Klinik versorgen lassen!**

Anaphylaktische Reaktionen bei Insektenstichen Bei entsprechend disponierten Personen können Insektenstiche (Wespen-, Hornissen-, Skorpionstiche) oder Schlangenbisse einen lebensbedrohlichen anaphylaktischen Schock auslösen. Außerdem ist Histamin ein Bestandteil der meisten Insektengifte, so dass sich bei größeren Giftmengen (viele Stiche) auch ohne Allergiereaktion ein anaphylaktischer Schock entwickeln kann. Darüber hinaus droht bei Stichen im Mund- und Rachenbereich eine obere Atemwegsverlegung durch intraorale oder pharyngeale Schwellungen. Zur **Therapie des anaphylaktischen Schocks** ▶ Kap. 9.5.

Gifteinwirkung von Schlangen Europäische Schlangen verursachen nur äußerst selten gefährliche Vergiftungen, die Bisse der in Europa verbreiteten Vipernarten (Kreuzotter, Hornotter) sind meist nicht tödlich. Immer wieder werden jedoch Menschen auch hierzulande von sehr giftigen exotischen Tieren gebissen, die in privaten Terrarien gehalten werden. Die Gifte sind meist Proteine oder Polypeptide, die neurotoxische oder hämolytische Wirkungen entfalten und anaphylaktische Reaktionen auslösen können. Wenn Tierart oder Herkunftsregion bekannt sind, können Antiseren (**Antivenin**) indiziert sein. Es handelt sich dabei um hochgereinigte Mischseren, die gegen die Gifte der wichtigsten in einer Region vorkommenden Schlangenarten wirken, aber auch allergische Reaktionen auslösen können (z. B. Europ. Viper = Immunglobuline gegen die wichtigsten europäischen Vipernarten, SAIMR-Antivenin gegen Puffottern, Kobras und Mambas, die überwiegend in Afrika vorkommen), Informationen zu Giftschlangen und Antivenin-Depots gibt es z. B. von »Serum-Depot Berlin/Europe e.V.« (www.serumdepot.de; Tel. 070011207323) oder von den Giftnotrufzentralen (▶ Anhang). Zur **Erstversorgung von Schlangenbissen** geben AHA und ARC folgende Empfehlung: Das heroische Aussaugen von Bissen als Erstmaßnahme soll unterlassen werden; es ist wirkungslos. Die gebissene Extremität soll vielmehr als Erstmaßnahme mit einem **Druckverband** über die gesamte Länge immobilisiert werden, und zwar mit einem Druck von etwa 40–70 mmHg an den Armen und 55–70 mmHg an den Beinen; das ist gerade so viel, dass man gerade noch einen Finger darunter stecken kann.

Giftwirkung von Spinnen Zentraleuropäischen Webspinnen lösen beim Menschen normalerweise keine lebensbedrohlichen Symptome aus – von der immer vorhanden Möglichkeit einer anaphylaktischen Reaktion abgesehen. Die in Deutschland verbreitete Gartenkreuzspinne (Araneus diadematus) sowie Taranteln und Vogelspinnen sind weitgehend harmlos. Exotische Spinnen, die hierzulande in privaten Terrarien gehalten werden, können hingegen durch Neurotoxine starke Schmerzen, Krämpfe und lebensgefährliche Symptome bis hin zu Todesfällen auslösen; nur gegen die Gifte solcher Spinnen sind Antidote (Antivenin) erhältlich. Hierzu zählen beispielsweise Latrodectus spp., zu denen die v. a. im Mittelmeerraum vorkommende Schwarze Witwe und die sehr giftige australische Rotrückenspinne gehören. Die **Therapie von Spinnenbissen** ist symptomatisch (Wunddesinfektion, Analgetikagabe), bei Biss durch eine gesichert identifizierte lebensgefährliche Giftspinne kann eine Antiveningabe erwogen werden, sofern verfügbar (Giftnotrufzentrale; ▶ Anhang).

Giftwirkung von Skorpionen Auch Skorpione gehören zu den Spinnentieren, geben ihr Gift (überwiegende Neurotoxine) aber durch einen Stich mit ihrem am Hinterleib befindlichen Stachel ab (und nicht wie die Webspinnen durch einen Biss). In Deutschland gibt es keine Skorpione, und die in Südeuropa lebenden Exermplare sind allesamt nicht lebensgefährlich. Auf anderen Kontinenten hingegen sind Skorpione beheimatet, die auch dem Menschen gefährlich werden können, in Mexiko sollen pro Jahr mehrere tausend Menschen an Skorpionstichen sterben. Besonders gefährlich für den Menschen sind etwa 15 Arten aus der Familie der Buthidae, v. a. Tityus und Centruroides. Solche Tiere werden auch hierzulande in privaten Terrarien gehalten. Die Identifikation einer Skorpionart ist nur durch Spezialisten möglich, es gibt aber eine allgemeine Regel für die Giftigkeit eines Skorpions, das sog. **Schwanz-Scheren-Verhältnis**: Sind die Scheren breiter als der Schwanz, ist der Skorpion normalerweise nicht besonders giftig; ist der Schwanz hingegen genauso kräftig oder kräftiger als die Scheren, muss von einer stärkeren Giftigkeit ausgegangen werden. Lokale Symptome vieler Skorpionstiche sind mehr oder weniger starke Schmerzen, als Allgemeinsymptome können bei Stich durch eine gefährliche Art kardiozirkulatorische Entgleisungen und Lähmungen bis hin zum Atemstillstand auftreten. Die **Therapie von Skorpionstichen** ist überwiegende symptomatisch, Wunddesinfektion, Schmerztherapie, in der Klinik auf Tetanusschutz achten. Jeder Skorpionsstich einer unbekannten Art soll für 3–6 h überwacht werden. Stichverletzungen durch gefährliche Arten bedürfen der Intensivtherapie, die Wirkung von Antiseren ist oft zweifelhaft, sie sollen ohnehin nur bei erheblichen systemischen Symptomen in Erwägung gezogen werden, sicher indiziert sind sie lediglich bei Tityus- und Centruroidesstichen.

Verletzungen durch Quallen Einige Quallen sind außerordentlich giftig, etwa die im pazifischen Raum beheimatete Seewespe (Chironex fleckeri), die als giftigstes Meerestier überhaupt gilt und deren Gift innerhalb kurzer Zeit zum Tode führen kann. Hierzulande sind lebensgefährlich giftige Quallen selten, aber äußerst schmerzhafte Quallenverletzungen kommen auch in deutschen Küstenregionen

19

vor, überwiegend durch die Gelbe Haarqualle (Cyanea capillata; sog. Feuerqualle). Das Gift befindet sich in Nematozysten, die auf den Tentakeln sitzen und bei Berührung sog. Nesselschläuche schleudern, mit denen das Gift in die Haut eindringt. Als **Erstmaßnahme bei Quallenverletzungen** kann die Toxinwirkung mit ausgiebiger **Essigwaschung** (4–6 %) vermindert werden – so schnell wie möglich und für mindestens 30 s. Die Schmerzen lassen sich durch Eintauchen in möglichst (gerade noch erträglich) **heißes Wasser** mindern (bis 45 °C). Eine Druckimmobilisierung (wie bei Schlangenbissen) wird hingegen **nicht** empfohlen, da sie die Giftfreisetzung fördern kann.

Praktisches Vorgehen

Versorgung der Verletzungen durch Tiere
- Vorgehen nach der ABCDE-Methode
- Bei Bissverletzungen: Wunde ausgiebig unter fließendem Wasser spülen; Wundversorgung im Krankenhaus, Breitspektrumantibiotika (z. B. Meropenem)
- Bei schweren anaphylaktischen Reaktionen: Adrenalin, Volumenersatzmittel, Antihistaminika, Kortikosteroide, ggf. CPR (▶ Kap. 9.4)
- Bei Schlangenbissen: Extremität immobilisieren, Wunde nicht aussaugen oder gar ausbrennen; Druckverband; möglichst bald ein geeignetes Antivenin geben, wenn indiziert
- Bei Spinnenbissen und Skorpionstichen: symptomatische Therapie, Wunddesinfektion, Analgetikagabe, Antiveningabe nur bei gesichert identifizierter lebensgefährlicher Giftspinne bzw. nur bei schwerem Verlauf nach Stichen einiger weniger Skorpionarten
- Bei Verletzungen durch Quallen: Spülen mit 4–6 % Essig (30 s), Eintauchen in möglichst heißes Wasser, symptomatische Schmerztherapie

---

19.5 Verätzungen

Ätzende Substanzen sind entweder Säuren oder Laugen, die zu äußeren oder inneren Verletzungen führen können. Verätzungen sind meist die Folge von Fahrlässigkeit oder Verwechslungen.
- **Säuren** (z. B. Salzsäure, HCl) führen zu sog. **Koagulationsnekrosen**, die ihre Ausbreitung in die Tiefe durch Schorfbildung selber hemmen.
- **Laugen** (z. B. Natronlauge, NaOH) führen zu den gefürchteten **Kolliquationsnekrosen** (Verflüssigungsnekrosen), die sich leicht bis in tiefe Gewebsschichten hin ausbreiten.

Innerliche Verätzung Durch **Trinken einer ätzenden Flüssigkeit** (Ingestionsverletzung) kommt es zu schweren Schleimhautschäden bis hin zu Perforationen des oberen Gastrointestinaltrakts (im Kindesalter durch Verwechslungen mit einem schmackhaften Getränk). Durch Inhalation ätzender Gase können schwere Tracheobronchial- und Lungenschäden bis hin zum Lungenödem entstehen (Inhalationsverletzung, ▶ Abschn. 19.1.1 und ▶ Kap. 20.2.17).

Äußerliche Verätzung (Kontaminationsverletzung) Durch Kontakt der äußeren Haut oder Schleimhaut mit ätzenden Substanzen können schwere Verletzungen hervorgerufen werden, deren Schwere analog zu Verbrennungen eingeteilt werden kann (◘ Abb. 19.1, oben). **Besonders gefährdet sind die Augen!** Hier hat sich (nach ERC 2015) das Spülen mit großen Mengen Wasser als effektiver erwiesen als das Spülen mit Kochsalzlösung.

Praktisches Vorgehen

Präklinische Therapie der Verätzung
- Ingestionsverätzung
  - Wasser trinken lassen (Verdünnung der Säure/Lauge), möglichst keine anderen Flüssigkeiten wie Milch o. ä.
  - Keinen Magenschlauch/Magensonde blind legen (Gefahr der Ösophagusperforation)
  - Kein Erbrechen provozieren (Gefahr der erneuten ösophagopharyngealen Schädigung)
- Inhalationsverätzung
  - Atemwegssicherung, Sauerstoffgabe
  - Bei Bronchospasmus inhalative β-Mimetika und/oder Theophyllin i.v.
  - Inhalative Kortikoide (z. B. Budesonid 2 Hübe alle 5 min p.i.; Effektivität umstritten)
- Kontaminationsverätzung
  - Entfernen aller kontaminierter Kleidungsstücke
  - Ausgiebiges Spülen mit Wasser oder Elektrolytlösungen
  - Analgesie und Infusionstherapie
- Besonderheiten bei Verätzungen des Auges (◘ Abb. 19.6)
  - Zunächst den oft bestehenden Lidkrampf (Blepharospasmus) durch Aufträufeln eines Lokalanästhetikums (z. B. Lidocain 0,5–2 %) durchbrechen
  - Danach Spülen mit reichlich Wasser bei zur Seite gedrehtem Kopf vom inneren Lidwinkel nach außen

19

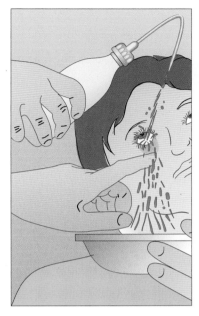

◨ **Abb. 19.6** Spülen bei Verätzungen des Auges

Toxikologische Notfälle

T. Ziegenfuß

T. Ziegenfuß, *Notfallmedizin*,
DOI 10.1007/978-3-662-52775-7_20, © Springer-Verlag Berlin Heidelberg 2017

Besonders häufig sind Überdosierungen von Medikamenten oder Rauschdrogen und Vergiftungen mit Rauch- und Abgasen. Die präklinischen Therapiemaßnahmen beschränken sich i. d. R. auf die Vitalfunktionssicherung. Bei Vergiftungen mit sehr toxischen Substanzen und einem langen Transportweg in die Klinik kann die Gabe des »Universaladsorbens« Aktivkohle erwogen werden. Spezifische Antidote sind präklinisch nur bei wenigen Giften indiziert. Zu diesen zählen Opioide (Antidot: Naloxon), Insektizide vom Typ der Organophosphate (Antidot: Atropin), Methämoglobinbildner (Antidot: Toluidinblau) und Zyanide (Antidote: 4-DMAP und Hydroxocobalamin). Reizgasinhalationstraumen können zum akuten Lungenversagen führen und eine Beatmung erforderlich machen. Vergiftungen mit Pflanzen oder Pilzen sind relativ selten. Am gefährlichsten ist dabei die Knollenblätterpilzvergiftung, die zum fulminanten Leberversagen führen kann.

20.1   Allgemeine notfallmedizinische Aspekte

Notfallmedizinisch relevant sind akute Vergiftungen, die zu schweren Störungen des Allgemeinbefindens und der Vitalfunktionen führen. Die Menge der potenziell toxischen Substanzen ist unüberschaubar groß; sogar eine tödliche Vergiftung mit Maggi-Würze wurde vor einiger Zeit beschrieben. Praktisch werden die meisten Vergiftungen durch relativ wenige Substanzen hervorgerufen. Dies sind heutzutage vor allem chemische Gifte, hingegen sind Intoxikationen durch natürliche pflanzliche oder tierische Giftstoffe eher selten geworden. Die häufigsten toxikologischen Notfälle sind:

- Überdosierungen von Medikamenten
- Überdosierungen von Rauschdrogen
- Vergiftungen mit Rauch- und Abgasen.

Gelegentlich kommen Vergiftungen durch landwirtschaftliche Gifte, Pilze und andere Chemikalien vor. Von den **Intoxikationen** zu unterscheiden sind **Ingestionen** mit Säuren und Laugen, die primär nicht zu systemischen, sondern zu lokalen Schädigungen der Haut oder Schleimhäute des Organismus führen (► Kap. 19.5). Vergiftungen durch Tierbisse oder -stiche ► Kap. 19.4.

Die meisten Gifte werden auf **oralem Weg** eingenommen, andere Applikationswege sind jedoch möglich: **intravenös** (Morphium, Heroin), **inhalativ** (Kohlenmonoxid, »Schnüffeln« von Lösungsmitteln) oder auch **perkutan** (Insektizide).

Ursachen Vergiftungen entstehen aus folgenden Gründen:
- Suizid oder Suizidversuch
- Verwechslungen und versehentliche Einnahme (vor allem bei Kindern)
- versehentliche Medikamenten- oder Drogenüberdosierung

> ◘ **Tab. 20.1** Schweregradeinteilung der Vergiftungen nach dem Poisoning Severity Score (PSS; Persson 1998)

PSS	Schweregrad	Symptome
0	Asymptomatisch	Keine Symptome
1	Leicht	Passagere Symptome, spontane Rückbildung
2	Mittelschwer	Deutliche, anhaltende Symptome
3	Schwer	Schwere, lebensbedrohliche Symptome
4	Fatal	Tödlicher Verlauf

- gewerbliche Intoxikationen und Unfälle (Hausbrand etc.)
- Mord oder Mordversuch.

Schweregrade und Symptome Die allgemeine Einschätzung der Vergiftungs-schwere kann nach dem **Poisoning Severity Score** vorgenommen werden (◘ Tab. 20.1). Die Vergiftungssymptome sind meist unspezifisch. Fast immer ist das Kardinalsymptom eine **Bewusstseinsstörung**, deren Ausprägung von der Wirkung des Giftes bzw. des Medikaments (eher stimulierend oder eher beruhigend) und der aufgenommenen Menge abhängt. Die Bewusstseinsstörung wird oft von **respiratorischen und kardiozirkulatorischen Störungen** begleitet, deren Ausprägung und Konstellation oft schon Hinweise auf mögliche Toxine zulässt. Symptomkonstellationen, die auf ein bestimmtes Toxin hindeuten, werden als **Toxidrome** bezeichnet (◘ Tab. 20.2). Darüber hinaus können einige wenige Toxine (< 5 % aller Gifte) relativ spezifische Vergiftungssymptome hervorrufen, z. B.:

- Zyanidvergiftung → Bittermandelgeruch (allerdings kann ¼ der Bevölkerung den Geruch nicht wahrnehmen),
- Kohlenmonoxidvergiftung → kirschrote Hautfarbe (kann aber auch fehlen).

Intoxikationsverdacht Eine Vergiftung muss bei jeder unklaren Vitalfunktions-störung und Todesursache in Erwägung gezogen werden, wenn für den Notarzt keine offensichtliche oder plausible andere Ursache zu erkennen ist. Ein konkreter Verdacht auf eine Intoxikation ergibt sich oft aus

- der Aussage der vergifteten Personen selbst (sofern noch ansprechbar),
- der Aussage von Zeugen, Angehörigen oder Bekannten sowie
- den konkreten Umständen (z. B. herumliegende Spritzen, Medikamenten-schachteln, Abschiedsbriefe).

Der Verdacht auf eine Intoxikation wird in der Klinik durch Giftnachweis im Körper (Blut, Urin, Mageninhalt) bestätigt. Präklinisch gewonnene Körpersekrete müssen asserviert und in die Klinik mitgenommen werden.

■ Tab. 20.2 Toxidrome (modifiziert und ergänzt nach AHA 2010)

Kardiozirkulatorische Zeichen			Zerebrale und metabolische Zeichen		
Tachykardie, Hypertension	Bradykardie, Hypotension	Kardiale Reizleitungsstörungen	Krampfanfall	Somnolenz, Sopor, Koma	Metabolische Azidose
Antidepressiva (TZA, MAOI, SSRI) Amphetamine, XTC Kokain Anticholinergika Antihistaminika Theophyllin/ Koffein Drogenentzug	Beta-Blocker Calciumkanalblocker Clonidin Digoxin Insektizide	Antidepressiva (TZA) Kokain Lokalanästhetika Antiarrhythmika	Antidepressiva (TZA und SSRI) Isoniazid Drogenentzug	Antidepressiva (TZA, MAOI, SSRI) Opioide Benzodiazepine Kohlenmonoxid Alkohole: Ethanol, Methanol Orale Antidiabetika: Sulfonylharnstoffderivate	Zyanide Ethylenglykol Orale Antidiabetika: Metformin Salicylate, ASS Methanol

Aus der Notfallpraxis

Der Notarzt findet eine 45-jährige Frau bewusstlos auf ihrem Sofa vor. Die erwachsene Tochter war nach Hause gekommen, hatte ihre Mutter so angetroffen und die Rettungsleitstelle via Polizei verständigt. Die Patientin ist tief komatös, atmet flach und ist hypotensiv. Der BZ ist normal. Nach Intubation, Beginn der Beatmung, Infusion von 500 ml Ringerlösung und 1 ml Akrinor ist der Kreislauf der Patientin wieder stabil. Im EKG zeigen sich bis auf eine leichte Tachykardie keine Auffälligkeiten. Der Notarzt denkt an einen Suizidversuch. Die mittlerweile eingetroffene Polizei kann jedoch auch in Abfalleimern keine leeren Tablettenschachteln oder ähnliches und auch keinen Abschiedsbrief finden. Die Tochter sagt, im Badezimmer gebe es einen Medikamentenschrank, dort habe sie aber schon nachgesehen, und es seien noch alle Medikamente da. Bei genauerer Inspektion zeigt sich, dass sämtliche ordentlich im Schrank stehenden Packungen nur leere Blisterstreifen enthalten, unter den Packungen finden sich solche für Benzodiazepine, Barbiturate und Paracetamol. Die Patientin erhält bei dringendem Verdacht auf eine Intoxikation in der Klinik eine Magenspülung (vor allem wegen der gefürchteten Lebertoxizität des Paracetamols), die noch reichlich Tablettenreste zu Tage fördert. Die Patientin überlebt ohne Residuen und wird nach 3 Tagen in psychiatrische Behandlung übergeben.

Giftinformationszentrale Bei Unklarheit über die Giftigkeit bestimmter Substanzen, die Inhaltsstoffe bestimmter Präparate, Wirkungen bestimmter Gifte oder Fragen zur Therapie kann man sich (zur Not auch im Notarzteinsatz unter Einschaltung der Leitstelle oder über ein Mobiltelefon) Rat bei einer **Informationszentrale für Vergiftungsfälle** holen, die es in vielen großen Kliniken gibt (► Telefonnummern im Anhang), oder beim zentralen toxikologischen Auskunftsdienst in Berlin: (030) 19240.

20.1.1 Allgemeine Therapiemaßnahmen

Vitalfunktionssicherung

Wie bei anderen Notfällen auch soll nach der ABCDE-Methode vorgegangen werden (► Kap. 2.8). Im Vordergrund steht wie bei allen Notfällen die **Sicherung der Vitalfunktionen** (Atmung, Kreislauf). Bei bestimmten Vergiftungen (z. B. Insektizide) muss die Behandlung unter erhöhtem Selbstschutz vorgenommen werden (Kontaminationsvermeidung). Bei jeder unklaren Bewusstseinsstörung muss immer so schnell wie möglich eine **Blutzuckerbestimmung** durchgeführt werden, um zu überprüfen, ob eine **Hypoglykämie** vorliegt.

🛑 Die meisten Vergiftungen werden präklinisch ausschließlich symptomatisch behandelt.

Gastrointestinale Dekontamination

Die meisten Giftstoffe werden oral aufgenommen. Um eine weitere Gifteinwirkung zu verhindern, ist es plausibel, die toxischen Substanzen noch vor ihrer vollständigen Resorption wieder aus dem Gastrointestinaltrakt hinaus zu befördern oder sie dort zu binden und dadurch zu neutralisieren. Hierfür werden traditionell folgende Methoden angewendet:

- **Induziertes Erbrechen**: Die Gabe sog. Emetika wie Ipecacuanha-Sirup oral oder Apomorphin i.m. führt nach etwa 10 min zum Erbrechen.
- **Magenspülung**: Einführen eines großlumigen Magenschlauchs, über den so lange intermittierend mit Wasser gespült wird, bis die zurücklaufende Flüssigkeit klar ist.
- **Orale Kohlegabe** (carbo medicinalis; »activated charcoal«): Giftneutralisierung durch Adsorption an der Kohleoberfläche.

Induziertes Erbrechen und Magenspülung Obwohl induziertes Erbrechen und insb. die Magenspülung plausibel und daher jahrzehntelang empfohlene und praktizierte Verfahren in der Therapie von Vergiftungen waren, konnte ein günstiger Effekt auf den Vergiftungsverlauf nicht gezeigt werden. Die Gefahren (v. a. Aspiration) überwiegen wahrscheinlich den Nutzen. Auch innerklinisch wird die Magenspülung nur noch selten praktiziert, etwa bei hochtoxischen und Substanzen mit sehr schwer therapierbaren Vergiftungsfolgen (z. B. Knollenblätterpilze, Paracetamol). Komatöse und somnolente Patienten ohne sichere Schluckreflexe müssen vorher intubiert werden (»Schutzintubation«).

> ❯ Die Giftelimination durch induziertes Erbrechen und Magenspülung wird heute präklinisch nicht mehr empfohlen.

Aktivkohle Kohle wirkt durch seine große Oberfläche als Universaladsorbens und gilt traditionell als unspezifisches Antidot bei vielen Vergiftungen. Die Kohlegabe ist am effektivsten, wenn sie innerhalb von 1 h nach Ingestion erfolgt, sie führt aber auch noch bis zu 4 h nach Gifteinnahme (mit zeitabhängig abnehmender Effektivität) zur Verminderung der Toxinresorption. Es gibt aber keine klaren Belege dafür, dass die Kohlegabe den Behandlungserfolg wirklich positiv beeinflusst. Zudem bindet Kohle nicht alle oral aufgenommene giftige Substanzen gleich gut:

- **Gut adsorbiert** werden Antidepressiva, Barbiturate, Betablocker, Digitalisglykoside und Strychnin.
- **Schlecht** oder **kaum adsorbiert** werden Benzin, Petroleum, Paracetamol und ASS, Alkohole (Ethanol, Ethylenglykol und Methanol), Thallium, Lithium und Zyanide.

Der präklinische Einsatz von Aktivkohle kann bei langen Transportwegen und bei Substanzen erwogen werden, die extrem toxisch und später nur schwer zu therapieren oder zu eliminieren sind. Die empfohlene Dosis liegt bei 1 (0,5–2) g/kg KG als Suspension (◨ Tab. 20.2). Die wichtigste Komplikation der Kohlegabe ist die Aspiration; daher darf Aktivkohle nur bei Patienten mit erhaltenen Schutzreflexen oder gesicherten Atemwegen gegeben werden.

> Die präklinische Verabreichung von Kohle soll bei langen Transportwegen und hochtoxischen Substanzen erwogen werden.

20.1.2 Verwendung von Gegengiften (Antidota)

Die präklinische Gabe spezifischer Gegengifte ist nur bei einer kleinen Anzahl von Vergiftungen sinnvoll, kann dann aber lebensrettend sein. Für diese Fälle müssen ausgewählte Antidota (inkl. rascher Indikations- und Dosierungsanleitung) in einer sog. **Intox-Box** im NAW oder NEF mitgeführt werden. Einen pragmatischen Vorschlag zur Ausstattung dieser Box macht die sog. Bremer Liste (◨ Tab. 20.3). Eine ausführliche Liste von Antidota auch für seltene Vergiftungen findet sich im Internet z. B. beim Giftinformationszentrum Nord der Universitätskliniken Göttingen (Adresse ▶ Anhang).

20.1.3 Intravasale Giftbindung durch Lipidinfusion

Ein relativ neues Therapiekonzept ist die **intravenöse Lipid-Emulsions-Therapie** (ILE). Darunter versteht man eine rasche intravenöse Infusion von langkettigen Fettsäuren, die sonst im Rahmen einer parenteralen Ernährung gegeben werden, z. B. 100 ml Lipofundin 20 %, ggf. repetitiv bzw. 1,5 ml/kg KG. ILE induziert ein Lipidkompartiment im Serum, das lipophile Substanzen/Medikamente aufnehmen kann, so dass ihre Konzentration und toxische Wirkung im Gewebe abnimmt. Man kann sich das Wirkprinzip in Analogie zur Kohlegabe vorstellen: ILE bindet (einige) Toxine in der Blutbahn und macht sie unschädlich, so wie Kohle (einige) Toxine im Gastrointestinaltrakt bindet und unschädlich macht. Etabliert ist diese Therapie heute bei der eigentlich nur in der Klinik vorkommenden lebensbedrohlichen Überdosierung von Lokalanästhetika, z. B. Bupivacain. Es gibt aber auch Überlegungen, ILE auf andere Vergiftungen auszudehnen wie Intoxikationen mit Antidepressiva, Beta-Blocker, Calciumkanalblocker und Herbiziden. Einen klaren Stellenwert von ILE außerhalb einer Lokalanästhetikaintoxikation gibt es allerdings gegenwärtig nicht; ILE kann jedoch, wenn verfügbar, erwogen werden bei therapierefraktären Vergiftungen mit den erwähnten Substanzen.

◻ Tab. 20.3 Antidota. Empfohlene Minimalausstattung im Rettungsdienst nach der sog. Bremer Liste (Schaper et al.) 2012*

Vergiftung/ Indikation	Antidot	Ampullengröße/ Darreichungsmenge	Dosierung/ Bemerkungen
Insektizide Alkylphosphate Carbamate	Atropin	100 mg Ampulle	0,5 mg/kg i.v., bei Bedarf wiederholen/ wirkungsbezogene Titration
Zyanide Blausäure Zyankali	4-DMAP	250 mg Ampulle	3–4 mg/kg i.v.
Opioide Morphin Heroin	Naloxon	0,4 mg Ampulle	Titrierende Gabe in 0,4 mg-Schritten
Methämoglobin-bildner Nitrite 4-DMAP-Über-dosierung	Toluidinblau	300 mg Ampulle	2–4 mg/kg
Viele Vergiftungen Universal-adsorbens	Kohle (Carbo medicinalis)	50 g Pulver zur Suspension	0,5–1 (–2) g/kg p.o.

20.2 Häufige Vergiftungen

20.2.1 Äthylalkohol

Die Intoxikation mit der Rauschdroge Alkohol ist die häufigste Vergiftung in unserer Gesellschaft. Auch Jugendliche und sogar Kinder werden zunehmend mit schweren Alkoholvergiftungen aufgefunden; offenbar ist es zurzeit angesagt, in kurzer Zeit möglichst viel Hochprozentiges zu trinken (»Komasaufen«, »binge drinking«).

Symptomatik Die Symptome eines Alkoholintoxikierten korrelieren grob mit der Alkoholkonzentration im Blut (◻ Tab. 20.4). In jedem Vergiftungsstadium kann ein starker und oft widerlicher Geruch nach Alkohol (**Foetor alcoholicus**) imponieren. Potenziell letale Blutalkoholspiegel liegen im Bereich von über 2,5 ‰.

◻ Tab. 20.4 Stadien der Alkoholintoxikation

Stadien und Blutalkoholgehalt		Symptome
I	Stadium der Exzitation 1–2‰	Euphorie, Enthemmung, Sprachstörungen (Lallen), Gangstörungen (Torkeln), Sehstörungen (Doppelbilder)
II	Stadium der Hypnose 2–2,5‰	Somnolenz, Tachykardie, partielle Analgesie
III	Stadium der Narkose 2,5–4‰	Sopor oder Koma Grad I–II, Hypotension, Hypoglykämie
III	Stadium der Asphyxie > 4‰	Koma Grad III–IV, respiratorische Insuffizienz, Schock, Hypothermie

Therapie Diese hängt vom Stadium der Vergiftung ab. Ein Antidot existiert nicht. Eine Magenspülung, die in der Klinik früher zu den Standardmaßnahmen (»schon aus erzieherischen Gründen«) gehörte, ist nicht indiziert. Carbo medicinalis ist nicht wirksam. Der Transport ins Krankenhaus ist ab Stadium II indiziert bei deutlich bewusstseinsgetrübten, hilflosen und sehr agitierten Patienten (bei letzteren u. U. gegen ihren Willen unter Mitwirkung der Polizei).

— **Stadium I** bedarf keiner Therapie; tatsächlich ist dieses Stadium für viele Alkoholkonsumenten geradezu erwünscht, und der Notarzt wird auch kaum in diesem Stadium hinzugezogen. Allenfalls müssen zu Aggressivität neigende Alkoholisierte davon abgehalten werden, Unheil anzurichten.

— **Stadium II.** Patienten in diesem Stadium können komatös erscheinen (was den Notarzt auf den Plan rufen kann), aber sie werden auf Rütteln oder Schmerzreize hin wach und sind also nicht wirklich komatös. Eine spezifische Behandlung ist nicht indiziert. Hilflose Patienten müssen an einen sicheren Ort zum Ausschlafen gebracht werden.

— **Stadium III** und **IV.** Jetzt sind die üblichen Maßnahmen der Vitalfunktionssicherung indiziert: Atemwegssicherung, Kreislaufstabilisierung, in schweren Fällen Intubation und Beatmung.

Außerdem ist Folgendes zu beachten:

— **Hypoglykämie:** Alkohol kann Hypoglykämien auslösen, und eine Alkoholintoxikation kann hypoglykämische Krisen verschleiern. Bei vermindertem Bewusstsein muss immer die Blutzuckerkonzentration kontrolliert werden; ist diese in dieser Situation auch nur leicht erniedrigt, so soll Glukose infundiert werden: 0,3 g/kg bzw. 50 ml G40 % (▸ Kap. 13.1.1).

■ **Wernicke-Enzephalopathie:** Diese degenerative Erkrankung des Gehirns mit der klassischen Trias Verwirrtheit, Augensymptome (Nystagmus, Doppelbilder) und Ataxie kann bei erwachsenen Alkoholikern auftreten. Sie beruht auf einem Mangel an **Thiamin (Vitamin B₁)** und verläuft unbehandelt häufig tödlich. In der Klinik sollten daher 1 mg/kg (50–100 mg) Thiamin i.v. oder i.m. gegeben werden.

❶ Eine Alkoholvergiftung kann andere, lebensbedrohliche Zusatzerkrankungen wie Hypoglykämie, zusätzliche Tablettenintoxikation und Schädel-Hirn-Trauma verschleiern.

20.2.2 Benzodiazepine

Vergiftungen mit Benzodiazepinen (z. B. Diazepam, Lorazepam, Oxazepam, Flunitrazepam) sind häufig und verlaufen selten tödlich. Sie können jedoch besonders bei alten Patienten oder in Kombination mit anderen Drogen oder Medikamenten (Alkohol, Opioide) eine gefährliche Atemdepression hervorrufen.

Therapie Für Benzodiazepine existiert ein spezifischer Antagonist: **Flumazenil** (Dosierung: 0,2–0,4 mg bzw. 5 µg/kg i.v., dann Titration). Die Gabe von Flumazenil als Antidot einer Benzodiazepinintoxikation ist jedoch keine Standardtherapie, da es unsicher ist, ob der Nutzen die Risiken (v. a. Krampfanfälle) überwiegt.

20.2.3 Barbiturate

Barbiturate wie Phenobarbital und Primidon werden als Antiepileptika verwendet, früher auch als Schlafmittel. Intoxikationen mit Barbituraten sind aufgrund der zurückgehenden Verbreitung in den letzten Jahren deutlich seltener geworden.

Symptome Überdosierungen führen zu Atem- und Kreislaufdepression; Barbituratvergiftungen sind erheblich gefährlicher als Benzodiazepinintoxikationen. Relativ charakteristisch sind bei Tod durch Barbituratintoxikation Druckblasen (sog.»Schlafmittelblasen«) an den Aufliegestellen.

Therapie Ein Antidot ist nicht bekannt, die Behandlung erfolgt rein symptomatisch. Bei Ateminsuffizienz und Hypoxie: Intubation und Beatmung, Kreislaufstabilisierung durch Katecholamintherapie. Aufgrund des durch Barbiturate herabgesetzten Sauerstoffverbrauchs können Reanimationen auch noch nach längerem Kreislaufstillstand erfolgreich sein, ähnlich wie bei Hypothermie.

20.2.4 Beta-Blocker

Atenolol, Metoprolol, Bisoprolol, Propanolol und Sotalol sind gängige β-Rezeptorenblocker, sie werden zur Therapie des Bluthochdrucks, der KHK, von Herzrhythmusstörungen und weiteren Indikationen wie Migränetherapie und Ösophagusvarizen häufig eingesetzt.

Symptome Überdosierungsfolgen sind vor allem Bradykardie, Blutdruckabfall und in schweren Fällen Kreislaufstillstand durch Asystolie.

Therapie Katecholamine sind aufgrund der β-Rezeptorbesetzung häufig weniger effektiv, können aber in erhöhter Dosis wirksam sein; die Gabe von Glukagon oder Calcium ist gelegentlich effektiver. Eine CPR sollte bei Intoxikation durch β-Blocker ggf. länger als üblich fortgeführt werden, der Einsatz von AutoPulse ist zu erwägen. Bei schwerer Überdosierung kann ein Therapieversuch mit intravenöser Lipidinfusion (ILE) gerechtfertigt sein (▶ Abschn. 20.1.2). Dosierungen:
- Glukagon (wenn verfügbar): 5–10 mg i.v., dann 2–10 mg/h
- Calciumchlorid 10 % 10 ml (oder 0,1–0,2 ml/kg) oder Calciumglukonat 10 % 30 ml (0,3–0,6 ml/kg) über 5 min i.v.

20.2.5 Calciumkanalblocker

Im Wesentlichen sind zwei Substanzgruppen zu unterscheiden, die auch in ihren Überdosierungssymptomen differieren:
- vasoselektive Calciumkanalblocker, das sind die Dihydroperidine Nifedipin, Nitrendipin, Nimodipin und Nicardipin,
- kardioselektive Calciumkanalblocker: Verapamil und Diltiazem.

Symptome Präparate beider Substanzgruppen können zu ausgeprägter Hypotension führen, aber besonders die kardioselektiven Calciumkanalblocker darüber hinaus noch zur extremen Bradykardie bis hin zur Asystolie. Der mit der höchsten Letalität assoziierte Calciumkanalblocker ist Verapamil.

Therapie Katecholamine sind ähnlich wie bei der ß-Blockerintoxikation häufig weniger effektiv, können aber in höherer Dosis wirksam sein. Es wird zusätzlich die Gabe von Calcium und/oder Glukagon empfohlen, evtl. kann eine intravenöse Lipidinfusion (ILE) erwogen werden (▶ Abschn. 20.1.2):
- Calciumchlorid 10 % 10 ml (oder 0,1–0,2 ml/kg) oder Calciumglukonat 10 % 30 ml (0,3–0,6 ml/kg) über 5 min i.v.
- Glukagon (wenn verfügbar): 5–10 mg i.v.

20.2.6 Antidepressiva

Intoxikationen mit Antidepressiva sind heute die zweithäufigsten Medikamenten-
vergiftungen nach Sedativa/Hypnotika. Gerade stark suizidgefährdete Patienten
haben diese Pharmaka oft leicht zur Hand. Mittlerweile sind viele verschiedene
Antidepressiva verfügbar, für den Nicht-Psychiater kaum noch überschaubar, mit
unterschiedlichen Wirkmechanismen und unterschiedlicher Toxizität bei Überdosierung. Es können grob 3 Hauptgruppen unterschieden werden:

- Tri- und tetrazyklische Antidepressiva (TZA): z. B. Doxepin, Imipramin,
  Clomipramin, Amitriptylin, Desipramin, Maprotilin,
- Monoaminoxidaseinhibitoren (MAOI): Tranylcypromin (irreversibler
  MAOI), Moclobemid (reversibler MAOI),
- Selektive Serotonin-Wiederaufnahmeinhibitoren (SSRI): z. B. Fluoxetin,
  Citalopram und Paroxetin.

Es gibt aber noch weitere Antidepressiva: selektive Serotonin-Noradrenalin-
Wiederaufnahmehemmer (SSNRI) wie Venlafaxin und Duloxetin; selektive Nor-
adrenalin-Wiederaufnahmehemmer (SNRI) wie Reboxetin; α2-Antagonisten wie
Mianserin und Mirtazapin. Zwar ist die Toxizität der TZA besonders hoch, aber
aufgrund ihrer großen Verbreitung sind tödliche SSRI-Intoxikationen noch häufiger.

Symptome Die Symptomatik hängt von der eingenommenen Substanzgruppe ab:

- **TZA**: kardiale und zerebrale Störungen im Sinne eines zentralen anticholinergen Syndroms (ZAS): heiße, rote Haut, trockene Schleimhäute, Mydriasis, Tachykardie, kardiale Arrhythmien aller Art bis hin zum Kammerflimmern sowie Erregungszustände, Krampfanfälle
- **MAOI**: Aufgrund der sympathikotone Wirkung durch Hemmung des Kate-
  cholaminabbaus imponieren Tremor, Tachykardie, Tachypnoe, Mydriasis
  und Hyperthermie (heiße, feuchte Haut) sowie Muskelspasmus, Trismus
  oder Opisthotonus
- **SSRI**: Hier kann sich ein serotonerges Syndrom entwickeln: Unruhe, Halluzinationen, Krampfanfälle, Somnolenz, Koma, Übelkeit, Erbrechen, Schwitzen,
  Tachyarrhythmien, Hypertension, Tachypnoe

Therapie Über die symptomatische Therapie hinaus sind bei TZA- und MAOI-
Vergiftungen folgende spezifischen Aspekte zu berücksichtigen:

- **TZA**: Bei Arrhythmien, die durch TZA ausgelöst werden, ist Natriumbikar-
  bonat indiziert – die Anhebung des Blut-pH führt zur Reduktion der freien
  Wirkstoffkonzentration bei gleichzeitiger Anhebung der Serum-Natrium-
  Konzentration; dadurch wird eine antiarrhythmische Wirkung erzielt. Prä-

klinisch (»blind«) können 50–100 ml $NaHCO_3$ i.v. gegeben werden, in der Klinik ist gesteuert durch Blutgasanalysen ein pH von 7,45–7,55 anzustreben. Früher wurde als Antidot Physostigmin empfohlen. Aufgrund schwerwiegender Nebenwirkungen (Gefahr der Asystolie) gilt es jedoch heute nicht mehr als indiziert. In therapierefraktären Fällen kann eine intravenöse Lipidinfusion (ILE) erwogen werden (▶ Abschn. 20.1.2).

– **MAOI:** Katecholamine dürfen hier nur vorsichtig dosiert werden, da MAO eines der Katecholamin-abbauenden Enzyme ist.

20.2.7 Digitalisglykoside

Digitalisglykoside (z. B. Metildigoxin) werden heute vor allem zur Behandlung einer Tachyarrhythmia absoluta eingesetzt. Sie haben eine nur geringe therapeutische Breite und führen bei Überdosierung zu kardialen, zerebralen und gastrointestinalen Symptomen.

Symptome Rhythmusstörungen aller Art, Verwirrtheit, Kopfschmerzen, Sehstörungen (Farbensehen), Übelkeit, Erbrechen. Charakteristisch sind muldenförmige ST-Streckensenkungen im EKG.

Therapie Problematisch sind die lange Halbwertszeit der Glykoside und ihre hohe Gewebebindung und das hohe Verteilungsvolumen. Eliminationsverfahren sind daher bei einmal resorbiertem Glykosid relativ wenig effektiv. Die symptomatische antiarrhythmische Therapie umfasst Atropin bei Bradykardie und Lidocain ± Magnesium bei ventrikulärer Tachyarrhythmie. In der Klinik stehen Digitalisantikörper (digoxinspezifische Fab-Fragmente) zur Verfügung, die mit den freien Digitalisglykosiden unwirksame Komplexe bilden. Die Therapie erfolgt unter Kontrolle des Digitalisplasmaspiegels. Als Faustregel gilt: 80 mg Digitalisantikörper binden etwa 1 mg Digoxin; 1 ng/ml Digoxin entsprechen etwa 1 mg des im Körper enthaltenen Glykosids.

20.2.8 Opioide

Morphium (Morphin), Heroin (Diazetylmorphin), Oxycodon, Hydromorphon, Fentanyl oder verwandte Substanzen sind einerseits unentbehrliche Pharmaka zur akuten oder chronischen Schmerztherapie, andererseits werden sie als Rauschdrogen missbraucht. Sie werden entweder enteral appliziert oder parenteral i.v., i.m. oder als sog. transdermal therapeutisches System (TTS, z. B. Fentanylpflaster). Bei zunehmender Niereninsuffizienz kann es auch bei chronischen Schmerzpatienten ohne Dosissteigerung zur Überdosierung durch akkumulierende aktive Metaboliten kommen.

Symptome Opioidüberdosierungen führen zu Hypoventilation und Hypoxie durch eine zentrale Atemdepression (langsame Atemfrequenz, evtl. auch erniedrigtes Atemzugvolumen). In seltenen Fällen entsteht ein Lungenödem (opioidassoziiertes Lungenödem). Die Vergiftung geht charakteristischerweise mit stecknadelkopfgroßen Pupillen einher.

Therapie Die atemdepressive Wirkung der Opioide kann schnell durch den spezifische Opioidantagonisten Naloxon aufgehoben werden. Naloxon kann i.v., i.m. oder s.c. verbreicht werden (◘ Tab. 20.3). So kann oft auf eine künstliche Beatmung verzichtet werden. Bei schwerer Hypoxie, Atemstillstand und in unübersichtlichen Intoxikationssituationen kann die Naloxongabe allerdings eine notwendige Intubation und Beatmung nicht ersetzen. Dosierungsanhalt: Initiale Dosis 0,4–2 mg, dann 0,4 mg alle 2–3 min wiederholt verabreichen, bis der Patient gut atmet und sichere Atemwegsreflexe zeigt.

20.2.9 Salicylate und Paracetamol

Die therapeutische Breite dieser weit verbreiteten fiebersenkenden Analgetika ist relativ gering; schon das 10- bis 20-fache der üblichen therapeutischen Dosis kann akute Vergiftungserscheinungen hervorrufen.

Symptome der ASS-Vergiftung Symptome sind Nierenversagen und Blutungskomplikationen. Initial kann ein Exzitationssyndrom mit Tachykardie, Hyperventilation und Halluzinationen im Vordergrund stehen. Die letale Dosis liegt beim Erwachsenen im Bereich von 30–40 g, bei Kindern u. U. schon bei 2–4 g.

Therapie der ASS-Vergiftung Eine spezifische Therapie gibt es nicht. In der Klinik: Alkalisierung des Urins zur Erhöhung der Säureelimination.

Symptome der Paracetamolvergiftung Die Initialsymptome sind unspezifisch: Übelkeit, Erbrechen, Schweißausbrüche. Über eine Anhäufung toxischer Metaboliten kann sich dann innerhalb von 3–5 Tagen ein akutes Leberversagen entwickelt; dies ist die häufigste Ursache für ein akutes Leberversagen in England. Die letale Dosis liegt beim Erwachsenen im Bereich von etwa 20 g.

Therapie der Paracetamolvergiftung Magenspülung bei Einnahme großer Mengen, sofern der Einnahmezeitpunkt nur kurze Zeit zurückliegt. In der Klinik wird als Antidot hoch dosiert N-Acetylcystein gegeben; dabei handelt es sich um eine Glutathion-Vorstufe; dadurch wird die Konjugation der toxischen Paracetamolmetaboliten gefördert.

20.2.10   Rauschdrogen – Übersicht

Überwiegend sedierende Drogen Dazu gehören Opioide (z. B. Heroin, Morphium), Benzodiazepine (z. B. Flunitrazepam), Alkohol und GHB, sie sind in ▶ Abschn. 20.2.1, ▶ Abschn. 20.2.2, ▶ Abschn. 20.2.8 und ▶ Abschn. 20.2.12 beschrieben. Ziel der Einnahme dieser Drogen ist meist ein Zustand sorgenfreien Wohlbefindens, bei Überdosierung werden aber folgende Symptome beobachtet, die verschiedenen Vergiftungsgraden zugeordnet werden können:

- Grad 1 – Somnolenz, Lethargie
- Grad 2 – Sopor oder Koma Grad I, Bradykardie, Hypotension
- Grad 3 – Koma Grad II, Atemdepression
- Grad 4 – Koma Grad III–IV, schwere Ateminsuffizienz, Hypotension, Schock

Die Akuttherapie ist im Wesentlichen symptomatisch, für einige dieser Drogen (Opioide, Benzodiazepine) existieren aber auch Antidote.

Überwiegend stimulierende Drogen Hierzu gehören Amphetamin und seine Derivate (▶ Abschn. 20.2.11) und Kokain (▶ Abschn. 20.2.13). Sie führen in hohen Dosen zur sympathoadrenergen Krise mit der Gefahr von hypertensiver Krise, Kammerflimmern und akutem Koronarsyndrom (ACS):

- Grad 1 – Schwitzen, Übererregbarkeit, Tremor, Mydriasis
- Grad 2 – Verwirrtheit, Fieber, Hypertension, Tachykardie
- Grad 3 – Delir, Tachyarrhythmie
- Grad 4 – Krämpfe, Schock, Koma

Die Therapie ist im Wesentlichen symptomatisch: Antiarrhythmika, Antihypertensiva, Antikonvulsiva, Sedativa, Antidote gibt es nicht.

Halluzinogene Halluzinogene wie Cannabis oder LSD sind weniger toxisch, können aber akute paranoide Erregungszustände hervorrufen. Die Therapie ist symptomatisch, bei Erregungszuständen werden Benzodiazepine eingesetzt.

Lösungsmittel Klebstoffe, Lacke und Reinigungsmittel enthalten Lösungsmittel, die durch »Schnüffeln« inhaliert werden und dann zunächst zu euphorischen Stimmungsveränderungen führen. In höheren Dosen wirken sie sedierend und narkotisierend bis hin zum Koma (das weit verbreitete Lösungsmittel Trichlorethylen wurde früher auch als Narkosemittel verwendet). Sie können schwerwiegende kardiale Arrhythmien auslösen. Die Therapie ist symptomatisch: Antiarrhythmika, Vitalfunktionssicherung.

20.2.11 Amphetamin, Methamphetamin und Ecstasy

Substanzen Amphetamin (**Speed**) und seine Derivate sind sog. Psychostimulanzien und wirken aufputschend und euphorisierend. Methamphetamin wurde im zweiten Weltkrieg als **Pervitin** eingesetzt, um das soldatische Durchhaltevermögen zu erhöhen. In kristallisierter Form hat es heute als **Crystal Meth** (oder **Ice**) ziemliche Popularität erlangt; es hat eine deutlich stärker aufputschende und suchterzeugende Wirkung als das klassische Amphetamin. Ein weiteres Amphetaminderivat ist 3,4-Methylendioxy-N-methylamphetamin (MDMA), das unter dem Namen **Ecstasy (XTC)** (auch: **Molly**) als Partydroge vor allem in der elektronischen Tanzszene konsumiert wird; XTC enthält aber oft auch andere psychoaktive Substanzen. Die Psychostimulanzien werden meist als Tablette oder in Flüssigkeit aufgelöst eingenommen, Crystal Meth wird auch geschnupft, geraucht oder gespritzt.

Wirkung Alle Amphetaminderivate sind indirekte Sympathomimetika und entfalten ihre Wirkung über eine Aktivierung der Dopamin-, Noradrenalin- und Serotonintransmittersysteme. Neben den erwünschten Effekten (Steigerung des Glücksgefühls, intensiveres Erleben, Gefühl der unerschöpflichen Energie) können sie zu schweren und lebensbedrohlichen Akutsymptomen führen. Insbesondere für Crystal Meth sind zudem die desaströsen Folgen einer Langzeiteinnahme bekannt.

Symptome Akuter Erregungszustand, Halluzinationen, Panikattacken, Krampfanfall, Tachyarrhythmie, hypertensive Krise, Hyperpyrexie (Temperaturanstieg bis > 40 C) mit Muskelzerfall (Rhabdomyolyse). Wenn mit der Einnahme der Psychostimulanzien körperliche Aktivitäten wie stundenlanges Tanzen verbunden sind, kann es zudem zu schweren Entgleisungen des Wasser- und Elektrolythaushaltes kommen (lebensbedrohliche Dehydratation, ▶ Kap. 13.3.2).

Therapie Neben der symptomatischen Therapie (ggf. Benzodiazepine, Antiarrhythmika) ist in der Akutversorgungsphase vor allem eine ausreichende Flüssigkeitszufuhr, in schweren Fällen intravenös mit Vollelektrolytlösungen, erforderlich.

Aus der Notfallpraxis

Im Flugzeug auf dem Weg in den langersehnten Urlaub ertönt die Durchsage »Ist ein Arzt an Bord? Wir haben einen medizinischen Notfall«. Die Notärztin meldet sich bei der Stewardess und wird zu einem etwa 20-jährigen Patienten geführt, der neben seiner Mutter blass, zitternd und schnell atmend auf seinem Platz zusammengekauert sitzt. Er atmet schnell, der Puls schlägt regelmäßig etwa 130/min, eine Blutdruckmessung (an Bord befindet sich ein doctor's kit) ergibt einen RR von 165/90 mmHg. Der Patient ist ansprechbar und orientiert, wirkt jedoch verstört. Eine in holprigem Englisch erhobene Anamnese ergibt keine Vorerkrankungen, nach einigem Zögern gibt der junge Mann jedoch zu, bis in die frühen Morgenstunden in einem Club gefeiert, getanzt und XTC eingenommen zu haben; während des Gesprächs mit der Notärztin atmet er auch ruhiger. Da trotz Tachykardie und Hypertension keine schwere Vitalbedrohung vorliegt, gibt die Notärztin »grünes Licht« für den Weiterflug (der Pilot war extra gekommen, um sich zu erkundigen, und ist erleichtert, dass er keine unplanmäßige Landung durchführen muss). Sie rät dem Patienten, reichlich Mineralwasser zu trinken und verbreicht ihm aus ihrem eigenen Bordgepäck 10 mg Diazepam als Tablette, das sie bei Langstreckenflügen für alle Fälle oft mitführt. Der junge Mann beruhigt sich, der weitere Verlauf des Fluges ist unauffällig, und die Notärztin bekommt einige Zeit später zuhause ein Dankschreiben von der Fluggesellschaft mit einem kleinen Präsent.

20.2.12 Liquid Ecstasy (Gamma-Hydroxybuttersäure, GHB)

Bedeutung GHB ist ein auch natürlich vorkommender Neurotransmitter und wird im Körper wahrscheinlich zu Gamma-Aminobuttersäure (GABA) metabolisiert. Es wird schon seit Jahren in der Anästhesie und Intensivmedizin zu Narkose, Sedierung und Delirbehandlung verwendet, hat aber dort wegen unvorhersehbarer Wirkdauer und Hypernatriämiegefahr nie einen hohen Stellenwert erlangt. Außerdem wird GHB zur Therapie der Narkolepsie eingesetzt. Seit einigen Jahren hat GHB unter dem Namen »liquid ecstasy« oder »fantasy« eine gewisse Verbreitung als Partydroge erlangt, obwohl es keine Designer-Droge ist, mit Ecstasy nichts zu tun hat und in gewisser Hinsicht gegenteilig wirkt. GHB kann auch als sog. K.-o.-Tropfen missbraucht werden (unbemerkt in Drinks gemischt), um andere Menschen gefügig zu machen.

Wirkung und Gefahren Die Wirkung von 1–2 g GHB beginnt ca. 15 min nach oraler Einnahme und hält bis zu 3 h an. GHB wirkt euphorisierend und sedierend. Im illegalen Bereich ist der Grad an Reinheit der Substanz nicht ohne weiteres zu erkennen. Dadurch besteht ein erhöhtes Überdosierungsrisiko. Obwohl GHB an sich in therapeutischer Dosierung nicht organtoxisch ist und vollständig metabolisiert werden kann, können die Konsumenten durch komatöse Zustände und seine Komplikationen (Aspiration, Ateminsuffizienz, Hypoxie) zu Schaden kommen, vor allem bei gleichzeitigem Konsum von Alkohol oder anderen»Downerdrogen« (wie Heroin). Todesfälle sind beschrieben.

Therapie Die Therapie ist in erster Linie symptomatisch: Atemwegssicherung, Kreislaufstabilisierung und Abwarten der körpereigenen Elimination. Das Erwachen kann durch Gabe von Physostigmin (2 mg langsam i.v.) beschleunigt werden.

20.2.13   Kokain

Kokain kann als Hydrochloridsalz geschnupft oder intravenös gespritzt (in Kombination mit Heroin = Speedball) oder als Kokain-Base (Crack) geraucht werden. Kokain ist ein potentes Sympathomimetikum, das die präsynaptische Wiederaufnahme von Noradrenalin hemmt und dadurch die Noradrenalinkonzentration an den Rezeptoren erhöht, und es hat außerdem eine lokalanästhetische Wirkung (es wurde dafür lange in der Ophthalmologie verwendet).

Symptome Euphorie, Agitiertheit, akuter Erregungs- und Verwirrtheitszustand, Halluzinationen, Krampfanfälle. Für die Akutgefährdung besonders bedeutsam sind die Auswirkungen auf das Herz-Kreislauf-System: Tachyarrhythmie, hypertensive Krise und akutes Koronarsyndrom. Das führende Symptom ist der Thoraxschmerz.

Therapie Die AHA empfiehlt zur Therapie des kokaininduzierten ischämischen Myokardschadens in erster Linie folgende Therapie: Sauerstoff, ASS, Nitroglycerin und Benzodiazepine, letztere sind auch Mittel der Wahl zur Therapie etwaiger Krampfanfälle. Dagegen können β-Blocker die kokaininduzierte koronararterielle Vasokonstriktion und somit den Myokardschaden möglicherweise verstärken und gelten nach AHA-Ansicht beim kokaininduzierten akuten Koronarsyndrom bzw. Myokardinfarkt als kontraindiziert. Bei Kreislaufstillstand durch Kokainintoxikation wird vom ERC 2015 eine Standard-Reanimation empfohlen.

20.2.14   Zyanide

Zyanide wie **Blausäure** (HCN) und dessen Salze wie **Kaliumzyanid** (KCN, Zyankali) entfalten ihre toxischen Wirkung über das Zyanidion (CN^-). Dieses blockiert die mitochondriale Atmungskette durch Hemmung der Cytochrom-c-Oxidase über eine reversible Bindung an Eisen-III. Sauerstoff kann nicht mehr oxidativ verwertet werden (**innere Erstickung**). Die Aufnahme der Zyanide kann inhalativ (gasförmige Blausäure) oder peroral erfolgen. Vergiftungen kommen entweder in suizidaler Absicht oder akzidentiell bei industriellen Fertigungsprozessen vor. Auch Rauchgas enthält wegen des ubiquitären Vorkommens von Kunststoff praktisch immer Zyanide, allerdings ist deren Bedeutung im Rahmen einer Rauchgasintoxikation strittig. Zyanide kommen auch in Kernobst vor, z. B. können 10 bittere Mandeln bei Kleinkindern tödlich sein (bei Erwachsenen 60–80). Die niedrigste tödliche orale Dosis liegt für Blausäure bei etwa 0,6 mg/kg KG, für Kaliumzyanid bei 2,9 mg/kg KG.

Symptome Klinische Symptome sind Atemnot, Erbrechen, Bewusstseinstrübung, Krämpfe bis hin zum Atem- und Kreislaufstillstand. Die Symptome können sich innerhalb von Sekunden bis Minuten entwickeln. Dabei bleibt die Hautfarbe oft rosig, und die Patienten weisen häufig einen charakteristischen **Bittermandelgeruch** auf, den allerdings etwa 25 % der Menschen nicht wahrnehmen können.

Therapie

> ❗ Die Primärversorgung muss unter erhöhtem Selbstschutz erfolgen! Bei Mund-zu-Mund-Beatmung können sich Helfer mit Zyaniden kontaminieren und selbst in Lebensgefahr geraten.

Neben der symptomatischen Therapie (Sauerstoffgabe, Beatmung, Kreislaufstabilisierung) gibt es heute zwei verschiedene Antidot-Therapiekonzepte:

1. **Erzeugung von Met-Hämoglobin durch Dimethylaminophenol (4-DMAP).** 4-DMAP oxidiert einen Teil des Hämoglobins (Eisen-II) in Met-Hb (Eisen-III). Damit steht so viel Eisen-III zur Verfügung, dass nach dem Massenwirkungsgesetz auch größere Mengen an Zyanidionen an Met-Hb anstelle der Atmungskette binden können. Die therapeutische Dosierung (3–4 mg/kg i.v.) führt zu einer Transformation von etwa 30 % des Hb in Met-Hb. Achtung: Eine Überdosierung von 4-DMAP bewirkt eine kritische Abnahme des Sauerstofftransports (▶ Abschn. 20.2.15: Vergiftung mit Methämoglobinbildnern)! Daher darf 4-DMAP präklinisch nur einmalig gegeben werden. Durch die Bindung an Met-Hb sind die Zyanidionen allerdings aus dem Körper noch nicht eliminiert; vielmehr werden sie mit der Zeit aus dem Met-Hb-Komplex langsam wieder freigesetzt. Die definitive Entgiftung und Elimination erfolgt mit Hilfe der körpereigenen Rhodanase. Diese sorgt für eine metabolische Umwandlung zu Thiocyanat ($S^+ + CN^- \rightarrow SCN$). Der für diese Reaktion erforderliche Schwefel wird – nach der Gabe von 4-DMAP – durch Natriumthiosulfat zugeführt (**Dosierung**: 50–100 mg/kg i.v.). Ein bereits präklinischer Therapiebeginn mit Natriumthiosulfat ist aber nicht erforderlich.

2. **Bindung der Zyanidionen mit Hydroxocobalamin**: Hydroxocobalamin ist eine Vorstufe zu Vitamin B_{12}. Es bindet Zyanide unter Bildung von Cyanocobalamin. Weder Hydroxocobalamin noch das Reaktionsprodukt haben eine Eigentoxizität, und es wird kein Met-Hb gebildet. Cyanocobalamin wird über den Urin ausgeschieden, eine zusätzliche Gabe von Natriumthiosulfat ist nicht erforderlich. Die Kosten einer Therapie mit Hydroxocobalamin sind allerdings erheblich, und die Effektivität kann bei Aufnahme hoher Zyanidmengen unzureichend sein. Dosierung: 5 g (Kinder 2,5 g) innerhalb ½ h i.v., ggf. wiederholt. Durch 5 g Hydroxocobalamin können etwa 100 mg Blausäure gebunden werden.

Angesichts zweier möglicher Therapieregime stellt sich die Frage nach der Differenzialindikation. Das GIZ Nord (Universität Göttingen) empfiehlt dazu 2013 Folgendes:

- **Orale Zyanidvergiftung**. Dies ist die häufigste Form der Vergiftung (v. a. in suizidaler Absicht). Dabei werden erfahrungsgemäß so hohe Zyaniddosen aufgenommen, dass eine erfolgreiche Therapie nur mit 4-DMAP möglich ist. Die Gabe von Hydroxocobalamin reicht nicht aus.
- **Inhalative Zyanidvergiftungen**. Solche Vergiftungen sind selten. Hier ist jedoch Hydroxocobalamin sehr gut geeignet und wegen seiner guten Verträglichkeit das Antidot der Wahl.
- **Rauchgasvergiftung**. Die Bedeutung von Blausäure im Rahmen einer Rauchgasvergiftung ist strittig. Eine probatorische Gabe von 4-DMAP ist wegen der Verringerung der Sauerstofftransportkapazität durch die Met-Hb-Bildung kontraindiziert. Wenn überhaupt eine Zyanid-Antidottherapie erfolgt, so ist Hydroxocobalamin Mittel der Wahl.

Obwohl heute Hydroxocobalamin wegen seiner geringeren Toxizität stark beworben wird, ist 4-DMAP also nicht verzichtbar. Vielmehr sind Hydroxocobalamin und 4-DMAP beide potenziell lebensrettende Antidote: 4-DMAP bei oraler Zyanidvergiftung und Hydroxocobalamin bei inhalativer Vergiftung. Die Autoren der »Bremer Antidotliste« sehen allerdings keine Veranlassung dafür, Hydroxocobalamin obligat präklinisch zu bevorraten (Tab. 20.3).

> Bei Rauchgasinhalationstrauma muss auch an eine CO-Vergiftung und eine Zyanidvergiftung gedacht werden!

20.2.15   Methämoglobinbildner

Methämoglobinbildner sind Stoffe, die Eisen-II zu Eisen-III oxidieren. Hierzu gehören die in Zahnpasten und Reinigern enthaltenen Chlorate, das Lokalanäs-

Tab. 20.5 Dyshämoglobinämien durch Intoxikationen mit Methämoglobinbildnern und Kohlenmonoxid (CO)

	Pathologischer Hb	Symptome
Kohlenmonoxid-intoxikation: CO-Hb	Ab 5 %	Visusbeeinträchtigung
	10 %	Kopfschmerzen, Schwindel
	20 %	Herzklopfen, Benommenheit
	30 %	Zunehmende Somnolenz
	40 %	Bewusstlosigkeit
	50 %	Koma
	60 %	Tod in 10 min bis 1 h
	70 %	Tod in wenigen Minuten
Methämoglobin-bildnerintoxikation: Met-Hb	Ab 10 %	Zyanose, Kopfschmerzen, Schwindel
	40 %	Übelkeit, Benommenheit, Dyspnoe
	50 %	Koma
	60 %	Tod

thetikum Prilocain und vor allen Dingen das oben erwähnte 4-DMAP (versehentliche Überdosierung!). Intoxikationen mit Methämoglobinbildnern führen zur toxischen Hypoxämie (**Tab. 20.5** und ► Kap. 8.1.3).

Therapie Das **Antidot Toluidinblau** (= Toloniumchlorid, Dosierung: 3 mg/kg i. v) reduziert Eisen-III wieder weitgehend zu Eisen-II und führt zu einer Redoxpotenzialeinstellung bei etwa 10 % Met-Hb (Dosierung **Tab. 20.3**). Auch **Ascorbinsäure** (Vitamin C) wirkt als Reduktionsmittel; 1000 mg i.v. können bei leichteren Vergiftungen ausreichen.

20.2.16 Insektizide

Die meisten Insektizide sind entweder **Alkylphosphate** (Organophosphate) wie Parathion (E 605), Demeton und Dimethoat (Metasystox), oder sie sind **Carbamate** wie Carbaryl und Isolan. Beide Insektizidgruppen entfalten ihre Wirkung über eine Blockade der Acetylcholinesterase (AChE) und erzeugen so eine endogene Acetylcholinvergiftung, die zu einer maximalen Stimulation der muskarinergen Rezeptoren des Parasympathikus und der nikotinergen Rezeptoren an der neuromuskulären Endplatte führt. Da Acetylcholin auch der Transmitter des 1. sympathischen Neurons ist, kann der Vagotonus durch eine erhebliche Katecholaminfreisetzung überlagert sein (phäochromozytomähnliche Reaktion, ▸ Kap. 13.1.4 und 8.2.3). Carbamate blockieren die AChE reversibel, Alkylphosphate blockieren sie irreversibel (sind dadurch gefährlicher).

Symptome Die resultierenden klinischen Symptome sind: Speichel- und Bronchialsekretion (bis hin zum klinischen Bild eines Lungenödems), Bronchospasmus, Miosis, Bradykardie (nicht immer), Hypotension, Muskelfibrillationen, Muskelschwäche, Atemlähmung, Krämpfe und Bewusstseinstrübung. Initial lebensbedrohlich sind besonders die pulmonalen Auswirkungen der Vergiftung.

Therapie Die Behandlung hat unter erhöhtem Selbstschutz zu erfolgen. Wichtig ist – neben der symptomatischen Therapie, wenn erforderlich Intubation, Beatmung, Standradreanimation etc. – die Antagonisierung des Acetylcholins mit hochdosiertem **Atropin** (Dosierung ◘ Tab. 20.3). Ziel ist das Sistieren der Bronchialsekretion, Hilfsweise auch der Speichelsekretion. Bei den meisten Organophosphaten (nicht jedoch bei Dimethoat) kann die Reaktivierung der AChE mit **Obidoxim** beschleunigt werden, was aber Tage dauert und daher der Klinik vorbehalten ist (Dosierung: 3 mg/kg i.v. oder i.m.).

20.2.17 Herbizide

Herbizide wie **Diquat** oder **Paraquat** führen zu einer schweren Lungenfibrose, die durch Sauerstoff verstärkt wird. Diese Herbizide binden sich sehr stark ans Gewebe und können daher nach Resorption nur noch sehr schwer eliminiert werden.

Therapie Keine routinemäßige Sauerstoffgabe. Aufgrund der hohen Toxizität und fehlender spezifischer Therapiemöglichkeiten ist die sofortige Gabe von Carbo medicinalis indiziert (1 g/kg; ◘ Tab. 20.3). Weiterhin wird eine Alkalisierung des Urins empfohlen, evtl. kann auch eine intravenöse Lipidinfusion (ILE) erwogen werden (▸ Abschn. 20.1.2).

20.2.18 Kohlenmonoxid (CO)

Kohlenmonoxid entsteht bei unvollständiger Verbrennung (Hausbrand, Autoabgase enthalten bis zu 20 % CO, Zigarettenrauch: starke Raucher haben bis zu 10 % CO-Hb). Bereits 0,1 % CO in der Einatemluft führt mit der Zeit zum Tode. Die Toxizität entsteht durch die 200- bis 300-mal größere Affinität des CO zum Hämoglobin im Vergleich zu Sauerstoff. Das entstehende CO-Hb kann keinen Sauerstoff mehr transportieren (**toxische Hypoxämie**, ▸ Kap. 8.1.3). Gleichzeitig kommt es zur Linksverschiebung mit verschlechterter Sauerstoffabgabe des verbleibenden Hb. Die Zellen werden hypoxisch, der Patient hat aber typischerweise eine **kirschrote** Hautfarbe (▶ Aus der Notfallpraxis, ◻ Tab. 20.5). Unabhängig von der initialen CO-Hb-Konzentration und den Frühsymptomen können sich neurologische Spätschäden entwickeln (z. B. Kopfschmerzen, Konzentrationsstörungen), deren Ursache unbekannt ist.

Therapie Therapeutisch ist die sofortige Verdrängung des CO vom Hb durch eine möglichst hohe inspiratorische Sauerstoffkonzentration anzustreben. Der Stellenwert der Therapie unter hyperbaren Bedingungen in einer Überdruckkammer wird nicht einheitlich beurteilt (HBO-Therapie, ▶ Telefonnummern im Anhang).

Aus der Notfallpraxis

Einem Anwohner fällt auf, dass aus einer geschlossenen Garage permanent das Geräusch eines laufenden Motors dringt. Er benachrichtigt die Polizei, die sofort auch einen Notarzt zur Garage ordert. Nach dem Öffnen der abgesperrten Garage eilt der Notarzt zusammen mit einem Polizisten mit angehaltenem Atem zum Auto und holt einen leblosen Mann heraus. Aufgrund der rosigen Gesichtsfarbe werden sofort Wiederbelebungsmaßnahmen eingeleitet, im Kieferbereich war jedoch schon die Totenstarre eingetreten. Aufgrund der Situation, eines eindeutigen Abschiedsbriefes und der rechtsmedizinischen Untersuchung wird Später auf Suizid durch CO-Vergiftung erkannt.

20.2.19   Reizgase

Reizgase gelangen durch Einatmung in die Lunge und können ein **Inhalationstrauma** auslösen. Reizgase entstehen bei Haus- und Zimmerbränden und tragen neben anderen Bestandteilen zur Rauchgasvergiftung bei (▶ Kap. 19.1.1). Auch bei fehlerhafter Verwendung bestimmter Haushaltsreiniger werden Reizgase frei. Industrieunfälle mit Reizgasfreisetzung führen oft zu einem Massenanfall von Verletzten mit Inhalationstrauma. Praktisch alle Reizgase können Reizhusten, Atemnot und Hypoxie hervorrufen; die Ausprägung der dominierenden klinischen Symptomatik hängt wesentlich von ihren physikalischen Eigenschaften ab; grundsätzlich gelangt ein Stoff umso tiefer in die Lunge und führt dort zu Schäden, je lipidlöslicher er ist (◻ Tab. 20.6):

- **Wasserlösliche Substanzen** provozieren eine klinische Sofortsymptomatik, bei der Hustenreiz, Augentränen, Konjunktivitis und asthmoide Beschwerden im Vordergrund stehen (▶ Kap. 11.6.1). Ein Lungenödem tritt in der Regel nicht auf, da die Patienten sich meist selbstständig und rasch aus dem Gefahrenbereich entfernen (sofern möglich).

◻ Tab. 20.6 Ausgewählte Reizgase und ihre Wirkung

Reizgas	Ammoniak Chlorwasserstoff Formaldehyd	Schwefeldioxid Chlorgas Isocyanate	Nitrose-Gase (NOx) Ozon Phosgen
Wasserlöslichkeit	Hoch	Mittel	Niedrig
Lipidlöslichkeit	Niedrig	Mittel	Hoch
Hauptschädigungsort	Oberer Respirationstrakt Pharynx Larynx Trachea	Mittlerer Respirationstrakt Bronchien Bronchiolen Kapillaren	Unterer Respirationstrakt Bronchiolen Alveolen
Symptome	Pharyngitis Glottisödem Inspiratorischer Stridor Reizhusten	Asthmoide Bronchitis Exspiratorischer Stridor Reizhusten	Zyanose Lungenödem

— **Lipidlösliche Substanzen** führen zunächst nur zu sehr diskreten Symptomen, die gelegentlich auch ganz fehlen können. Das Inhalationstrauma erfolgt weitgehend unbemerkt. Mit einer Latenzzeit von bis zu 24 h kann sich ein lebensbedrohliches toxisches Lungenödem mit Hypoxie und Tachypnoe entwickeln.

❯ Vergiftungen mit wasserlöslichen Reizgasen sind erheblich häufiger als solche mit lipidlöslichen.

Therapie Neben der Atemwegssicherung und Sauerstoffgabe werden traditionell inhalativ Kortikosteroide verabreicht (z. B. Budesonid-Spray 2 Hübe p.i. alle 5 min), um reaktiven ödematösen Schwellungen des Respirationstraktes und einer Schädigung der Alveolarmembranen entgegenzuwirken; in schweren Fällen werden Kortikoide auch systemisch gegeben (z. B. Methylprednisolon 250 mg i.v.). Der Nutzen der Kortikoidtherapie ist jedoch nicht gesichert. Eine prophylaktische Gabe bei symptomlosen Patienten nach Reizgasexposition ist nicht indiziert. Bei Bronchospasmus müssen außerdem wie beim Asthmaanfall β_2-Mimetika gegeben werden (▶ Kap. 11.4).

20

20.2.20 Pilze

Pilzvergiftungen entstehen meist durch akzidentiellen Verzehr von für essbar gehaltenen Pilzen, selten auch durch bewussten Genuss halluzinogenhaltiger Pilze (Fliegenpilz, Psilocybes-Arten).

Allgemeine Symptome Hierzu zählen Übelkeit, Erbrechen, Diarrhö und abdominale Schmerzen. Die Symptome können sich innerhalb weniger Stunden nach Pilzgenuss entwickeln, zum Teil jedoch gerade bei den hochgiftigen Pilzen auch mit einer erheblich längeren Latenzzeit (Knollenblätterpilze). Darüber hinaus werden durch einige Pilze spezifische Syndrome hervorgerufen.

Knollenblätterpilze Sie führen zu den schlimmsten Pilzvergiftungen mit einer Letalität von 10–50 %. Knollenblätterpilze können besonders von unerfahrenen Sammlern mit Speisepilzen (Champignons) verwechselt werden. Etwa 90 % aller tödlichen Pilzvergiftungen werden durch Knollenblätterpilze verursacht. Bereits 1 einziger Fruchtkörper kann tödlich sein. Die Gifte des Knollenblätterpilzes, die Amatoxine, rufen nach einer etwa 12- bis 24-stündigen Symptomfreiheit ein dreiphasiges Krankheitsbild hervor (**Phalloides-Syndrom**):

- Übelkeit/Erbrechen, kolikartige Bauchschmerzen, wässrige Durchfälle
- Dann folgt erneut ein 12- bis 24-stündiges symptomfreies Intervall.
- Schließlich beginnt etwa 2–4 Tage nach Pilzverzehr die sog. **hepatorenale Phase**: Entwicklung eines foudroyanten Leber- und Nierenversagens (▶ Kap. 13.1.4).

Therapie der Knollenblätterpilzvergiftung Spezifische präklinische Maßnahmen gibt es nicht. Eine primäre Giftelimination mit Magenentleerung und Gabe von Carbo medicinalis kann schon präklinisch erwogen werden (sofern der Patient nicht von selbst erbricht). In der Klinik werden neben den Verfahren zur forcierten Giftelimination (Magenspülung, forcierte Diurese, ggf. auch Hämoperfusion) die Antidote Silibinin (20–50 mg/kg/Tag i.v.) und/oder Penicillin G (1.000.000 I. E./kg/Tag i.v.) eingesetzt, sie blockieren die Toxinaufnahme in die Leberzelle. Möglicherweise kann bei fulminantem Leberversagen die zusätzliche Gabe von hochdosiertem N-Acetylcystein i.v. (150 mg/kg in 250 ml 5 % Glukose über 15 min, gefolgt von 50 mg/kg über 4 h) Leberfunktion und Outcome verbessern. Bei irreversibler Leberschädigung hilft nur eine Lebertransplantation.

Rißpilze und Trichterlinge Diese führen aufgrund ihres Muskaringehaltes zu einer Überaktivierung des Parasympathikus. Die Symptome ähneln in schweren Fällen der Insektizidvergiftung (**Muskarin-Syndrom**).

Therapie des Muskarin-Syndroms Vergiftungen mit diesen Pilzen werden wie Insektizidvergiftungen mit Atropin therapiert.

Fliegen- und Pantherpilze Sie enthalten nur unbedeutende Mengen an Muskarin, dafür aber Halluzinogene, die meist jedoch keine lebensbedrohlichen Zustände, sondern eine exogene Psychose mit anticholinerger Symptomatik (Mydriasis, Tachykardie, Hyperthermie) erzeugen (**Pantherina-Syndrom**). Lebensbedrohliche Zustände treten erst nach reichlichem Genuss auf (mehr als 10 Pilze).

Therapie des Pantherina-Syndroms Therapeutisch wird bei einem ausgeprägten anticholinergen Syndrom Physostigmin (1–2 mg i.v.) empfohlen. Bei ausgeprägter Psychose (wie auch bei Vergiftungen mit anderen halluzinogenen Pilzen) werden symptomatisch Benzodiazepine oder Neuroleptika gegeben.

20.2.21   Dihydrogenmonoxid

Dihydrogenmonoxid (DHMO) ist farb- und geruchlos, Andere Bezeichnungen sind Dihydrogenoxid, Hydrogenhydroxid, Hydroniumhydroxid oder Hydritsäure. DHMO hat ein hohes und weitgefächertes Gefährdungspotenzial. Inhalation von DHMO kann auch in relativ geringen Dosen zum Tod führen. Hautkontakt mit flüssigem und festem DHMO kann bei längerer Kontaktzeit Hautschäden verursachen, und gasförmiges DHMO ist Ursache schwerster Verbrennungen. Übermäßige DHMO-Ingestion kann zur tödlich verlaufenden Hyperhydration führen; besonders gefährdet sind Dialysepatienten. DHMO wird auch in Tumoren nachgewiesen. Trotz seiner Gefährlichkeit ist DHMO nahezu uneingeschränkt verfügbar und selbst an Schulen frei zugänglich.

Symptome Bei Ingestion: Schwitzen, Übelkeit, Erbrechen, Atemnot, Lungenödem, Störung des Elektrolythaushalts (v. a. Hyponatriämie). Bei Trauma durch gasförmiges DHMO: Verbrennungen aller Schweregrade. Bei Inhalation: Symptome des Erstickens.

Therapie Symptomatische Therapie, ein Antidot ist nicht bekannt. Bei übermäßiger Ingestion: Diuretika wie Furosemid, ggf. Dialyse. Bei Verbrennung mit gasförmigem DHMO ist paradoxerweise flüssiges DHMO als Akuttherapie indiziert. Bei DHMO-Inhalation: Intubation, Beatmung, CPR. Nicht jeder Kontakt mit DHMO ist jedoch therapiebedürftig: Die Ingestion (in geringen Mengen) und die Kontamination mit DHMO wird häufig auch ohne präklinische Therapie überlebt.

Klinische Fälle

T. Ziegenfuß

T. Ziegenfuß, *Notfallmedizin*,
DOI 10.1007/978-3-662-52775-7_21, © Springer-Verlag Berlin Heidelberg 2017

Liebe Leserin, lieber Leser,
Die thematischen Schwerpunkte der folgenden Fallbeispiele bilden mehr oder weniger alltägliche oder zumindest typische Notfallsituationen, die sich so oder ähnlich im Umfeld des Autors ereignet haben und deren Management besprochen wird. Es ist nicht beabsichtigt, den Leser durch vieldeutige Informationen auf falsche Fährten zu locken (obwohl dies, wie im wirklichen Leben, vorkommen kann) oder seltene »Orchideenerkrankungen« vorzustellen, auf die man nur unter Aufbietung eines gehörigen fachspezifischen Detailwissens kommen kann. Vielmehr sollte der »notfallmedizinische Alltag« exemplarisch (wenngleich natürlich zwangsläufig lückenhaft) abgebildet werden. Die geschilderten notärztlichen Maßnahmen sind dabei nicht unbedingt die einzig möglichen; oft ist auch ein anderes und vielleicht sogar besseres Notfallmanagement denkbar.

Alle geschilderten Fälle sind vor allem aus Gründen des Persönlichkeitsschutzes verfremdet und modifiziert. Darüber hinaus wird die Notfallbehandlung aus didaktischen Gründen in allen vorliegenden Fällen so beschrieben, als ob sie zumindest zunächst einmal erfolgreich gewesen sei; jeder weiß, dass es in Wirklichkeit leider nicht so ist.

Schließlich noch folgender Hinweis: Bei praktisch allen lebensbedrohlichen und ernsthafteren kardiozirkulatorischen, respiratorischen und neurologischen Notfällen sind einige diagnostische und therapeutische **Standardmaßnahmen** indiziert:

- **Diagnostisch**: symptombezogene Untersuchung des Patienten, Blutdruckmessung, pulsoximetrische Bestimmung der Sauerstoffsättigung und EKG-Monitoring
- **Therapeutisch**: supplementierende Gabe von Sauerstoff (zumindest bei Hypoxie oder drohender Hypoxie) sowie Anlage eines peripheren Venenzugangs

Auf eine in jedem Fallbeispiel wiederholte explizite Beschreibung dieser notfallmedizinischen Selbstverständlichkeiten wird, um den Leser nicht zu langweilen und zu ermüden, bei der Darstellung der Fallbeispiele und auch im Rahmen der Antworten oft verzichtet; das bedeutet nicht, dass sie in den konkreten Fällen unterlassen wurden, oder dass Sie diese Maßnahmen unterlassen sollten.

Jeder Fall gliedert sich in drei Schritte. Zunächst finden Sie die Anamnese des Notfalls (1). Darauf folgend werden die primären und weiterführenden diagnostischen Schritte erklärt (2). Die Fallbeschreibung schließt mit den Möglichkeiten zur weiteren notfallmäßigen Erstversorgung (3).

So können Sie den Ablauf, den Sie später im Notfalleinsatz im Schlaf beherrschen müssen, üben und Ihr Wissen anwenden und vertiefen.

Wir wünschen viel Spaß und Erfolg
Ihr Springer Lehrbuch-Team

21.1 Ohnmacht beim Einkaufen

Die Leitstelle erreicht um 9:30 Uhr morgens ein Notruf aus einer Bäckerei. Dort sei ein Kunde beim Bezahlen seiner Brötchen plötzlich ohnmächtig geworden und leblos zu Boden gesackt. Sie erreichen als Notarzt zusammen mit Ihrem Fahrer den Notfallort um 9:41 Uhr, wenige Sekunden später trifft auch schon der Rettungswagen (RTW) ein. In der Bäckerei liegt ein etwa 70-jähriger Mann mit gräulich-livider Gesichtsfarbe rücklings auf dem Boden vor der Verkaufstheke. Jemand hat eine Jacke unter seinen Kopf gelegt, sonst sind keine Maßnahmen ergriffen worden. Sie rufen den Patienten laut an und schütteln ihn an der Schulter, er bleibt jedoch reaktionslos. Atembewegungen sind nicht festzustellen.

❓ Wie müssen Sie jetzt vorgehen?

✅ Sie orientieren sich bei Ihrem Vorgehen an den aktuellen Reanimationsempfehlungen. Sie öffnen den Mund unter vorsichtigem Überstrecken des Kopfes und achten auf Atembewegungen. Diese bleiben hier aus, daher beginnen Sie jetzt unverzüglich mit der »eigentlichen« Reanimation: zunächst 30-mal Herzdruckmassage (HDM; mindestens 100/min), dann 2 Beatmungen (B; je ca. 1 s), dann wieder HDM usw. Die Beatmungen führen Sie zunächst mittels Maske und Beatmungsbeutel durch.

Die Rettungsassistenten (RAs) haben mittlerweile den Defibrillator samt Monitor über Klebeelektroden angeschlossen. Nach etwa 2-minütiger Reanimation unterbrechen Sie die HDM kurz, um den Rhythmus zu analysieren. Sie stellen grobes Kammerflimmern fest.

❓ Was tun Sie jetzt? Was ist die wahrscheinlichste Ursache für den gegenwärtigen Zustand dieses Patienten?

✅ Bei dem Patienten liegt ein Kreislaufstillstand mit defibrillierbarem Herzrhythmus vor. Sie führen jetzt unverzüglich eine Defibrillation. Unmittelbar nach der Defibrillation erfolgen weitere 2 min HDM/B. Dann überprüfen Sie den Rhythmus erneut. Begleitend hat ein Rettungsassistent (RA) einen Venenzugang angelegt und 1 mg Adrenalin i.v. verabreicht. Was die Ursache dieses Kreislaufstillstands angeht, so vermuten Sie am ehesten einen akuten Myokardinfarkt; denn einem Herzstillstand im Erwachsenenalter liegt in über 80 % der Fälle eine Herzerkrankung zugrunde, und unter den Herzerkrankungen ist wiederum ein akutes Koronarsyndrom die häufigste Ursache für maligne Arrhythmien, insbesondere in der Altersklasse des Patienten, um den es hier geht.

Bereits nach der ersten Defibrillation diagnostizieren Sie beim nächsten Rhythmus-Check geordnete Herzaktionen, begleitet von einem tastbaren Karotispuls.

Sie intubieren den nach wie vor bewusstlosen Patienten, legen ihn mit vereinten Kräften auf die Trage und transportieren ihn (mit Voranmeldung »reanimierter, beatmeter Patient«) in die Notaufnahme der Klinik. Die innerklinische Diagnostik ergibt einen Vorderwandinfarkt, der innerhalb von 60 min nach Krankenhausaufnahme erfolgreich mittels PCI behandelt werden kann. Im Rahmen der innerklinischen Versorgung beginnt der Patient schon kurz nach Aufnahme wach zu werden.

Nähere Informationen ► Kap. 7.

21.2 Motorradunfall

In der Notfallmeldung, die Ihnen von der Leitstelle übermittelt wird, heißt es an einem warmen Sommernachmittag: »Verkehrsunfall mit Motorradfahrer auf der Landstraße«. Sie erreichen den Unfallort mit dem Rettungshubschrauber (RTH) 11 min nach Alarmierung. Schon im Landeanflug sehen Sie eine regungslose Person in schwarzer Ledermontur am Straßenrand liegen, 2 weitere Personen kümmern sich offenbar um sie. Während Sie den Patienten untersuchen, berichtet Ihnen einer der beiden helfenden Personen vom Unfallhergang, dessen Zeuge er war: Der Motorradfahrer habe versucht, einem von einem Feldweg plötzlich einbiegenden Auto auszuweichen, habe dabei die Kontrolle über seine Maschine verloren und sei vor einen Baum geprallt. Der Patient sei sofort regungslos und nicht ansprechbar gewesen. Er habe extra den Integralhelm aufgelassen, damit nichts Schlimmeres passiere. Sie stellen im Rahmen einer ersten orientierenden Untersuchung fest, dass der Patient bewusstlos ist, flach und schnell atmet und einen gut tastbaren Radialispuls aufweist.

❓ Wie lautet Ihre erste Verdachtsdiagnose? Was sind die vordringlichen diagnostischen und therapeutischen Maßnahmen?

✔ Offenbar hat der Patient ein schweres Schädel-Hirn-Trauma (SHT) erlitten. Ob sonst noch Verletzungen vorliegen, können Sie auf den ersten Blick nicht erkennen. Der Helm muss natürlich schnellstmöglich abgenommen werden, allerdings vorsichtig unter weitestgehender Immobilisation der Halswirbelsäule (HWS). Da beim Motorradunfall immer von einer möglichen HWS-Beteiligung auszugehen ist, ist das Anlegen einer HWS-Stütze angezeigt. Höchste Priorität hat jedoch auch beim HWS-Trauma die Atemwegsmanagement und die Sicherstellung einer adäquaten Oxygenierug und Ventilation, ggf. – insbesondere auch bei persistierender Bewusstlosigkeit – durch Beatmung und Intubation. Vermeiden von Hypoxie und Hypotension sind essenziell für eine ausreichende zerebrale Oxygenierung gerade beim SHT.

Nach einer raschen Untersuchung des Patienten können Sie keine äußerlich sichtbaren Verletzungen erkennen. Der Bauch ist weich, das Atemgeräusch seitengleich. Der Patient reagiert jedoch nach wie vor nicht auf Ansprache, hält die Augen geschlossen und bewegt Arme und Beine weder spontan noch auf Schmerzreize, die Sie durch Kneifen im Pektoralisbereich setzen. Bei der Pupillenuntersuchung fällt auf, dass die linke Pupille gegenüber der rechten deutlich erweitert ist.

❓ Wie würden Sie den Schweregrad des SHT quantifizieren? Wie lautet die nun etwas konkretere Verdachtsdiagnose, mit der Sie den Patienten in der Klinik anmelden?

✅ Nach der Glasgow Coma Scale bekommt der Patient die niedrigste Punktzahl, nämlich 3 (je einen Punkt in den Kategorien »Augen öffnen«, »motorische Reaktion« und »verbale Antwort«). Die Anisokorie links > rechts, die Sie so bald nach dem Trauma schon feststellen, deutet auf eine sich rasch entwickelnde intrakranielle Blutung im Bereich der linken Hemisphäre hin, wahrscheinlich ein epidurales Hämatom. Dieses muss operativ ausgeräumt werden. Daher dürfen Sie keine Zeit mehr verlieren, sondern müssen den Patienten so schnell wie möglich – unter Sicherung von Ventilation, Oxygenierung und Kreislauf – in die nächste neurochirurgische Klinik fliegen.

Sie intubieren und beatmen den kräftigen Patienten mit 8 l/min (Beachte: exzessive Hyperventilation vermeiden!) und weisen den Hubschrauberpiloten an, nach Kontaktaufnahme mit der Leitstelle und Voranmeldung eine etwa 15 Flugminuten entfernte Universitätsklinik anzufliegen. Dort wird der Patient im Schockraum von einem Team von Unfallchirurgen, Neurochirurgen und Anästhesisten entgegengenommen. Nach Durchführung einer Röntgen-Thoraxaufnahme und eines abdominellen Ultraschalls wird ein Schädel-CT angefertigt, das Ihre Verdachtsdiagnose »epidurales Hämatom links« bestätigt. Der Patient wird unverzüglich einer operativen Versorgung zugeführt.

Nähere Informationen ▶ Kap. 18.3.

21.3   Leblose Person auf der Parkbank

An einem schönen Frühlingstag werden Sie mittags mit der Einsatzindikation »leblose Person auf einer Parkbank« mit dem Notfalleinsatzfahrzeug (NEF) in den nahe gelegenen Stadtpark gesandt. Dort erwartet Sie an einem Kiosk ein älterer Jogger, der mit seinem Mobiltelefon die Leitstelle alarmiert hatte. Er steigt zu Ihnen in den Wagen, und Sie fahren über Gehwege und Grünflächen zu der besagten Parkbank, wo seine Joggingpartnerin bei dem Patienten wartet. Auf der kurzen Fahrt dorthin wird Ihnen berichtet, er – der Jogger – sei zweimal an der Bank vorbeigelaufen. Beim ersten Mal habe er schon dort eine Person »so komisch« liegen sehen, habe jedoch gedacht, sie würde sich ein wenig ausruhen. Als er die Person jedoch 10 min später immer noch in der gleichen Lage dort angetroffen habe, sei ihm klar gewesen, »da stimmt was nicht«. Er habe die Person, einen jungen Mann, angesprochen, aber keine Antwort erhalten, und auch auf Schütteln an der Schulter habe sich der Mann nicht gerührt. Verletzungen habe er keine sehen können.

❓ Auf welche möglichen Ursachen stellen Sie sich zunächst einmal ein?

✅ Natürlich können sehr viele verschiedene Erkrankungen zu Bewusstlosigkeit und Koma führen. Bei einem offenbar unverletzten jungen Mann, der in der Öffentlichkeit bewusstlos geworden ist, denken Sie am ehesten an folgende Möglichkeiten: einen hyoglykämischen Notfall bei insulinpflichtigem Diabetiker, einen Krampfanfall mit protrahiertem postiktualem Dämmerzustand, eine Opioidintoxikation bei Drogenmissbrauch und vielleicht noch eine akute Subarachnoidalblutung bei rupturiertem Hirnarterienaneurysma.

Sie finden den etwa 30-jährigen Patienten in einer etwas unkonventionellen, aber ihren Zweck erfüllenden Seitenlage auf der Parkbank, in den ihn die wartende Begleiterin des Joggers gebracht hat. Die Atmung ist offenbar ausreichend, zumindest ist der Patient nicht zyanotisch. Der Radialispuls ist gut tastbar. Nach wie vor ist der Patient nicht ansprechbar und reagiert auf die ihm von Ihnen zugefügten Schmerzreize nur mit einer schwachen Abwehrbewegung beider Arme. Die Augen sind geschlossen.

❓ Was sind die jetzt vordringlichen diagnostischen Maßnahmen, und warum?

✅ Sie können durch eine rasche Pupillenuntersuchung (Pupillengröße und -symmetrie) und Bestimmung des Blutzuckers das mögliche Ursachenspektrum für die Bewusstlosigkeit sehr zügig eingrenzen und ggf. dann bereits präklinisch eine kausale Therapie einleiten. Bei stecknadelkopfgroßen Pupillen ist an eine Opioid-assoziierte Bewusstlosigkeit zu denken; eine Anisokorie mit einseitiger Mydriasis würde für eine asymmetrische intrakranielle Raumforderung sprechen, etwa eine intrazerebrale Blutung, insbesondere dann, wenn gleichzeitig eine Halbseitensymptomatik vorliegt. Grundsätzlich ist jedoch bei Pupillenuntersuchungen an Irreführungen durch Augenoperationen o. ä. zu denken, und auch Glasaugen haben schon zu Verwirrung geführt. Die Blutzuckeruntersuchung kann innerhalb einer Minute die häufige hypoglykämische Ursache der Bewusstlosigkeit ausschließen oder verifizieren.

Die Pupillen sind symmetrisch und mittelweit und reagieren gut auf Licht. Der Blutzucker, den der Rettungsassistent für Sie misst, beträgt etwa 18 mg%. Sie diagnostizieren einen schweren hypoglykämischen Notfall und injizieren dem Patienten 50 ml G 40 % i.v. Innerhalb von 2 min beginnt er, sich spontan zu bewegen und kommt rasch, zunächst etwas benommen und verwundert, zu sich. Auf dem Transport in die Klinik im mittlerweile auch eingetroffenen RTW ist der Patient schon soweit orientiert, dass er Ihnen berichten kann, er leide an insulinpflichtigem Diabetes und sei heute nach der morgendlichen Insulininjektion aus verschiedenen Gründen nicht dazu gekommen, wie üblich vor seinem Vormittagsspaziergang (er sei arbeitslos) zu frühstücken.

Nähere Informationen ► Kap. 13.1.1.

21.4 Notfall im Säuglingsalter

Mitten in der Nacht gegen 2 Uhr werden sie vom schrillen Alarm des Notarztfunks mit der anschließenden Durchsage »Säuglingsreanimation« aus dem Schlaf gerissen. Sie sind sofort hellwach. Auf der etwa 20-minütigen Anfahrt zum etwas abgelegenen Wohnhaus, aus dem der Notfall gemeldet wurde, erfahren Sie von der Leitstelle, dass eine sehr aufgeregte und verzweifelte Mutter angerufen und berichtet habe, ihr noch nicht ganz einjähriges Kind sei ganz blau und atme nicht mehr. Weiteres sei nicht zu erfahren gewesen. Man habe Mühe gehabt, die Mutter zu bewegen, ihre Adresse verständlich durchzugeben. Sie haben auf der Anfahrt genug Zeit, sich verschiedene Szenarien auszumalen, was Sie da wohl erwartet.

❓ Auf welche Notfallsituation müssen Sie sich anhand der Schilderungen der Mutter (Zyanose und Apnoe bei ihrem einjährigen Kind) einstellen?

✅ Ihnen fallen einige Möglichkeiten ein: Erstens: sudden infant death syndrome (SIDS); ein etwa 12-Monate altes Kind ist an der oberen Altersgrenze für den plötzlichen Kindstod. Zweitens: Krupp-Syndrom; das Prädilektionsalter beträgt ½–3 Jahre, allerdings ist es selten so schlimm, dass das Kind zyanotisch und apnoeisch wird, und die Symptomatik setzt nicht von jetzt auf gleich ein. Drittens: Epiglottitis; hieran erkranken jedoch eher etwas ältere Kinder. Viertens: Fremdkörperaspiration; es könnte ja sein, dass das Kind sich nachts eine Murmel oder so etwas in den Mund gesteckt und sie dann aspiriert hat. Aber letztlich hoffen Sie, dass sich die Situation nicht als so dramatisch herausstellt, wie sie offenbar telefonisch geschildert wurde.

Als Sie die Wohnung betreten, finden Sie auf dem Wohnzimmersofa einen schlafenden Jungen vor. Die Hautfarbe ist rosig, die Atmung erscheint normal. Als Sie das Kind untersuchen wollen, fällt Ihnen als erstes auf, dass es sich sehr heiß anfühlt. Das Kind öffnet auf laute Ansprache hin die Augen. Die Mutter berichtet, ihr Sohn habe seit gestern zunehmend gehustet, und ihm sei die Nase gelaufen.

Am Abend habe es wohl Fieber gehabt, sie hätte aber nicht gemessen; außerdem habe ihre Freundin gesagt, man solle Fieber gar nicht senken, sondern es sei natürlich und gut. Wegen der Krankheit hätte sie ihren Sohn bei sich im Bett schlafen lassen, und mitten in der Nacht sei sie durch komische Laute und Bewegungen des Kindes wach geworden. Nach Anknipsen der Nachttischlampe habe die Mutter das Kind mit beiden Armen zucken sehen, und es sei blau geworden und habe aufgehört zu atmen. So etwas habe sie noch nie erlebt, und sie habe große Angst gehabt, dass ihr Kind stirbt. Da habe sie 112 gewählt. Aber dann, nach Beendigung des Telefonats mit der Leitstelle, als sie schon ganz verzweifelt gewesen sei, habe der Junge wieder angefangen zu atmen, sei aber schläfrig geblieben. Was das Kind denn nur habe, und ob es schlimm sei?

❓ Um welchen pädiatrischen Notfall handelt es sich aller Wahrscheinlichkeit nach? Was antworten Sie der Mutter? Was unternehmen Sie diagnostisch und therapeutisch?

✅ Vermutlich handelt es sich um einen Fieberkrampf, einen sog. epileptischen Gelegenheitskrampf. Etwa 5 % aller Kinder erleiden im Vorschulalter mindestens einen Krampfanfall im Rahmen eines fieberhaften (meist viralen) Infekts. Im Zuge des generalisierten Krampfanfalls kommt es oft zur vorübergehenden Apnoe mit Zyanose, die Laien (und insbesondere besorgte Mütter) oft als lebensbedrohlich erleben. Dabei ist ein Fieberkrampf zumeist harmlos, und nur sehr selten ist er erstes Zeichen eines lebenslangen Krampfleidens. Insofern können Sie die Mutter zunächst einmal beruhigen. Bei abgelaufenem Krampfanfall und stabilen Vitalfunktionen sind keine therapeutischen Maßnahmen vor Ort zwingend. Die Verabreichung von Diazepam-Rectiolen nach abgelaufenem Anfall ist nicht indiziert. Dennoch können Sie präklinisch nicht mit Sicherheit ausschließen, dass nicht doch ernsthaftere Ursachen wie z. B. eine Meningitis hinter dem Krampfanfall stecken. Daher ist der Transport in eine Kinderklinik indiziert.

Die Mutter ist auf Ihren Vorschlag hin sofort einverstanden, mit dem Kind im RTW in die Kinderklinik zu fahren. Dort wird das Kind pädiatrisch untersucht, 36 h beobachtet und mit der Diagnose »Fieberkrampf bei grippalem Infekt« am übernächsten Tag wieder nach Hause entlassen.

Nähere Informationen ► Kap. 12.2.

21.5   Unerträgliche Kopf- und Brustschmerzen

Der Rettungsdienst wird vom Geschäftsführer eines etwas außerhalb der Stadt gelegenen, Ihnen bis dato unbekannten Etablissements alarmiert: einem Gast gehe es gar nicht gut, und er brauche wohl dringend ärztliche Hilfe; er, der Geschäftsführer, glaube, der Gast habe vielleicht einen Herzinfarkt. Mit diesen Informationen betreten Sie zusammen mit Ihrem NEF-Fahrer das etwas schummrige Lokal und finden inmitten ziemlich locker bekleideter Damen einen älteren, korpulenten Herrn mit hochrotem Kopf, gelockerter Krawatte und geöffnetem Kragenknopf zurückgelehnt auf seinem Stuhl sitzend vor. Er klagt über Kopf- und Brustschmerzen, die im Laufe des Abends begonnen und dann immer schlimmer geworden sein und sich auch durch einen Braunschweiger Kräuterschnaps nicht hätten vertreiben lassen; jetzt sei ihm, als ob sein Kopf bald zerspringe, und er sehe auch etwas verschleiert; solche Kopfschmerzen habe er noch nie gehabt. Während ihr Assistent das diagnostische Equipment auspackt, gehen Ihnen bereits einige Verdachtsdiagnose durch den Kopf.

? Was kann die Ursache für plötzliche, unerträgliche Kopfschmerzen sein? Worauf deuten nichttraumatische Thoraxschmerzen hin?

✓ Eine Subarachnoidalblutung führt zu schlagartigen, heftigsten Kopfschmerzen. In diesem Fall jedoch haben sich die Schmerzen über einen gewissen Zeitraum eskalierend entwickelt. Möglich wäre ein Migräneanfall, aber die fehlende Kopfschmerzanamnese sowie die weiteren Symptome und Umstände sprechen eher dagegen. Eine akute hypertensive Entgleisung hingegen kann sowohl Kopfschmerzen als auch pektanginöse Beschwerden auslösen, die in diesem Fall die wahrscheinlichste Ursache für die Thoraxschmerzen zu sein scheinen. Auch ein Myokardinfarkt, ein Spontanpneumothorax, ein akutes Aortensyndrom und eine Lungenembolie fallen meist durch das Leitsymptom »Thoraxschmerzen« auf.

Eine sofort durchgeführte Blutdruckmessung ergibt einen Wert von 260/120 bei einem offenbar regelmäßigen Puls von 90/min und einer $psaO_2$ von 91 %. Der Patient ist wach, orientiert und aufgeregt. Er kann alle Extremitäten normal bewegen.

? Wie lautet ihre Diagnose? Wie gehen Sie diagnostisch und therapeutisch weiter vor?

✓ Sie sehen ihre ursprüngliche Verdachtsdiagnose eines hypertensiven Notfalls bestätigt. Ihr Assistent weist Sie daraufhin, dass nun auch noch – besonders wegen der Thoraxschmerzen – ein EKG abgeleitet werden müsse. Sie stimmen grundsätzlich zu, entscheiden sich aber pragmatisch angesichts der konkreten Situation für folgendes Vorgehen: Sie geben 2 Hübe Nitroglycerin und legen einen peripher-venösen Zugang, durch den Sie dem erregten Patienten 5 mg Morphin zur Sedierung, Schmerztherapie und Vorlastsenkung injizieren. Dann lagern Sie ihn mit stark erhöhtem Oberkörper auf eine mittlerweile vom eingetroffenen RTW-Team herbeigebrachte Trage, um dann im RTW/NAW den Oberkörper freizumachen, auszukultieren und ein 12-Kanal-EKG abzuleiten und erneut den Blutdruck zu messen. Sie sehen keine EKG-Zeichen, die auf einen transmuralen Infarkt hindeuten. Der Blutdruck beträgt im RTW immer noch 250/110, so dass Sie sich dazu entschließen, auf dem Transport in die etwa 15 Fahrminuten entfernte Klinik noch 25 mg Urapidil zu injizieren.

Der Patient bleibt wach und orientiert, die Schmerzen lassen nach, er wird deutlich ruhiger und erreicht mit einem Blutdruck von etwa 200/100 die Klinik. Auf dem Transport unterhalten Sie sich mit ihm und erfahren, dass er schon seit Jahren hohen Blutdruck habe, jedoch Arztbesuche eher scheue und auch seine ihm vor geraumer Zeit einmal verschriebenen Blutdrucktabletten (welche, weiß er nicht, aber sie seien rot, klein und rund) eher »nach Bedarf« nehme. Er verspricht, sich zu bessern, und vielleicht auch etwas abzunehmen, wenn er denn diese Attacke überstanden habe. In der Klinik werden keine weiteren Organschäden (Herz, Lunge, Gehirn, Niere) oder greifbare Hypertonieursachen diagnostiziert, so dass der Patient nach 5 Tagen und mit einer antihypertensiven 3-fach Medikation (Enalapril, HCT, Metoprolol) in hausärztliche Behandlung entlassen wird.

Nähere Informationen ▶ Kap. 8.2.3.

21.6 Atemnot am Baggersee

An einem schönen Sommertag fliegen Sie gegen Mittag im RTH zu einem Baggersee, wo sich eine Person mit Atemnot befinden soll. Beim Anflug auf den See sehen Sie am Ufer eine Menschentraube, aus der heraus einige Personen heftig winken und auf jemanden in ihrer Mitte zeigen. Nach der Landung finden Sie inmitten der Menschenmenge eine junge Frau auf einem Campingstuhl sitzend vor die Hände auf die Knie gestützt, mit bläulichen Lippen, nach Luft ringend. Die Frau sieht Sie panisch an, ohne ein Wort zu sagen. Ein Umstehender gibt sich als ihr Freund zu erkennen und erzählt Folgendes: Seine Freundin und er seien nach dem Frühstück spontan zum See gefahren, aber noch bevor man das erste Mal baden konnte, habe seine Freundin plötzlich angefangen, schwer zu atmen, und gesagt, sie »kriege glaub ich wieder einen Anfall« und habe in ihrer Handtasche eine Sprayflasche gesucht, aber nicht gefunden. Dann habe sie nur noch »Arzt rufen« sagen können, und seitdem sei es immer schlimmer geworden.

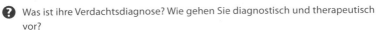 Was ist ihre Verdachtsdiagnose? Wie gehen Sie diagnostisch und therapeutisch vor?

✓ Alles sieht nach einem schweren Asthmaanfall aus. Offenbar hat die Frau ihr Asthmaspray (Fenoterol o. ä.) gesucht, aber nicht dabei gehabt. Sie müssen den Anfall durchbrechen und sollten gleichzeitig die Hypoxie (bzw. Hypoxämie) durch pulsoximetrische Messung quantifizieren und durch O_2-Gabe beseitigen.

Sie geben zunächst 2 Hübe Fenoterol und klippen gleichzeitig ein Pulsoximeter an einen Finger: $psaO_2$ 75 %, Puls 105/min. Sie lassen Sauerstoff 8 l/min über eine Maske geben, die sich die Frau jedoch sofort panisch vom Gesicht reißt. Auskultatorisch hören Sie über der gesamten Lunge ein sehr leises Atemgeräusch mit exspiratorischem Giemen. Sie können mit Mühe einen venösen Zugang am linken Arm legen. Der Rettungsassistent schlägt vor, die Patientin erst einmal mit 5 mg Dormicum (vielleicht auch mehr) zu sedieren, und dann nötigenfalls zu intubieren.

❓ Gehen Sie auf diesen Vorschlag ein?

✓ Beim Asthmaanfall ist eine effektive Bronchospasmolyse die beste Anxiolyse. Sie entschließen sich daher, diese therapeutische Richtung nachhaltiger einzuschlagen, denn Sie wissen, dass eine Sedierung ohne Bronchospasmolyse deletär sein kann, und dass eine Beatmung im Asthmaanfall zwar lebensrettend zu sein vermag, aber auch mit großen Gefahren verbunden ist (Air trapping, Pneumothorax, obstruktiver Schock). Sie verabreichen erneut 4 Hübe Fenoterol und injizieren 250 mg Methylprednisolon i.v. Außerdem geben Sie 400 mg Theophyllin i.v., obwohl Sie wissen, dass diese Maßnahme durchaus kontrovers beurteilt wird (aber Sie haben damit »gute Erfahrungen« gemacht). Aufgrund der Schwere des Anfalls greifen Sie außerdem tief in die therapeutische Trickkiste und lassen noch 2 g Magnesiumsulfat verabreichen. Ein umstehender Helfer hält derweil der Patientin die Sauerstoffmaske (höchster Flow!) möglichst dicht vors Gesicht.

Tatsächlich bessert sich der Zustand innerhalb der nächsten 10 min erheblich. Die Sättigung steigt auf über 85 % an, und die Panik nimmt ab. Die junge Frau wird – von Ihnen begleitet – mit dem zwischenzeitlich eingetroffenen RTW in die nächste Klinik transportiert. Dort angekommen kann Sie bereits wieder normal durchatmen und reden, und die $psaO_2$ ist > 90 %. Die junge Frau erzählt, dass Sie, was ihr noch nie passiert sei, offenbar ihr Spray zu Hause vergessen hätte; so einen schlimmen Anfall habe sie noch nie gehabt.

Nähere Informationen ► Kap. 11.5.

21

21.7 Schwerer Verkehrsunfall

An einem Frühjahrsmorgen stoßen auf einer Kreuzung in einem ländlichen Gebiet 2 Autos zusammen. Beide sind verhängnisvollerweise mit 4 Personen besetzt. Der erstalarmierte Notarzt hat es also mit 8 Verletzten zu tun, einige davon bewusstlos und kreislaufinstabil. Er fordert sofort den Leitenden Notarzt sowie weitere Notärzte nach; einer davon sind Sie. Sie erreichen etwa 20 min nach Eintreffen des ersten Notarztes den Unfallort, wo bereits einige Schwerverletzte in RTWs/ NAWs behandelt werden. Der bereits eingetroffene LNA bestimmt Sie für die Behandlung eines etwa 30-jährigen Patienten, der am Straßenrand an einen Baum gelehnt sitzt und von zwei helfenden Personen betreut wird. Er ist ansprechbar, orientiert und gibt an, der Fahrer eines der Wagen, eines alten Golf II zu sein.

❓ Welche diagnostischen und therapeutischen Maßnahmen ergreifen Sie, noch bevor Sie den Patienten in den NAW einladen?

✔️ Diagnostisch ist zunächst abzuklären, ob die wichtigsten Vitalfunktionen stabil sind (Atmung, Kreislauf, Bewusstsein) und ob neurologische Ausfälle oder Frakturen erkennbar sind. Sie fragen den Patienten ob er Luftnot hat (er verneint dies, gibt aber an, Schmerzen im Brustbereich zu haben), fühlen den Puls (regelmäßig, 100/min), messen Sauerstoffsättigung (95 %) und Blutdruck (110/70 mmHg) und fordern ihn auf, alle Extremitäten zu bewegen und anzugeben, ob er irgendwo Gefühlsstörungen oder weitere Schmerzen habe. Da Sie nicht ausschließen können, dass bei dem offenbar mit großer Gewalteinwirkung einhergegangenen Unfallgeschehen nicht doch eine HWS-Verletzung entstanden ist, legen Sie ihm eine HWS-Stütze an. Außerdem bekommt er einen peripher-venösen Zugang, worüber Sie langsam (»zum Offenhalten«) eine Vollelektrolytlösung laufen lassen; für eine intensivere Volumenersatztherapie sehen Sie zu diesem Zeitpunkt keine Indikation. Gegen die Schmerzen geben Sie 7,5 mg Piritramid und nehmen sich vor, den Brustkorb im NAW genauer zu untersuchen.

Im RTW machen Sie den Oberkörper des Patienten frei und beginnen mit einer orientierenden Untersuchung: Inspektion, Palpation, Auskultation. Sie sehen deutliche präkordiale und thorakale Blutergüsse (Prellmarken; das ältere Auto verfügte noch nicht über einen Airbag). Als Sie beide Hände auf den Thorax legen und diesen leicht komprimieren, spüren Sie beidseits seitliche Krepitationen, die auf Rippenfrakturen hindeuten; der Patient gibt dabei Schmerzen an. Auskultatorisch hören Sie beidseits. Atemgeräusch, aber rechts leiser als links. Der Patient gibt jetzt auch ohne Nachfrage an, zunehmend schlechter Luft zu bekommen. Er wird tachypnoeisch und tachykard.

❓ Wie lautet Ihre Verdachtsdiagnose? Was tun Sie?

✅ Offenbar hat der Patient ein Thoraxtrauma erlitten mit Rippenfrakturen und einem Pneumothorax mit zunehmenden Spannungszeichen. Den Spannungspneumothorax müssen Sie noch im RTW entlasten. Sie überlegen, ob Sie den Patienten intubieren sollen, entscheiden sich aber dagegen, da er – abgesehen von der Tachykardie und Tachypnoe, die Sie auf den Spannungspneumothorax zurückführen – stabil zu sein scheint. Außerdem entscheiden Sie sich gegen eine Entlastungspunktion mit einer 2,2-er Kanüle, da Sie eine Verstopfung mit Blut befürchten und außerdem im Anlegen einer »richtigen« Thoraxdrainage nicht ungeübt sind. Sie infiltrieren den Bereich über dem 2. Interkostalraum in der Medioklavicularlinie rechts mit 5 ml Lidocain, inzidieren mit einem Skalpell die Haut und präparien mit einer Schere am Oberrand der 3. Rippe, bis Sie ein zischendes Geräusch hören: Die Luft entweicht aus dem Pleuraraum. Sie platzieren die 28 Ch Throraxdrainage, versehen mit einem Heimlich-Ventil.

Der Patient bekommt sofort wieder besser Luft, und die zwischenzeitlich auf 120/ min angestiegene Herzfrequenz nimmt wieder ab. Sie übergeben 25 min später den Patienten schmerzfrei (nach weiteren 7,5 mg Piritramid), kreislaufstabil, Sauerstoff über Maske atmend mit 99 % Sauerstoffsättigung an die Kollegen eines Krankenhauses der Regelversorgung. Dieses liegt außerhalb Ihres Rettungsbezirkes, wird aber von Ihnen auf Anweisung des LNA angefahren, um das näher gelegen Schwerpunktkrankenhaus, in dem auch Sie arbeiten, nicht mit Verletzten zu überlasten.

Nähere Informationen ▶ Kap. 18.5.

21.8 Plötzliche Übelkeit und Brustschmerz

Ihr Einsatzort ist die Wohnung eines älteren Ehepaars, das in der 3. Etage eines Mietshauses am Rande der Stadt wohnt. Die Ehefrau hatte gegen 4:30 am Morgen den Notarzt gerufen. Die Frau empfängt Sie im Morgenmantel auf der Straße und erzählt Ihnen auf dem Weg in die Wohnung folgendes: Ihr 70-jähriger, bis dato »völlig gesunder« Mann sei von einem nächtlichen Toilettengang wieder ins Bett gekommen und habe sie geweckt, weil ihm übel sei und er plötzliche starke Schmerzen in Brustkorb und Arm habe. Es sei ihm schwindelig geworden, er liege jetzt ganz blass im Bett, und man lese und höre doch immer so viel, ob das jetzt ein Herzinfarkt sei, aber er habe doch gar nie geraucht, und sie beiden seien stolz darauf, als einzige in ihrem Bekanntenkreis bisher überhaupt keine Medikamente einzunehmen. Sie finden den Patienten mit geschlossenen Augen, aber wach und ansprechbar auf dem Bett liegend vor, die rechte Hand zur Faust geballt auf sein Brustbein gedrückt. Er habe starke Schmerzen. Die rasch vom Rettungsassistenten gemessenen Vitalfunktionswerte lauten: Blutdruck 160/100 mmHg, Herzfrequenz regelmäßig 110/min, $psaO_2$ 94 %.

❓ Was sind Ihre Erstmaßnahmen? Wie lautet Ihre erste Verdachtsdiagnose?

✅ Sie geben der Ehefrau Recht, indem auch Sie einen Herzinfarkt bzw. ein akutes Koronarsyndrom für am wahrscheinlichsten erachten. Sie verabreichen nach Legen eines venösen Zugangs 5 mg Morphin, 2 Hübe Nitroglycerin und ½ Amp. ASS i.v. Bei der Tachykardie und dem Hypertonus geben Sie außerdem fraktioniert 5 mg Metoprolol i.v. Mittlerweile haben die Rettungsassistenten ein 12-Kanal-EkG abgeleitet.

Sie erkennen in den Ableitungen I und aVL sowie V2 bis V5 von deutlich gehobenem Abgang steil aszendierende ST-Strecken. Der Patient berichtet nach Ihren Initialmaßnahmen über eine deutliche Besserung seines Befindens und fragt Sie – da er ja wohl mit in die Klinik müsse – ob er aufstehen und zum »Krankenwagen« laufen solle; vielleicht sei es ja doch kein Herzinfarkt; er sei hart im Nehmen.

❓ Wie lautet Ihre Diagnose jetzt? Nehmen Sie sein Angebot an? Was tun Sie weiter? Welche Komplikationen drohen?

✅ Es handelt sich offenbar um einen frischen Vorderwandinfarkt. Eine schnellstmögliche Rekanalisierung des verschlossenen Koronararterienanteils ist erforderlich – am besten mittels PCI. Glücklicherweise liegt ihr Krankenhaus ganz in der Nähe und verfügt über eine 24-h-Herzkatheterbereitschaft. Während der Transportvorbereitungen geben Sie noch Enoxaparin 30 mg i.v. Sie wissen, dass der Patient mit frischem Myokardinfarkt in besonderem Maße gefährdet ist, ein Kammerflimmern zu entwickeln; außerdem droht bei dem offenbar ausgedehnten Infarkt die Entwicklung einer akuten Herzinsuffizienz. Daher muss der Transport in die Klinik unter kontinuierlicher Monitorüberwachung und Defibrillationsbereitschaft erfolgen; der Patient darf sich nicht anstrengen und muss liegend bzw. halbsitzend transportiert werden.

Nach telefonischer Voranmeldung bringen Sie den Patienten in die Notaufnahme der Klinik. Er bleibt auf dem Transport stabil und wird, nach Kurzbegutachtung des EKG durch den diensthabenden Internisten, zum Herzkatheterraum weitergeleitet. Hier wird ein Verschluss eines Astes der vorderen Herzkranzarterie wiedereröffnet und mittels Stent aufgehalten. Eine Woche später begegnen Sie dem Patienten in der Cafeteria; er sitzt im Rollstuhl (nur aus Gründen der Schonung) und wird von seiner Frau geschoben, die Sie wieder erkennen und sich bei Ihnen herzlich bedankt.

Nähere Informationen ▶ Kap. 11.1.

21.9 Notfall in der Behindertenwerkstatt

Der NAW fährt mit Ihnen zu einer Behindertenwerkstatt, in der sich eine bewusstlose Person befinden soll mit »erneutem Krampfanfall«, wie es in der Notfallmeldung hieß. Sie werden von einem Mitarbeiter vor der Werkstatt empfangen und zum Notfallort geführt. Er berichtet Ihnen von einem 25-jährigen, stark lernbehinderten Mann, der während der Frühstückspause plötzlich »komische Bewegungen mit den Armen« gemacht habe und dann blau angelaufen und bewusstlos geworden sei. Er sei bekannter Epileptiker und habe vor einiger Zeit schon einmal einen Krampfanfall auf der Arbeit gehabt.

? Wie gehen Sie bei anhaltendem Krampfanfall vor? Und wie therapieren Sie einen Patienten mit abgelaufenem Krampfanfall?

✓ Meist ist der Anfall bei Eintreffen des Notarztes schon wieder abgeklungen, und der Patient ist mehr oder weniger somnolent im Zustand eines postiktualen Nachschlafs oder postiktualen Dämmerzustands. Spezifische medikamentöse Maßnahmen sind hier nicht erforderlich. Wenn der Anfall jedoch noch anhält, muss er mit Antiepileptika durchbrochen werden; hierbei sind Benzodiazepine Mittel der Wahl und meist ausreichend. Wenn Benzodiazepine auch nach einmalig wiederholter Verabreichung nicht ausreichen, sind Injektionsanästhetika (Thiopental, Propofol oder Etomidate) indiziert, verbunden mit endotrachealer Intubation.

Sie finden den zyanotischen Patienten tief bewusstlos und ruckartig atmend rücklings auf dem Boden liegen. Ein besonnener Mitarbeiter kniet bereits neben dem jungen Mann und hält den Kopf unter Hochziehen des Unterkiefers vorbildlich überstreckt, wie er es im Erste Hilfe Kurs gelernt hat. Der Karotispuls ist nur sehr schwach tastbar und sehr langsam (etwa 20/min). Bei jeder Inspiration sinkt der Brustkorb ein, und der Bauch wölbt sich nach vorn. Eine effektive Atmung scheint nicht vorzuliegen.

? Wie lautet Ihre Verdachtsdiagnose jetzt nach persönlicher Inaugenscheinnahme des Patientenzustands? Was müssen Sie sofort tun?

✓ Offenbar liegt eine obere Atemwegsobstruktion vor, die einen pathologischen Atemtypus mit sich bringt: eine thorakoabdominale paradoxe Atmung. Wahrscheinlich ist die Zunge allein nicht Ursache der Obstruktion, da der Kopf korrekt überstreckt gehalten wird. Da der Notfall akut während der Frühstückspause eingetreten ist, könnten Speiseteile vor den Larynxeingang oder in die Trachea gelangt sein. Jedenfalls ist das Erscheinungsbild, das Sie vorfinden, nicht typisch für einen rein postiktualen Nachschlaf. Sie wissen, dass Sie die

Atemwege sofort frei bekommen müssen, sei es durch Fremdkörperextraktion aus dem Rachen, sei es durch akute intrathorakale Druckerhöhungen. Da der Patient bereits tief zyanotisch und bradykard ist, entschließen Sie sich, sogleich mit Thoraxkompressionen, also CPR zu beginnen. Zunächst öffnen Sie jedoch unverzüglich den Mund und inspizieren den Hypopharynx.

Dort sehen Sie eine große bräunlich-gräuliche Masse, die Sie mit einer Magillzange entfernen. Sie stellt sich als halbes Schnitzel heraus, dass der Patient, offenbar ohne es ausreichend zu kauen, herunterschlucken wollte und das den Larynxeingang fast komplett verlegt hatte. Sie intubieren und beatmen den Patienten, dessen Kreislauf sich auch ohne CPR schnell wieder erholt. Offenbar wurde bei diesem Patienten mit bekanntem Krampfleiden der Erstickungsvorgang von allen Umstehenden als erneuter Krampfanfall gedeutet.

Nähere Informationen ▶ Kap. 7.2.4.

21.10 Notfall im U-Bahnhof

Gegen 15:00 Uhr an einem Sonntagnachmittag werden Sie von der Leitstelle in eine Gegend der Großstadt geschickt, die Sie üblicherweise nicht aufsuchen. Ein junger Mann liegt dort leblos im Bereich des Zugangs zu einer U-Bahnstation. Irgendjemand hat ohne Angabe seines Namens den Rettungsdienst informiert, da sei ein »Notfall im U-Bahnhof«, er wisse auch nicht was es sei, aber es solle mal ein Arzt kommen. Sie finden den Patienten bewusstlos, ohne Reaktion auf Schmerzreize, hypotensiv (Blutdruck 100/60), bradykard (50/min), und bradypnoeisch (5/min). Die psaO$_2$ beträgt 82 %.

❓ Wie lautet Ihre erste Verdachtsdiagnose? Welche beiden schnell durchführbaren Untersuchungsmaßnahmen könnten diese weiter untermauern?

✅ Die Umstände und der Patientenzustand lassen an eine Opioidintoxikation denken. Für diese Diagnose sprächen enge, stecknadelkopfgroße Pupillen, die sehr langsame Atmung und das Auffinden von frischen Einstichstellen am Körper, vielleicht in einer der Ellenbeugen. Allerdings könnten Sie auch dann nicht sicher sein, ob nicht eine Mischintoxikation vorläge, und Sie müssen in jedem Fall eine akute Hypoglykämie ausschließen (es kommt durchaus vor, dass ein juveniler Diabetiker im hypoglykämischen Koma für einen Junkie gehalten wird).

Die Pupillen sind maximal eng, und in der linken Ellenbeuge findet sich eine frische Einstichstelle (allerdings liegt kein »Fixerbesteck« herum; möglicherweise wurde dies von Freunden des Patienten entfernt, die auch den Rettungsdienst aktiviert hatten). Ein Blutzuckerschnelltest nach Anlage eines Venenzugangs (der überraschenderweise leicht zu legen war; das periphere Venensystem des Patienten war noch weitgehend intakt) ergab einen Wert von 90 mg%.

? Welche therapeutischen Möglichkeiten haben Sie? Wie gehen Sie weiter vor?

✓ Sie wissen, dass Sie Heroin und andere Opioide durch Naloxon antagonisieren können. Andererseits könnten bei einer Mischintoxikation dann noch andere Drogen weiter ihre toxischen Wirkungen ausüben. Sie entschließen sich, den Patienten zu intubieren und zu beatmen und in Ihr Krankenhaus zu transportieren.

Die Intubation gelingt problemlos, und der Patient ist auf dem Transport in die Klinik völlig stabil bei leichter Hypotension, die Sie für nicht therapiebedürftig halten. Auf der Intensivstation wird die Beatmung bis zum Abend fortgesetzt. Als der Patient schließlich erwacht und extubiert ist, verlangt er sofort seine Kleidung und verlässt, ohne sich auf weitere Diskussionen einzulassen, die Intensivstation und das Krankenhaus.

Nähere Informationen ► Kap. 20.2.4.

21.11 Plötzliche Seh- und Sprachstörung

Morgens um 9:00 Uhr rücken Sie aus in ein nahe gelegenes Neubaugebiet. Von dort hat eine Frau die Leitstelle angerufen und berichtet, ihr Mann könne auf einmal nicht mehr richtig reden und sei auch sonst plötzlich ganz komisch. Bei ihrer Ankunft empfängt Sie die Frau an der Tür und erzählt, Sie habe mit ihrem 56-jährigen Mann gefrühstückt, bevor dieser zur Arbeit fahren wollte. Plötzlich habe er gesagt, er sehe nicht mehr richtig, und dann habe er auch nicht mehr deutlich sprechen können. Sie habe ihn in seinen Lieblingssessel (den Fernsehsessel mit Lederhocker) gesetzt und dann sofort den Rettungsdienst gerufen. Jetzt könne er auch die rechte Hand nicht mehr heben. Was ihr Mann sonst noch an Erkrankungen habe? Nun, eigentlich sei er gesund, er habe nur schon lange zu hohen Blutdruck und zu viel Fett im Blut, aber dafür nähme er Tabletten ein. Sie finden den Patienten wach im Sessel sitzend vor, den rechten Arm schlaff an der Seite herabhängend. Der Blutdruck beträgt 170/100, Herzfrequenz regelmäßig 70/min, psaO$_2$ 94 %.

? Wie lautet Ihre Verdachtsdiagnose? Was können Sie präklinisch tun?

✓ Das klinische Bild deutet auf einen linkshemisphärischen Schlaganfall hin. Wichtige Risikofaktoren für diese Erkrankung konnten Sie auch bereits anamnestisch erheben (hinzu kommt noch die Tatsache, dass der Mann, wie sich herausstellt, starker Raucher war, erkennbar am bereits morgens gefüllten Aschenbecher auf dem Frühstückstisch). Kardiozirkulatorisch und respiratorisch ist der Patient offenbar stabil; der erhöhte Blutdruck wird in dieser Phase unmittelbar nach dem Schlaganfall bewusst akzeptiert. Die präklinische Therapie kann sich also auf die Verabreichung von Sauerstoff beschränken, auch wenn selbst dies bei fehlender Hypoxie vielleicht nicht unbedingt nötig ist. Außerdem sollten Sie den Blutzucker bestimmen.

Sie sagen dem Patienten und der Ehefrau, dass wahrscheinlich ein Schlaganfall vorliegt, und dass Sie ihren Mann mit in die Klinik nehmen müssten. Mittlerweile hat die Gattin auch die Medikamente des Patienten aus dem Nachtschränkchen geholt, bestehend aus Simvastatin, HCT und Metoprolol. Der vom Rettungsassistenten gemessene Blutzucker beträgt 110 mg%; eine Zuckerkrankheit sei nicht bekannt, einen Herzinfarkt habe der Patient auch noch nicht gehabt. Sie haben die Wahl, ihre eigene Klinik anzufahren, ein Krankenhaus der Grundversorgung (ohne CT), oder ein etwa 10 Fahrminuten weiter entferntes größeres Schwerpunktkrankenhaus mit neurologischer Fachabteilung und CT. Sie wissen, dass Ihr Chef, ein Internist der alten Schule, traditionell gerne auch Schlaganfallpatienten behandelt.

? Welche Klinik fahren Sie an? Warum?

✓ Dieser Patient hat offenbar einen frischen Schlaganfall erlitten. Der Beginn der Symptomatik liegt weniger als 1 h zurück; insofern ist dringend zu erwägen, bei dem Patienten eine Rekanalisierungstherapie mittels Thrombolyse durchzuführen. Dies setzt jedoch zwingend die vorherige und sofortige Anfertigung eines CCT (oder NMR) voraus. Sie dürfen keine Zeit damit verlieren, in ein Krankenhaus ohne CT zu fahren, auch wenn es das ist in dem Sie arbeiten und Sie ihrem Chef damit eine Freude machten. Vielmehr müssen Sie – ohne weitere Zeit am Notfallort zu verbringen – den Patienten unverzüglich in ein Krankenhaus bringen, das die Möglichkeit zur Lysetherapie bietet.

Nach Vorankündigung (»frischer Schlaganfall«) übergeben Sie den Patienten in der zentralen Notaufnahme des Schwerpunktkrankenhauses dem dort bereits wartenden Neurologen. Dieser veranlasst ein sofortiges kranielles CT. Wie Sie am nächsten Tag auf Nachfrage erfahren, handelte es sich tatsächlich um einen ischämischen Infarkt im Versorgungsbereich der A. cerebri media sinistra, die – nach Ausschluss der Kontraindikationen – durch rtPa wiedereröffnet werden konnte.

Nähere Informationen ▶ Kap. 14.1.

21.12 Zusammenbruch in der Küche

Eine junge Frau berichtet dem Leitstellenmitarbeiter aufgeregt, ihr Freund habe über Brustschmerzen geklagt und sei dann bei der gemeinsamen Küchenarbeit »zusammengebrochen«. Sie werden als Notärztin zu der nahe gelegen Wohnung mit der Angabe »Verdacht auf Herzinfarkt« geschickt. Bei der Ankunft in der Wohnung nach nur 3 min Fahrzeit finden Sie einen etwa 40-jährigen Mann auf dem Küchenboden liegen; an den Küchentisch gelehnt fallen Ihnen 2 Unterarmgehstützen auf. Die junge Frau berichtet, ihr Freund sei immer ganz gesund gewesen, nur habe er sich vor 10 Tagen einer Meniskusoperation unterzogen. Ihr Erstbefund: Bewusstlosigkeit, keine Reaktion auf Ansprache und Schmerzreize, kein Karotispuls, keine Atmung.

❓ Wie gehen Sie vor? Was könnte dem Ereignis zugrunde liegen?

✅ Wenn ansonsten gesunde Menschen ohne unmittelbar erkennbare äußere Ursache plötzlich leblos zusammenbrechen, muss stets vor allem an 2 Krankheitsursachen gedacht werden: Herzinfarkt (MI) und Lungenembolie (LE). Jede dieser Erkrankungen könnte auch dem vorliegenden Kreislaufstillstand zugrunde liegen. Grundsätzlich ist ein MI häufiger als eine LE; im vorliegenden Fall lassen aber das relativ geringe Lebensalter und die kurz zuvor erfolgte Knieoperation doch eher eine fulminante LE vermuten. Wie auch immer, Sie müssen sofort mit Herzdruckmassage und Beatmung beginnen.

Das während der CPR abgeleitete EKG weist Kammerkomplexe auf, die jedoch nicht zu einem tastbaren Puls führen. Auch nach 3 CPR-Zyklen und 2 mg Adrenalin ist kein wirksamer Auswurf zu erzielen. Sie intubieren den Mann problemlos und beatmen ihn mit 100 % Sauerstoff.

❓ Was können Sie noch tun?

✅ Bei jedem Kreislaufstillstand, und also auch und vor allem bei pulsloser elektrischer Aktivität (PEA) wie in diesem Fall müssen Sie parallel zur CPR eine unverzügliche Therapie der zugrunde liegenden Erkrankung anstreben. Im vorliegenden Fall liegt eine LE als Ursache nahe, und so beschließen Sie, unter CPR eine Thrombolysetherapie zu versuchen. Sie verabreichen 50 mg rtPa über 2 min und zusätzlich 5.000 I.E. Heparin. Die CPR geht natürlich weiter. Sie wissen, dass dieses Vorgehen kein Standardverfahren ist und eine Restunsicherheit besteht; sie wissen nicht, ob wirklich eine LE vorliegt, und sind sich bewusst, dass möglicherweise Kontraindikationen zur Lysetherapie vorliegen, die Sie in der Eile nicht abklären konnten. Aber die verzweifelte Lage bei einem jungen Menschen überwiegt alle anderen Bedenken. Trotz der bekannt schlechten Prognose einer PEA hoffen Sie, aufgrund der schnellen Ankunft am Notfallort noch helfen zu können.

Nach etwa 20 min Reanimation meinen Sie, nach jedem CPR-Zyklus einen schwachen Karotispuls zu tasten. Sie setzen aber die CPR zunächst fort, da Ihnen der Auswurf noch nicht ausreichend erscheint. Schließlich, nach ½ h, hat der Patient eine spontane Herzfrequenz von etwa 120/min, einen messbaren Blutdruck von 110/60 und eine (erstmals messbare) Sauerstoffsättigung von 92 %. Sie transportieren ihn in Ihre Klinik. Auf der Intensivstation wird sofort ein Herz-Echo angefertigt, das noch Zeichen der Rechtsherzbelastung zeigt. Der Patient kann 2 Tage später ohne Katecholamine extubiert werden, und zwar ohne erkennbare grobe neurologische Defizite.

Nähere Informationen ▶ Kap. 11.3.

21.13 Todesgefahr am Weiher

Der RTH – mit Ihnen als Notärztin – wird Ende November zu einer Kinderreanimation in einem etwa 10 Flugminuten entfernten Dorf nachgefordert. Sie treffen folgende Situation an: ein 6-jähriges Kind wird am Ufer eines kleines Weihers durch zwei Personen wiederbelebt; ein Rettungsassistent führt die Herzdruckmassage durch, ein anderer beatmet das Kind über Maske mit einem Ruben-Beutel. Der Notarzt steht daneben und schaut Ihnen erwartungsvoll entgegen. Er habe das Kind nicht intubiert, da er gehört habe, dass das bei unterkühlten Personen gefährlich sein könne, und eine Vene habe er auch nicht punktieren können, aber er könne Ihnen sagen was passiert sei: Das Kind sei mit Spielkameraden auf einen direkt am Ufer wachsenden Baum geklettert, dessen Äste bis deutlich über das Wasser reichten. Dorthin sei der Junge geklettert, dann abgerutscht und – offenbar konnte er nicht schwimmen, oder er habe einen »Kaltwasserschock« erlitten – untergetaucht. Es habe einige Zeit gedauert, bis einige von den Freunden alarmierte Erwachsene zur Hilfe gekommen, das Kind aus dem eiskalten Wasser geholt und den Notarzt verständigt hätten. Sie würden nun schon 20 min reanimieren, ohne Erfolg! Wie lange war das Kind unter Wasser? Vielleicht 10–12 min. Ihr Erstbefund: Das Kind ist offenbar stark ausgekühlt, kein Bewusstsein, kein Puls, keine Atmung, weite lichtstarre Pupillen.

❓ Hat eine Weiterführung der Reanimation Sinn?
   Welche Maßnahmen ergreifen Sie?

✅ Das Kind ist bei kalten Umgebungstemperaturen in kaltem Wasser ertrunken und dabei schnell hypotherm geworden, auch wenn Sie mangels geeigneter Thermometer auf die Schnelle weder Luft-, Wasser- noch Körpertemperatur exakt quantifizieren können. Mittlerweile sind über ½ h seit dem Untertauchen vergangen, aber Sie wissen, dass die zerebrale Wiederbelebungszeit durch die rasche Hypothermie deutlich verlängert wird, gerade bei Kindern.

Also setzen Sie die Reanimation mit Engagement fort: Sie intubieren das Kind vorsichtig mit einem Tubus 5½ mm I.D. (in Abwägung aller Vor- und Nachteile) und schaffen einen Zugang, und das alles natürlich unter nahezu ununterbrochener Fortführung der CPR 15:2.

Allerdings können auch Sie keine punktierbare Venen finden, daher legen sie eine intraossäre Nadel im Bereich der vorderen Tibia. Das EKG zeigt eine Nulllinie. Sie überlegen, wie viel Adrenalin Sie geben sollen, und wie Sie weiter verfahren sollen, wenn – wie zu erwarten – innerhalb einer überschaubaren Zeitspanne kein Spontankreislauf einsetzte. Mittlerweile war außerdem die verzweifelte Mutter an den Notfallort geholt worden, um die sich der ebenfalls herbeigerufene Pastor der dörflichen Gemeinde kümmerte. Sie will dass Sie bestätigen, dass ihr Sohn wieder gesund wird.

❓ Was sagen Sie der Mutter? Wie halten Sie es mit dem Adrenalin? Was haben Sie mit dem Kind weiter vor?

✔ Sie können der Mutter natürlich keine Genesung versprechen, wohl aber, dass das Kind noch eine Chance hat. Sie wissen, dass Sie bei einer Körpertemperatur unter 30° kein Adrenalin geben sollten, wissen aber nicht, wie hoch die Körpertemperatur tatsächlich ist. Sie geben als Kompromiss (bei geschätzten 30 kg) 0,3 mg Adrenalin durch die intraossäre Nadel und wiederholen dies nach etwa 10 min. Sie beschließen bereits wenige Minuten nach Ihrem Eintreffen, das Kind unter Fortführung der CPR im RTH in Ihr »Heimatklinikum« zu fliegen, wo, wie Sie wissen, regelmäßig kardiochirurgische Eingriffe bei Kindern durchgeführt werden und somit eine entsprechende Herz-Lungen-Maschine bereitgestellt werden kann.

Nach Voranmeldung erreichen Sie tatsächlich, dass bei Ihrer Ankunft ein herzchirurgischer Saal mit aufgerüsteter HLM für das Kind bereitsteht. Es wird unter Fortführung der CPR an die HLM angeschlossen und sehr langsam erwärmt. Die Körpertemperatur beträgt bei der ersten Messung 28°C. Wie Sie später erfahren, hat das Kind nach Wiedererwärmung tatsächlich einen suffizienten Spontankreislauf entwickelt, und es kann 5 Tage später extubiert werden.
Nähere Informationen ▶ Kap. 19.1.3 und 19.2.1.

21.14 Plötzliche Bewusstlosigkeit im Schlafzimmer

Mitten in der Nacht führt Sie ein Einsatz in ein Haus mit in das Erdgeschoss integriertem Kiosk, in dem Sie schon des Öfteren Zeitschriften und Bier gekauft haben, da er genau auf dem Weg zwischen der Klinik und ihrer Wohnung liegt. So kennen Sie auch vom Sehen den Patienten, offenbar den Kioskinhaber, der in der Wohnung direkt hinter der Verkaufshalle bewusst- und pulslos auf seinem Bett liegt. Das Ehepaar wollte nach dem Spätfilm zu Bett gehen, da sei ihr Mann bewusstlos geworden, berichtet die Frau. Das Schlafzimmer ist so extrem mit Möbeln vollgestellt, dass nur etwa ½ m Platz neben und vor dem Bett ist. Sie beginnen daher die Herzdruckmassage im Bett, während ein Rettungsassistent (RA) den Defi anbringt. Unter der HDM wird die Matratze mit jeder Kompression erheblich nach unten gedrückt und federt wieder zurück. Der andere RA kauert am Kopfende und führt die Maskenbeatmung durch.

? Ist diese CPR-Durchführung akzeptabel?

✓ Nein. Eine gut durchgeführte HDM ist essenziell für den Reanimationserfolg, insb. bei Kreislaufstillstand von > 5 min Dauer (wie vermutlich in diesem Fall). Auf einer weichen Unterlage kann keine vernünftige Thorax- und Herzkompression erzielt werden; der Patient muss auf den Boden gelegt werden, oder eine harte Reanimationsunterlage muss untergeschoben werden. Die Maskenbeatmung, sofern sie suffizient ist, kann dagegen interponiert so weiter fortgeführt werden, aber dennoch ist längerfristig eine Intubation anzustreben.

Sie legen den Patienten trotz der Enge auf den Boden und ein RA führt die HDM über ihm stehend fort (neben dem Patienten ist kein Platz). Sie beurteilen das mittlerweile angelegte EKG und sehen Kammerflimmern. Die erste Defibrillation hat keinen Erfolg, der RA nimmt sofort die HDM wieder auf. Sie versuchen den Patienten jetzt zu intubieren, indem Sie sich hinter seinen Kopf hocken. Es gelingt Ihnen in 3 Versuchen nicht, den Kehlkopfeingang einzustellen oder den Tubus einzuführen.

? Was tun? Sollen Sie weitere Intubationsversuche vornehmen oder etwa einen »Luftröhrenschnitt« vornehmen, wie einer der Rettungsassistenten, der dramatische Situationen liebt, Ihnen nahe legt?

✓ Sie sollten die Intubation nicht erzwingen. Wenn die Maskenbeatmung gut funktioniert, können Sie diese beibehalten; alternativ und vielleicht besser ist das Einlegen einer Larynxmaske (oder eines Kombitubus), damit Sie die Hände freihaben. Eine Koniotomie ist nur dann erforderlich, wenn Sie den Patienten weder suffizient über Maske beatmen können, noch ihn intubieren können, noch eine Beatmung über eine der Tubusalternativen wie Larynxmaske oder Kombitubus effektiv ist; dann allerdings dürfen Sie mit dieser Maßnahme nicht zögern! Viel wichtiger als sich über die misslungene Intubation zu grämen (sofern die Ventilation anderweitig funktioniert) ist es, eine suffiziente Herzdruckmassage durchzuführen und das Kammerflimmern durch erneute Defibrillationen zu beseitigen.

Sie führen problemlos eine Larynxmaske Größe 5 ein, über die der Patient auch mit dem transportablen Beatmungsgerät gut beatmet werden kann (100 % O_2, Atemminutenvolumen 7 l/min bei geschätzten 100 kg). Sie injizieren in den mittlerweile am Fußrücken gelegten venösen Zugang 1 mg Adrenalin als Vasopressor und nehmen eine erneute Defibrillation vor, woraufhin Sie die HDM sofort wieder aufnehmen. Beim nächsten Check sehen Sie einen geordneten Herzrhythmus mit tastbarem Puls. Sie transportieren den Patienten mit Mühe durch die labyrinthartigen Gänge der möbelreichen Wohnung in ihren NAW und bringen ihn auf die Intensivstation Ihrer Klinik. Im weiteren Verlauf stellt sich heraus, dass ein massiver Vorderwandinfarkt Auslöser des Ereignisses war.

Nähere Informationen ▶ Kap. 4 und 7.

21.15 Notfall in der Landarztpraxis

Sie werden mit dem RTH in eine ländliche Arztpraxis gerufen. Die Sprechstundenhilfe hatte der Leitstelle telefonisch gemeldet, einer Patientin ginge es schlecht, und die Frau Doktor brauche Hilfe. Sie landen auf einem nahe gelegenen Sportplatz und betreten die Praxis durch das voll besetzte Wartezimmer. In einem Behandlungsraum liegt eine offenbar bewusstlose, etwa 30-jährige Frau auf einer Liege. Sie atmet mit aus der Distanz hörbarem Giemen. In der linken Ellenbeuge liegt eine mit Heftpflaster befestigte Butterfly-Kanüle, in die ein Infusionssystem mit einer leeren 100-ml-Flasche Kochsalz mündet. Die Ärztin hält der Patientin eine Sauerstoffmaske vor das Gesicht. Sie berichtet, die ihr gut bekannte Privatpatientin sei mit starken Schmerzen im Rücken in die Praxis gekommen, die möglicherweise auf eine Nierenkolik zurückzuführen gewesen seien. Daher habe sie zunächst eine Ampulle Metamizol (1 mg) in die jetzt leere Kochsalzflasche gegeben und diese schnell einlaufen lassen. Gegen Ende der Infusion habe die Patienten über Unwohlsein und Luftnot geklagt, und sei kurz darauf bewusstlos geworden. Der Blutdruck sei niedrig, und das Herz schlage sehr schnell. Das sei in 20 Jahren Praxis noch nie passiert.

? Wie lautet Ihre Verdachtsdiagnose?

✓ Am wahrscheinlichsten ist eine allergische Reaktion auf das verabreichte Schmerzmittel. Die Symptomkonstellation Bronchospasmus und Atemnot zusammen mit Hypotension und Tachykardie sowie Eintrübung des Bewusstseins spricht für einen anaphylaktischen Schock, also eine anaphylaktische Reaktion Grad III.

Bei näherer Untersuchung der Patientin nach Entkleiden des Oberkörpers entdecken Sie einen konfluierenden Hautausschlag, der ihre diagnostische Vermutung weiter festigt. Dem Rettungsassistenten ist es mittlerweile gelungen, einen großlumigen Zugang in die rechte Ellenbeuge zu legen.

❓ Welche Akutmaßnahmen, über die Verabreichung von Sauerstoff hinaus, sind indiziert?

✅ Sie verabreichen fraktioniert in 0,1 mg-Portionen Adrenalin intravenös, um die Hypotension zu beseitigen und den Bronchospasmus zu therapieren. Zugleich werden so schnell wie irgend möglich über beide Zugänge Vollelektrolytösungen verabreicht, insgesamt 2500 ml. Sie lassen zudem 1000 mg Methylprednisolon aufziehen und verabreichen, um die allergische Reaktion zu stoppen.

Der Zustand der Patientin bessert sich zügig. Die Sauerstoffsättigung steigt von initial 70 % auf über 90 % an, und die Patientin kommt langsam wieder zu Bewusstsein, so dass Sie auf eine Intubation (die Sie haben vorbereiten lassen) dann doch meinen, verzichten zu können. Sie begleiten die junge Frau bodengebunden im mittlerweile eingetroffenen RTW unter Fortsetzung der Infusionstherapie zur weiteren Beobachtung, Diagnostik und Therapie (auch der initialen starken Rückenschmerzen!) in ein 20 km entferntes Krankenhaus.

Nähere Informationen ▶ Kap. 9.4.

21.16 Atemnot und Zungenschwellung

Kurz nach Beginn der abendlichen Tagesschau alarmiert eine Ehefrau den Rettungsdienst mit der Angabe, ihr Mann würde zunehmend schwer Luft bekommen, seine Zunge werde immer dicker. Die Wohnung liegt ländlich am Rande ihres Einsatzgebietes, so dass die Anfahrtszeit 20 min beträgt; allerdings wird ein näher stationierter Rettungswagen ebenfalls dorthin geschickt. Als Sie eintreffen, finden Sie auf dem Sofa sitzend einen etwa 70-jährigen Mann vor, dem die bereits eingetroffenen Rettungsassistenten eine Sauerstoffmaske vor Mund und Nase halten. Der Patient ringt mit gurgelnden Geräuschen nach Luft, sein Gesicht ist periorbital erheblich angeschwollen, so dass die Augen nur noch schlitzförmig geöffnet werden können, und eine riesige, bläuliche Zunge quillt aus dem Mund. Die Ehefrau hat alle Medikamente, die ihr Mann nimmt, auf dem Küchentisch ausgebreitet: Metoprolol, Enalapril, HCT, Digoxin. Ihr Mann habe es zwar »mit dem Herzen«, aber einen solchen Anfall habe er noch nie gehabt, und es sei auch in letzter Zeit nichts Besonderes vorgefallen.

❓ Wie lautet Ihre Verdachtsdiagnose?

✅ Offenbar hat der Patient ein akutes Quincke-Ödem entwickelt, eine innerhalb von Minuten auftretende umschriebene Schwellung von Haut und Schleimhaut. Die möglichen Ursachen sind heterogen, infrage kommen grundsätzlich u. a. allergische Reaktionen, Autoimmunerkrankungen oder ein angeborener C1-Esterase-Inhibitor-Mangel. Im vorliegenden Fall verdächtigen Sie jedoch eines seiner »Herzmedikamente«, nämlich das Enalapril (ein Vertreter der Gruppe der ACE-Hemmer) als Auslöser des Ödems. ACE-Hemmer können, wahrscheinlich über eine Abbauverzögerung des Bradykinins, ebenfalls zum Quincke-Ödem führen; bei zunehmender Verbreitung der ACE-Hemmer als Herzinsuffizienztherapeutika und Antihypertensiva wird dies immer häufiger beobachtet. Bei Lokalisation im Bereich der Atemwege, wie in diesem Fall, kann der Patient ersticken.

Die pulsoximetrisch gemessene Sauerstoffsättigung beträgt trotz Sauerstoffgabe nur 71 %, die Herzfrequenz 130/min, und die Atemfrequenz etwa 40/min. Der Patient ringt weiterhin nach Luft und Sie haben den Eindruck, dass er sich zunehmend erschöpft und dass er Todesangst hat.

❓ Wie therapieren Sie dieses Krankheitsbild? Würden Sie den Patienten sedieren?

✅ Der Patient droht zu ersticken, und Sie müssen unbedingt für freie Atemwege sorgen. Eine sichere medikamentöse Therapie des ACE-Hemmer-induzierten Quincke-Ödems ist nicht bekannt. Meist werden wie bei allergischen Reaktionen hochdosierte Kortikoide verabreicht, eine schnelle Abschwellung kann jedoch nicht erwartet werden. Eine Sedierung ohne gleichzeitiges Freimachen der Atemwege könnte tödliche Folgen haben. Ein Intubation halten Sie für nahezu unmöglich, zumindest aber für ein Abenteuer, auf das Sie sich nicht einlassen wollen, da die riesig geschwollen Zunge keine hinreichende Orientierung in Mund und Rachen erwarten lässt. Sie lassen (mit leichtem Herzklopfen) eine Koniotomie mit Skalpell, Schere und 6er-Tubus vorbereiten, infiltrieren die Haut im unteren Kehlkopfbereich mit Lidocain, inzidieren das Lig. conicum, spreizen die Inzision mit der Schere und führen problemlos den Tubus 5 cm in die Trachea ein. Sofort kommt eine suffiziente Atmung in Gang.

Der Patient beruhigt sich sehr schnell. Sie nehmen ihn mit in Ihr Krankenhaus, wo er auf der Intensivstation bis zum übernächsten Tag im druckunterstützten Modus atmet; dann kann der Koniotomie-Tubus nach vollständigem Rückgang der Schwellung problemlos entfernt werden. Auf eine Weiterführung der ACE-Hemmer-Medikation wird verzichtet, stattdessen werden zur Therapie der chronischen Herzinsuffizienz AT_1-Blocker verabreicht.

Nähere Informationen ▶ Kap. 7.2.4, 8.1.2 und 14.2.

21.17 Sturz vom Balkon

Ihr Einsatzort ist der Hof eines 6-stöckigen Wohnhauses mitten in der Stadt. Eine Frau liegt anscheinend regungslos auf dem Boden, viele Fenster stehen offen und Menschen des Wohnblocks haben sich auf den Balkonen versammelt. Die Polizei ist schon vor Ort und berichtet, die Frau sei offenbar aus dem 3. Stock gesprungen, von ihrem Balkon (wie sich später herausstellte, handelte es sich um ein versuchtes Tötungsdelikt; sie wurde von ihrem Lebenspartner im Streit herunter gestoßen). Die junge Frau ist blass, stöhnt und öffnet die Augen, als Sie sie laut ansprechen. Sie kann alle Extremitäten ansatzweise auf Aufforderung bewegen, aber Sie sehen schnell, dass offenbar beide Oberschenkel und der linke Unterschenkel frakturiert sind, letzterer offen. Sie gibt bei Palpation starke Schmerzen im gesamten Abdomen, insbesondere linken Oberbauch an, auch der Brustkorb tue ihr weh. Puls 135/min, Blutdruck 80 mmHg systolisch, saO$_2$ 93 %. Die Frau stöhnt zunehmend lauter und presst immer wieder das Wort »Schmerzen« hervor.

? Wie reagieren Sie darauf? Geben Sie Analgetika, oder wollen Sie die Symptomatik nicht verwischen? Oder leiten Sie gar hier auf dem Hof schon eine Narkose ein?

✓ Es wäre unmenschlich, keine Analgetika zu geben. Sie merken sich aber die Schmerzsymptomatik und -lokalisation und notieren diese später auf Ihrem Einsatzprotokoll. Sie schwanken kurz, ob sie nur Analgetika geben oder gleich eine Narkose einleiten sollen. Beides erscheint Ihnen – unter fortlaufender Beobachtung – vertretbar. Sie sagen sich jedoch, dass die Patientin ohnehin einer baldigen operativen Versorgung (zumindest der Frakturen, ggf. auch weiterer, etwa intrabdomineller Verletzungen) zugeführt werden muss. Da Sie ein erfahrener Anästhesist mit langjähriger Intubationserfahrung sind, entschließen Sie sich für die Intubationsnarkose an Ort und Stelle. Sie geben 100 mg Ketamin plus 10 mg Midazolam i.v.; damit gelingt es Ihnen, die Patientin problemlos zu intubieren.

Nach der Intubation geben Sie weitere 0,2 mg Fentanyl, um die Analgesie zu verstärken. Sie beatmen mit 100 % O$_2$, AMV 6 l/min (bei geschätzten 70 kg). Wiederholte Blutdruckmessungen ergeben weiterhin systolische Werte um 70–80 mmHg. Ein Rettungsassistent (RA) hat bereits den zweiten 500 ml-Beutel Ringerlösung in den Händen, um ihn als Druckinfusion über den gelegten venösen Zugang zu geben.

? Wie viel Volumen geben Sie noch vor Ort? Wie lange bleiben Sie noch an Ort und Stelle?

✅ Sie machen sich so schnell wie möglich nach der Intubation auf den Weg in das nächste Schwerpunktkrankenhaus. Die Frau bedarf einer zügigen bildgebenden Diagnostik insb. der Wirbelsäule, des Thorax und des Abdomens und ggf. sofortiger operativer Versorgung, auf jeden Fall aber der traumatologischen Versorgung der Frakturen. Es gibt keinen Grund, weitere Zeit zu verlieren, und so legen Sie die Patientin mit angelegter HWS-Stütze mittels Schaufeltrage auf die Transporttrage, und fahren sofort los. Sie stoppen die Druckinfusion und geben nur so viel Volumen, dass der Blutdruck systolisch um 80 mmHg bleibt. Dies scheint ihnen insbesondere bei fehlendem Anhalt auf ein SHT ausreichend, ohne Blutungen weiter zu verstärken.

Nach etwa 15 min sind Sie im Krankenhaus, wo nach Voranmeldung ein Team von Unfallchirurgen und Anästhesisten plus Pflegepersonal schon auf Sie wartet. Bis zur Übergabe haben Sie 3 Beutel Ringerlösung gegeben, der Blutdruck ist 75 mmHg systolisch, Herzfrequenz 110/min, $psaO_2$ 99 % unter Beatmung. Die Patientin erhält sofort eine Sonographie des Abdomens, das klare Hinweise auf eine Milz- und Leberruptur gibt; im Röntgen-Thorax ist eine Rippenserienfraktur links festzustellen ohne erkennbare Lungenverletzungen. Sie erfahren später, dass die Patientin die notwendigen Operationen recht gut übersteht und 10 Tage später (ohne Entwicklung eines Multiorganversagens) von der Intensivstation entlassen wird.

Nähere Informationen ▶ Kap. 18.7.

21.18 Notfall in der Halbzeitpause

In der Vereinskneipe eines lokalen Sportclubs schauen regelmäßig samstagnachmittags etliche Stammgäste bei ein paar Bier die Liveübertragung der Fußballbundesliga. Dem Gastwirt, einem 60-jährigen adipösen Mann, geht es an diesem Nachmittag nicht so gut. Er wird zunehmend wortkarger, kurzatmiger und schweißig, so dass die Gäste schließlich – zur Halbzeitpause – besorgt werden und den Notarzt rufen. Sie finden den Patienten folgendermaßen vor: Er sitzt zurückgelehnt auf einem Stuhl, an dem er sich mit beiden Händen links und rechts festhält. Er hat kalten Schweiß auf Stirn und Gesicht bei livider Lippenfärbung und atmet sehr schnell (etwa 40/min). Schon aus der Distanz hören Sie brodelnde Geräusche über der Lunge. In seinem Portemonnaie, das ein Gast in der Hand hält, hat er einen handgeschriebenen Zettel mit seinen Medikamenten: Digitoxin, Captopril und Furosemid. Schmerzen in der Brust verneint der Patient, ein geordnetes Gespräch ist aber nicht möglich, da er nur wenige Wortfetzen pro Atemzug hervorpressen kann. Blutdruck 180/110 mmHg, HF unregelmäßig 115/min, saO_2 75 %.

❓ Wie lautet Ihre Verdachtsdiagnose? Welche medikamentöse Therapie ist indiziert?

✅ Es sieht alles nach einem kardiogenen Lungenödem bei hypertensiver Dekompensation einer chronischen Herzinsuffizienz aus (für diese Grunderkrankung spricht zumindest die Dauermedikation des Patienten). Sie geben als erstes 2 Hübe Nitro-Spray und dann Sauerstoff mit hohem Flow über eine Maske. Nach Legen des venösen Zugangs injizieren Sie 40 mg Furosemid, 3 mg Morphin und verbringen den Patienten in sitzender Lagerung auf eine Trage. Für die Gabe positiv inotroper Substanzen (Dobutamin) sehen Sie bei noch gutem Blutdruck des Patienten präklinisch keine Indikation, vielmehr wiederholen Sie die Nitro-Gabe nach 5 min.

Unter der Sauerstoffzufuhr steigt die psaO$_2$ auf etwa 85 % an. Die Atmung bleibt dabei schnell und flach mit weiterhin deutlichen Rasselgeräuschen. Mit Ihnen an den Notfallort ist ein junger Kollege gefahren, der seine Einsatzfahrten für den Fachkundenachweis absolviert. Er ist engagierter Anästhesist in Ausbildung und rät Ihnen wegen der unter Sauerstoffzufuhr persistierenden Hypoxie zur Intubation des Patienten noch im Vereinsheim.

❓ Intubieren Sie den Patienten?

✅ Auch Sie erwägen eine Intubation. Sie wissen jedoch, dass ein solches hypertensives Lungenödem sich oft innerhalb weniger Stunden unter medikamentöser Therapie (die Sie bereits eingeleitet haben) und non-invasiver PEEP-Beatmung (die Sie präklinisch leider nicht bieten können) zurückbildet. Da mit 85 % psaO$_2$ keine schwere Hypoxie mit absoluter Beatmungs- bzw. Intubationsindikation vorliegt, und da der Transportweg zur Klinik nur etwa 10 min dauert, entschließen Sie sich, den Patienten spontanatmend unter engmaschiger Beobachtung und in Intubationsbereitschaft zügig in die Klinik zu fahren.

Sie bringen den Patienten in der Klinik direkt auf die vorinformierte Intensivstation, wo er als erste Maßnahme in sitzender Position eine dicht sitzende Beatmungsmaske vorgehalten bekommt, über die 100 % O$_2$ druckunterstützt mit einem PEEP von zunächst 8 mbar verabreicht werden. Die Druckunterstützung wird so eingestellt, dass die Atemzüge des Patienten langsamer und ruhiger werden. Über den dann gelegten Urinkatheter entleeren sich bereits 600 ml Flüssigkeit. Ansonsten wird die von Ihnen begonnen Therapie mit Nitraten und Diuretika intravenös fortgeführt. Sie erfahren am nächsten Morgen, dass der Patient nicht intubiert werden musste, sondern bereits wieder in erheblich gebessertem Allgemeinzustand ein leichtes Frühstück zu sich nimmt.

Nähere Informationen ▶ Kap. 8.2.1 und 9.2.1.

Anhang

T. Ziegenfuß, *Notfallmedizin*,
DOI 10.1007/978-3-662-52775-7, © Springer-Verlag Berlin Heidelberg 2017

Medikamente im Rettungsdienst

Beispiel für eine mögliche Medikamentenausstattung im Rettungsdienst; wenn nicht anders erwähnt, zur intravenösen Applikation

Medikament	Handelsname (Beispiel)	Wirkungsweise/Gruppe	Wichtige Indikationen
Adrenalin	Suprarenin	Katecholamin; Sympathomimetikum (α- und β-Agonist)	Reanimation; Schock; (Asthmaanfall)
Adenosin	Adrekar	Antiarrhythmikum; Adenosin-Rezeptor-Agonist	Paroxysmale supraventrikuläre Tachykardie
Akrinor	Akrinor	Positiv inotropes Antihypotensivum	Hypotension
Acetylsalicylsäure (ASS)	Aspisol	Thrombozytenaggregationshemmer	Myokardinfarkt, ACS
Acetylsalicylsäure (ASS)	Aspisol (Amp.) Aspirin (Tbl.)	Thrombozytenaggregationshemmer; Analgetikum/Antipyretikum/Antiphlogistikum	Myokardinfarkt, ACS; (Schmerzen)
Amiodaron	Cordarex	Antarrhythmikum	Ventrikuläre und supraventrikuläre Tachyarrhythmien; rezidivierendes Kammerflimmern
Atropin	Atropin	Parasympatholytikum	Bradykardie (s. a. unter Antidota)
Budesonid	Pulmicort (Spray)	Glukokortikoid	Rauchgasinhalation; toxisches Lungenödem
Butylscopolamin	Buscopan	Parasympatholytikum; Spasmolytikum	Kolikartige Schmerzen

Beispiel für eine mögliche Medikamentenausstattung im Rettungsdienst; wenn nicht anders erwähnt, zur intravenösen Applikation

Medikament	Handelsname (Beispiel)	Wirkungsweise/Gruppe	Wichtige Indikationen
Clemastin	Tavegil	Antihistaminikum (H1-Antagonist)	Anaphylaxie
Diazepam	Valium	Benzodiazepin; Sedativum; Antikonvulsivum	Krampfanfall, Erregungs- und Angstzustand, Sedierung.
Enoxaparin	Clexane	Antikoagulans	Myokardinfarkt, ACS; Lungenembolie
Fenoterol	Berotec (Spray)	β2-Mimetikum; Bronchospasmolytikum; Tokolytikum	Asthmaanfall; vorzeitige Wehentätigkeit
Fentanyl	Fentanyl	Opioid (µ-Rezeptor-Agonist)	Narkose, Analgesie
Furosemid	Lasix	Schleifendiuretikum	Akutes Herzversagen, Lungenödem; hypertensive Krise
Haloperidol	Haldol	Neuroleptikum mit antiemetischer Wirkung; Dopamin- und α-Rezeptor-Antagonist	Akuter Erregungszustand; akute Psychose; Delir; starke Übelkeit
Ketamin	Ketanest	Narkosemittel; Analgetikum	Narkose; starke Schmerzen
Magnesium-sulphat	Cormagnesin	Kalziumantagonistisches Elektrolyt; Antiarrhythmikum	Ventrikuläre Tachyarrhythmie (Torsaden); Eklampsie; Asthma bronchiale
Methylprednisolon	Urbason	Glukokortikosteroid	Anaphylaktischer Schock; schwerer Asthmaanfall; Rückenmarkstrauma
Metoprolol	Beloc	β-Blocker	Supraventrikuläre Tachykardie
Midazolam	Dormicum	Benzodiazepin, Sedativum, Antikonvulsivum	Erregungs- und Angstzustände, Sedierung, Narkose; (Krampfanfall)

Beispiel für eine mögliche Medikamentenausstattung im Rettungsdienst; wenn nicht anders erwähnt, zur intravenösen Applikation

Medikament	Handelsname (Beispiel)	Wirkungsweise/Gruppe	Wichtige Indikationen
Nitrendipin	Bayotensin akut (Phiolen)	Kalzium-Antagonist; Vasodilator	Hypertensive Krise
Nitroglycerin (Glyceroltrinitrat)	Nitrolingual (Amp. + Spray)	Vasodilator; Spasmolytikum	Angina pectoris; Myokardinfarkt; hypertensive Krise; Lungenödem; kolikartige Schmerzen
Paracetamol	Perfalgan (i. v.) ben-u-ron (Supp.)	Fiebersenkendes Analgetikum	Leichtere Schmerzen; Fieber im Kindesalter
Piritramid	Dipidolor	Opioid (µ-Rezeptor-Agonist)	Starke Schmerzen
Prednison	Rectodelt (Supp.)	Glukokortikosteroid	Krupp-Syndrom; allergische und anaphylaktoide Reaktionen im Kindesalter
Rocuronium	Esmeron	Nicht-depolarisierendes Muskelrelaxans	Muskelrelaxation zur Intubation und während der Narkose
Succinylcholin	Lysthenon	Depolarisierendes Muskelrelaxans	Muskelrelaxierung zur Intubation
Theophyllin	Euphyllin	Bronchospasmolytikum	Asthmaanfall
Urapidil	Ebrantil	α1-Antagonist; Antihypertensivum	Hypertensive Krise
Verapamil	Isoptin	Kalziumantagonist, Antiarrhythmikum	Supraventrikuläre Tachykardie (enge Kammerkomplexe)

Antidota

Antidot	Handelsname (Beispiel)	Wirkungsweise/ Gruppe	Indikationen
Atropin	Atropin (100 mg)	Anticholinergikum	Insektizid- bzw. Organo- phosphatvergiftung
Carbo medicinalis	Kohle-Pulvis (Pulver)	Universal- adsorbens	Universalantidot
4-Dimethyl- aminophenol	4-DMAP	Methämoglobin- bildner	Zyanidvergiftung (oral)
Hydroxo- cobalamin	Cyanokit	Vitamin B12	Zyanidvergiftung (inhalativ)
Naloxon	Narcanti	Opioid-Rezeptor- Antagonist	Opioidintoxikation
Toluidinblau	Toluidinblau	Redox-Mittel	Vergiftung mit Methämoglo- binbildnern

Infusionslösungen

Präparat	Handelsname (Beispiel)	Wirkungsweise/ Gruppe	Indikationen
Ringer-Laktat	Ringer-Laktat	Kristalloide Volu- menersatzlösung; Vollelektrolyt- lösung	Volumenmangel, Schock; Trägerlösung für Medikamente
Ringer- Lösung	Ringer-Lösung DAB 7	Kristalloide Volu- menersatzlösung; Vollelektrolyt- lösung	Volumenmangel, Schock; Trägerlösung für Medikamente
Natriumbikar- bonat 1 molar	Natrium- hydrogen- carbonat 8,4 %	Alkalisierende Lösung; Puffer- lösung	Schwere Azidose; Hyperkaliämie; Antidepressivaintoxikation
Glukose	Glucose 40 %	Kristalloide, glukosehaltige Lösung	Hypoglykämische Krise

Literaturverzeichnis

Leitlinien und Empfehlungen

American Association for the Study of Liver Diseases: Prevention and Management of Gastroesophageal Varices and Variceal Hemorrhage in Cirrhosis 2007

American Heart Association (AHA): American Heart Association Guidelines for CPR & ECC. New Web-Based Integrated Guidelines 2015

American Heart Association (AHA): Zusammenfassung der American Heart Association Leitlinien-Aktualisierung 2015 für HLW und kardiovaskuläre Notfallmedizin (AHA-Leitlinienaktualisierung auf deutsch)

Deutsche Atemwegsliga und der Deutschen Gesellschaft für Pneumologie und Beatmungsmedizin: Leitlinie zur Diagnostik und Therapie von Patienten mit Asthma 2006

Deutsche Atemwegsliga und Deutsche Gesellschaft für Pneumologie und Beatmungsmedizin: Leitlinie zur Diagnostik und Therapie von Patienten mit chronisch obstruktiver Bronchitis und Lungenemphysem 2007

Deutsche Gesellschaft für Anästhesie und Intensivmedizin (DGAI): S3-Leitlinie Intravasale Volumentherapie beim Erwachsenen 2014

Deutsche Gesellschaft für Anästhesie und Intensivmedizin (DGAI): Handlungsempfehlung zur prähospitalen Notfallnarkose beim Erwachsenen 2015

Deutsche Gesellschaft für Allergologie und klinische Immunologie (DGAKI): Leitlinie Akuttherapie anaphylaktischer Reaktionen. Allergo Journal 2007, 16:420–34

Deutsche Gesellschaft für Gynäkologie und Geburtshilfe (DGGG): Leitlinie der zur Diagnostik und Therapie hypertensiver Schwangerschaftserkrankungen 2013

Deutsche Gesellschaft für Kardiologie (DGK): Diagnose und Therapie der akuten Lungenembolie. ESC/DGK Pocket-Leitlinie 2009

Deutsche Gesellschaft für Kardiologie (DGK): 3. Allgemeine Definition des Myokardinfarktes 2012. ESC Pocket Guidelines. www.escardio.org/guidelines; www.dgk.org

Deutsche Gesellschaft für Kardiologie (DGK): Diagnose und Therapie der akuten Lungenembolie (2009) Kurzfassung der „ESC-Guidelines on the Diagnosis and Management of Acute Pulmonary Embolism"

Deutsche Gesellschaft für Kardiologie (DGK): Diagnostik und Therapie von Synkopen. ESC/DGK Pocket-Leitlinie 2009

Deutsche Gesellschaft für Kardiologie (DGK): Therapie des akuten Herzinfarktes bei Patienten mit persistierender ST-Streckenhebung 2012. ESC Pocket Guidelines. www.escardio.org/guidelines; www.dgk.org

Deutsche Gesellschaft für Neurologie (DGN): Leitlinie Akuttherapie des ischämischen Schlaganfalls der Deutschen Gesellschaft für Neurologie (DGN) 2012

Deutsche Gesellschaft für Neurologie (DGN): Leitlinie Status epilepticus im Erwachsenenalter der Deutschen Gesellschaft für Neurologie (DGN) 2012

Deutschen Gesellschaft für Unfallchirurgie (DGU): S3-Leitlinie Polytrauma/Schwerverletzten-Behandlung 2011

Deutsche Gesellschaft für Verbrennungsmedizin (DGV): Leitlinie thermische und chemische Verletzungen 2011

Deutscher Rat für Wiederbelebung - German Resuscitation Council (GRC): Leitlinien des ERC zur Reanimation (in Deutsch) 2015

Deutsche Sepsis-Gesellschaft (DSG): Prävention, Diagnose, Therapie und Nachsorge der Sepsis 2010

Difficult Airway Society (DAS): Guidelines for management of unanticipated difficult intubation in adults 2015. https://www.das.uk.com

European Resuscitation Council (ERC): Guidelines for Resuscitation 2015

European Society of Cardiology (ESC): Guidelines for the management of acute coronary syndromes in patients presenting without persistent ST-segment elevation 2015

European Society of Cardiology (ESC): Guidelines for the management of acute myocardial infarction in patients presenting with ST-segment elevation 2012

Gesellschaft für Tauch- und Überdruckmedizin (GTÜM): Leitlinie Tauchunfall, Version 2011, http://www.gtuem.org

National Institute for Clinical Excellence (NICE): Major trauma: assessment and initial management. NICE Guideline 2016

Sepsis-3: The Third International Consensus Definitions for Sepsis and Septic Shock 2016

Surviving Sepsis Campaign (SSC): International guidelines for management of severe sepsis and septic shock: 2012

Übersichten

Kodolitsch Y v, Baumgart D, Eggebrecht H, Dieckmann C, Jakob H, Meinertz T, Erbel R (2003) Das akute Aortensyndrom. Dtsch Arztebl 100(6): A-326/B-289/C-278

Schaper A et al. (2012) Vorhaltung von Antidota im Notarztdienst - Die Bremer Antidota-Liste als Diskussionsgrundlage für eine minimale Vorhaltung von Antidota. Notarzt 28:114–118

Schellhaaß A, Walther A, Konstantinides S, Böttiger BW (2010) Diagnostik und Therapie bei akuter Lungenembolie. Dtsch Arztebl Int 107(34–35): 589–95

Fachgesellschaften – Internetadressen

Die Seiten folgender Fachgesellschaften enthalten aktuelle Leitlinien für notfall-medizinisch relevante Krankheitsbilder:

- AHA: www.heart.org; außerdem: eccguidelines.heart.org
- ERC: www.erc.edu
- ILCOR: www.ilcor.com
- European Society of Cardiology: www.escardio.org
- Extracorporal CPR: Resuscitation Initiated Extra-Corporal Life Support and Enhanced CPR: http://edecmo.org
- Deutsche Gesellschaft für Unfallchirurgie: www.dgu-online.de
- Deutsche Gesellschaft für Kardiologie: www.dgk.de
- Deutsche Gesellschaft für Neurologie: www.dgn.org
- Deutsche Gesellschaft für Pneumologie: www.pneumologie.de
- Deutscher Rat für Wiederbelebung: www.grc-org.de
- Medizinische Leitlinien: www.leitlinien.de

Zeitschriften

Annals of Emergency Medicine, Mosby Yearbook Incorperation, Dallas TX

Anästhesiologie Intensivmedizin Notfallmedizin Schmerztherapie (ains), Thieme, Stuttgart

Current Opinion in Critical Care, Lippincott Williams and Wilkins, Philadelphia

Current Opinion in Anaesthesiology, Lippincott Williams and Wilkins, Philadelphia

Der Notarzt, Thieme, Stuttgart

Notfallmedizin, peri-med, Balingen

Notfall & Rettungsmedizin, Springer, Berlin, Heidelberg, New York

Resuscitation, Elsevier, Amsterdam

Wichtige Telefonnummern und Internetadressen

Meldung eines Notfalls

Notruf Rettungsdienst: 112
Notruf Feuerwehr: 112
Notruf Polizei: 110
Rettungsleitstelle: (Vorwahl) 1 92 22
Nächstgelegene Rettungsleitstelle: 1 92 22

Vergiftungen

Berlin. Giftnotruf Berlin. Beratungsstelle für Vergiftungserscheinungen, Institut für Toxikologie der Charité 0 30-19 24 0

Bonn. Informationszentrale gegen Vergiftungen des Landes Nordrhein-Westfalen. Zentrum für Kinderheilkunde am Universitätsklinikum Bonn 02 28-19 24 0

Erfurt. Gemeinsames Giftinformationszentrum (GGIZ Erfurt) der Länder Mecklenburg-Vorpommern, Sachsen, Sachsen-Anhalt und Thüringen 03 61-73 07 30

Freiburg. Vergiftungs-Informations-Zentrale Freiburg (VIZ) Zentrum für Kinderheilkunde und Jugendmedizin, Universitätsklinikum Freiburg 07 61-19 24 0

Göttingen. Giftinformationszentrum-Nord (GIZ-Nord) der Länder Bremen, Hamburg, Niedersachsen und Schleswig-Holstein 05 51-19 24 0; http://www.giz-nord.de/. Eine ausführliche Antidotliste findet sich unter http://www.giz-nord.de/cms/index.php/informationen-zur-therapie-von-vergiftungen-/284-antidote-umfassende-liste-antidotes-comprehensive-list.html

Homburg/Saar. Informations- und Behandlungszentrum für Vergiftungen. Universitätsklinikum des Saarlandes und Medizinische Fakultät der Universität des Saarlandes 0 68 41-19 24 0

Mainz. Giftinformationszentrum der Länder Rheinland-Pfalz und Hessen. Klinische Toxikologie, II. Medizinische Klinik und Poliklinik der Universität Mainz 0 61 31-19 24 0

München. Giftnotruf München – Toxikologische Abt. der II. Medizinischen Klinik und Poliklinik rechts der Isar der Technischen Universität München 0 89-19 24 0

Nürnberg. Giftinformationszentrale Nürnberg – Medizinische Klinik 2 des Klinikums Nürnberg mit toxikologischer Intensivstation 09 11-3 98 24 51 oder 09 11-3 98 26 65

Verbrennungen

Zentrale Anlaufstelle für die Vermittlung von Betten für Schwerbrandverletzte (Feuerwehr Hamburg)
Telefon: 0 40 / 4 28 51 – 39 98 oder 0 40 / 4 28 51 – 39 99
Telefax: 0 40 / 4 28 51 – 42 69
E-Mail: leitstelle@feuerwehr.hamburg.de
24 Stunden am Tag/7 Tage der Woche

Tauchunfälle, Hyperbare Therapiezentren (Auswahl)

- **Telefonische Kontaktmöglichkeiten mit einem Taucharzt**

(aus: Leitlinie Tauchunfälle der Gesellschaft für Tauch- und Überdruckmedizin (GTÜM); bei allen Telefonnummern Kennwort „Tauchunfall" angeben):

- Nationale DAN-Hotline für Deutschland und Österreich: 00800 326 668 783 (00800 DAN NOTRUF)
- Nationale DAN-Hotline für die Schweiz (via REGA): +41 333 333 333 (oder 1414 für Anrufe innerhalb der Schweiz)
- VDST-Hotline: +49-1805-660560
- Ansprechstelle des Schifffahrtmedizinischen Instituts der Marine: +49 431 5409 1441
- Taucherhotline von aqua med: +49-700-34835463
- Internationale DAN-Hotline: +39 06 4211 8685 oder 5685

Eine Liste mit Telefonnummern weiterer Hotlines findet sich auf der Website der GTÜM http://www.gtuem.org.

- **Hyperbare Therapiezentren**

Eine Liste der HBO-Therapie-Druckkammern findet sich ebenfalls auf den Seiten der GTÜM (http://www.gtuem.org/1240).
Als Beispiele hier je 1ausgewählte Druckkammer im Norden, in der Mitte und im Süden Deutschlands:
Schiffahrtmedizinisches Institut der Marine in Kiel – Druckkammeranlage Hydra 2000

- Notruf: +49 (0)431 54 09 14 41
- Tel.: +49 (0)431 54 09 14 41
- Fax: +49 (0)431 54 09 15 50

- **Hyperbare Sauerstofftherapie (HBO) am Universitätsklinikum Düsseldorf**
  - Notruf: +49 (0)172 109 91 12; +49 (0)173 710 66 00
  - Tel.: +49 (0)211 811 99 02
  - Fax: +49 (0)211 811 99 06
  - Email: hbo@med.uni-duesseldorf.de, strelow@med.uni-duesseldorf.de

- **Bundeswehrkrankenhaus Ulm, Abt. X – Anästhesiologie und Intensivmedizin**
  - Notruf: +49 (0)731 17 10 20 55
  - Tel.: +49 (0)731 17 10 20 53
  - Fax: +49 (0)731 17 10 20 56

Stichwortverzeichnis

Basismaßnahmen der Reanimation

BLS-Algorithmus nach
European Resuscitation Council 2015

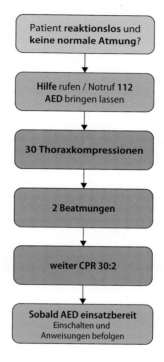

Erweiterte Reanimationsmaßnahmen

ALS-Algorithmus nach European Resuscitation Council 2015

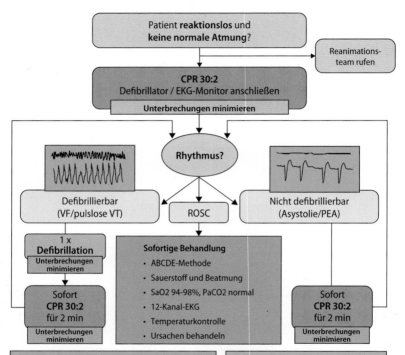

Patient **reaktionslos** und
keine normale Atmung?

Reanimations-
team rufen

CPR 30:2
Defibrillator / EKG-Monitor anschließen

Unterbrechungen minimieren

Rhythmus?

Defibrillierbar
(VF/pulslose VT)

ROSC

Nicht defibrillierbar
(Asystolie/PEA)

1 x
Defibrillation

Unterbrechungen
minimieren

Sofortige Behandlung

- ABCDE-Methode
- Sauerstoff und Beatmung
- SaO2 94-98%, PaCO2 normal
- 12-Kanal-EKG
- Temperaturkontrolle
- Ursachen behandeln

Sofort
CPR 30:2
für 2 min

Unterbrechungen
minimieren

Sofort
CPR 30:2
für 2 min

Unterbrechungen
minimieren

Während der Reanimation
- Gute CPR: Frequenz, Tiefe, Entlastung
- CPR-Unterbrechung minimieren
- Sauerstoff geben
- Kapnographie, wenn immer möglich
- Atemwegssicherung (ET/LT/LM)
- Bei gesichertem Atemweg: ununterbrochene HDM
- Gefäßzugang: i.v. oder intraossär
- Adrenalin alle 3–5 min
- Amiodaron nach 3. und 5. Zyklus (bei VT/VF)

Reversible Ursachen behandeln:
Die 4 H's und die 4 T's
- Hypoxie
- Hypovolämie, Blutung
- Hypo-/Hyperkaliämie, metabolisch
- Hypothermie / Hyperthermie
- Thromboembolie: Myokardinfarkt, LE
- Tamponade des Herzens
- Thorax: Spannungspneumothorax
- Toxine/Tablettenüberdosierung

Erwägen
- Ultraschall-Untersuchung, Echokardiographie
- Mechanische Reanimationsgeräte
- perkutane Koronarintervention (PCI)
- extracorporale CPR (eCPR)